现代外科疾病诊疗

主 编 王艳丽 王子明 唐 栋 王 奎
　　　　王天昊 杨宝义 康志龙 彭勇新

中国海洋大学出版社
·青岛·

图书在版编目(CIP)数据

现代外科疾病诊疗/王艳丽等主编. —青岛:
中国海洋大学出版社,2019.12
ISBN 978-7-5670-2139-6

Ⅰ.①现… Ⅱ.①王… Ⅲ.①外科—疾病—诊疗 Ⅳ.①R6

中国版本图书馆 CIP 数据核字(2020)第 006724 号

出版发行	中国海洋大学出版社			
社　　址	青岛市香港东路 23 号	邮政编码	266071	
出 版 人	杨立敏			
网　　址	http://pub.ouc.edu.cn			
电子信箱	369839221@qq.com			
订购电话	0532—82032573(传真)			
策划编辑	韩玉堂			
责任编辑	赵　冲　矫　燕	电　话	0532—85902349	
印　　制	北京虎彩文化传播有限公司			
版　　次	2020 年 1 月第 1 版			
印　　次	2020 年 1 月第 1 次印刷			
成品尺寸	185 mm×260 mm			
印　　张	20			
字　　数	488 千			
印　　数	1～1000			
定　　价	130.00 元			

发现印装质量问题,请致电 18600843040,由印刷厂负责调换。

《现代外科疾病诊疗》编委会

主　编　　王艳丽　　淄博市中心医院
　　　　　　王子明　　贵州中医药大学第一附属医院
　　　　　　唐　栋　　济南市第五人民医院
　　　　　　王　奎　　湖北省巴东县人民医院
　　　　　　王天昊　　中国人民解放军总医院第八医学中心
　　　　　　杨宝义　　黑龙江中医药大学附属第一医院
　　　　　　康志龙　　新乐市医院
　　　　　　彭勇新　　中国人民解放军总医院第七医学中心

副主编　　于　麒　　陵城区人民医院
　　　　　　王全良　　项城市第二人民医院
　　　　　　杨晓蓓　　乌鲁木齐市中医医院
　　　　　　杨大鹏　　武威市人民医院
　　　　　　谢应飞　　黔西南州人民医院
　　　　　　王　强　　中国人民解放军陆军第八十集团军医院
　　　　　　韩世波　　武安市第一人民医院
　　　　　　李洪涛　　赤峰市巴林右旗医院
　　　　　　陈秀峰　　大同市第三人民医院
　　　　　　刘　冰　　大连医科大学附属第二医院
　　　　　　魏晓总　　中国人民解放军陆军第八十二集团军医院
　　　　　　王　怀　　荔波县人民医院

编　委　　郝　钦　　内蒙古医科大学附属医院
　　　　　　杨　瑞　　宁夏回族自治区人民医院
　　　　　　　　　　　西北民族大学第一附属医院
　　　　　　姜　蕾　　烟台毓璜顶医院

迟　楠	烟台毓璜顶医院
刘利军	武安市第一人民医院
计　宁	中国人民解放军陆军第八十二集团军医院
李崇斌	河北省胸科医院
孙东军	聊城市茌平区人民医院
房兆龙	济南骨科医院
高进保	中国人民解放军总医院第七医学中心
李　惠	长春中医药大学附属医院

前　言

随着现代医学的快速发展,国内医学领域新理论、新方法不断涌现,各科疾病的基础理论研究、临床诊断和治疗均取得了重大进展。治疗方法不断推陈出新,传统治疗模式更加完善,外科疾病的诊疗效果也明显改善。同时,随着人们生活水平的提高和生活方式的改变,一些原来不被重视或未被发现的疾病进入人类的生活,影响着人类的健康。为了使广大临床医师在较短时间内,系统、全面地掌握外科疾病的诊断与治疗,我们特在有关专家的指导下编写了本书。本书是由有丰富临床经验的外科医生编写,保持一定的学科系统性,突出临床疾病的重点和难点问题,并参阅大量相关资料,旨在向社会提供一部融实用性、先进性、独特性为一体,既有一定的广度、又有相当深度的外科参考书。本书内容尽量涵盖外科疾病的多方面,使医师、医学院校师生可从不同层次、不同角度学习到相关的知识。

本书在编写内容上,全体参编人员付出了艰辛的努力,力求与实际工作思维接近,便于读者掌握。但由于编者水平有限,书中难免存在不足之处,敬请广大读者批评指正。

编　者

目 录

第一章　普外科疾病 （1）
第一节　急性阑尾炎 （1）
第二节　肠　瘘 （6）
第三节　肝破裂 （15）
第四节　胆囊息肉 （17）
第五节　甲状腺功能亢进 （25）
第六节　乳腺癌 （31）
第七节　下肢动脉硬化闭塞症 （38）

第二章　神经外科疾病 （42）
第一节　颅　裂 （42）
第二节　脊柱裂 （44）
第三节　枕大孔区异常 （46）
第四节　蛛网膜囊肿 （50）
第五节　颅缝早闭 （52）
第六节　脑发育不全 （55）
第七节　脑水肿 （56）
第八节　颅内压增高 （59）
第九节　颅内压监护 （60）
第十节　良性颅内压增高 （64）
第十一节　脑　疝 （66）
第十二节　神经胶质瘤 （70）
第十三节　头皮损伤 （75）
第十四节　颅骨损伤 （77）
第十五节　脑损伤 （80）
第十六节　颅内血肿 （85）
第十七节　高血压脑出血 （91）
第十八节　脑蛛网膜下隙出血 （95）

第三章　泌尿外科疾病 （100）
第一节　肾损伤 （100）

第二节　尿道损伤 …………………………………………………（107）
　　第三节　膀胱损伤 …………………………………………………（112）
　　第四节　输尿管损伤 ………………………………………………（118）
第四章　肛肠科疾病 …………………………………………………（123）
　　第一节　直肠脱垂 …………………………………………………（123）
　　第二节　肛乳头肥大 ………………………………………………（128）
　　第三节　直肠阴道瘘 ………………………………………………（130）
　　第四节　会阴部坏死性筋膜炎 ……………………………………（136）
　　第五节　肛门直肠异物 ……………………………………………（140）
　　第六节　肛管直肠外伤 ……………………………………………（143）
　　第七节　便　秘 ……………………………………………………（148）
　　第八节　溃疡性结肠炎 ……………………………………………（157）
　　第九节　克罗恩病 …………………………………………………（165）
　　第十节　肛肠疾病特色疗法 ………………………………………（174）
第五章　关节与运动损伤 ……………………………………………（189）
　　第一节　膝关节半月板损伤 ………………………………………（189）
　　第二节　强直性脊柱炎 ……………………………………………（192）
　　第三节　股骨头坏死 ………………………………………………（205）
　　第四节　股骨颈骨折 ………………………………………………（211）
　　第五节　类风湿性关节炎 …………………………………………（217）
第六章　眼科疾病 ……………………………………………………（226）
　　第一节　眼球钝挫伤 ………………………………………………（226）
　　第二节　白内障 ……………………………………………………（238）
第七章　耳鼻喉科疾病 ………………………………………………（247）
　　第一节　中耳炎 ……………………………………………………（247）
　　第二节　鼻息肉 ……………………………………………………（251）
　　第三节　鼻咽癌 ……………………………………………………（257）
第八章　龋病 …………………………………………………………（262）
第九章　皮肤科疾病的治疗 …………………………………………（271）
　　第一节　接触性皮炎 ………………………………………………（271）
　　第二节　特应性皮炎 ………………………………………………（273）
　　第三节　皮肌炎 ……………………………………………………（275）
第十章　特殊原因烧伤 ………………………………………………（278）
　　第一节　电烧伤 ……………………………………………………（278）

第二节　化学烧伤……………………………………………………………………（286）

　　第三节　放射性烧伤…………………………………………………………………（292）

　　第四节　其他特殊原因烧伤…………………………………………………………（294）

第十一章　皮肤和组织移植……………………………………………………………（297）

　　第一节　皮肤移植……………………………………………………………………（297）

　　第二节　其他组织移植及羊膜、人工皮的应用……………………………………（311）

　　第三节　头皮撕脱伤与象皮腿的外科治疗…………………………………………（311）

参考文献…………………………………………………………………………………（313）

第一章 普外科疾病

第一节 急性阑尾炎

急性阑尾炎是外科常见病,居各种急腹症的首位。转移性右下腹痛及阑尾点压痛、反跳痛为其常见临床表现,但是急性阑尾炎的病情变化多端。其临床表现为持续伴阵发性加剧的右下腹痛、恶心、呕吐,多数患者白细胞和嗜中性粒细胞计数增高。右下腹阑尾区(麦氏点)压痛,则是该病重要体征。急性阑尾炎一般分四种类型:急性单纯性阑尾炎,急性化脓性阑尾炎,坏疽及穿孔性阑尾炎和阑尾周围脓肿。

一、病因及发病机制

(一)发病原因

1.神经反射学说

该学说认为,阑尾炎的发病和神经系统的活动有密切的关系。神经调节的失调,导致阑尾壁肌肉和血管的反射性痉挛,使阑尾腔梗阻和供血障碍,随之出现细菌感染。

2.阑尾腔梗阻学说

该学说认为,阑尾炎的发生是阑尾腔机械性梗阻的后果,因异物堵塞、瘢痕狭窄、阑尾扭曲、淋巴组织增生等原因,使阑尾腔发生完全或不完全性梗阻,阑尾腔内压力增高,阑尾壁血运障碍,导致阑尾炎症。

3.细菌感染学说

该学说认为,阑尾发炎和细菌感染有关,阑尾腔内存在致病菌,当黏膜有损害时,细菌由损害处侵入阑尾壁而发生炎症。或当上呼吸道感染以及机体存在某些细菌感染病灶时,细菌可经血液循环到达阑尾而引起炎症。

(二)发病机制

阑尾炎的发病过程往往是复杂的,因阑尾细长而游离,容易扭曲、梗阻,位居盲肠下端则常易被粪块、寄生虫等异物所堵塞。阑尾血管为单一终末分支,无侧支循环,一旦发生血供障碍,很容易发生继发感染。在发病过程中,神经反射、管腔梗阻、细菌感染3种因素可相继出现,且互相影响。3种因素中,神经因素无疑是经常存在而且是最先和不断起作用的,机体内、外环境的很多改变,如冷热的刺激、情绪的波动、机体的劳逸、饮食的不调等,均能影响肠道功能改变,尤其是盲肠及阑尾的功能障碍,包括运动功能障碍和血液供应障碍,均可成为促使炎症发生的始因。腹泻、便秘、腹胀等也都可使肠内容物流入阑尾腔,形成粪石或粪块而产生梗阻,阑尾腔的梗阻在阑尾炎的发病中是一个值得重视的问题。管腔的梗阻和血运障碍,既可以是发病的条件,也可以是初期病理变化的结果。在化脓性和梗阻性阑尾炎的手术切除标本中,80%~90%的患者可发现有阑尾腔的梗阻。凡存在梗阻因素者,病变发展迅速、严重且易反复发作,梗阻造成阑尾腔内高压,一定程度后就可影响阑尾壁血运而坏死。反之,阑尾腔梗阻的解除,也能促使炎症消退。细菌感染是阑尾炎发生的必备条件,正常阑尾腔内存在的细菌并不致病,机体抵抗力的降低、阑尾血液循环的障碍、解剖形态的变化等,往往使细菌成为致病的有利条件。感染发生后,又进一步加重梗阻、血运障碍,导致阑尾的坏疽、穿孔。

二、临床表现与体征

(一)症状

1. 腹痛

腹痛最初在上腹部或脐周,2~12 h后固定于右下腹。疼痛多呈持续性,患者多能用食指指出疼痛点。咳嗽和行走可加重疼痛。由于阑尾的解剖变异很大,因此腹痛的发展顺序与上述典型病例有很大区别。尤其在老人或小儿,由于对疼痛反应不同、语言表达不清以及机体防御系统的功能差异,临床表现常不典型。

2. 胃肠道症状

成人多为恶心、畏食;小儿多有呕吐。半数患者有便秘(成人)或腹泻(小儿)。盆位阑尾可有里急后重。

3. SIRS

全身不适,起初6 h内,一般没有发热及脉速。此后出现发热,通常不超过38 ℃,小儿患者体温可很高。若体温、脉搏明显升高则提示穿孔或脓肿形成。发热多无寒战,脉稍速。

(二)体征

1. 右下腹压痛

若阑尾在盲肠前方,McBurney点(脐与右侧髂前上棘连线中外1/3交界点)一般有压痛;压痛也可位于Lanz点(两髂前上棘连线右中外1/3交界点)。壁腹膜受炎症刺激时可有肌紧张和反跳痛等腹膜刺激征。小儿、老人、孕妇、肥胖、体弱和盲肠后位阑尾者,腹膜刺激征可不明显。盆位阑尾腹部体征可很轻微,但直肠指检可扪及痛性肿物。腹式呼吸变浅。嘱患者咳嗽或轻叩右下腹可以发现反跳痛。

2. 特殊体征

(1) Rovsing征:一手按压左下腹降结肠区,另一手反复压其上端,出现右下腹痛为阳性,提示阑尾根部有炎症。

(2)腰大肌征:患者左侧卧位,右大腿后伸时右下腹痛者为阳性,提示阑尾贴近腰大肌。

(3)闭孔肌征:右腿屈膝屈髋并内旋右大腿,右下腹痛者为阳性,提示阑尾在盆内。

3. 特殊位置阑尾炎的体征

(1)盲肠后位:腹肌紧张和压痛不明显,因为胀气的盲肠保护了阑尾。腰部触痛明显,髋关节处于屈曲位,伸髋关节可以引起疼痛。

(2)盆位:早期可以有腹泻。完全盆位阑尾炎可以完全没有腹部压痛、腹肌紧张。直肠指检可以发现直肠膀胱陷窝或Douglas窝有触痛,尤其是右侧。腰大肌征和闭孔肌征可以阳性。炎性阑尾累及膀胱时有尿频。

三、检查

1. 血常规

急性阑尾炎患者白细胞计数增多,约占患者的90%,是临床诊断中重要依据。一般在

$(10\sim15)\times10^9/L$。随着炎症加重,白细胞数随之增加,甚至可超过$20\times10^9/L$。但年老体弱或免疫功能受抑制的患者,白细胞数不一定增多。与白细胞数增多的同时,中性粒细胞数也有增高。二者往往同时出现,但也有仅中性粒细胞明显增高,具有同样重要意义。

2.尿常规

急性阑尾炎患者的尿液检查并无特殊,但为排除类似阑尾炎症状的泌尿系统疾病,如输尿管结石,常规检查尿液仍属必要。偶有阑尾远端炎症并与输尿管或膀胱相粘连,尿中也可出现少量红、白细胞。

3.超声检查

阑尾充血、水肿、渗出,在超声显示中呈低回声管状结构,较僵硬,其横切面呈同心圆似的靶样显影,直径≥7 mm,是急性阑尾炎的典型图像。但坏疽性阑尾炎或炎症已扩散为腹膜炎时,大量腹腔渗液和肠麻痹胀气影响超声的显示率。超声检查可显示盲肠后阑尾炎,因为痉挛的盲肠作为透声窗而使阑尾显示。超声检查也可在鉴别诊断中起重要作用,因为它可显示输尿管结石、卵巢囊肿、异位妊娠、肠系膜淋巴结肿大等,因此对女性急性阑尾炎的诊断和鉴别诊断特别有用。

4.腹腔镜检查

该项检查是急性阑尾炎诊断手段中能得到最肯定结果的一种方法。因为通过下腹部插入腹腔镜可以直接观察阑尾有无炎症,也能分辨与阑尾炎有相似症状的邻近其他疾病,不但对确定诊断可起决定作用,并可同时进行治疗。

四、诊断与鉴别诊断

(一)诊断

1.结肠充气试验

患者取仰卧位时,用右手压迫左下腹,再用左手挤压近侧结肠,结肠内气体可传至盲肠和阑尾,引起右下腹疼痛为阳性。

2.腰大肌试验

患者取左侧卧位,使右大腿后伸,引起右下腹疼痛者为阳性。说明阑尾位于腰大肌前方、盲肠后位或腹膜后位。

3.闭孔内肌试验

患者取仰卧位,使右髋和右大腿屈曲,然后被动向内旋转,引起右下腹疼痛者为阳性。提示阑尾靠近闭孔内肌。

4.小儿急性阑尾炎的特点

(1)病情发展较快而且严重,早期即出现高热和呕吐。

(2)右下腹体征不明显,但有局部明显压痛和肌紧张。

(3)穿孔率高,并发症和病死率也较高。

(二)鉴别诊断

临床症状及体征不典型,诊断有困难,易发生误诊误治,应与下列疾病鉴别。

1.内科疾病

(1)右叶肺炎:右下叶肺炎及右胸膜炎可以引起右下腹牵涉性疼痛,甚至有腹肌紧张和触痛,但患者常有上呼吸道感染病症,呼吸急促、咳嗽、胸痛。患者多有先发冷发热而后腹痛,胸部听诊可闻及摩擦音和啰音,呼吸音减低,胸部透视有助于鉴别诊断。

(2)急性胃肠炎:恶心、呕吐和腹泻明显,常发生在腹痛前,与阑尾炎先有腹痛不同,有不洁饮食病史,呕吐物有酸臭味,大便次数多,腹部压痛广泛且不固定,无肌紧张及反跳痛,肠鸣音活跃,大便化验有脓细胞及不消化的食物残渣。

(3)过敏性紫癜:腹痛的发生是由于腹膜及肠系膜广泛点状出血所致。多为阵发性剧烈疼痛,常在脐周或下腹部,腹痛多突然发生,无转移性腹痛,压痛范围广泛,无肌紧张,肠黏膜出血时可有血便。常有过敏史,可见有皮肤及口腔黏膜出血点。

(4)急性肠系膜淋巴结炎:多见于儿童,常有上呼吸道病史,在腹痛出现前后有高热,腹痛始于右下腹部,无转移性疼痛,不伴有恶心、呕吐。右下腹压痛广泛,肠鸣音活跃。

(5)急性节段性回肠炎:多发生于回肠末段,症状、体征与急性阑尾炎相似,无转移性腹痛,过去曾有多次反复发作的病史。发作时右下腹阵发性绞痛,大便检查有红、白、脓细胞,腹部压痛广泛,有时可扪及胀大痉挛的肠管。

2.外科疾病

(1)胃和十二指肠穿孔:胃十二指肠溃疡穿孔,消化液可沿升结肠旁沟流向右下腹,引起右下腹疼痛及腹肌紧张,易误诊为阑尾炎,但多数穿孔患者有溃疡病史,发病急,疼痛剧烈似刀割样痛,有时出现休克征象,上腹部或右上腹部压痛明显,板状腹,肝浊音界缩小或消失,腹部透视可发现膈下游离气体。

(2)急性胆囊炎胆结石:当胆囊的位置较低或阑尾的位置较高时两者不易区别,一般局限于右上腹部疼痛,常放射至右肩部,在肋缘下有明显压痛及肌紧张,如有结石,可发生阵发性绞痛,多有黄疸,B超检查可见胆囊肿大或缩小,胆囊内有回声增强区并伴声影的结石征象。

(3)右侧输尿管结石:右侧输尿管结石的疼痛为阵发性绞痛,向会阴部放射,压痛点在右腰部或右下腹部,定位常不确切。腹部症状与体征不相符,疼痛重压痛轻微,尿常规检查有红细胞,尿路X线拍片可见结石影。

(4)梅克尔憩室炎:临床表现与急性阑尾炎极为相似。难以鉴别,只是憩室炎的腹痛和压痛偏于脐侧和中下腹,有时可并发小肠梗阻或并发出血而有血便。

3.妇科疾病

(1)右侧卵巢卵泡破裂出血:腹腔内出血刺激腹膜引起腹痛,多发生于青年妇女,且多发生于2次月经之间,腹痛为突然发生,伴有阴道流血。疼痛部位始于一侧后扩散至全腹,开始腹痛较重,后腹痛慢慢减轻。两侧下腹均有压痛及反跳痛。腹腔穿刺可抽出血液。

(2)卵巢囊肿蒂扭转:此病起病急,疼痛剧烈,以后变为持续性。可因囊肿缺血坏死出现腹膜炎体征,压痛部位较阑尾炎为低,多在耻骨上,偏右,下腹部可扪及包块。妇科检查,包块与子宫相连,触宫颈时疼痛加剧。

(3)右侧输卵管妊娠破裂:宫外孕破裂出血诊断不困难。在右侧宫外孕破裂伴有少量出血时应与阑尾炎仔细鉴别。宫外孕破裂出血多发生在下腹部,可伴有会阴部坠胀感,月经过期7~14 d后阴道出血,应想到此病,腹腔穿刺抽出不凝血液,引导穿刺抽出新鲜血液,妊娠试验阳性。

(4)急性输卵管炎:疼痛可位于两侧下腹部,位置偏低,多发生于已婚妇女,白带过多,急性发病多在月经前。双侧下腹部均有压痛、反跳痛,阴道内有脓性分泌物。

五、治疗

(一)非手术治疗

主要适应于单纯性阑尾炎、阑尾脓肿、妊娠早期和后期阑尾炎及高龄合并主要脏器病变的阑尾炎。

(1)基础治疗:卧床休息,控制饮食,适当补液和对症处理。

(2)抗菌治疗:可选用广谱抗生素(如氨苄青霉素)和抗厌氧菌的药物(如灭滴灵)静脉滴注。

(3)针刺治疗:可取足三里、阑尾穴,强刺激,留针30 min,每日2次,连续3 d。

(4)中药治疗:外敷适用于阑尾脓肿,可选用"四黄散";内服主要是清热解毒、行气活血及通里攻下,可选"大黄牡丹皮汤"加减。

(二)手术治疗

1. 手术原则

急性阑尾炎诊断明确后,应早期外科手术治疗,既安全,又可防止并发症的发生。早期手术系指阑尾还处于管腔阻塞或仅有充血水肿时手术切除,此时操作简易。如化脓或坏疽后再手术,操作困难且术后并发症显著增加。

2. 手术选择

各种不同临床类型急性阑尾炎的手术方法亦不相同。

(1)急性单纯性阑尾炎,行阑尾切除术,切口一期缝合。近年对这种类型开展了经腹腔镜行阑尾切除,但须掌握熟练的技术。

(2)急性化脓性或坏疽性阑尾炎,行阑尾切除术;如腹腔内已有脓液,可清除脓液后关闭腹膜,切口置乳胶片做引流。

(3)阑尾周围脓肿,如无局限趋势,行切开引流,视术中具体情况决定是否可切除阑尾;如阑尾已脱落,尽量取出,闭合盲肠壁,以防造成肠瘘。如脓肿已局限在右下腹,病情又平稳时,不要强求做阑尾切除术,给予抗生素,并加强全身支持治疗,以促进脓液吸收、脓肿消退。

3. 手术方法

(1)麻醉:一般采用硬脊膜外麻醉。

(2)切口:宜选择在右下腹部压痛最明显的部位,一般情况下采用右下腹斜切口(McBurney切口)或右下腹横斜切口。

皮肤沿皮纹方向切开,对血管和神经损伤少。这种斜切口,因三层腹壁肌的纤维方向不同,术后切口愈合牢固,不易发生切口疝。但因这种切口不便探查腹腔其他部位脏器,故对诊断不明的探查性手术,宜选用右下腹直肌旁切口,且切口不宜太小。

(3)寻找阑尾:用纱布垫将小肠推向内侧,先找到盲肠,再沿三条结肠带向盲肠顶端追踪,即能找到阑尾。如仍未找到,应考虑盲肠后位阑尾的可能,再剪开侧后腹膜,内翻盲肠寻找阑尾。寻到阑尾后,用阑尾钳夹住阑尾或用止血钳夹住阑尾系膜,将阑尾提到切口外切除。如不能提出,也需严格保护好切口各层组织后,切除阑尾。

(4)处理阑尾系膜:阑尾动脉一般在阑尾系膜的游离缘,感染炎症加剧时系膜脆弱较易钳断,故尽可能在阑尾根部切断结扎阑尾动脉。如果系膜较阔又很肥厚时,应将系膜逐段分别切断结扎。

(5)处理阑尾根部:在距盲肠 0.5 cm 处的阑尾根部轻轻钳夹后用丝线结扎之,在扎线远处切断阑尾,残端用碘酒、乙醇涂擦处理后,用荷包缝合将其包埋入盲肠壁内。荷包缝合不宜过大,防止残留肠壁内无效腔。最后,用阑尾系膜或邻近脂肪结缔组织覆盖加固。

(6)特殊情况下的阑尾切除术。

1)阑尾在腹膜后并粘连固定,不能按常规方法勉强切除,而宜行逆行切除方法,即先在根部切断阑尾,残端包埋后再分段切断阑尾系膜,切除整个阑尾。

2)盲肠壁炎性水肿严重,不能按常规将阑尾残端埋入荷包缝合,可在阑尾根部切断阑尾,用间断丝线浆肌层内翻缝合方法埋入阑尾残端。如仍无法埋入时,则用阑尾系膜或附近的脂肪结缔组织覆盖残端。

3)阑尾炎性水肿很重,脆弱易于撕碎,根部又无法钳夹结扎时,可用盲肠壁的荷包缝合,将未能结扎的阑尾残端内翻埋入盲肠腔内,外加间断丝线浆肌层内翻缝合。

第二节 肠 瘘

肠瘘(fistula of intestine)是指肠管之间、肠管与其他脏器或者体外出现病理性通道,造成肠内容物流出肠腔,引起感染、体液丢失、营养不良和器官功能障碍等一系列病理生理改变。肠瘘可分为内瘘(internal fistula)和外瘘(external fistula)两类。肠内容物不流出腹壁,如小肠间内瘘、小肠结肠瘘、小肠胆囊瘘、小肠膀胱瘘等。肠管与体外相通则称肠外瘘。临床上,根据瘘口所在部位、经瘘口流出的肠液量、肠道瘘口的数目、肠道是否存在连续性以及引起肠瘘的病变性质等,将肠瘘分为高位瘘与低位瘘、高流量瘘与低流量瘘、单个瘘与多发瘘、端瘘与侧瘘以及良性瘘与恶性瘘等。

一、病因及病理机制

肠瘘的常见原因有手术、创面、腹腔感染、恶性肿瘤、放射线损伤、化疗以及肠道炎症与感染性疾病等方面。临床上肠外瘘主要发生在腹部手术后,是术后发生的一种严重并发症,主要的病因是术后腹腔感染、吻合口裂开、肠管血运不良造成吻合口瘘。小肠炎症、结核、肠道憩室炎、恶性肿瘤以及外伤感染、腹腔炎症、脓肿也可直接穿破肠壁而引起肠瘘。有些为炎性肠病本身的并发症,如克罗恩病引起的内瘘或外瘘。根据临床资料分析,肠瘘中以继发于腹腔脓肿、感染和手术后肠瘘最为多见,肠内瘘常见于恶性肿瘤。放射治疗和化疗也可导致肠瘘,比较少见。肠瘘的病理过程大致可分为腹膜炎期、腹内脓肿期、瘘管形成期、瘘管闭合期共四期,对全身和局部的病理生理的影响如下。

1.消化液丢失

尤其是高流量瘘,水、电解质大量丢失,引起脱水和酸碱平衡紊乱,严重者导致低血容量性休克,甚至危及生命。

2.营养不良

消化液丢失、肠道吸收功能障碍及蛋白分解代谢增加,可使患者日渐消瘦,体重减轻。

3.消化酶的腐蚀作用

肠瘘排出液因含大量消化酶可引起瘘管周围组织和皮肤糜烂并继发不同程度的炎症,如消化液腐蚀血管可引起出血,甚至大出血而危及生命。

4.局部及全身性感染

消化道内细菌随消化液流出,污染腹腔和其他器官,导致弥散性腹膜炎、腹腔脓肿,甚至引起全身性败血症。有时因严重感染而继发应激性溃疡导致广泛消化道出血。

二、临床表现

肠瘘的临床表现比较复杂,其病情轻重受多种因素的影响,包括肠瘘的类型、原因、患者身体状况以及肠瘘发生的不同阶段等。肠间内瘘可无明显症状和生理紊乱。

肠外瘘早期一般表现为局限性或弥散性腹膜炎症状,患者可出现发热、腹胀、腹痛、局部腹壁压痛反跳痛等。手术后患者,有时与原有疾病的症状、体征难以区别,临床医师对患者诉腹胀、没有排气排便缺乏足够的重视而将此归结为术后肠蠕动差、肠粘连等,往往失去了对肠瘘的早期诊断。在瘘管形成、肠液溢出体外以后,则主要表现为:瘘口形成与肠内容物漏出、感染、营养不良、水、电解质和酸碱平衡紊乱以及多器官功能障碍等。

1.瘘口形成与肠内容物漏出

肠外瘘的特征性表现是在腹壁可出现一个或多个瘘口,有肠液、胆汁、气体、粪便或食物流出。唇状瘘可在创面观察到外翻的肠黏膜,甚至破裂的肠管。瘘口周围的皮肤红肿、糜烂。由于消化液的作用,可出现大片皮肤或腹壁缺损。十二指肠瘘和高位空肠瘘,流出量可很大,达 4 000~5 000 mL/d,含有大量胆汁和胰液,经口进食的食物很快以原形从瘘口排出;低位小肠瘘,流出量仍较多,肠液较稠,主要为部分消化的食糜;结肠瘘一般流出量少,呈半成形的粪便,瘘口周围皮肤腐蚀较轻。肠间内瘘可表现为不同程度的腹泻,应用止泻剂无效。肠道与输尿管、膀胱或者子宫发生的瘘,则可出现肠内容物随尿液或者从阴道排出,或者尿液随大便排出。

2.感染

感染是肠瘘发生和发展的重要因素,也是主要临床表现之一。腹腔感染,特别是腹腔脓肿可引起肠瘘。肠瘘发生初期肠液漏出会引起不同程度的腹腔感染、腹腔脓肿,如病情进一步发展还可出现弥散性腹膜炎、脓毒血症等临床表现。

3.营养不良

由于肠内容物特别是消化液的漏出,造成消化吸收障碍,加上感染、进食减少以及原发病的影响,肠瘘患者大多出现不同程度营养不良,可有低蛋白血症、水肿、消瘦等相应的临床表现。水、电解质和酸碱平衡紊乱依肠瘘的位置类型、流量不同,有程度不等的内稳态失衡,可以表现多样,常见的是低钾、低钠、代谢性酸中毒等。

4.水电解质和酸碱平衡紊乱

依肠瘘的位置类型、流量不同,有程度不等的内稳态失衡,可以表现多样,常见的是低钾、低钠、代谢性酸中毒等。

5.多器官功能障碍

肠瘘后期,病情得不到控制,可出现多器官功能障碍,较易出现胃肠道出血、肝脏损害等。

此外,肠瘘患者还可能存在一些与瘘发生相关的疾病,如消化道肿瘤、肠粘连、炎性肠病、重症胰腺炎以及多发性创面等,出现相应的临床表现。

十二指肠瘘发生后，患者常表现为突然出现的持续性腹痛，以右上腹最明显，局部腹壁肌肉紧张、压痛、反跳痛，可伴有高热、脉速、白细胞升高。一般发生于十二指肠溃疡穿孔、胃切除术后十二指肠残端吻合口瘘、盲襻梗阻、十二指肠憩室以及内镜检查损伤等。症状的严重程度与漏出液的多少有关。瘘孔较小，漏出物仅是少量的黏液和十二指肠液，症状较轻，愈合较快；若瘘口较大则有大量的水样胆汁漏出，伤口附近的皮肤很快发生糜烂，大量消化液的流失，很快发生水、电解质紊乱，甚至导致死亡。

空肠回肠内瘘常有腹泻，外瘘则有明显的肠液外溢，瘘口皮肤红肿、糜烂、疼痛，并常有腹腔感染。长期外瘘，肠液丢失量大则出现不同程度的营养不良。当肠腔与其他脏器，如泌尿系等相通时，常出现相应器官的感染症状。肠瘘的远端常有部分或是完全性梗阻。持久的感染、营养摄入困难可造成营养不良，体重迅速下降。

三、诊断与鉴别

（一）诊断

1. 注意病因

注意有无腹部外伤、手术等创面性因素，或急性阑尾炎、肠梗阻、十二指肠溃疡穿孔、肿瘤、肠结核、克罗恩病、溃疡性结肠炎等病理性原因。应详询有关病史、肠瘘的发生过程与治疗情况。

2. 明确肠瘘的部位与瘘管情况

(1) 早期怀疑有瘘，但未见有明确的肠液或气体从伤口溢出时，可口服染料或骨炭粉，观察瘘管的分泌物有无染色。阳性结果能肯定肠瘘的诊断，但阴性结果不能排除肠瘘的存在。

(2) 用注射器或洗创器（不用导管插入瘘管）对准瘘口，直接注入 15%～20% 水溶性碘造影剂 40～60 mL 做瘘管造影，观察瘘管的行径、瘘管附近有无脓腔以及肠壁瘘口所在的部位。

(3) 根据肠壁瘘口可能的部位，进行胃肠道钡餐或钡灌肠检查，观察瘘口及其近、远侧肠道的情况。

(4) 对疑有腹腔脓肿的患者，应进行腹部超声和 CT 检查。

(5) 对病理性肠瘘，应切取瘘管组织送病理切片检查。

（二）鉴别诊断

肠瘘应注意与消化道穿孔以及结肠克罗恩病的鉴别。

1. 消化道穿孔

可突发剧烈的腹痛，腹部透视可发现膈下游离气体，具有腹膜炎的体征。肠道炎性疾病包括细菌性痢疾、溃疡性结肠炎、克罗恩病等，这些疾病可出现腹痛、腹泻、黏液血便，结肠镜检查可资鉴别。与结肠癌的好发年龄相近，偶可同时存在，临床表现部分重叠，都可出现肠梗阻、出血、穿孔及瘘管形成等并发症。钡剂灌肠有助于鉴别，黏膜不规则，肠腔充盈缺损系结肠癌的放射学征象。结肠镜检查及黏膜活检对于结肠癌有诊断意义。

2. 结肠克罗恩病

结肠克罗恩病有腹痛、发热、外周血白细胞计数升高、腹部压痛、腹部包块等表现，瘘管形成是其特征，这些症状、体征与憩室炎相似。内镜和 X 线检查可发现铺路石样改变的黏膜，较深的溃疡，病灶呈"跳跃"样分布有助于鉴别。内镜下黏膜活检如发现非干酪性肉芽肿则有诊断价值。溃疡性结肠炎可表现为发热、腹痛、血便、外周血白细胞计数增多，结肠镜下可见黏膜呈弥散性炎症、充血、水肿。随病情发展,可出现糜烂、溃疡、假性息肉、溃疡之间残存黏膜萎缩,晚期有肠腔变窄,结肠袋消失等表现。病检可见杯状细胞减少及隐窝脓肿等改变。缺血性结肠炎好发于老年人,可与结肠憩室病同时发生。临床表现多为剧烈腹痛后解黑便。钡剂灌肠检查见到特征性的拇指纹征象可诊断缺血性结肠炎。结肠镜检有助于诊断本病。

四、检查

1. 实验室检查

(1)血尿常规检查:可有血色素下降,白细胞增高,尿量少,尿比重增加。

(2)生化检查:高位小肠瘘每日液体丧失量可达 5 000 mL 以上,大量肠液的丧失如未得到及时补充,可很快出现有效循环量急剧下降,甚至出现休克。肠液丧失的同时,大量电解质丢失,并因丢失酸性离子和碱性离子的不同而导致不同的酸碱平衡紊乱。胃液以 H^+、K^+ 和 Cl^- 为主,易造成低钾低氯性碱中毒。肠液中 Na^+、K^+ 和 HCO_3^-,大量丢失可致代谢性酸中毒。结肠及回肠瘘,体液丧失较少。

(3)肝肾功能:可表现为清蛋白降低,转氨酶增高,尿素氮肌酐增高。

2. 口服染料法

口服染料或炭末是最常用的方法。口服稀释的亚甲蓝、炭粉后,观察有无从创口流出。根据染料或炭粉的排出时间可初步推测瘘口的位置;根据排出量的多少,可初步估计瘘口的大小。由于亚甲蓝或炭末可黏附在胃肠黏膜上,因此,如口服量较小,观察时间较短,有可能未在引流物中出现,此时并不能排除肠瘘的存在,应适当增加口服量及延长观察时间。

3. 腹部平片

有助于肠外瘘的诊断,X 线片如显示有腹腔大量积气或液平多提示有肠瘘,通过 X 线片还可判断有无合并肠梗阻。

4. B 超、CT 检查

B 超观察腹腔内积液、腹腔脓肿的情况,在 B 超定位引导下行穿刺,穿刺液有助于明确诊断,同时可以在 B 超引导下行穿刺引流术。CT 可观察腹腔积气、积液、脓腔及与肠管的关系。

5. 瘘管造影

从瘘口插入导管,注入造影剂,在荧屏上观察造影剂的分布,有助于明确瘘的部位、大小、瘘管的长度和走行,有无脓腔,以及与哪一段肠管相通等。

6. 胃肠道造影

包括全消化道造影和灌肠造影。常选用水溶性造影剂,如 76% 的泛影葡胺。造影时如发现造影剂外溢则可确诊。钡剂不宜使用。

7. T 管造影

对于肝胆管瘘和胰瘘可利用已有 T 管进行造影或使用逆行胰胆管进行造影。

五、治疗

(一)治疗原则

肠瘘的治疗目的是设法闭合瘘管,恢复肠管的连续性,纠正肠液外溢所致的各种病理生理改变。20 世纪 70 年代以前,治疗肠瘘的首选方法是紧急手术修补肠瘘,当时公认的原则是"越是高位的瘘,越要尽早手术"。但是,由于对肠瘘的病理生理学了解不够,将肠瘘的处理原则等同于十二指肠溃疡穿孔、外伤性肠穿孔等,希望能一次修补成功,而事实上由于腹腔内感染严重,肠襻组织不健康且愈合不良,早期手术失败率高达80%。

20世纪70年代初期,随着TPN的临床应用,肠瘘患者的营养障碍问题可得到解决,加上各种抗生素的应用,对肠瘘感染的有效控制,肠瘘的治疗策略出现了根本性的转变,以采用各种非手术治疗促进肠瘘的自行愈合为主,而确定性手术治疗是最后的选择措施。TPN不仅可以改善患者营养不良,而且可减少肠液分泌量50%~70%,有利于肠瘘的愈合。20世纪80年代后期,生长抑素应用于肠瘘的治疗,使肠液的分泌再减少50%~70%,24 h空腹肠液流出量由2 000 mL左右减少至200 mL左右。20世纪90年代以后,重组人生长激素应用于临床,可促进蛋白质合成与组织修复,使肠瘘非手术治疗的治愈率进一步提高。

肠瘘的基本治疗原则是:根据肠瘘的不同类型和病理生理情况,采取有效的营养支持、抗感染、减少肠液分泌、封堵瘘管、维持内环境稳定、促进瘘管愈合以及选择性手术治疗等综合措施,以提高早期治愈率。一些研究正在探索在有效的营养支持和抗感染前提下,通过生长抑素和生长激素的适当联合应用,对肠外瘘患者实施早期确定性手术,提高早期手术修补肠瘘的成功率和早期治愈率,并缩短疗程。

(二)治疗措施

1.纠正水、电解质和酸碱平衡紊乱

水、电解质和酸碱平衡紊乱是高流量肠瘘的严重并发症,也是肠瘘早期死亡的主要原因。其病因包括消化液的大量丢失;严重腹腔感染所致的高分解代谢:胰岛素拮抗,糖利用障碍,出现高血糖;难以纠正的酸中毒;以及在肠瘘的治疗过程中,不恰当的营养支持和液体补充等。因此,肠瘘所致的水、电解质和酸碱平衡紊乱比较复杂,形式多种多样,并且贯穿整个病程和治疗过程中,随瘘流量的改变,感染控制程度的不同,紊乱的程度也会发生改变。在肠瘘的治疗过程中,必须自始至终注意纠正水、电解质和酸碱平衡紊乱。

维持水、电解质和酸碱平衡的基本措施是保证正常的水、电解质和酸碱补充,控制肠液漏出,及时发现和纠正水、电解质紊乱。对肠瘘患者应注意监测24 h出入量、血电解质、血气分析、血细胞比容、血浆渗透压、尿量、尿比重、尿电解质等。特别要注意有无低钾血症、低钠血症和代谢性酸中毒。

肠瘘治疗过程中既可出现高钾,也可出现低钾,而患者可无明显症状。由于细胞内外钾离子的交换是缓慢的,并需消耗一定的能量,因此血清钾并不能完全代表和反应总体钾的量及其变化。在肠瘘的治疗过程中,随着感染的控制,机体由分解代谢转向合成代谢,对钾离子的需求也会增加。在临床上补钾时应当多做监测,并不宜在短期内将所缺失的钾全部补充。补充钾的制剂一般应用10%氯化钾加入液体中。对并发有高氯血症的患者可用谷氨酸钾。补充的途径可经外周静脉、中心静脉和经瘘口灌入或口服。对于需大量补钾的患者一般采用中心静脉给予,并应当进行心电监测,防止引起心律失常。

2.营养支持

肠瘘患者营养支持的目的是改善营养状况和适当的胃肠功能休息。有效的营养支持不仅使患者营养状况改善,促进合成代谢,而且增强机体免疫力,使感染易于控制,提高肠瘘的治愈率。营养支持基本方法包括肠外营养(PN)和肠内营养(EN)两种,但所用的营养成分组成和具体途径可以多种。

(1)肠瘘营养支持原则:肠瘘营养支持,应当根据患者全身状况、肠道功能情况和治疗阶段

与治疗目的,在适当的时机选择适当的营养支持方式,添加适当的营养物质,以达到最佳的营养支持效果。

1)肠瘘早期(严重感染期):由于大量肠液丢失引起严重的水、电解质和酸碱平衡紊乱,严重的腹腔感染,甚至出现低血容量性或感染性休克。此时的治疗重点是维持生命体征,纠正内稳态失衡,改善腹腔引流以及抗感染治疗,营养支持一般不作为治疗重点。在休克和内环境紊乱的情况下,不适当地进行营养支持反而使病情复杂化,加重机体代谢紊乱。

2)慢性肠瘘期:此期大致在肠瘘发生3~5 d。机体仍然存在感染但相对较轻,由于肠液漏出,营养障碍比较明显,机体代谢率提高,处于高分解代谢状态。此阶段由于腹腔感染存在,肠功能差,肠外营养成为唯一的营养支持方式。此时的营养支持应当遵守代谢支持的原则:降低非蛋白热量(NPC)和葡萄糖负荷,适当增加脂肪比例,提高氮量,避免"过度营养"。为提高营养支持的效果,也可加用环氧化酶抑制剂如吲哚美辛(消炎痛)等进行代谢调理,减少蛋白的丢失。

3)肠瘘恢复期:病情稳定,感染和内环境紊乱得到适当控制,瘘口开始缩小,漏出液减少,肠瘘成为可控制的瘘。应根据肠瘘的部位、类型和肠道通畅情况,选择合理营养支持方式。对于多发瘘、完全性瘘、瘘的远端肠梗阻等肠功能障碍者只有继续行肠外营养,以平衡型营养液为主,即糖、脂与氮的比例、氨基酸的组成均按正常需要配制,可以提高热卡,加用生长激素,促进蛋白质合成。在肠道功能基本恢复,肠道连续性恢复后,特别是瘘口已经进行了有效封堵后,可行EN。

4)围手术期:根据病情可选用PN,或PN+EN,或EN。

(2)肠外营养(PN):PN用于肠瘘患者具有以下优点:①营养素全部从静脉输入,胃肠液的分泌量明显减少,经瘘口溢出的肠液量也随之减少。②补充水、电解质比较方便。③由于营养素可经肠外补充,肠道可以得到适当休息,也可不急于手术恢复肠道连续性。④部分肠瘘经过PN,溢出的肠液减少,感染控制,营养改善而可以自愈。⑤围手术期应用PN提高了手术成功率。

肠瘘患者进行PN一般时间较长,也有不足之处:肠瘘大多并发严重的感染,全身营养和免疫功能较差,PN时导管败血症发生率较高;在腹腔感染时,应用PN容易产生淤胆、PN性肝病等代谢并发症;长期PN,还可引起肠黏膜萎缩,肠屏障功能受损和细菌易位;另外,PN的费用比较昂贵。为了克服上述缺点,可以采取3个方面措施,一是严格的无菌技术,尽量缩短PN时间;二是改变PN的配方,如添加特殊营养素、药物等,减少并发症;三是尽快过渡到EN或者PN+EN联合用于肠瘘的营养支持。

肠瘘患者肠外营养的基本要求:①确定合理的热量、氮量:尽可能测量患者静息能量消耗(REE)并据此确定热量的补充量,无条件者可按照患者的应激状态粗略计算供给量。一般轻度至中度应激者给予的非蛋白质热量分别为 $104.6 \sim 125.5$ KJ/(kg·d)及 $125.5 \sim 146.4$ KJ/(kg·d),氮量分别为 $0.16 \sim 0.2$ g/(kg·d)及 $0.2 \sim 0.3$ g/(kg·d)。②选用适宜的能量制剂:一般应同时应用葡萄糖液和脂肪乳剂,糖:脂比例为$(1\sim2):1$。肠瘘患者需要较长时间实施静脉高营养,减少葡萄糖用量有助于预防高血糖、肝脂肪浸润等并发症。③选用合适的含氮制剂:根据患者氮平衡状态、营养状况和治疗目的选用适当的氨基酸制剂,并且按不同品牌的溶液含氮量,计算决定输注量。一般选用含氨基酸种类较多的制剂,但应激较重者可选用含支链氨基酸(BCAA)较多的制剂。④补充适当的电解质、维生素和微量元素:

肠瘘患者营养支持治疗时,不仅要注意钾、钠以及氯的水平,还要注意补充钙、镁和磷,以及水溶性维生素、脂溶性维生素和微量元素的补充。

(3)肠内营养(EN):EN 是将一些只需化学性消化或不需消化就能吸收的营养液通过消化道置管或造口注入胃肠道内。这种方法供给的营养全面、均衡,符合胃肠道的正常生理要求,能够维持胃肠道和肝脏的正常功能,刺激肠黏膜增生,保护肠道屏障,防止细菌易位。而且并发症少,费用低,技术要求低,是一种合适的营养支持方式。但是,肠瘘患者实施 EN 需要特别注意应用时机、给予营养种类和方法以及对肠瘘愈合的影响。①应用时机:对于肠瘘急性期,并发严重的感染和水、电解质和酸碱平衡紊乱,或者存在肠梗阻、肠道功能不良、肠内容物漏出比较严重者,不能采取 EN。对单纯的管状瘘,可在堵瘘后用鼻胃管实施 EN。对于肠瘘手术治疗时,估计瘘口短期内恢复困难者行肠造口以备营养支持用,在瘘发生后,如行腹腔引流术,可尽量做肠造口备营养支持使用。②EN 制剂的选用:对于肠瘘造成短肠综合征或者肠道功能不良,宜选用含易于吸收的氨基酸或短肽要素膳。当肠道功能基本正常,宜选用含蛋白水解物或全蛋白的制剂。因为只有后一种 EN 制剂才具有促进肠黏膜增生、保护肠屏障的作用。③应用方法:应采取匀速输入,逐渐加量的原则。可用微量泵控制速度,初用 50 mL/h,第 2d 可加至 70～80 mL/h。总用量与 PN 的热量计算法相同。若供给热量不足,可用 PN 补充。另外,实施 EN 时应注意保温,输入的肠内营养液应在 40 ℃左右,以减少腹胀、腹泻的发生。

(4)生物制剂和特殊营养物质的应用。

1)生长抑素:在 TPN 时,加用生长抑素可进一步减少胃肠液的分泌量,有利于腹腔感染的控制,纠正水和电解质紊乱,促进管状瘘的愈合。

2)生长激素:生长激素是垂体前叶分泌的一种蛋白质激素。应用基因工程技术人工合成生长激素(rhGH)已经应用于临床。rhGH 具有促进合成代谢、促进蛋白质合成及促进伤口和瘘口愈合的作用。rhGH 能够促进肠瘘患者蛋白质合成,改善营养状况,而且能够保护肠黏膜屏障,减少细菌易位,促进肠吻合口的愈合。目前正在探索,生长抑素和生长激素联合应用于肠瘘的治疗。在瘘发生的早期,通过有效的引流、营养支持和生长抑素(施他宁 6 mg/d)的使用,减少肠液的分泌与外溢,控制感染,促进管状瘘形成,接着使用生长激素(思增 12 U/d)以改善蛋白合成和组织增生,促进瘘管的缩小与闭合,最终达到瘘的自愈。因而有望提高肠瘘的自愈率,缩短自愈时间,并使肠外瘘早期决定性手术的成功成为可能。

3)谷氨酰胺(Gln):Gln 是合成氨基酸、蛋白质、核酸及其他生物大分子的前体,是肠黏膜细胞、免疫细胞等生长迅速细胞的主要能源物质。在应激状态下,Gln 相当于必需氨基酸,经静脉或肠道补充 Gln 可促进蛋白质合成,促进肠黏膜细胞增生,保护肠屏障功能。临床上应用谷氨酰胺二肽供肠外营养补充,用量为 0.3～0.4 g/(kg·d)。

4)精氨酸(Arg):Arg 具有营养和免疫调节双重作用,经肠外或肠内补充 Arg 可促进蛋白质合成,增强机体免疫功能。

5)ω-3 多不饱和脂肪酸(ω-3PUFA)。ω-3PUFA 是近年研究热点,研究表明。ω-3PUFA 可改变细胞膜结构,影响细胞的流动性、细胞信号传递和受体功能,具有免疫调节作用。

3. 控制感染

肠瘘患者的感染主要是肠液外溢至腹腔形成的腹腔感染,以及来自静脉导管和肠道细菌易位。这种感染一般由多种病原菌引起,反复发生,加上患者常常同时存在营养障碍,免疫功能低下等问题,感染控制比较困难。

腹腔内感染是肠瘘最主要、最初的感染灶。这种感染容易形成脓肿，而且易致肠系膜粘着形成许多分隔，不易定位与引流，给诊断和治疗带来一定的困难。由吻合口小的渗漏造成腹腔内感染，临床上多表现为腹胀、发热、进食后呕吐、局部可能有压痛。采取适当处理，可使瘘在由小变大的阶段就能治愈。治疗腹腔内感染的最主要措施就是有效的引流，适当地应用抗感染药物和全身支持治疗。

(1) 合理有效的引流：引流是控制肠瘘腹腔感染的主要方法，也是管状瘘治疗的基本方法之一。在肠瘘形成初期，腹腔已经安置引流管且通畅，可应用此引流管继续引流；如果无腹腔引流管或引流不畅，存在广泛、多处的腹腔感染，残留脓肿或多腔脓肿等，可考虑剖腹探查，术中吸净肠液，大量盐水冲洗后放置有效的引流。近年，临床上更主张采取 B 超或者 CT 引导下腹腔多发性脓肿穿刺引流，避免剖腹探查。

对于肠瘘的腹腔引流，传统的烟卷、乳胶管引流难以达到要求。多应用单腔负压管、双套管及三腔管引流。单腔负压管容易发生引流管堵塞、引流不畅，适于短期的抽吸引流。双套管负压深坑引流的优点是能预防组织堵塞引流管，但由于肠瘘患者的腹腔引流液中含有多量的纤维素和组织碎屑，仍可引起管腔堵塞。三腔引流管是在双套管旁附加注水管以便于持续滴入灌洗液，这样可比较长时间地保持引流作用，而且可以对瘘管进行持续冲洗，效果较好，是目前治疗肠瘘最有效的引流方法。

近年来，有人提出腹腔造口术(laparostomy)来处理严重的腹腔感染和多发性脓肿，即将腹腔敞开，视整个腹腔为一个脓肿来处理，以减少再次剖腹的次数。腹腔造口术在肠外瘘的应用指征是：①腹腔感染严重且范围广泛；②腹腔内有多发或多腔脓肿；③腹壁感染严重不能缝合关闭。有人用聚丙烯网进行腹腔开放引流，将聚丙烯网覆盖在大网膜或器官表面，边缘与腹壁切口缘的筋膜缝合，腹腔内液体可透过网孔而得到引流，引流物和肠造口可从聚丙烯网上戳孔引出。这种方法可用于严重腹腔感染剖腹术后腹壁闭合困难者，以防止腹腔造口术暴露的肠管损伤和内脏脱出，同时使腹腔得到良好的引流。

(2) 抗生素的应用：肠瘘患者应用抗生素的主要适应证包括：肠瘘早期存在严重的腹腔或者全身感染；PN 存在静脉导管感染危险或者已经发生静脉导管感染；肠瘘患者全身情况较差或者存在肠道细菌易位危险；肠瘘围手术期。肠瘘患者在慢性和恢复期，以及在瘘口感染局限、经过引流冲洗和营养支持瘘管开始愈合缩小等情况下，一般不用抗生素治疗。

4. 瘘口瘘管的处理

瘘口(瘘管)是肠瘘发生发展的关键因素，关闭瘘口是肠瘘治愈的目标，因此，瘘口的处理是肠瘘治疗中的重点。在这方面，临床上积累了丰富的经验。特别是影像介入技术的应用，使肠瘘瘘口(瘘管)的处理更加有效。基本方法是采取吸引和封堵。

(1) 吸引：肠瘘吸引的目的是引流肠液、脓液和坏死组织，减少对瘘管和瘘口的进一步侵蚀，使瘘口瘘管缩小以便于封堵或者自愈。常用方法是从瘘口向近端肠腔插入一根直径 0.5 cm 的硅胶双套管，如置管困难，可采取影像介入技术，将双套管尖端尽量摆放在肠瘘内口附近，24 h 低引力持续吸引。用凡士林纱布把瘘口与腹壁隔开。也可应用三腔管引流，间断吸引冲洗。准确收集记录漏出的全部消化液，作为补液时参考。

(2) 封堵：封堵适于管状瘘或者高流量瘘需要尽快控制肠液漏出以改善营养状况者。封堵前应进行瘘管造影，明确瘘管瘘口位置和解剖关系，最好在影像引导下完成。传统的方法是用纱布、油纱条填塞；还有盲管堵塞法、水压法堵塞等；也有用避孕套外堵，经瘘口将避孕套放入肠腔,向套内注入适量的空气或水,使避孕套在肠腔内外形成哑铃状。瘘口较大或唇状瘘,可用硅胶片内堵,硅胶片由大到小。近年应用更多的是医用黏胶黏合,包括各种生物胶等。

进行肠瘘封堵时,必须首先明确瘘口远段肠管无明显肠腔狭窄和梗阻,避免对多发瘘进行封堵,以免引起部分瘘管引流不畅。封堵肠瘘时应尽量首先堵住内口,对外口进行引流冲洗,局部应用抗生素和促进瘘管愈合的药物,使肠瘘自行愈合。

瘘口周围皮肤,可以涂抹氧化锌、氢氧化铝或其他抗生素软膏,予以保护。也可用白炽灯或红外线灯烤瘘口及其周围,保持皮肤干燥。

5. 手术治疗

(1)肠瘘手术治疗的适应证:随着非手术治疗方法和效果的提高,肠瘘的手术治疗适应证明显减少,但在下列情况下,应考虑手术治疗:为控制感染而行脓肿手术引流或者腹腔造口引流,为补充营养而行空肠造口术,为控制肠瘘并发的胃肠道或腹腔大出血而行相应的手术,肠瘘经非手术治疗后不愈合,患者全身情况良好,无重要器官功能障碍等禁忌证,并具有以下适应证:①肠瘘的远端肠管有梗阻;②瘘管周围瘢痕组织过多,瘘管内已经上皮化;③瘘口的黏膜外翻与皮肤愈合,形成唇状瘘者;④瘘口部有异物存留;⑤肠瘘附近有脓腔、引流不畅;⑥肠袢上有多个瘘存在,即多发性瘘;⑦继发于特殊病因的肠瘘,如肿瘤、溃疡性结肠炎、局限性肠炎、肠 Behcet disease 等。

(2)肠瘘手术治疗的基本方式

1)肠切除吻合术:方法是切除包括肠瘘在内的楔形肠壁或部分肠管后行肠吻合。这是最常用、效果最好的一种方式,其手术创面小、损失肠管少,适用于大多数空肠瘘、回肠瘘和结肠瘘。

2)肠瘘修补术:包括带蒂肠浆肌层片覆盖修补术和肠襻膜层覆盖修补术。对十二指肠、直肠上段等部位的瘘,在广泛粘连的情况下,行切除吻合较困难,可行带蒂肠浆肌层片覆盖修补术,其方法是:将瘘口缝合后,在其附近截取一段肠管制成带蒂肠浆肌层片覆盖瘘口之上可使瘘口较好愈合。这一术式操作简单,成功率高。肠襻浆膜层覆盖修补术的方法是将一段肠襻上提覆盖于缝合的瘘口上,一般采用 Roux-X 式肠襻。这一术式由于需游离大段肠管,应用有时较困难。

3)肠瘘旷置术:方法是将瘘口所在肠襻的远、近侧肠管行短路吻合以旷置肠瘘所在的肠段,待以后再行二期手术切除,或等待肠瘘的自愈。适用于粘连严重、无法进行肠瘘部肠襻分离的肠瘘。

旷置术的具体吻合方式有3种:①瘘口的远近侧肠管侧侧吻合。这种方式的转流效果不完全,瘘口仍有肠液流出,仅在远、近侧肠管游离困难时选用。②近侧肠管切断,近瘘的一端封闭,另一端与远侧肠段行端侧吻合。③远、近侧肠段切断,近瘘的两残端封闭,另两端做对端吻合。这种方式转流效果较好,此较常用。

4)十二指肠空肠 Roux-Y 式吻合术:当十二指肠瘘的瘘口较大,切除缝合有困难时,可以将空肠上提与十二指肠瘘做端或端侧吻合术,使十二指肠液进入空肠。由于十二指肠瘘口组织不够健康,愈合力差,有再瘘的可能,效果不及带蒂肠浆肌层片修补术。

5)其他手术方式:包括瘘管切除、切开引流和肠造口术等方法。

(3)肠瘘手术治疗围手术期处理

1)术前应对患者全身情况认真评估,了解瘘管、瘘口和胃肠道功能情况,并行严格的肠道准备。

2）加强营养支持和防治感染。

3）注意防治手术并发症。肠瘘手术的常见并发症是感染、肠管损伤和肠梗阻，应注意观察和防治。

6.其他治疗

肠瘘的治疗还应注意对其他器官功能维护和病变的治疗。由于肠瘘属胃肠科一疑难病危重病，尤其是早期未能发现，导致腹腔严重感染和多发性脓肿形成的患者，可能存在不同程度的心、肺、肝、肾等器官功能障碍，在治疗过程中应注意监测和维护。小肠膀胱瘘和直肠子宫瘘、直肠阴道瘘应对相应的器官病变进行治疗。

第三节 肝破裂

肝破裂是腹部创伤中的常见病，右肝破裂较左肝为多。肝位于右侧膈下和季肋深面，受胸廓和膈肌保护，一般不易损伤，但由于肝脏质地脆弱，血管丰富，而且被周围的韧带固定，因而也容易受到外来暴力或锐器刺伤而引起破裂出血。在肝脏因病变而肿大时，受外力作用时更易受伤。肝损伤后常有严重的出血性休克，并因胆汁漏入腹腔引起胆汁性腹膜炎和继发感染。手术的处理在于暂时控制出血，尽快查明伤情，一旦决定手术，应迅速剖开腹腔，争取控制出血的时间。手术切口应足够大，以便充分显露肝。进入腹腔后，往往由于出血汹涌，影响探查伤情。术者应迅速在肝十二指肠韧带绕一细导尿管或细的条带，将其缩紧，阻断入肝血流。

一、病因及发病机制

（一）病因

肝脏是腹腔内最大的实质性脏器，质地脆弱，容易受伤，在各种腹部损伤中，肝破裂占15%～20%。肝破裂分为原发性肝破裂和继发性肝破裂。肝破裂出血绝大多数为原发性肝癌破裂，但尚有少部分为肝良性占位和肝硬化结节破裂。本病多因肝脏本身病变后受到外力作用或外伤引起。

（二）发病机制

肝外伤的病理分类如下。

1.肝破裂

肝包膜和实质均裂伤。

2.包膜下血肿

实质裂伤但包膜完整。

3.中央型裂伤

深部实质裂伤，可伴有或无包膜裂伤。肝被膜下破裂也有转为真性破裂的可能，但中央型肝破裂则更易发展为继发性肝脓肿。根据损伤的范围和程度。又将肝外伤分为六度，Ⅲ、Ⅳ、Ⅴ、Ⅵ度为严重的肝外伤。

二、临床表现

肝破裂后可能有胆汁溢入腹腔,故腹痛和腹膜刺激征较为明显。肝破裂后,血液有时可能通过胆管进入十二指肠而出现黑便或呕血(即胆道出血)。

1. 腹痛

右上腹持续性剧痛,向右肩放射。

2. 腹膜刺激征

腹部压痛明显,肌紧张和反跳痛,以右上腹为明显。

3. 内出血或出血性休克

如皮肤黏膜苍白,脉搏增快,血压下降等。

三、检查

膈面腹膜刺激表现者,提示上腹脏器损伤,根据病情可以选择以下检查:①实验室检查:腹内有实质性脏器破裂而出血时,红细胞、血红蛋白、血细胞比容等数值明显下降,白细胞计数可略有增高。空腔脏器破裂时,白细胞计数明显上升。②B型超声检查。③X线检查。④CT检查。⑤放射性核素扫描。⑥诊断性腹腔穿刺术和腹腔灌洗术。⑦腹腔镜。

四、诊断与鉴别诊断

(一)诊断

(1)外伤史,多为右下胸或右上腹部直接暴力所致,少数为间接暴力所致。

(2)腹痛剧烈。

(3)腹膜刺激征。

(4)内出血和出血性休克表现。

(5)腹腔穿刺或灌洗,结果阳性。

(6)B超、CT或MR检查可确诊。

(二)鉴别诊断

需与腹部创伤、腹部大血管损伤相鉴别。

五、治疗

(一)手术处理

1. 暂时控制出血,尽快查明伤情。一旦决定手术,应迅速剖开腹腔,争取控制出血的时间。手术切口应足够大,以便充分显露肝。进入腹腔后,往往由于出血汹涌,影响探查伤情。此时,术者应迅速在肝十二指肠韧带绕一细导尿管或细的条带,将其缩紧,阻断入肝血流。同时,第一助手用吸引器将腹腔内积血吸尽。迅速剪开肝圆韧带和镰状韧带,在直视下探查左右半肝的脏面和膈面。需要指出的是,在探查过程中,一定要避免过分用力牵拉肝,以免加深撕裂肝上的伤口,造成更大量的出血。如果在入肝血流完全阻断情况下,肝裂口仍有大量出血,说明有肝静脉或腔静脉损伤。以纱布垫填塞伤口,压迫止血,并迅速剪开受伤侧肝的冠状韧带和三角韧带。显露第二或第三肝门,予以查清。然后根据肝受伤情况,决定选择何种手术方式。在肝外伤的手术处理中,常温下阻断入肝血流是最简便、最有效的暂时控制出血的方法,临床上已广泛应用。在正常人常温下阻断入肝血流的安全时限可达 30 min 左右;肝有病理改变(如肝硬化)时,阻断入肝血流的时限最好不要超过 15 min。

2.肝单纯的裂伤,裂口深度小于 2 cm,可不必清创。予以单纯缝合修补即可。对于严重的肝外伤,彻底清创和止血是手术的关键步骤之一。因为肝伤口处很可能有失活的肝组织,创口内可能有肝组织碎块或异物,伤口深处很可能有活动性出血等,若不予以彻底清创,清除失活的肝组织及异物,就有可能导致不良后果。清创时,通常在常温下暂时阻断第一肝门,然后用电刀切开损伤处创缘的肝包膜,用手指法断离失活的肝组织直至正常肝实质。清除毁损的肝实质后,可显露出肝断面处受损伤的血管及胆管,钳夹后予以结扎或缝合。较大的血管(门静脉、肝静脉)支或肝管损伤,用 5-0 无损伤针线缝合修补。解除肝门阻断,观察 3~5 min。确认已彻底清除及完全止血后,用一带蒂大网膜条填入肝创口内,再将肝创缘予以褥式缝合。

3.如肝损伤严重,应作清创性肝切除,尽可能多地保留正常肝组织,减少病死率和术后并发症的发病率。

4.纱布块填塞法仍有一定的应用价值。近年来的经验表明,在有些情况下,如由于医院的条件或技术能力等原因,不能对严重的肝外伤进行彻底止血手术者,为了尽快地控制肝创口出血,挽救患者的生命,此时应采用纱布填塞,可为转送上级医院争取再次手术赢得时间。又如,由于大量的失血及大量输入库存血,出现凝血机制紊乱,肝创面大量渗血而难以控制,此时应立即用纱布填塞压迫止血,终止手术。过去认为,为了防止继发感染,用于填塞止血的纱布应于术后 3~5 d 内逐渐去除。现在看来,这一期限太短是去除纱布后发生再出血的重要原因。作为填塞止血的纱布可在术后 7~15 d 内逐渐取出。填塞纱布时,可在其周围放置 2~3 根引流管,以便及时将肝创面周围的渗出物排出,是防止局部继发感染的有效措施。

(二)非手术治疗

非手术治疗的指征:

(1)入院时患者神志清楚,能正确回答医生提出的问题和配合进行体格检查。

(2)血流动力学稳定,收缩压在 90 mmHg① 以上,脉率低于 100 次/分。

(3)无腹膜炎体征。

(4)B 超或 CT 检查确定肝损伤为轻度(Ⅰ~Ⅱ度)。

(5)未发现其他内脏并发伤。在保守治疗过程中,还必须明确如下两点:①经输液或输血 300~500 mL 后,血压和脉率很快恢复正常,并保持稳定。②反复 B 超检查,证明肝损伤情况稳定,腹腔内积血量未增加或逐渐减少。但对于非手术治疗指征不确切或把握性不大时,一定要慎用。

第四节 胆囊息肉

胆囊息肉(polyp of gallbladder),是指胆囊壁向囊腔内呈息肉样隆起的一类病变。又称为胆囊息肉样病变(polypoid lesion of gallbladder,PLG)。胆囊息肉样病变可分为良性或恶性

---

① 临床上仍习惯用毫米汞柱,1 kPa=7.5mmHg。全书同。

病变,但以非肿瘤性病变为多,一般认为直径 15 mm 以上的胆囊息肉样病变几乎全是恶性肿瘤性病变,故胆囊息肉样病变近年来倍加重视。胆囊息肉患者绝大多数无临床症状且胆囊功能良好。预防胆囊息肉的关键是积极治疗引起胆囊慢性炎症的疾病。

一、病因及发病机制

(一)病因

胆囊息肉样病变的病因尚不清楚,但一般认为该病的发生与慢性炎症有密切关系,其中炎性息肉和腺肌增生症都是一种炎性反应性病变,胆固醇性息肉更是全身脂质代谢紊乱和胆囊局部炎症反应的结果,有人认为胆囊息肉与胆囊炎症或结石症,甚或两者都有关。

(二)发病机制

PLG 为一组表现形式相同但却包含很多不同病理状态的胆道疾病。病理分类为非肿瘤病变与肿瘤性病变两大类,后者又分为良、恶性。

1. 非肿瘤性 PLG

(1)胆固醇息肉(CPS):非肿瘤性病变中以胆固醇息肉最为多见。Wolpers 观察 181 例 PLG 达9.5年,最终 95% 为 CPS。Kubota 组 CPS 占 65%,国内杨汉良统计 288 例 PLG 中 CPS 179 例,占 62.5%。其次为炎症性息肉、腺瘤样增生及腺肌瘤等。CPS 是胆固醇代谢异常的局部表现,是血中胆固醇类脂质析出并被胆囊壁的组织细胞吞噬所致,可发生于胆囊的任何部位,大部分多发,外观黄色分叶状,桑葚样,柔软易脱落。组织学显示,息肉由积聚的泡沫组织细胞构成,表面由单层柱状上皮覆盖,具有结缔组织蒂、微血管、分支的绒毛样凸起。CPS 的病理特点为多发性小息肉。Shinkai 74 例中 97% 的 CPS 直径小于 10 mm,50% 为多发性,而肿瘤性息肉往往为单个。CPS 质脆蒂细,易与黏膜分离,不伴肠组织转化及不典型增生,也不含其他基质成分。即使伴有炎症也很轻微,迄今未见癌变的报道。关于 CPS 与胆固醇沉着病,有人认为系同一疾病,有人认为胆固醇沉着是 CPS 的病因。胆固醇沉着于胆囊黏膜固有膜的巨噬细胞内,逐步向黏膜表面突起,促使黏膜上皮增生,罗-阿窦(Rokitanski-Aschoff sinuses)增多和肌层增厚而形成息肉;但也有人认为两者并无相关性。

(2)炎症性息肉:为慢性炎症刺激所致,可单发,或多发,一般 3~5 mm 大小,蒂粗或不明显,颜色与邻近黏膜相似或稍红,单发或多发的广基性结节。组织学显示,灶性腺上皮增生伴血管结缔组织间质和明显的炎细胞炎症性息肉,为炎症刺激所致的肉芽肿,息肉周围的胆囊壁有明显炎症。尚无癌变报道,但从胆囊癌合并胆石的致癌机制研究中,认为细菌性慢性胆囊炎可能是因素之一,所以对炎性息肉不能放松观察。

(3)腺瘤样增生、腺肌瘤:腺瘤样增生是一种由于胆囊上皮和平滑肌增生而引起的胆囊壁肥厚性病变,分为以下 3 型。

1)局限型:胆囊底部呈锥帽状增厚。

2)节段型:局部增厚的囊壁向腔内突入形成"三角征",呈弥散性向心性增厚,内壁凹凸不平,内腔狭窄,有时伴有结石,脂餐试验显示胆囊收缩亢进。

3)广泛型:胆囊壁呈广泛性肥厚,内壁不平整,壁内可见扩张的罗—阿窦呈小囊状低回声区。上皮的增生在病变的中心最明显,周围的腺体常呈囊状扩张,并充满黏液,扩张的腺体内有钙质沉积。腺瘤样增生与腺肌瘤病都是既非炎症,也非肿瘤的增生性病变。前者为黄色质软的疣状物,直径 5 mm 左右,单发或多发。成分为丰富的结缔组织中含平滑肌束及杯状细胞,表面的上皮增生并伴有肠组织转化。后者则为黏膜上皮局部变化、肌纤维增生与局限性腺肌增生,又称腺肌瘤病(adenomyomatosis)。上述两种病变均有癌变可能。

2.肿瘤性 PLG

肿瘤性病变中良性以腺瘤为主,恶性则主要为胆囊癌。

(1)腺瘤:腺瘤多为单发的有蒂息肉。根据外形可分为乳头状或非乳头状,恶性率约30%。乳头状腺瘤可再分为有蒂和无蒂两种,镜下显示为分支状或树枝状结构,带有较细的血管结缔组织蒂,与胆囊壁相连,有单层立方或柱状上皮覆盖,与周围正常胆囊黏膜上皮移行较好。非乳头状腺瘤大部分有蒂,镜下见多数增生的腺体被中等量的结缔组织间质包绕,偶尔腺体显示囊样扩张。该型腺瘤以腺体的管状增生为主体,故称为腺管腺瘤,有时可见杯状细胞或基底颗粒细胞的肠上皮组织转化改变。Koga 观察良性 PLG 病变 94%小于 10 mm,69%小于 60 岁;而恶性 PLG 88%大于 10 mm,75%大于 60 岁。但 Smok 10 年内施行的 12 153 例胆囊切除标本中,仅 81 例为 PLG,患病率 0.7%,其中仅 9.6%为腺瘤;而同期人群中发现胆囊癌 225 例,占 1.85%。因此,腺瘤的发病率很低,虽有癌变可能性,但并不构成临床威胁。

(2)良性间叶组织肿瘤:良性间叶组织肿瘤是来源于支持组织的胆囊良性肿瘤。主要包括纤维瘤、平滑肌瘤、血管瘤、脂肪瘤、黏液瘤、神经鞘瘤等。

(3)腺癌:腺癌分为乳头型、结节型与浸润型。前两型为隆起性病变,直径都小于 20 mm;而浸润型不属于 PLG,绝大多数直径大于 20 mm。因此,表现为 PLG 的癌往往属于早期。其中乳头型腺癌绝大多数限于黏膜和肌层内,预后较好。

二、临床表现

CPS 患者绝大多数无临床症状,且胆囊功能良好。此类患者应予定期(3~6 个月)BUS 随访。若出现明显症状或 PLG 迅速增大时才考虑手术。如届时胆囊功能良好,可做经皮胆囊镜息肉摘除。此类息肉往往小于 10 mm(82%),以多发性为主(75%)。外观呈桑葚状,蒂细如线,质脆易落,因而很易摘除。如胆囊功能不良,则可做腹腔镜胆囊切除(LC)。

良性非胆固醇性 PLG 占 35%,包括腺瘤与腺肌瘤病、炎症性息肉、腺瘤样增生及罕见的间叶组织肿瘤等。其中炎症性息肉虽无恶变报道,但与胆囊炎症相伴,多数有临床症状。其余类型则均有恶变可能。因此,一经查获宜及时手术切除,以明确病理性质。

息肉样胆囊癌占 9%~12%,BUS 特征为大于 10 mm,单发为主(82%),多数位于胆囊颈部(70%),病变以中、低回声为主,约 50%伴有胆石。具有上述特征时,应早期做根治性胆囊切除,应将胆囊管上下的结缔组织及胆囊床的纤维脂肪组织一并清除。

三、检查

1.B超检查

B超检查方法灵活、准确、无创伤、易为众多患者接受,能准确地显示息肉的大小、位置、数量、囊壁的情况。B超典型的表现为胆囊壁有点状、小块状、片状的强或稍强回声光团,其后多无声影,可见到球状、桑葚状、乳头状及结节状突出,甚至可显示出息肉的蒂。杨汉良等报道 B 超对 PLG 检出率为 92.7%,特异性 94.8%,假阳性 5.2%,准确性明显高于 CT,认为 BUS 能清晰地显示 PLG 的部位、大小、数目及局部胆囊壁的变化,是一种简便可靠的诊断方法。

2.三维超声成像

三维超声成像可使胆囊具有空间方位的立体感,透声性好,有直视胆囊剖面的效果,可弥补二维显像某些不足。不仅可观察胆囊息肉的大小形态,更可分清息肉和胆囊壁的关系,尤其在胆囊后壁的息肉二维显像常不能清楚地分辨是否有蒂,以及蒂与胆囊壁附着的范围和深度。三维重建能通过不同切面的旋转来观察病变的连续性及病变表面的情况等信息,有助于提高胆囊息肉与胆囊腺瘤或癌肿的鉴别。王连生等报道用三维超声成像检查 18 例胆囊内病变,最大直径为 5.5 cm,最小直径 0.3 cm,其中 5 例为多发性息肉,9 例为单发性息肉,4 例胆囊癌均为多发占位病变。三维超声成像与术中所见基本一致。

3. 内镜超声(endoscopic ultrasonography,EUS)

内镜超声即经内镜超声扫描,是将超声微小探头安置在内镜顶端,探头为高频,将内镜插入消化道,进入十二指肠壶腹后此探头更接近胆囊,可排除肠气干扰或胆汁黏稠等影响。EUS 可将胆囊壁分为 3 层,内层为高回声的黏膜及黏膜下层,中层为低回声的肌纤维层,外层为高回声的浆膜下层及浆膜层。如为息肉样病变可见清晰的 3 层囊壁,而胆囊癌则囊壁的 3 层结构有不同程度的浸润破坏。早期胆囊癌绝大多数是在结石和息肉等病变的掩盖下发展的,早期缺乏特征性声像图表现,鉴别困难。而 EUS 检查观察息肉样病变与胆囊壁之关系,有助于鉴别诊断。

(1)CT 仿真内镜(computed tomographic virtual endoscopy,CTVE):技术自 1994 年 Vining 等首次报道以来,国外有不少学者对此技术进行实验和临床应用研究。CTVE 成像原理为利用计算机软件功能,将螺旋 CT 容积扫描获得的图像数据进行后处理,重建出空腔器官内表面的立体图像,类似内镜所见。胆道 CT 仿真内镜技术也已经开始应用于临床。

(2)CTVE 临床应用价值:①CT 仿真胆囊内镜(computed tomographic virtual endoscopy of the gallbladde,CTVEGB)可以清晰地显示胆囊腔内正常的解剖结构;②CTVEGB 可以清晰地显示胆囊息肉的大小,最小可见 1.5 mm×2.2 mm×2.5 mm,可较为准确地观察息肉生长部位、形态、表面、基底等影像改变,与彩超及手术病理基本一致;③可准确观察胆囊单发息肉。

(3)CTVE 在胆囊息肉检查诊断中优点较为突出,但是也存在着一些不足:①对扁平广基底的息肉显示不佳,胆囊内壁粗糙会影响小息肉的检出;②扫描参数、工作站后处理技术及阈值选择不当会造成病变的丢失;③受呼吸运动影响较大;④碘过敏患者不宜做此项检查及易受胆囊对碘浓缩的影响。

四、诊断与鉴别诊断

(一)诊断

PLG 往往无临床症状或症状轻微。诊断主要依靠影像学。对胆囊息肉样病变的诊断方法较多,如口服胆囊造影、B 超、CT、磁共振胆胰管成像(MRCP)、腔内超声(EUS)等,但目前诊断胆囊息肉最主要的手段仍是 B 超检查。

(二)鉴别诊断

(1)彩色多普勒超声在肿块内和胆囊壁内出现高速动脉血流信号,是原发性胆囊癌区别于良性肿块和转移癌的重要鉴别特征。如胆固醇性息肉血流为直线状,小于 20 cm/s;而胆囊癌内血流多呈树枝状,流速大于 20 cm/s。RI 越小越倾向于恶性,但对于早期胆囊癌肿块过小者(小于 3 mm)有时并不敏感,此外还与操作者技术水平有重要关系。

(2)B 超引导下胆囊穿刺细胞学检查,有助于鉴别诊断,可提高术前诊断率,早期胆囊癌在胆汁中找到癌细胞的阳性率为64%,而在病变胆囊壁的阳性率为91%。因此,强调要在B超引导下选择性地穿刺病变壁组织。

五、治疗

(一)小切口胆囊切除术

这种手术治疗胆囊息肉的方法可避免大切口术式诸多弊端,效果明显。小切口术式应用范围广,对腹壁较薄者进行胆总管切开探查、取石、引流是可行的,且具有术后痛苦小、恢复快、并发症少的特点。所以小切口胆囊切除术具有创面小、恢复快、并发症不高的优点。

(二)保胆息肉摘除术

如果患者有保留胆囊的愿望且年龄在60岁以下又达到预防性切除胆囊标准时,对于这部分患者可以试行腹腔镜胆道镜联合保胆息肉摘除活检术,最后视术中息肉的病理性质而决定胆囊的去与留。这样就能最大可能地保留一部分患者的胆囊。这也是手术治疗胆囊息肉的方法中比较常见的一种。

(三)腹腔镜胆囊息肉切除术(LC)

腹腔镜胆囊息肉切除术是以一种特制导管插进腹膜腔,再注入二氧化碳2~5 L,达到一定压力后再在腹部开4个0.5~1.5 cm的小洞,解剖胆囊三角区结构,离断并夹闭胆囊管、胆囊动脉,然后切除包括结石在内的整个胆囊。如果胆囊体积过大,可将胆囊移至腹壁穿刺口,切开胆囊,吸引器吸出胆汁,或夹出结石,胆囊塌陷后即能将其取出体外。然后于腹腔镜操作下,很仔细小心地取下胆囊。手术需时30 min至1.5 h,简单而安全。

1. 适应证

(1)有症状的胆囊疾病:胆囊结石、胆囊息肉、慢性胆囊炎、急性胆囊炎早期等。

(2)无症状但有并发症的胆囊疾病:伴有糖尿病、心肺功能障碍疾病稳定期。

(3)容易引起胆囊癌变的胆囊疾病:年龄大于60岁的胆囊结石、巨大结石(直径>2 cm)、陶瓷胆囊、单发直径>1 cm的胆囊息肉、增长迅速的胆囊息肉、基底较宽的息肉、胆囊颈部息肉等。

2. 禁忌证

(1)结石性胆囊炎急性发作期。

(2)慢性萎缩性结石性胆囊炎。

(3)胆总管结石并梗阻性黄疸。

(4)Mirizzi综合征、胆囊颈部结石嵌顿。

(5)既往有上腹部手术史。

(6)病态肥胖。

(7)腹外疝。

3. 术前注意事项

(1)制造气腹时的注意事项:对肥胖患者进行腹壁穿刺时,两次的突破感不明显,为证实针尖确实在腹腔内,可将抽有盐水的注射器接上气腹针,若见注射器内的盐水随着重力自然地流进腹腔,说明此时穿刺针已进入腹腔。在充气时要始终注视气体流量计,在4 L/min时压力不应超过13 mmHg,充气时腹部均匀地隆起,肝浊音界消失。

气腹建立后,为了进一步证实脐部有无肠管粘连,可做Palmer抽吸试验:将抽有生理盐水的 10 mL 注射器接上 18 号针头,经脐部穿入腹腔,此时腹腔内的二氧化碳气体将注射器的盐水往外推,进入针管的仅为气体,提示此处无肠管,若抽出血液或抽不出液体说明局部有粘连,若抽出肠液则提示有肠管粘连。

(2)高频电刀使用注意事项:在腹腔镜脏器损伤中电刀误伤胆总管和肠管是最多见的,应引起注意:腹腔镜器械如电凝钩等的绝缘层应完整,有损坏时要及时更换;术前准备要充分,要进行灌肠以消除肠胀气;采用低压高频电凝,在 200 V 时是安全的,在切割时不应产生电离火花;对于肠管的损伤术者往往当时未能发现,所以操作过程中电凝器械应始终置于监视画面中;术者在使用电凝钩时,用力应保持向上(腹壁),以防电凝钩反弹烧伤周围的器官。

(3)解剖 Calot 三角:主要是防止胆管损伤。胆管的解剖异常是常见的,所以要特别小心。在解剖时不能使用电凝以防损伤胆总管,最好只用电凝钩或分离钳细心地解剖。在胆囊三角粘连很严重或充血水肿明显,胆总管分辨不清时,应及时地转为开腹手术。

(4)处理胆囊管:胆瘘发生原因之一是胆囊管处理不妥,胆囊管较短或胆囊管较粗,钛夹夹闭不全,常使胆囊管处理发生困难。遇见较短的胆囊管时,尽量把胆总管侧的钛夹夹好,把胆囊侧开放,吸尽胆汁。胆囊管断端应留有足够长度,以防钛夹滑脱。在遇见较粗胆囊管时先用丝线结扎,然后再上钛夹。现在已有大号钛夹对较粗的胆囊管效果较好。

(5)术中胆管造影:胆道术中造影的方法有多种,我们的方法是在胆道造影时,先钳闭胆囊侧的胆囊管,然后在胆囊管上剪一个小口,从腹直肌外缘的套管中放入一输尿管做导管,插入约 3 cm,插管的开口用固定钳夹紧,注射造影药拍片,在操作的过程中应用腹腔镜监视。现已有造影专用钳,使用非常方便。

(6)取出胆囊:脐部套管孔的腹肌是比较薄弱的,容易用止血钳分开。在胆囊结石较大时,先将胆囊颈提出腹壁外,打开胆囊把胆汁吸尽,用取石钳从胆囊中取出结石。若结石较大可先在胆囊内钳碎再取出。取出后要沾干积血和切口中的胆汁。切不可在切口不够大的情况下用力拔出致使胆囊破裂结石落入腹腔。如有结石落入腹腔应如数取出,否则残留结石会造成腹腔感染和粘连。

(7)注意录制手术过程:腹腔镜胆囊切除术是一种有潜在危险性的手术。应录下手术的全过程,作为"黑匣子"妥善保存,以便在有手术并发症时寻找原因。

4. 术前准备

(1)病史、体检:重点了解胆石症发作史,注意发作中有无黄疸,有无胆石性胰腺炎。曾有剧烈胆绞痛,伴发热且病程反复多年者,提示胆囊有严重的粘连,手术较为复杂。还应了解既往腹部手术史,特别是上腹部手术史。

(2)血生化及其他常规检查:①血、尿常规,血红蛋白、白细胞计数及分类、血小板计数,出、凝血时间;②胸透、心电图;③血糖与电解质(K^+、Na^+、Cl^-、Ca^{2+});④肝肾功能:A/G、AKP、ALT、LDH、BIL、BUN、Cr 及凝血酶原时间;⑤年龄>60 岁,或有慢性心肺疾病者应行动脉血气分析。

(3)影像学检查

1)腹部 B 超:重点了解胆囊大小,壁的光滑度,与周围脏器组织的关系,结石是否充满胆囊,估计胆囊手术的难度。特别是对胆囊壁的测量,胆囊壁的厚度间接反映胆囊的炎症程度,胆囊壁超过 0.4 cm 就说明胆囊炎症较重。有条件者应检查胆囊管的长度,对手术有所帮助。检查胆总管有无结石,是否扩张,若胆总管的直径>1 cm,则可能有梗阻因素。此外,也应了解有无肝脏、胰腺的并存疾病。对有上腹部手术史者,应用 7.5 MHz 的线性扫描,可以对腹腔粘连的部位和程度做出估测,有助于选择气腹针的穿刺部位。

2) 逆行胆胰管造影(ERCP):病史中有明显的 Charcot 三联征或 B 超检查有阳性发现时才选择性地实施。如证实有胆管结石,则可酌情行乳头或括约肌切开(EPT 或 EST)取石。最近外科医生重新重视术前的内镜逆行胆胰管造影术(ERCP),ERCP 不但可以了解胆总管有无结石,还能观察胆道是否有解剖学变异以防手术时胆道损伤。

总之,术前检查充分,才有可能做出正确的诊断及病情估计,选择好适应证,使腹腔镜胆囊切除术的开腹中转率和术中并发症降至最低限度。

(4)术前谈话:向患者及其家属介绍这一手术的特点和局限性,术中有转为开腹手术的可能,并向家属说明腹腔镜手术的危险性和可能出现的并发症,请家属签字。

(5)皮肤准备:按剖腹术常规准备全腹部皮肤,尤其应注意脐部的消毒。

(6)放置尿管:估计手术时间长者,应放置尿管。一般情况不必插尿管,以减少医源性尿路感染的机会;而代之以术前排空膀胱即可。

(7)肠道准备:术前 2 d 禁食豆类、牛奶等易产气食物;必要时术前给清洁灌肠。放置胃管,排空胃内容物有利于术野的显露,减少穿刺过程中胃穿孔的危险。插入胃管后应反复抽空胃内积气和胃液。

(8)术前给药:术前 30~60 min 肌内注射阿托品 0.5 mg,或哌替啶 50 mg;对过度紧张者给予地西泮 5~10 mg。对血液黏稠度高的患者,为预防术中、术后发生脑梗死等严重并发症,麻醉开始前给肝素抗凝,药量为 1 mg/kg。为预防下肢静脉血栓形成,手术时可在双下肢缠以弹性绷带(一般患者上述两项措施则无必要)。手术前预防性给予抗生素。

5. 手术过程

第 1 步:腹部常规消毒,铺无菌手术巾。在脐部气腹针处用巾钳将腹壁提起,用 10 mm 套管针穿刺,第 1 次穿刺带有一定的"盲目性",是腹腔镜中较危险的一个步骤,要格外小心。将套管针缓慢地转动,用力均匀地进针,进入腹腔时有一个突然阻力消失的感觉,打开封闭的气阀有气体逸出,此即穿刺成功。连接气腹机以保持腹腔内恒定压力。

第 2 步:将腹腔镜放入,在腹腔镜的监视下进行各点的穿刺。这时人工气腹和准备工作已完成。由于制造气腹和第 1 次套管针穿刺可误伤腹腔的内大血管和肠管,且术中不易发现。近来不少人改为在脐部开一小口,找到腹膜,直接把套管针放入腹腔充气。气腹制造成功后,开始手术操作。手术的分工各医院有不同的习惯,由术者掌握胆囊固定抓钳和电凝钩,负责手术的全部操作,第 1 助手掌握冲洗器负责冲洗吸引及协助手术野的暴露;第 2 助手掌握腹腔镜使手术野始终显示在电视屏幕的中央。

第 3 步:用抓钳抓住胆囊颈部或 Hartmann 囊,向右上方牵引。因该处离胆总管较近,尽量少用电凝,以免误伤胆总管。在尽量靠近胆囊颈的地方上钛夹,两个钛夹之间应有足够的距离,钛夹距胆总管至少应有 0.5 cm。

第 4 步:在两钛夹之间用剪刀剪断,不能用电切或电凝以防热传导而损伤胆总管。而后在其后内方找到胆囊动脉,并置钛夹剪断。切断胆囊管后不能用力牵拉,以免拉断胆囊动脉,并注意胆囊的后支血管。仔细剥离胆囊,电凝或上钛夹止血。

第 5 步:夹住胆囊颈向上牵引,沿着胆囊壁小心剥离,助手应协助牵拉使胆囊和肝床有一定的张力。将胆囊完整地剥下,放在肝右上方。肝床用电凝止血,用生理盐水仔细冲洗,检查有无出血和胆漏(在肝门部置一纱布块,取出后检查有无胆汁染色)。吸尽腹腔内积水后将腹腔镜转换到剑突下套管中,让出脐部切口,以便下一步从结构比较松弛、容易扩张的脐部切口取出含>1 cm的结石的胆囊,如果结石较小也可以从剑突下的戳孔取出。

第6步:从脐部的套管中将有齿爪钳送入腹腔,在监视下抓住胆囊管的残端,将胆囊慢慢地拖入套管鞘内,连同套管鞘一起拔出。在抓胆囊时要注意将胆囊放在肝上,以避免锋利的钳齿误伤肠管。如果结石较大或胆囊张力高,切不可用力拔出,以免胆囊破裂,结石和胆汁漏入腹腔。这时可用血管钳将切口撑大后取出,也可用扩张器把该切口扩张至2.0 cm,如果结石太大可将该切口延长。如有胆汁漏至腹腔,应用湿纱布从脐部切口进入将胆汁吸净。结石太大不能从切口中取出时也可以先把胆囊打开,用吸引器吸干胆囊内的胆汁,钳碎结石后一一取出。如果发现有结石落入腹腔中要予取尽。

第7步:检查腹腔内无积血和液体后拔出腹腔镜,打开套管的阀门排出腹腔内的二氧化碳气体,然后拔出套管。在放置10 mm套管的切口用细线做筋膜层缝合1或2针,将各切口用无菌胶膜闭合。

6.并发症

(1)胆总管损伤:遵照以下几点原则,损伤是可以避免的。解剖胆囊三角的关键是明确胆囊和胆管的连接。在胆囊管和胆囊床之间分离出清晰的手术视野,明确胆管结构后再使用钛夹。解剖困难时立即转为开腹手术。损伤胆总管时,即时处理是最容易的。避免胆管端端吻合术。如果不能实施肝空肠造口术,行胆汁引流。如果术中未发现胆管损伤,术后紧接着出现败血症症状,则应该立即引流胆汁并控制败血症,制订随后的治疗方案,而不是马上行胆道重建术。

(2)肝动脉损伤:胆囊血管的变异是很常见的。肝右动脉也是如此。胆囊血管要一直分离到胆囊前壁,然后再使用钛夹。如果肝动脉伤,必须马上转到开腹手术。

(3)穿刺损伤内脏:第一次穿刺制造气腹时为盲穿,要严格按照程序操作。穿好以后植入腹腔镜,就可以检查其他穿刺区域,在直视下做其他穿刺,避免损伤。

(4)脏器电烧伤:必须在直视下完成电凝,防止电烧伤。一旦烧伤胃肠壁,可能引起术后胃肠穿孔,必要时应在烧伤处行浆肌层缝合。

(5)胆囊破裂和胆石散落:找到所有的结石,连同胆囊一起放入取物袋取出,同时冲洗上腹腔,必要时置腹腔引流。

(6)术后胆漏:术后胆漏需要在B超或CT引导下或者是腹腔镜下行胆汁引流。胆汁充分引流后,小的漏能自动愈合。如果引流出来的胆汁量很多,表明这有可能是较严重的损伤。ERCP术有助于明确损伤的部位,早期可行T管引流,后期可以在内镜下放支架,降低Oddi括约肌的阻力,建立旁道(bypass),加速漏的愈合。

(7)术后阻塞性黄疸:多由于胆管被钛夹夹闭或引起狭窄所致。早期应解除狭窄和梗阻,行T管引流,后期可行胆肠内引流术。

(8)邻近器官损伤:术中分离胆囊时应将胆囊提起,远离胃、十二指肠、结肠等脏器电凝,一般可以避免损伤。一旦损伤应及时修补,必要时开腹修补。术后发现者根据情况引流或手术修补。

第五节 甲状腺功能亢进

甲状腺功能亢进症简称"甲亢",又称 Graves 病或毒性弥散性甲状腺肿,是一种自身免疫性疾病,临床表现并不限于甲状腺,而是一种多系统的综合征,包括高代谢综合征、弥散性甲状腺肿、眼征、皮损和甲状腺肢端病。由于多数患者同时有高代谢症和甲状腺肿大,故称为毒性弥散性甲状腺肿。甲状腺以外的表现为浸润性内分泌突眼,可以单独存在而不伴有高代谢症。

一、病因病理

(一)病因

1. 原发性甲亢

原发性甲亢最常见,是指在甲状腺肿大的同时,出现功能亢进症状。患者年龄多在 20~40 岁。腺体肿大为弥散性,两侧对称,常伴有眼球突出,故又称"突眼性甲状腺肿"。

2. 继发性甲亢

继发性甲亢较少见,如继发于结节性甲状腺肿的甲亢;患者先有结节性甲状腺肿多年,以后才出现功能亢进症状。发病年龄多在 40 岁以上。腺体呈结节状肿大,两侧多不对称,无眼球突出,容易发生心肌损害。

3. 高功能腺瘤

高功能腺瘤少见,甲状腺内有单发的自主性高功能结节,结节周围的甲状腺组织呈萎缩改变。患者无眼球突出。

(二)病理

原发性甲亢的病因迄今尚未完全明了。由于患者血中的 TSH 浓度不高,有的还低于正常,甚至应用 TSH 的促激素也未能刺激这类患者血液中的 TSH 浓度升高,以后在患者血中发现了两类刺激甲状腺的自身抗体,因此确定原发性甲亢是一种自身免疫性疾病。两类抗体中,一类是能刺激甲状腺功能活动,作用与 TSH 相似但作用时间较 TSH 持久的物质(TSH 半衰期仅 30 min,而该物质为 25 d),因此称为"长效甲状腺激素";另一类为"甲状腺刺激免疫球蛋白",两类物质都属于 G 类免疫球蛋白,来源于淋巴细胞,都能抑制 TSH,而与 TSH 受体结合,从而加强甲状腺细胞功能,分泌大量 T_3 和 T_4。至于继发性甲亢和高功能腺瘤的病因,也未完全清楚。患者中长效甲状腺刺激激素等的浓度不高,或许与结节本身自主性分泌紊乱有关。

二、临床表现

(一)症状

甲状腺激素是促进新陈代谢,促进机体氧化还原反应,代谢亢进需要机体增加进食;胃肠活动增强,出现便次增多;虽然进食增多,但氧化反应增强,机体能量消耗增多,患者表现体重减少;产热增多表现怕热出汗,个别患者出现低热;甲状腺激素增多刺激交感神经兴奋,临床表现心悸、心动过速,失眠,对周围事物敏感,情绪波动,甚至焦虑。

甲亢患者长期没有得到合适治疗,会引起消瘦和甲亢性心脏病。患者消瘦常常容易患急性传染病感染致残或死亡。甲亢性心脏病引起心脏扩大、心律失常、心房纤颤和心力衰竭,患者丧失劳动力,甚至死亡。

(二)合并症

1. 甲亢合并妊娠

甲亢多发生在育龄的女性,所以临床上经常遇到一些甲亢合并妊娠的患者,由于抗甲状腺药物对胎儿有致畸作用,所以需要和医生根据病情共同讨论,决定胎儿的留或舍。妊娠甲亢患者是放射碘治疗的禁忌证,需要继续妊娠的甲亢患者多数采用药物治疗,尽量采用最小有效剂量,治疗中尽量不要同时加用甲状腺激素,每1~3个月需要测定游离T_4(FT_4)、游离T_3(FT_3)和TSH,而不是总T_4和总T_3。治疗中需要将游离T_4维持在正常值的上限。

2. 甲状腺相关性眼病

甲亢多数是Graves病,是一种属于器官自身免疫病,器官自身免疫病常常会合并其他器官自身免疫病,甲亢患者常常合并突眼,突眼是眼眶(包括眼外肌和眼球后脂肪)的器官自身免疫病。临床上除了Graves病患者可以表现突眼,其他一些甲状腺自身免疫病,如慢性淋巴细胞性甲状腺炎也可表现突眼,所以我们称其为"甲状腺相关性眼病"。甲状腺相关性眼病和Graves病之间没有直接关系,它们之间不是"父子"关系,而是"兄弟"关系,甲亢控制满意对眼病有帮助,但并不是一定会好转的。

三、检查

(一)血循环中甲状腺激素浓度测定

用放射免疫分析法测定,TT_4的正常范围为65~156 nmol/L(5~12 μg/dL),TT_3为1.23~3.08 nmol/L(80~200 ng/dL);FT_4为(32.5±6.5) pmol/L((2.5±0.5) ng/dL),FT_3为6.0~11.4 pmol/L(3.9~7.4 pg/mL)。

用间接法测得游离甲状腺素指数(FT_4I)正常范围为2.23~7.08,游离三碘甲腺原氨酸指数(FT_3I)为130~165。

(二)甲状腺激素合成功能检测

1. 甲状腺摄^{131}I试验

甲状腺部位3h及24h摄^{131}I率分别为5%~25%及20%~45%(近距离法)。甲亢除有吸^{131}I率升高外,多伴有高峰提前出现。本试验受很多药物和食碘食物的影响,故在检查前2~3周应避免这些干扰因素。

2. 甲状腺显像

有多种方法:示踪剂有^{131}I或^{99m}Tc,成像方法有扫描机、γ-闪烁照相机或单光子发射型电子计算机断层扫描仪,利用显像技术可了解甲状腺的大小、位置、形态及放射性分布;搜索异位甲状腺,寻找有功能的甲状腺癌转移灶,以及判断甲状腺结节的性质。

(三)下丘脑—垂体—甲状腺调节功能检测

1. 血清TSH测定

正常范围为2~10 mU/L。

2. 高灵敏TSH免疫放射测定(HS-TSHIRMA)

上海华山医院59例正常人实测范围为0.05~5.9 mU/L。本法优于TSH放射免疫测定,能区别正常人和甲状腺功能亢进(甲亢)、甲状腺功能减退(甲减)患者,在灵敏度与特异性方面较FT_4放射免疫测定更好,可减少TRH兴奋试验的应用例数,因此被推荐为甲状腺功能试验的首选项目。

3. TRH兴奋试验

甲亢患者由于血清T_3、T_4水平升高,通过负反馈机制在垂体前叶能阻断TRH对TSH的刺激作用,因此患者对TRH刺激无反应性,当然也要排除其他垂体病变的可能性。

4. T_3抑制试验

正常人服外源性T_3后能抑制内源性TSH的合成与分泌,而使甲状腺摄^{131}I率较服药前明显降低,但Graves病患者存在病理性甲状腺刺激物(LATS、HTS、TRAb等),刺激甲状腺引起摄^{131}I率增高,且不为外源性T_3所抑制,故甲亢时抑制率小于50%,恶性突眼不受抑制;而正常人及单纯性甲状腺肿的抑制率大于50%。

具体方法为先测摄^{131}I率,然后每天口服T_3 60 μg(20 μg,每8 h 1次),共服6 d,第7 d做第2次摄^{131}I率测定,从2次摄^{131}I率计算抑制率。

(四)甲状腺抗体检测

常用的有甲状腺球蛋白抗体(TGA)、甲状腺滤泡上皮细胞浆成分抗体(MSA)、甲状腺微粒体抗体(TMA),其他还包括抗核抗体(ANA)、抗平滑肌抗体(SMA)及抗胃壁细胞抗体(PCA)等。

(五)其他

(1)基础代谢率(BMR):BMR能反映甲状腺激素的外周代谢情况,但易受多种生理、病理及药物因素影响。在无实验室条件下可用间接法计算:脉率+脉压—111=BMR(%)。

(2)血胆固醇测定。

(3)外周血白细胞。

四、诊断与鉴别诊断

(一)诊断

1. 典型甲亢症

(1)发病前有精神刺激、感染、妊娠、手术史等。怕热、多汗、烦躁、心悸、乏力、手抖、食欲亢进、体重减轻、便次增多、月经紊乱。

(2)心动过速、心音增强、脉压增大、期前收缩、房颤、周围血管征阳性。

(3)甲状腺弥散性或结节性肿大,可有细震颤及血管杂音。但也可无明显甲状腺肿大。

(4)可伴有或不伴有突眼征及甲亢眼征、舌、手震颤,局限性胫前黏液性水肿,杵状指(趾)、皮肤温湿、潮红。

(5)实验室及其他检查

1)基础代谢率升高,甲状腺摄^{131}I率升高(3 h大于25%;24 h大于45%),高峰值提前(3 h的摄^{131}I率为24 h的80%以上),甲状腺片或T_3抑制试验阴性。

2)血清T_3、T_4、FT_4(游离甲状腺素)升高。TSH(血清促甲状腺素)水平降低,TRH(促甲状腺激素释放激素)兴奋试验无反应。

3)血清胆固醇降低,葡萄糖耐量可降低。

4)免疫学检查:血清甲状腺刺激性免疫球蛋白(TSI)、长效甲状腺刺激素(LATS)阳性,甲状腺自身抗体如甲状腺球蛋白抗体、甲状腺微粒体抗体的阳性率和滴度可升高。

5)甲状腺扫描:可发现功能性自主性甲状腺热结节或冷、热结节交错,异位甲状腺肿,并可除外甲状腺炎、甲状腺癌、甲状腺囊肿(冷结节)。

2.淡漠型甲亢症(老年性甲亢)

(1)多见于年龄大、病程长的患者。

(2)极度疲乏无力,淡漠少语,反应迟钝。危象时可有食欲缺乏、恶心呕吐。

(3)甲状腺轻度肿大,可触及结节。肌肉消瘦,四肢发冷,皮肤干燥,一般无明显突眼征,很少有甲亢症眼征。脉率稍快,常伴有房颤,易发生心力衰竭,可发生危象。

(4)甲状腺功能检查结果符合甲亢症。

(二)鉴别诊断

1.单纯性甲状腺肿

除甲状腺肿大外,并无上述症状和体征。虽然摄^{131}I率可增高,但T_3抑制试验有助于两者的鉴别。

2.自主性高功能性甲状腺结节

扫描可见放射线浓聚于结节,经TSH刺激后重复扫描可见结节放射性增高。

3.其他

如甲状腺癌、甲状腺炎、慢性结肠炎、不明原因低热、心动过速、神经官能症等。

五、治疗

(一)外科治疗

甲状腺大部切除术对中度以上的甲亢仍是目前最常用而有效的疗法,使90%～95%的患者获得痊愈,手术死亡率低于1%。手术治疗的缺点是有一定的并发症和4%～5%的患者术后甲亢复发,也有少数患者术后发生甲状腺功能减退。

手术治疗指征为:①继发性甲亢或高功能腺瘤;②中度以上的原发性甲亢;③腺体较大,伴有压迫症状,或胸骨后甲状腺肿等类型甲亢;④抗甲状腺药物或^{131}I治疗后复发者或坚持长期用药有困难者。

此外,鉴于甲亢对妊娠可造成不良影响(流产、早产等),而妊娠又可能加重甲亢,因此,妊娠早、中期的甲亢患者凡具有上述指征者,仍应考虑手术治疗。手术禁忌证为:①青少年患者;②症状较轻者;③老年患者或有严重器质性疾病不能耐受手术者。

1.术前准备

为了避免甲亢患者在基础代谢率高亢的情况下进行手术的危险,术前应采取充分而完善的准备以保证手术顺利进行和预防术后并发症的发生。

(1)一般准备:对精神过度紧张或失眠者可适当应用镇静和安眠药以消除患者的恐惧心情。心率过快者,可口服利血平0.25 mg或普萘洛尔(心得安)10 mg,每天3次。发生心力衰竭者,应予以洋地黄制剂。

(2)术前检查:除全面体格检查和必要的化验检查外,还应包括:①颈部透视或摄片,了解有无气管受压或移位;②详细检查心脏有无扩大、杂音或心律不齐等,并做心电图检查;③喉镜检查,确定声带功能;④测定基础代谢率,了解甲亢程度,选择手术时机。

(3)药物准备:是术前用于降低基础代谢率的重要环节。有两种方法:①可先用硫脲类药物,通过降低甲状腺素的合成,并抑制体内淋巴细胞产生自身抗体从而控制因甲状腺素升高引起的甲亢症状,待甲亢症状得到基本控制后,即改服1～2周的碘剂,再进行手术。由于硫脲类药物甲基或丙硫氧嘧啶,或甲巯咪唑(他巴唑)、卡比马唑(甲亢平)等能使甲状腺肿大和动脉性充血,手术时极易发生出血,增加了手术的困难和危险,因此,服用硫脲类药物后必须加用碘剂2周,待甲状腺缩小变硬,血管数减少后手术。②也可开始即用碘剂,2~3周后甲亢症状得到基本控制(患者情绪稳定,睡眠良好,体重增加,脉率小于90次/分,基础代谢率小于20%),便可进行手术。但少数患者,服用碘剂2周后,症状减轻不明显,此时,可在继续服用碘剂的同时,加用硫氧嘧啶类药物,直至症状基本控制,停用硫氧嘧啶类药物后,继续单独服用碘剂1~2周,再进行手术。

需要说明:碘剂的作用在于抑制蛋白水解酶,减少甲状腺球蛋白的分解,从而抑制甲状腺素的释放,碘剂还能减少甲状腺的血流量,使腺体充血减少,因而缩小变硬。常用的碘剂是复方碘化钾溶液,每天3次;第一天每次3滴,第二天每次4滴,以后逐日每次增加一滴,至每次16滴为止,然后维持此剂量。但由于碘剂只抑制甲状腺素释放,而不抑制其合成,因此,一旦停服碘剂后,贮存于甲状腺滤泡内的甲状腺球蛋白大量分解,甲亢症可重新出现,甚至比原来更为严重,因此,凡不准备施行手术者,不要服用碘剂。

对于常规应用碘剂或合并应用硫氧嘧啶类药物不能耐受或无效者,有主张单用普萘洛尔或与碘剂合用进行术前准备。普萘洛尔是一种肾上腺素能β受体阻滞剂,能控制甲亢的症状,缩短术前准备的时间,且用药后不引起腺体充血,有利于手术操作,对硫脲类药物效果不好或反应严重者可改用此药。

普萘洛尔因能选择性地阻断各种靶器官组织上的β受体对儿茶酚胺的敏感性,抑制肾上腺素的效应而改善甲亢的症状。剂量为每6 h口服给药1次,每次20~60 mg,一般4~7 d后脉率降至正常水平时,便可施行手术。由于普萘洛尔在体内的有效半衰期不到8 h,所以最末一次口服普萘洛尔要在术前1~2 h;术后继续口服普萘洛尔4~7 d。此外,术前不用阿托品,以免引起心动过速。

2.手术和手术后注意事项

(1)麻醉:一般可用颈丛神经阻滞效果良好,可了解患者发音情况,避免损伤喉返神经。但巨大胸骨后甲状腺肿压迫气管,或精神异常紧张的甲亢患者,仍应选用气管内麻醉,以保证呼吸道通畅和手术的顺利进行。

(2)手术应轻柔、细致,认真止血、注意保护甲状旁腺和喉返神经。还应注意:①充分暴露甲状腺腺体。应紧贴甲状腺上极结扎、切断甲状腺上动静脉,以避免损伤喉上神经;如要结扎甲状腺下动脉,则要尽量离开腺体背面,靠近颈总动脉结扎其主干,以避免损伤喉返神经。②切除腺体数量,应根据腺体大小或甲亢程度决定。通常须切除腺体的80%~90%,并同时切除峡部;每侧残留腺体以如成人拇指末节大小为恰当(3~4 g)。腺体切除过少容易引起复发,过多又易发生甲状腺功能低下(黏液水肿)。必须保存两叶腺体背面部分,以免损伤喉返神经和甲状旁腺。③严格止血。对较大血管(如甲状腺上动静脉,甲状腺中、下静脉),应分别采用双重结扎,防止滑脱出血。手术野应常规放置橡皮片引流24~48 h,并随时观察和及时引流切口内的积血,预防积血压迫气管,引起窒息。

(3)术后观察和护理:术后当日应密切注意患者呼吸、体温、脉搏、血压的变化;预防甲亢危象发生。如脉率过快,可使用利血平肌内注射。患者采用半卧位,以利呼吸和引流切口内积血。帮助患者及时排出痰液,保持呼吸道通畅。此外患者术后要继续服用复方碘化钾溶液,每天3次,每次10滴,共1周左右;或由每天3次,每次16滴开始,逐日每次减少1滴。

3.手术的主要并发症

(1)术后呼吸困难和窒息:多发生在术后48 h内,是术后最危急的并发症。常见原因为:①切口内出血压迫气管,因手术时止血(特别是腺体断面止血)不完善,或血管结扎线滑脱所引起;②喉头水肿,主要是手术创伤所致,也可因气管插管引起;③气管塌陷,是气管壁长期受肿大甲状腺压迫,发生软化,切除甲状腺体的大部分后软化的气管壁失去支撑的结果。后两种情况的患者,由于气道堵塞可出现耳鸣及急性呼吸道梗阻。临床表现为进行性呼吸困难、烦躁、发绀,甚至发生窒息。如还有颈部肿胀,切口渗出鲜血时,多为切口内出血所引起者。发现上述情况时,必须立即行床旁抢救,及时剪开缝线,敞开切口,迅速除去血肿;如此时患者呼吸仍无改善,则应立即施行气管切开;情况好转后,再送手术室进行进一步的止血和其他处理。因此,术后应常规地在患者床旁放置无菌的气管切开包和手套,以备急用。

(2)喉返神经损伤:发生率约0.5%。大多数是因手术处理甲状腺下极时,不慎将喉返神经切断、缝扎或挫夹、牵拉造成永久性或暂时性损伤所致。少数也可由血肿或瘢痕组织压迫或牵拉而发生。损伤的后果与损伤的性质(永久性或暂时性)和范围(单侧或双侧)密切相关。喉返神经含支配声带的运动神经纤维,一侧喉返神经损伤,大都引起声嘶,术后虽可由健侧声带代偿性地向患侧过度内收而恢复发音,但喉镜检查显示患侧声带依然不能内收,因此不能恢复其原有的音色。双侧喉返神经损伤,视其损伤全支、前支抑或后支等不同的平面,可导致失音或严重的呼吸困难,甚至窒息,须立即行气管切开。由于手术切断、缝扎、挫夹、牵拉等直接损伤喉返神经者,术中立即出现症状。而因血肿压迫、瘢痕组织牵拉等所致者,则可在术后数日才出现症状。切断、缝扎引起者属永久性损伤,挫夹、牵拉、血肿压迫所致则多为暂时性,经理疗等及时处理后,一般可能在3~6个月内逐渐恢复。

(3)喉上神经损伤:多发生于处理甲状腺上极时,离腺体太远,分离不仔细和将神经与周围组织一同大束结扎所引起。喉上神经分内(感觉)、外(运动)两支。若损伤外支会使环甲肌瘫痪,引起声带松弛、音调降低。内支损伤,则喉部黏膜感觉丧失,进食特别是饮水时,容易误咽发生呛咳。一般经理疗后可自行恢复。

(4)手足抽搐:因手术时误伤及甲状旁腺,血钙浓度下降至2.0 mmol/L以下,严重者可降至1.0~1.5 mmol/L(正常为2.25~2.75 mmol/L),神经肌肉的应激性显著增高,多在术后1~3 d出现手足抽搐。多数患者只有面部、唇部或手足部的针刺样麻木感或强直感,经过2~3周后,未受损伤的甲状旁腺增生肥大,起到代偿作用,症状便可消失。严重者可出现面肌和手足伴有疼痛感觉的持续性痉挛,每天发作多次,每次持续10~20 min或更长,严重者可发生喉和膈肌痉挛,引起窒息死亡。若切除甲状腺时,注意保留腺体背面部分的完整,切下甲状腺标本时要立即仔细检查其背面甲状旁腺有无误切,发现时设法移植到胸锁乳突肌中等,均是避免此并发症发生的关键。

发生手足抽搐后,应限制肉类、乳品和蛋类等食品(因含磷较高,影响钙的吸收)。抽搐发作时,立即静脉注射10%葡萄糖酸钙或氯化钙10~20 mL。症状轻者可口服葡萄糖酸钙或乳酸钙2~4g,每天3次;症状较重或长期不能恢复者,可加服维生素D_3,每天5万~10万U,以促进钙在肠道内的吸收。口服双氢速甾醇(双氢速变固醇)油剂能明显提高血中钙含量,降低神经肌肉的应激性。还可用同种异体带血管的甲状腺—甲状旁腺移植。

(5)甲状腺危象:是甲亢的严重合并症。临床观察发现,危象发生与术前准备不够、甲亢症状未能很好控制及手术应激有关。根据危象时患者主要表现:高热(大于39 ℃)、脉快

(120次/分)同时合并神经、循环及消化系统严重功能紊乱。如烦躁、谵妄、大汗、呕吐、水泻等,反映出本病是因甲状腺素过量释放引起的暴发性肾上腺素能兴奋现象。若不及时处理,可迅速发展至昏迷、虚脱、休克甚至死亡,死亡率20%～30%。治疗包括:①肾上腺素能阻滞剂:可选用利血平1～2 mg肌内注射或胍乙啶10～20 mg口服。前者用药4～8 h后危象可有所减轻;后者在12 h后起效。还可用普萘洛尔5 mg加5%～10%葡萄糖溶液100 mL静脉滴注以降低周围组织对肾上腺素的反应。②碘剂:口服复方碘化钾溶液,首次为3～5 mL,或紧急时用10%碘化钠5～10 mL加入10%葡萄糖溶液500 mL中静脉滴注,以降低血液中甲状腺素水平。③氢化可的松:每天200～400 mg,分次静脉滴注,以拮抗过多甲状腺素的反应。④镇静剂:常用苯巴比妥钠100 mg,或冬眠合剂2号半量,肌内注射6～8 h。⑤降温:用退热剂、冬眠药物和物理降温等综合方法,保持患者体温在37 ℃左右。⑥静脉输入大量葡萄糖溶液补充能量,吸氧,以减轻组织的缺氧。⑦有心力衰竭者,加用洋地黄制剂。

(二)^{131}I治疗甲状腺功能亢进

1. 适应证

内、外科治疗无效,或有手术禁忌的甲状腺功能亢进(甲亢)患者。

2. 示踪剂

^{131}I-碘化钠溶液,口服。

3. 方法及内容

(1)按甲状腺摄碘率操作,准确测定摄^{131}I率。

(2)行甲状腺显像,结合超声、CT及触诊,估测甲状腺重量(g)。

(3)计算投入放射核素剂量。

4. 注意事项

(1)孕期、哺乳期、儿童及少年不宜用核素治疗。

(2)注意患者排泄物处理。

(3)服药后注意测定甲状腺内放射性有效半衰期,短于5 d者须补服治疗剂。

第六节 乳腺癌

女性乳腺是由皮肤、纤维组织、乳腺腺体和脂肪组成的,乳腺癌是发生在乳腺上皮组织的恶性肿瘤。乳腺癌中99%发生在女性,男性仅占1%。

乳腺并不是维持人体生命活动的重要器官,原位乳腺癌并不致命;但由于乳腺癌细胞丧失了正常细胞的特性,细胞之间连接松散,容易脱落。癌细胞一旦脱落,游离的癌细胞可以随血液或淋巴液播散全身,形成转移,危及生命。目前乳腺癌已成为威胁女性身心健康的常见肿瘤。

全球乳腺癌发病率自20世纪70年代末开始一直呈上升趋势。美国8名妇女一生中就会有1人患乳腺癌。中国不是乳腺癌的高发国家,但不宜乐观,近年我国乳腺癌发病率的增长速度却高出高发国家1～2个百分点。据国家癌症中心和卫生部疾病预防控制局2012年公布的

2009年乳腺癌发病数据显示：全国肿瘤登记地区乳腺癌发病率位居女性恶性肿瘤的第1位，女性乳腺癌发病率（粗率）全国合计为42.55/10万，城市为51.91/10万，农村为23.12/10万。

乳腺癌已成为当前社会的重大公共卫生问题。自20世纪90年代全球乳腺癌病死率呈现出下降趋势；究其原因：一是乳腺癌筛查工作的开展，使早期病例的比例增加；二是乳腺癌综合治疗的开展，提高了疗效。乳腺癌已成为疗效最佳的实体肿瘤之一。

一、病因

乳腺癌的病因尚未完全清楚，研究发现乳腺癌的发病存在一定的规律性，具有乳腺癌高危因素的女性容易患乳腺癌。所谓高危因素是指与乳腺癌发病有关的各种危险因素，而大多数乳腺癌患者都具有的危险因素就称为乳腺癌的高危因素。据中国肿瘤登记年报显示：女性乳腺癌年龄别发病率0～24岁年龄段处较低水平，25岁后逐渐上升，50～54岁组达到高峰，55岁以后逐渐下降。乳腺癌家族史是乳腺癌发生的危险因素，所谓家族史是指一级亲属（母亲，女儿，姐妹）中有乳腺癌患者。近年发现乳腺腺体致密也成为乳腺癌的危险因素。乳腺癌的危险因素还有月经初潮早（<12岁），绝经迟（>55岁）；未婚，未育，晚育，未哺乳；患乳腺良性疾病未及时诊治；经医院活检（活组织检查）证实患有乳腺非典型增生；胸部接受过高剂量放射线的照射；长期服用外源性雌激素；绝经后肥胖；长期过量饮酒；以及携带与乳腺癌相关的突变基因。需要解释的是乳腺癌的易感基因欧美国家做了大量研究，现已知的有BRCA-1、BRCA-2，还有p53、PTEN等，与这些基因突变相关的乳腺癌称为遗传性乳腺癌，占全部乳腺癌的5%～10%。具有以上若干项高危因素的女性并不一定患乳腺癌，只能说其患乳腺癌的风险比正常人高，中国妇女乳腺癌的发病率还是低的。

二、临床表现

乳房肿块、泌乳障碍、乳腺癌的远处转移、胸痛、剧痛、水肿、乳头内陷、乳头溢液、乳头破碎等。

1. 隐性乳腺癌

隐性乳腺癌指临床上触不到肿块，乳腺切除后病理检查证实的乳腺癌。常为X线检查等方法发现或以腋淋巴结转移为首发症状，应与副乳腺癌相鉴别。治疗上，现在一般认为，一旦诊断为隐匿性乳腺癌，若无锁骨上及远处转移，应行根治术治疗。多数报道其疗效优于或相似伴有腋窝淋巴结转移的乳腺癌。

2. 男性乳腺癌

男性乳腺癌并不多见，发病率为乳腺癌中1%，为男性恶性肿瘤中0.1%。发病年龄较女性乳腺癌一般高出6～11岁。

男性乳腺癌的症状主要是乳晕下无痛性肿块，20%患者有乳头内陷、结痂和回缩现象，肿块边界常不清，常早期有皮肤或胸肌粘连，腋淋巴结转移率较高。男性乳腺癌的病理表现与女性乳腺癌相似，绝大多数是浸润性导管癌，男性乳腺无小叶组织，因而病理上未有小叶原位癌的报道。男性乳腺癌的治疗同女性乳腺癌，但因男性病例乳腺组织较小，且易早期侵犯胸肌，手术方式应以根治术或扩大根治术为主。

对晚期或复发病例应用内分泌治疗，效果比女性乳腺癌为好。主要治疗方法是双侧睾丸切除，有效率可达50%～60%，之所以如此高疗效率是由于近84%的肿瘤组织ER阳性。有效期平均持续12个月。如果患者不愿接受睾丸切除，或及切除后病情再发，尚可服用女性激素、男性激素或三苯氧胺(TAM)而获得好效,类此添加性内分泌疗法在患者已显示睾丸切除术无效的情况下将产生佳效,这种二线内分泌疗法的显效率界于30%～50%,化疗仅在内分泌治疗,包括祛除性和添加性,失败后方开始,其用药和给法相当于女性乳腺癌。

3. 炎性乳腺癌

炎性乳腺癌是一种极为罕见的临床类型,常呈弥散性变硬变大,皮肤红、肿、热、痛和水肿明显。发病呈爆发性,十分近似急性炎症,因而又称为癌性乳腺炎。

本病的诊断要点为:

(1)局部虽表现为红肿热痛,但无发冷发热等全身炎症反应。

(2)体温和白细胞计数多在正常范围。

(3)早期皮肤呈典型的紫罗兰色,呈斑片状水肿,境界清楚,边缘稍隆起,毛孔粗大如橘皮样改变,红肿范围大于乳腺的1/3以上,消炎治疗1周后红肿不见消退。

(4)在红肿乳腺组织内有时能触及质地硬韧的肿块。

(5)同侧腋窝多能触及质地较硬的淋巴结。

(6)细针穿刺细胞学检查及病理切片能提供诊断依据。

炎性乳腺癌以往应用手术或放射治疗的预后很差,一般生存期为4～9个月,因而对炎性乳腺癌不主张用手术治疗。目前大多数作者对炎性乳腺癌均采用化疗及放疗的综合治疗,即先用3～4个疗程化疗后作放疗,放疗后再作化疗。

4. 妊娠期和哺乳期乳腺癌

乳腺癌发生于妊娠期或哺乳期者占乳腺癌病例中0.75%～31%,妊娠期及哺乳期由于体内激素水平的改变,可能使肿瘤的生长加快,恶性程度增高。同时在妊娠期及哺乳期乳腺组织的生理性增大、充血,使肿瘤不易早期发现,同时易于播散。

妊娠期乳腺癌的处理原则与一般乳腺癌相似,但治疗方法的选择还决定于肿瘤的病期及妊娠的不同时期。早期妊娠时是否中止妊娠应根据不同的病期,病期较早时可不必中止妊娠,病期是Ⅱ、Ⅲ期或估计术后需要化疗及放疗者则宜先中止妊娠能提高生存率,相反常由于中止妊娠延迟了手术治疗,反而影响治疗效果。

哺乳期乳腺癌的治疗首先应中止哺乳,术后辅助治疗方法与一般乳腺癌相似。预防性去除卵巢并不能提高生存率。

三、诊断

乳腺癌的早期发现、早期诊断,是提高疗效的关键。应结合患者的临床表现及病史、体格检查、影像学检查、组织病理学和细胞病理学检查(在有条件的医院),进行乳腺癌的诊断与鉴别诊断。

多数患者是自己无意中发现乳腺肿块来医院就诊的,少数患者是通过定期体检或筛查被发现乳腺肿物或可疑病变。可触及肿块可采用针吸活检或手术切除活检明确诊断。若临床摸不到肿块是靠影像学检查发现可疑病变,可借助影像学检查定位进行活检,病理学检查是乳腺癌诊断的金标准。

乳腺位于人体表面,按理诊断并不困难,但就目前我国医院统计的资料来看,早期病例仍占少数,哪些原因延误了乳腺癌的早期诊断呢?

(1)女性朋友对医学科普知识了解不够,对乳腺癌的临床特点尚不认识,日常生活中缺少对这一疾病的警惕性。

（2）早期乳腺癌大多是无痛性肿物，身体可以无任何不适，既不影响生活，也不影响工作。

（3）少数妇女受陈旧观念的束缚，思想守旧，羞于查体，不愿意去医院检查乳腺。

（4）图一时的省事，方便，听信了个别人的无稽之谈，或过于迷信某个仪器的诊断，放松了警惕，不再进一步检查。

（5）有些人读过一些肿瘤的书籍或受周围人的影响，患了恐癌症，害怕自己患乳腺癌而不敢去医院检查，且不知身陷误区，患不患乳腺癌不取决于去不去医院。去看医生可以排除乳腺癌，解除心理压力，一旦确诊为乳腺癌，也是早期发现，能及时治疗。

（6）生活节奏快，工作繁忙，一个个新问题的出现，忙于应对，顾不上自己的身体健康，即使有不适，也没时间去医院，随便对付一下。以上这些错误做法造成不少乳腺癌患者延误了早诊的时机。

四、检查

1. X线检查

乳腺照相是乳腺癌诊断的常用方法，常见的乳腺疾病在X线片上表现一般可分为肿块或结节病变、钙化影及皮肤增厚征群，导管影改变等，肿块的密度较高，边缘有毛刺征象时对诊断十分有助，毛刺较长超过病灶直径时称为星形病变，X线片中显示肿块常比临床触诊为小，此亦为恶性征象之一，片中的钙化点应注意其形状、大小、密度，同时考虑钙化点的数量和分布，当钙化点群集时，尤其集中在1 cm范围内则乳腺癌的可能性很大，钙化点超过10个以上时，恶性可能性很大。

2. 超声显像检查

超声显像检查无损伤性，可以反复应用，对乳腺组织较致密者应用超声显像检查较有价值，但主要用途是鉴别肿块系囊性还是实性，超声检查对乳腺癌诊断的正确率为80%～85%，癌肿向周围组织浸润而形成的强回声带，正常乳房结构破坏以及肿块上方局部皮肤增厚或凹陷等图像，均为诊断乳腺癌的重要参考指标。

3. 热图像检查

应用图像显示体表温度分布，由于癌细胞增殖快、血运丰富则相应体表温度较周围组织高，用此差异可做出诊断，但是这种诊断方法缺乏确切的图像标准，热异常部位与肿瘤不相对应，诊断符合率差，近年来渐少应用。

4. 近红外线扫描

近红外线的波长为600～900 nm，易穿透软组织，利用红外线透过乳房不同密度组织显示出各种不同灰度影，从而显示乳房肿块；此外，红外线对血红蛋白的敏感度强，乳房血管影显示清晰，乳腺癌常有局部血运增加，附近血管变粗，红外线对此有较好的图像显示，有助于诊断。

5. CT检查

可用于不能扪及的乳腺病变活检前定位，确诊乳腺癌的术前分期，检查乳腺后区、腋部及内乳淋巴结有无肿大，有助于制订治疗计划。

6. 肿瘤标志物检查

在癌变过程中，由肿瘤细胞产生、分泌、直接释放细胞组织成分，并以抗原、酶、激素或代谢产物的形式存在于肿瘤细胞内或宿主体液中，这类物质称肿瘤标志物。

(1)癌胚抗原(CEA)：为非特异性抗原,在许多肿瘤及非肿瘤疾病中都有升高,无鉴别诊断价值,可手术的乳腺癌术前检查20%~30%血中CEA含量升高,而晚期及转移性癌中则有50%~70%出现CEA高值。

(2)铁蛋白：血清铁蛋白反映体内铁的储存状态,在很多恶性肿瘤如白血病、胰腺癌、胃肠道肿瘤、乳腺癌中有铁蛋白的升高。

(3)单克隆抗体：用于乳腺癌诊断的单克隆抗体CA15-3对乳腺癌诊断符合率为33.3%~57%。

7.活体组织检查

(1)针吸活检：针吸细胞学检查由Gutthrie于1921年建立,现已发展为细针针吸细胞学检查,其方法简便、快速、安全,可代替部分组织冰冻切片,阳性率较高在80%~90%,且可用于防癌普查,若临床诊断恶性而细胞学报告良性或可疑癌时,需选择手术活检以明确诊断。

(2)切取活检：由于本方法易促使癌瘤扩散,一般不主张用此法,只在晚期癌为确定病理类型时可考虑应用。

(3)切除活检：疑为恶性肿块时切除肿块及周围一定范围的组织即为切除活检,一般要求从肿瘤边缘至少1cm左右尽可能完整切除,从下列切除标本的切面检查可初步判断恶性：①髓样癌的质地较软,切面呈灰白色,可有出血点,坏死和囊腔形成。②硬癌的切面呈灰白色,收缩状,有如瘢痕感,向四周放射状伸出,无包膜。③管内癌的特点累及多处导管,甚至可向乳头方向浸润,切面呈灰白色,有时可挤出粉刺样物。④小叶癌的质地较软,外形多不规则,切面呈灰白、粉红色,有时瘤块不明显,仅见乳腺增厚。

五、治疗

(一)外科手术治疗

手术治疗仍为乳腺癌的主要治疗手段之一,术式有多种,对其选择尚乏统一意见,总的发展趋势是,尽量减少手术破坏,在设备条件允许下对早期乳腺癌患者尽力保留乳房外形,无论选用何种术式,都必须严格掌握以根治为主,保留功能及外形为辅的原则。

1.手术适应证

Halsted首创乳腺癌根治术,因手术合理,疗效明确,近百年来成为人们治疗乳腺癌所遵循的标准方式。近半个世纪以来,对乳腺癌术式进行了不少探索性修改,总的趋势不外保守和扩大两方面,至今仍争论不休,乳房局部切除和全乳切除是保守手术的代表性手术,术后需辅以放疗,放射剂量不一,一般为30~70 Gy,对严格选择的局限性早期癌,可以收到较好的疗效,但是否作为早期乳腺癌的常规治疗方法,以及如何准确无误地选择此类早期癌,还难得出结论。

2.手术禁忌证

(1)全身性禁忌证：①肿瘤远处转移者;②年老体弱不能耐受手术者;③一般情况差,呈现恶病质者;④重要脏器功能障碍不能耐受手术者。

(2)局部病灶的禁忌证：Ⅲ期患者出现下列情况之一者：①乳房皮肤橘皮样水肿超过乳房面积的一半;②乳房皮肤出现卫星状结节;③乳腺癌侵犯胸壁;④临床检查胸骨旁淋巴结肿大且证实为转移;⑤患侧上肢水肿;⑥锁骨上淋巴结病理证实为转移;⑦炎性乳腺癌。有下列五种情况之二者：①肿瘤破溃;②乳房皮肤橘皮样水肿占全乳房面积1/3以内;③癌瘤与胸大肌固定;④腋淋巴结最大长径超过2.5 cm;⑤腋淋巴结彼此粘连或与皮肤、深部组织粘连。

3.手术方式

(1)乳腺癌根治术:1894年Halsted及Meger分别发表乳腺癌根治术操作方法的手术原则:①原发灶及区域淋巴结应作整块切除;②切除全部乳腺及胸大、小肌;③腋淋巴结作整块彻底的切除。Haagensen改进了乳腺癌根治手术,强调了手术操作应特别彻底,主要有:①细致剥离皮瓣;②皮瓣完全分离后,从胸壁上将胸大、小肌切断,向外翻起;③解剖腋窝,胸长神经应予以保留,如腋窝无明显肿大淋巴结者则胸背神经亦可以保留;④胸壁缺损一律予以植皮。术中常见并发症有:①腋静脉损伤:多因在解剖腋静脉周围脂肪及淋巴组织时,解剖不清,或切断腋静脉分支时,过于接近腋静脉主干所致,因此,清楚暴露及保留少许分支断端,甚为重要;②气胸:在切断胸大肌、胸小肌的肋骨止端时,有时因钳夹胸壁的小血管穿通支,下钳过深,而致触破肋间肌及胸膜,造成张力性气胸。术后并发症有:①皮下积液:多因皮片固定不佳或引流不畅所致,可采用皮下与胸壁组织间多处缝合固定及持续负压引流而防止;②皮片坏死:皮肤缝合过紧及皮片过薄等均可为其发生原因,皮肤缺损较多时,宜采用植皮;③患侧上肢水肿;患侧上肢抬举受限:主要是术后活动减少,皮下瘢痕牵引所致,因此,要求术后及早进行功能锻炼,一般应在术后一个月左右基本可达到抬举自如程度。

(2)乳腺癌扩大根治术:乳腺癌扩大根治术包括乳腺癌根治术即根治术及内乳淋巴结清除术,即清除1~4肋间淋巴结,同时需切除第二、第三、第四肋软骨,手术方式有胸膜内法及胸膜外法,前者创面大,并发症多,因而多用后者。

(3)仿根治术(改良根治术):主要用于非浸润性癌或Ⅰ期浸润性癌,Ⅱ期临床无明显腋淋巴结肿大者,亦可选择应用。

1)Ⅰ式:保留胸大肌、胸小肌,皮肤切口及皮瓣分离原则同根治术,先做全乳切除(胸大肌外科筋膜一并切除),将全乳解剖至腋侧,然后行腋淋巴结清除,清除范围基本同根治术,胸前神径应予保留,最后,将全乳和腋淋巴组织整块切除。

2)Ⅱ式:保留胸大肌,切除胸小肌,皮肤切口等步骤同前,将乳房解离至胸大肌外缘后,切断胸大肌第4、第5、第6肋的附着点并翻向上方以扩大术野,在肩胛骨喙突部切断胸小肌附着点,以下步骤同根治术,但须注意保留胸前神经及伴行血管,最后将全乳腺,胸小肌及腋下淋巴组织整块切除。

(二)放射治疗

放射治疗是治疗乳腺癌的主要组成部分,是局部治疗手段之一,与手术治疗相比较少受解剖学、患者体质等因素的限制,不过放射治疗效果受着射线的生物学效应的影响,用目前常用的放疗设施较难达到完全杀灭肿瘤的目的,效果较手术逊色,因此,目前多数学者不主张对可治愈的乳腺癌行单纯放射治疗。放射治疗多用于综合治疗,包括根治术之前或后作辅助治疗,晚期乳腺癌的姑息性治疗。近十余年来,较早的乳腺癌以局部切除为主的综合治疗日益增多,疗效与根治术无明显差异,放射治疗在缩小手术范围中起了重要作用。

1.术前放射治疗

(1)适应证:①原发灶较大,估计直接手术有困难者;②肿瘤生长迅速,短期内明显增长者;③原发灶有明显皮肤水肿,或胸肌粘连者;④腋淋巴结较大或与皮肤及周围组织有明显粘连者;⑤应用术前化疗肿瘤退缩不理想的病例;⑥争取手术切除的炎性乳腺癌患者。

(2)术前放疗的作用:①可以提高手术切除率,使部分不能手术的患者再获手术机会;②由于放射抑制了肿瘤细胞的活力,可降低术后复发率及转移率,从而提高生存率;③由于放射,延长了术前观察时间,有使部分已有亚临床型远处转移的病例避免一次不必要的手术。

(3)术前放疗的缺点:增加手术并发症,影响术后正确分期及激素受体测定。

(4)术前放疗的应用方法:术前放射应尽可能采用高能射线照射,可以更好地保护正常组织,减少并发症,放射技术方面,目前多数采用常规分割,中等剂量,一般不用快速放射或超分割放射,放射结束后4~6周施行手术较为理想。

2.术后放射治疗

根治术后是否需要放射,曾经是乳腺癌治疗中争论最多的问题。近年来,较多作者承认术后放疗能够降低局部、区域性复发率。自从Fishor对乳腺癌提出新的看法后,乳腺癌的治疗已逐渐从局部治疗转向综合治疗,术后辅助化疗广泛应用,术后放射已不再作为根治术后的常规治疗,而是选择性地应用。

(1)适应证:①单纯乳房切除术后;②根治术后病理报告有腋中群或腋上群淋巴结转移者;③根治术后病理证实转移性淋巴结占检查的淋巴结总数一半以上或有4个以上淋巴结转移者;④病理证实乳内淋巴结转移的病例(照射锁骨上区);⑤原发灶位于乳房中央或内侧者作根治术后,尤其有腋淋巴结转移者。

(2)放疗原则

1)Ⅰ、Ⅱ期乳腺癌根治术或仿根治术后,原发灶在乳腺外象限,腋淋巴结病理检查阴性者,术后不放疗;腋淋巴结阳性时,术后照射内乳区及锁骨上下区;原发灶在乳腺中央区或内象限,腋淋巴结病理检查阴性时,术后仅照射内乳区,腋淋巴结阳性时,加照锁骨上下区。

2)Ⅲ期乳腺癌根治术后,无论腋淋巴结阳性或阴性,一律照射内乳区及锁骨上下区,根据腋淋巴结阳性数的多少及胸壁受累情况,可考虑加或不加胸壁照射。

3)乳腺癌根治术后,腋淋巴结已经清除,一般不再照射腋窝区,除非手术清除不彻底或有病灶残留时,才考虑补加腋窝区照射。

4)放疗宜在手术后4~6周内开始,有植皮者可延至8周。

3.放射治疗为主的治疗

以往对局部晚期肿瘤,无手术指征者做放射治疗,往往是姑息性的;近年来,随着放射设备和技术的改进及提高,以及放射生物学研究的进展,放射可使局部肿瘤获较高剂量,而周围正常组织损伤较少,治疗效果明显提高。目前,开始进行小手术加放射治疗早期乳腺癌的研究,使放射治疗在乳腺癌的治疗中从姑息转向根治性,多数作者认为对原发灶小于3 cm,N0或N1的患者可考虑小手术加放疗,对于局部晚期的乳腺癌,放射治疗仍是一种有效的局部治疗手段,放射前切除全部肿瘤或作单纯乳房切除可提高疗效。

4.复发、转移灶的放射治疗

乳腺癌术后复发是一个不良征兆,但并非毫无希望。适当的局部治疗可以提高生存质量,延长生存期。照射方面,大野照射比小野照射疗效好,应当尽量采用大野照射;对于复发病例,应当使用放射、化疗综合治疗,尤其对于发展迅速的复发病例;乳腺癌发生远处转移时首先考虑化疗,适当地配合放射可缓解症状,减轻患者痛苦,如骨转移患者经放疗后疼痛可减轻或消失,对于有胸、腰椎转移的患者,放射可以防止或延迟截瘫的发生。

第七节 下肢动脉硬化闭塞症

下肢动脉硬化闭塞症(简称 ASO)为动脉因粥样硬化病变而引起的慢性动脉闭塞性疾病。多见于腹主动脉下端、髂动脉和股动脉。由于动脉粥样硬化性斑块、动脉中层变性和继发血栓形成而逐渐形成管腔闭塞,使下肢发生缺血。

随着国内饮食结构的改变,摄入含脂食物增多,人均寿命的延长及检查诊断技术的改进,被诊断为下肢动脉硬化闭塞症的病例有逐年增多趋势。国内对本病尚无精确发病率的报道。本病在欧美国家较国内更为多见,据文献报道,美国 38~82 岁人群中,ASO 的发病率为 22%,而 55~70 岁人群中发病率达 17%。据大量病例观察,出现症状后 10 年有 12%需截肢,每年约有 10 万例下肢缺血者接受血管重建手术治疗。

一、病因及发病机制

发病原因和机制尚不完全清楚。高脂血症、高血压、吸烟、糖尿病、肥胖和高密度脂蛋白低下等,是易患因素。发病机制主要有以下几种学说:①内膜损伤及平滑肌细胞增生,细胞生长因子释放,导致内膜增厚及细胞外基质和脂质积聚;②动脉壁脂代谢紊乱,脂质浸润并在动脉壁积聚;③血液冲击在动脉分叉部位造成的剪切力,或某些特殊的解剖部位(如股动脉的内收肌管裂口外),造成的慢性机械性损伤。主要病理表现为内膜出现粥样硬化斑块,中膜变性和钙化,腔内有继发性血栓形成,最终使管腔狭窄,甚至完全闭塞。闭塞病变大致可分为:主—髂型、股—腘型以及累及主—髂动脉及其远侧动脉的多节段型。患肢发生缺血性病变,严重时可引起肢端坏死。

二、临床表现

动脉粥样硬化患者的临床症状主要取决于肢体缺血的发展速度和程度。闭塞性病变的范围无论怎样广泛,只要动脉阻塞的病变发展速度缓慢,即可使侧支循环有效地建立,分支血流相应地增加,血液供应得以补偿,从而使组织遭受缺血和缺氧的程度可以缓和,临床上甚至没有明显的缺血症状。如果病变发展较快,侧支循环建立不完全,代偿有限,患者可出现明显的间歇性跛行和肢体疼痛等症状。根据患者症状的严重程度,按 Fontaine 分期,一般将临床表现分为 4 期。

第 1 期,轻微主诉期。患者仅感觉患肢皮温降低、怕冷,或轻度麻木,活动后易疲劳,肢端易发生足癣感染而不易控制。

第 2 期,间歇性跛行期。当患者在行走时,由于缺血和缺氧,较常见的部位是小腿的肌肉产生痉挛、疼痛及疲乏无力,必须停止行走,休息片刻后,症状有所缓解,才能继续活动。如再行走一段距离后,症状又重复出现。小腿间歇性跛行是下肢缺血性病变最常见的症状。

第 3 期,静息痛期。当病变进一步发展,而侧支循环建立严重不足,使患肢处于相当严重的缺血状态,即使在休息时也感到疼痛、麻木和感觉异常。疼痛一般以肢端为主。

第 4 期,组织坏死期。主要指病变继续发展至闭塞期,侧支循环十分有限,出现营养障碍症状。在发生溃疡或坏疽以前,皮肤温度降低,色泽为暗紫色。早期坏疽和溃疡往往发生在足趾部,随着病变的进展,感染、坏疽可逐渐向上发展至足、踝部,或者小腿,严重者可出现全身中毒症状。

三、检查

(一)常规检查

1. 血脂检查

血脂增高或高密度脂蛋白下降常提示有动脉硬化性病变的可能,但血脂及高密度脂蛋白正常也不能排除其存在,故血总胆固醇、三酰甘油以及高密度脂蛋白的测定对诊断仅有参考价值。

2. 血糖、尿糖、血常规和血细胞比容测定

目的在于了解患者有无伴发糖尿病、贫血或红细胞增多症。

3. 心电图检查

可了解患者有无伴发冠状动脉粥样硬化性心脏病,这对于估计手术危险性颇为重要。有冠心病史者,术前应做 24 h Holter 心电图检查。

4. 下肢节段性测压

通过下肢节段性测压及踝/肱指数测定可了解下肢缺血的部位和程度,目前已成为对下肢动脉闭塞患者的常规检查之一。

5. 彩色多普勒超声扫描

通过对腹主、髂、股、腘、胫后、胫前、腓动脉等的超声扫描,结合血流流速的变化,可确定血管的狭窄程度,此属无损伤性血管检查,简便易行,可在术前、术后多次重复使用。目前是下肢动脉硬化闭塞症的重要筛选性检查。

(二)其他检查

1. 光电血流仪检查

可了解患肢末梢皮肤的血供状况,有利于做出诊断。

2. CT 血管成像(CTA)

目前临床较常用多排螺旋 CT 血管成像,作为一种新型非损伤性血管成像技术,正在临床广泛地应用。其可以准确地检测下肢动脉节段性狭窄和闭塞,对于临床手术或腔内治疗起着重要作用。

3. 磁共振血管造影(MRA)

MRA 能显示周围动脉的解剖形态,但 MRA 所提供的图像以股动脉显像最佳,而主、髂动脉和远侧腘动脉分支的图像较为粗糙,有时不够清晰,需结合彩超和踝/肱指数等来确定。

4. 动脉造影

动脉造影是动脉硬化闭塞诊断的金标准。因具有一定危险性和并发症,故不列为常规的检查步骤,且逐渐为 CTA 和 MRA 所取代。目前,一般在动脉造影的同时完成腔内治疗。

四、诊断与鉴别诊断

(一)诊断

大多数动脉硬化闭塞性患者,根据病史和体格检查可做出诊断;详细的询问病史,仔细的体格检查,例如肢体的脉搏触诊及腹部和股—腘动脉的听诊都是诊断所必需的,根据脉搏的强弱或消失和杂音的出现,还可根据静息痛、感觉异常或麻木等症状,以及肢体组织营养障碍,溃疡或坏疽等,可初步做出动脉硬化闭塞症的诊断。X 线片显示动脉有斑状钙化,无损伤血管检

查踝/肱指数可<1,严重者可达 0.5 以下,动脉造影可显示动脉呈多处伸长扭曲状,管腔弥散性不规则狭窄或节段性闭塞等可明确诊断;患者可伴有高血压、高血脂、高血糖、冠心病、脑卒中等,对诊断有帮助;但 X 线片无动脉钙化,血脂亦正常者,不能除外动脉硬化性闭塞的存在。

(二)鉴别诊断

1.血栓闭塞性脉管炎

本病多见于男性青壮年,90%以上患者有吸烟史,它是一种慢性、周期性加剧的全身中、小型动、静脉的闭塞性疾病。主要累及下肢的动脉,如足背动脉、胫后动脉、腘动脉或股动脉等。约有 40%患者在发病的早期或发病过程中,小腿及足部反复发生游走性血栓性浅静脉炎。脉管炎者一般均无高血压史、糖尿病史、冠心病史等。动脉造影可见动脉呈节段性狭窄或闭塞状态,病变近、远端动脉光滑、平整,无扭曲及扩张段。根据发病年龄、部位及造影所见可与 ASO 相鉴别。

2.多发性大动脉炎

多见于年轻女性,主要侵犯主动脉及其分支的起始部,如颈动脉、锁骨下动脉、肾动脉等。病变引起动脉狭窄或阻塞,出现脑部、上肢或下肢缺血症状。肾动脉狭窄即出现肾性高血压,如并发双侧锁骨下动脉狭窄,可有上肢低血压,下肢高血压;胸腹主动脉狭窄,产生上肢高血压,下肢低血压。在动脉狭窄附近有收缩期杂音。病变活动期有发热和血沉增快等现象。

3.急性下肢动脉栓塞

起病急骤,患肢突然出现疼痛、苍白、厥冷、麻木、运动障碍和动脉搏动减弱或消失。多见于心脏病者,栓子多数在心脏内形成,脱落至下肢动脉内。根据以前无间歇性跛行和静息痛,发病急骤,较易与 ASO 相鉴别。

五、治疗

(一)一般治疗

下肢动脉硬化闭塞症常是全身动脉硬化的局部表现,故许多患者可并发其他重要器官的动脉硬化性病变,如冠状动脉硬化性心脏病、脑动脉硬化等,故在治疗下肢动脉硬化闭塞症的同时应注意对伴有疾病进行积极治疗。其往往涉及脑、心、肾等重要器官的动脉,因此,预防就显得格外重要。

饮食要注意合理调节,防止脂质代谢紊乱的血胆固醇过高。多吃含有丰富维生素的食物,如新鲜蔬菜、豆类、豆制品、植物油、各种水果等。经常进行适当的体育锻炼和体力劳动,对预防肥胖、锻炼心脏和血管的功能调节、调整血脂代谢等都会有所帮助。

(二)药物治疗

1.降血脂药物

血脂过高的患者经饮食控制后血脂仍不降者,可用降血脂药物治疗。目前常用的药物有烟酸肌醇酯、苯扎贝特(必降脂)、氯贝丁酯(安妥明)、辛伐他汀(舒降脂)、考来烯胺(消胆胺)等。

2.降血压药物

动脉硬化闭塞症的患者有 40%~50%伴有高血压,常给手术带来一定的危险性,故应同时治疗高血压。常用的降血压药物有复方降压片、美托洛尔(倍他乐克)、卡托普利(开搏通)、珍菊降压片等,需根据降压情况,调节剂量。

3. 血管扩张药物

应用血管扩张药物后可解除血管痉挛和促进侧支循环，从而改善患肢血液供应。常用药物有硝苯地平、烟酸、西洛他唑（培达）、前列腺素 E_1（凯时注射液）、罂粟碱、己酮可可碱等。

4. 降低血黏度药物

下肢动脉硬化闭塞症患者带有血黏度增高倾向，常用的降血黏度药物有肠溶阿司匹林、降纤酶、红花注射液等。

5. 中草药制剂

中草药制剂如复方丹参、活血通脉胶囊、脉络宁等有活血化瘀作用，对本病有一定疗效，主要通过降低血液黏稠度，增加红细胞表面负电荷和抗血小板聚集等作用，对改善微循环，促进侧支循环有一定作用。

（三）手术疗法

1. 经皮穿刺动脉腔内成形术

局部或多处短段狭窄者，可经皮穿刺法向狭窄的动脉段插入球囊扩张导管，也可用腔内激光术或斑块旋切导管，施以扩张。管腔获再通后，酌情放置各型血管腔内支架，如 Palmaz、Strecker 或自展型或记忆金属型支架，以提高疗效。

2. 动脉血栓内膜剥脱术

适用于短段病变者。但术后早期易并发血栓形成，后期可再度发生狭窄。近年来已少用于肢体动脉。但颈动脉分叉部病变血栓内膜切除术的疗效尚较满意。

3. 血管旁路移植术

采用自体大隐静脉或各类人工血管，于阻塞段的近、远侧之间做搭桥转流。主—髂动脉病变者，可采用腹主—股或髂动脉旁路手术。对年龄大、全身情况不良者，可选用较为安全的解剖外旁路手术，包括腋—股动脉旁路手术和股—股动脉旁路术。腹主—股总动脉旁路术后 5 年通畅率约为 80%，解剖外旁路手术约为 50%。股—奈动脉病变者，可采用自体大隐静脉做旁路转流术。手术方法有 2 种：①将大隐静脉段移置后在阻塞段近、远侧搭桥转流；②让大隐静脉处于原位，用特制的器械置入大隐静脉腔内，逐一破坏其瓣膜，并将所有属支加以结扎，最后将其近、远侧端分别与阻塞段的近、远侧动脉作吻合，称为大隐静脉原位移植术。

4. 腰交感神经切除术、远侧动静脉转流术（静脉动脉化）和带蒂或游离大网膜移植术

适用于动脉主干广泛性闭塞，无法施行旁路转流手术者。近侧动静脉转流无法将动脉血流逆向肢端，不应予以提倡。只要肢端有流出道或通畅动脉便应争取做动脉与动脉架桥术。确无流出道者才考虑大网膜移植、交感神经切除术和远侧静脉动脉化术。

第二章 神经外科疾病

第一节 颅裂

颅裂(cranioschisis,cranium bifidum)是先天性颅骨闭合不全,分为显性和隐性两类,发生率约为2/10 000。伴有脑膜膨出、脑膜脑膨出或积水性脑膜。脑膨出时为显性颅裂;而隐性颅裂仅表现颅骨闭合不全,无脑膜等软组织膨出。隐性颅裂少见。

颅裂好发于中线部位,以枕部和鼻根部多见,少数可以发生于额顶颞部。以枕部和鼻根部脑膨出最多见,下面重点介绍。

一、枕部颅裂伴膨出

(一)病理

枕部缺损位于枕外粗隆下方中线上,严重者缺损可自枕外粗隆至枕大孔,后颅窝静脉窦可以包绕骨质缺损的边缘,有时直窦可以进入膨出的部分。在脑膜脑膨出中,小脑蚓部常可膨出,严重者可包含枕叶和侧脑室,甚至形成积水性脑膨出。更严重者,脑干可以疝入囊腔。

(二)临床症状

患儿出生后即可见枕部中线处的膨出,随生长逐渐长大。有些基底宽,有些基底窄。多数可以直接扪及骨质缺损,可以有脑积水体征。

(三)辅助检查

CT和MRI可以显示膨出的脑膜、脑脊液和神经组织。X线片可以显示骨质缺损。

(四)诊断要点

生后枕部软组织膨出,逐渐增大,X线、CT、MRI等可以证实其颅骨缺损和显示软组织膨出。

(五)鉴别诊断

注意与一般的皮下肿物进行鉴别。

(六)治疗

对于新生儿应该同产科、儿科共同进行治疗,注意保温和一般情况的救治。手术治疗的目的是去除囊壁,保留有功能的脑组织并封闭硬膜,术中注意对膨出的脑组织的处理和止血。

(七)预后

术中死亡常由于出血和损伤脑干所致。而术后死亡主要原因为脑膜炎。因此,对高颅压的患儿先行分流术可以减小切口缝合的张力,以减少感染的发生。远期预后与有无脑积水、膨出中神经组织的多少有关。单纯的脑膜膨出的病死率为15%,而脑膜脑膨出的病死率为50%。约有半数的脑膜膨出的患者术后在生长发育是正常的。脑积水是常见的并发症,应该注意随访,并及时处理。

二、鼻根部膨出

(一)病理

根据膨出的部位可以分为以下类型。

1. 鼻额型

鼻根和额骨下部缺损。

2. 鼻筛型

鼻骨和鼻软骨间缺损。

3. 鼻眶型

前颅底眶内侧壁缺损。

约 1/4 患者为筛骨前一侧骨缺损,其余为两侧缺损。其内可以含有较复杂的结构。

(二)临床表现

鼻根部软组织膨出,甚至有眼球突出;面颅变形。

(三)辅助检查

同前部分"枕部膨出",行冠状位 CT 及脑池造影可以进一步明确漏出部位。鸡冠明显向后方移位。

(四)诊断要点

鼻根部软组织包块;影像学阳性发现。

(五)鉴别诊断

注意同皮下肿物的鉴别。

如果在出生后不久即行手术修补漏口,将减少面颅畸形和改善视力,开颅手术适用于绝大多数病例,建议行双额开颅。术中仔细查找漏口,防止脑脊液漏和感染是十分重要的。

(六)预后

预后较好,比其他部位的膨出治疗效果好;脑积水的发生率 12%～20%。

三、颅底膨出

(一)病理和临床表现

颅底膨出与鼻根部膨出相似,同样是前颅底的缺损,只是缺损的部位偏后,从面部见不到软组织肿物的脑膨出,表现为鼻腔堵塞,脑脊液漏或反复发作的脑膜炎。

可伴有其他颅面畸形,包括:唇裂、鼻裂、腭裂,视神经发育不良、眼组织缺损、眼小畸形,下丘脑—垂体功能障碍。

伴有腭裂的患儿在哭闹时有时可以软组织自腭裂突出。膨出的囊内可能包裹有重要结构,如前动脉、视神经或视交叉、垂体柄等。

1. 经筛骨

经筛板缺损突入鼻腔。

2. 蝶—筛

蝶—筛突入下鼻腔。

3. 经蝶骨

经未闭合的颅咽管(孔盲端)突入蝶窦或鼻咽部。

4.额—蝶或蝶—眶

额—蝶或蝶—眶经眶上裂突入眶。

(二)检查

同前述;冠扫 CT 和脑池造影利于制订手术方案,X 线片可以证实顶骨的缺损。

(三)诊断要点

患儿有脑脊液漏和脑膜炎,可以伴有其他头面部畸形;X 线、CT 和 MRI 可以确诊。

(四)鉴别诊断

注意与单纯的肿物,如鼻腔息肉等进行鉴别。

(五)手术时机和方案选择

何时进行手术各家意见不一。由于此类畸形可以导致致命的后果,因此宜早期手术治疗。但是术中和术后的风险很大,婴儿的病死率可以高达 46%,而成人为 0%。经蝶修补损伤小,适于婴儿,尤其是合并腭裂的患儿。如条件允许,经颅修补更好。此两种入路术中均需要注意以下问题。

(1)膨出囊内容物务必保留。

(2)无论硬膜还是黏膜要保持完整,以防脑脊液漏。

(六)手术并发症

脑脊液鼻漏、脑膜炎和垂体功能低下等。

(七)预后

长期预后与膨出部位、囊腔内是否有神经组织和是否有其他神经系统疾病等有关。

四、顶部膨出

顶部膨出约占所有脑膨出的 13%,近半数患者合并有脑发育不良等畸形,如穿通畸形、胼胝体发育不良,小脑蚓部发育不良或阙如。多数患者智力发育障碍。影像学表现和治疗等与枕部膨出等相似。

第二节 脊柱裂

脊柱裂(spina bifida)又称神经管闭合不全(spinal neural tube defects,spinal NTDs),是神经系统最常见的先天性畸形,在胚胎发育过程中由于感染、药物和代谢等因素导致神经管发育的异常。

一、病理

最常见的是棘突和椎板阙如,椎管背侧开放,多发生在腰骶部,占脊柱裂的 80.9%。隐性脊柱裂在北方地区更为常见,发病率 15%。临床上多分为开放性和闭合性两类,前者如脊柱裂、脊髓脊膜膨出、半脊髓脊膜膨出和脊膜膨出等;后者如皮毛窦、脂肪瘤、脊髓栓系综合征和肠源性囊肿等。

二、临床表现

出生后即可见脊柱背侧的软组织隆起突出,一般为宽基底,可以随年龄增大。表面皮肤可以菲薄,甚至破溃,流出脑脊液,可以合并色素沉着或毛细血管瘤,当为皮毛窦时,表面可以见到毛发和窦道,窦道口可以有脓性分泌物。单纯的脊膜膨出时透光试验阳性。患者可以出现神经受累症状,如运动感觉障碍,二便障碍,足部畸形等。

三、辅助检查

(一)MRI

可以鉴别膨出组织是皮下肿物(如脂肪瘤)还是脑膜膨出等神经组织受累情况。在 MRI 上脑脊液为长 T_1、长 T_2 信号,而脂肪类为短 T_1、长 T_2 信号。CT 和 X 线片可以显示骨质缺损的情况,CT 还可以显示膨出物及其 CT 值。

(二)血清甲胎蛋白(AFP)

在妊娠 15~20 周期间,如母体血清 AFP 浓度增高(≥正常孕期浓度平均值的 2 倍),发生神经管异常的风险显著上升,90%~95%脊柱裂可经产前超声检查检出,因此在 AFP 升高的情况下,有助于对神经管异常和非神经源性 AFP 增高疾病的鉴别(如脐突出)。

四、诊断要点

出生后即可见脊柱背侧的软组织膨出,可以出现神经系统症状,二便障碍,足部畸形,MRI 和 CT 可以明确诊断。

五、鉴别诊断

注意与皮下肿物进行鉴别:如脂肪瘤,皮脂腺囊肿等。
脊柱裂所致足部畸形应与以下原因所致足部畸形相鉴别。

(一)脊髓灰质炎

发病急,发烧后突然出现肢体瘫痪,受累肌群范围广,仅累及小腿肌群者少见,皮肤感觉正常。

(二)脑性瘫痪

多有异常产、早产、脑炎病史。因此,可有出生后窒息、高热、抽搐史。有时,脑瘫的产前型易与本病相混淆。通常,脑瘫患儿的肌张力高,病理反射阳性,皮肤感觉正常,腰骶部 X 线片有助于鉴别。

(三)外伤

小腿肌群外伤可产生足部畸形,根据病史及小腿或足部感觉等易于鉴别。

(四)先天性足部畸形

出生后即发现足部畸形,皮肤感觉无异常。

六、治疗

(一)预防

胎儿发生神经管闭合不全的重要诱发原因是红细胞内叶酸水平低,因此,给孕妇补充叶酸可以有效降低神经管闭合不全的发生率。

(二)手术

显性脊柱裂均需要手术治疗,但是若出现严重的双下肢运动障碍、二便失禁、进行性脑积水和脊髓外翻则为手术禁忌证。手术目的为松解受牵拉的神经,封闭膨出,以减少破溃的危险。一般在出生后1~3个月内手术,对于囊壁菲薄,甚至出现破溃者应该急诊手术,以避免感染的发生。术中一定要注意无菌原则,对于破溃和感染者应该彻底清创后行修补。手术切开囊壁后,松解受累的神经和神经根等,切除膨出的囊壁,严密缝合。合并足部等其他畸形时需要和骨科,合并排尿困难时需要与泌尿外科等科室合作治疗。

(三)手术并发症

神经症状加重,一般与术中损伤有关。脑脊液漏与手术缝合修补不严有关,严重者可以致命。伤口感染,也是一个常见的严重并发症。由于切除多余的囊壁和出血,脑脊液回吸收下降,术后可以出现脑积水。

七、预后

症状改善与术前神经系统症状直接相关。对单纯脑膜膨出和脊髓脊膜膨出效果较好,但是对于合并脂肪瘤或皮毛窦的患者手术效果并不理想。有时仅是解决了美观的问题。

第三节 枕大孔区异常

一、Dandy-Walker 畸形

(一)病理

第四脑室正中孔(Magendie孔)和侧孔(Luschka孔)闭锁,第四脑室囊性扩张,蚓部阙如和小脑发行不良,脑内呈交通性积水变化。

(二)临床症状

80%~85%患者在1岁内出现症状,62%~94%患儿头围增大。有学者推测80%患者出生时脑室大小正常,而到1岁时80%患者脑室扩大。2%~50%患者伴有脑积水,此外可以伴有小脑受损症状(16.2%)、癫痫(11%)、枕部脑膜膨出(10%)和眶面畸形(6%)。女性比例稍高于男性。约1/4患者合并其他畸形,如Klippel-Feil综合征、颅裂、腭裂等。

(三)辅助检查

MRI和CT显示后颅凹扩大,小脑和蚓部阙如或发育不良,小脑幕抬高,梗阻性脑积水。血管造影提示静脉窦抬高是特征性的改变;头颅X线片可以提示后颅凹扩大。胎儿检查时,超声波也可以发现是否存在异常。

(四)诊断要点

(1)小脑蚓部阙如或发育不良。
(2)第四脑室囊性扩大;后颅凹扩大。
(3)典型病例还可以出现小脑幕上移。

(五)鉴别诊断

枕小脑延髓扩大时脑池造影可证实其与蛛网膜下隙沟通,而 Dandy-Walker 畸形与蛛网膜下隙不通;小脑蚓部发育不良时后颅凹体积正常;而单纯的蛛网膜囊肿时小脑发育是正常的,均需要手术治疗。囊肿腹腔分流术是目前较为普遍采用的治疗方案。

(六)预后

5 年和 10 年生存率分为 95%,87%。预后不良主要与分流失败和相应的并发症有关。

二、Arnold-Chiari 畸形

Arnold-Chiari 畸形目前一般称为 Chiari 畸形,又称小脑扁桃体下疝畸形。

(一)病理和临床表现

小脑扁桃体向下进入枕大孔,压迫延髓和上颈髓,可以伴有脊髓空洞症、梗阻性脑积水、脊柱裂、颅裂和脑膜膨出等先天性畸形。常见类型分为以下几项。

(1) Ⅰ 型仅有小脑扁桃体低于枕大孔,压迫延髓,常见于成人和大龄儿童。

(2) Ⅱ 型除小脑扁桃体外,小脑蚓部和延髓,甚至是第四脑室疝出枕大孔,多见于婴幼儿。

(3) 有学者将合并颅裂脊柱裂和脑脊膜膨出者称为 Ⅲ 型。

(4) 小脑发育不良为 Ⅳ 型。

由于小脑扁桃体等下疝,使得延颈交界处神经受压或颅神经受牵拉,蛛网膜下隙消失,蛛网膜粘连,堵塞第 Ⅳ 脑室出口,形成梗阻性脑积水,40% 病例合并有脊髓空洞症。

临床表现和受累部位有关:延髓和上颈髓受压迫情况:可以出现感觉运动等传导束症状,肌肉萎缩(鱼际肌较明显);声音嘶哑,饮水呛咳,面部麻木,Horner 综合征,严重者可以出现呼吸困难。有些患者出现颈部神经根性疼痛症状。脑脊液循环通路受阻时,出现梗阻性脑积水的颅内高压症状。小脑蚓部受累时可以出现眼球震颤,行走不稳等共济障碍。合并脊髓空洞症时可以出现分离性感觉障碍。

(二)辅助检查

磁共振(MRI)可以清楚地显示小脑扁桃体等组织疝入枕大孔和椎管内的情况,是目前诊断此病的最重要检查。当小脑扁桃体下缘低于枕大孔后唇下缘与斜坡最低点连线下 5 mm 时即可诊断。CT 可以对合并脑积水、颅裂等进行诊断,但是对枕大孔区脑组织显示不清,X 线片可以提示合并的颅颈交界处骨性异常,如枕颈融合等。

(三)诊断要点

主要是依靠 MRI 显示的异常,结合临床症状体征即可诊断。

(四)鉴别诊断

注意与颈椎病和颈髓内外肿瘤进行鉴别。一般在 CT 和 MRI 下鉴别比较容易。

对没有症状的患者可以观察。对有症状的患者最好在发现症状 2 年内手术治疗。有脑积水患者,宜先行分流术,再行枕下减压术,术中可以根据情况在切除部分枕骨后,切除 C_1 和 C_2 的后弓。有学者认为行环枕筋膜的减张缝合可以更加有效地缓解压迫症状,但是有学者认为仅单纯行骨性减压和环枕筋膜松解即可达到有效减压的目的。

(六)预后

有 70%~80% Ⅰ 型患者手术后症状和体征改善,但是其中约 20% 患者症状会反复。Ⅱ 型

患者主要为婴幼儿,其病死率和致残率很高。有20%~50%患儿无法长期存活。

三、颅底陷入症(basilar invagination)

颅底陷入症又称颅底凹陷症,是最常见的颅颈交界处的先天性畸形。

(一)病理

由于颅底骨质和寰椎向颅腔突入,齿状突可以突入枕大孔,因此后颅凹体积下降、枕大孔前后径下降,延髓和上颈髓受压,神经根和血管受牵拉,局部的硬膜、蛛网膜和筋膜可以粘连和增厚,可以合并其他颅脑畸形。

(二)临床表现

一般为成人,30岁左右发病,延髓和上颈髓受压迫,神经根受牵拉,后循环缺血症状。合并其他先天性畸形时还可以出现其他症状体征,如发际低等。

辅助检查:主要依靠枕大孔部位矢状位测量而定。

1. Chamberlain 线

自硬腭后缘至枕大孔后缘的连线,又称腭枕线。齿状突高于此线 3 mm 即可诊断。

2. 基底线又称 McGregor 线

基底线又称 McGregor 线,自硬腭后缘到枕骨最低点的连线。当齿状突高于此线 4.5 mm 时,即可诊断。

3. Klau 值

自鞍结节至枕内粗隆连线,齿状突至此线的距离正常时为 41 ± 4 mm,<35 mm 时即可诊断。

4. 枕大孔前后径

枕大孔前后径<19 mm 时容易出现临床症状。

(三)诊断要点

主要依靠枕大孔区矢状位测量值。

(四)鉴别诊断

颅底陷入症经常合并齿状突畸形和小脑扁桃体下疝畸形,注意与其他颅颈交界区畸形鉴别。

(五)治疗

对于无症状或症状轻微的患者可以观察,无需手术。对于症状较重的患者,应该手术治疗,以改善压迫,常选用后颅凹减压术。当患者合并小脑扁桃体下疝和延颈髓腹侧受压迫时,无论是否伴有脊髓空洞症,宜先行腹侧减压,然后行后颅凹减压术;许多先行后颅凹减压术而未行前路减压的患者症状不改善,甚至加重。对于由于枕大孔区筋膜等软组织导致的枕大孔狭窄,手术切除并松解增厚的环枕筋膜以改善压迫。术中应该注意稳定性的问题。

(六)预后

大部分患者预后良好。术后应该注意颅颈稳定性问题。

四、扁平颅底(platy basia)

有学者认为扁平颅底是颅底陷入的一种形式,常合并其他畸形。在正中矢状位上前颅凹底和斜坡之间的夹角为 Boogard 角,正常人为 118°~147°,>132°时为扁平颅底。一般单纯扁平颅底,而没有其他畸形时,患者无症状,也不需要治疗。

五、寰枢椎半脱位(atlantoaxial subluxation)

寰枢椎是脊柱活动度最大的部位,因此也是最不稳定的部位。产生寰枢椎半脱位的原因可以是先天性异常,也可以是获得性的。先天性原因有寰椎横韧带不健全或齿状突发育不全等导致寰枢椎移位,使椎管狭窄,压迫脊髓,产生症状。

(一)临床表现

患者头部活动受限,颈部疼痛,活动时疼痛加重,可呈放射性。压迫严重可出现呼吸困难、后循环缺血等表现。

(二)辅助检查

头颅 CT 对诊断帮助最大,成人齿状突与寰椎前弓超过 2.5 mm,儿童超过 4.5 mm 时可以诊断。

1. 非手术治疗

对于继发于炎性变者可以行枕颌带牵引,3 周后改为石膏背心 6~8 周。

2. 手术治疗

手术目的是解除脊髓压迫和增加关节的稳定性。对于无症状或症状轻微的患者可以观察,无需手术。对于症状明显者,齿状突活动度>10 mm,枕大孔前后径小于 20 mm,或椎间隙<13 mm 者应该采取手术。手术入路首选经口腔切除齿状突,后根据需要再行后颅凹减压术和(或)固定术。

3. 手术并发症

脊髓损伤:在术中和术后均需要注意。脑脊液漏是此手术严重的并发症,因此要求术中仔细,避免硬膜开放,及时修补漏口。可以行植骨或不锈钢丝等加强颅颈交界区的稳定性。

(四)预后

一般预后良好。

六、齿状突畸形(abnormalities of the odontoid process)

包括齿状突分离、发育不全,甚至齿状突阙如,其中齿状突分离最常见。一般齿状突畸形不影响脊髓,但是如果影响寰枢椎稳定性时可以出现脊髓受压、神经根刺激症状。枕颈部伸位和屈位 X 线片,可以观察齿状突的活动度,>10 mm 时将产生症状。

对没有明显症状的患者可以观察,症状较重者的治疗方法同寰枢椎半脱位。

七、枕融合和颈椎分节不全

寰枕融合(atlantooccipital fusion)又称为寰椎枕化(assimilation of atlas),是较常见的畸形,人群发生率 0.25%。

常见是寰椎前方和(或)侧方部分与枕骨融合,常伴有其他畸形,如颅底陷入症和颈椎分节不全(Klippel-Feil 综合征);约 75%患者可以伴有颈 2~3 的融合;由于颈 2~3 融合将导致齿状突逐渐松动,使寰枕稳定性下降。单纯的寰枕融合,一般没有临床症状,无需手术治疗。而出现寰枕不稳定时,一般认为 15 岁以下治疗效果好。治疗首先试行牵引,无效时先行前路减压,然后再行固定术以增强稳定性。

颈椎分节不全(Klippel-Feil 综合征)为先天性颈椎融合,是一组综合征,三主征为枕部发际低，短颈和颈部活动受限，还可以伴有唇裂、腭裂、眼肌麻痹、听力下降、肋骨异常，脊柱裂和颅底畸形等。单纯颈椎分节不全可以没有症状，无需特殊处理。

第四节 蛛网膜囊肿

蛛网膜囊肿（arachnoid cyst）是由蛛网膜包裹囊液所形成的病变，占颅内占位性病变1%～5%，好发于中颅凹侧裂区（48%～65%），后颅凹中线处（9%～11%）和鞍上（10%），其次为小脑脑桥角、四叠体池和大脑突面等，多发少见（4.8%）。男性较女性多见（2.9～4.7∶1），左侧较右侧多见。脊髓的蛛网膜囊肿好发于胸段，多见于背侧，可以延续多个节段。绝大多数为脑外囊肿，鲜有脑实质内发生者。发生原因分为原发性蛛网膜囊肿，即先天性蛛网膜发育异常，在形成脑沟裂处出现脑膜异常的卷曲，包裹形成囊肿；以及继发性蛛网膜囊肿即感染、出血导致的粘连和外伤导致蛛网膜破裂形成的"活瓣"。囊肿增大可能与下列因素有关：由于囊液的蛋白质含量高于脑脊液，使得囊液的渗透压高于周围脑脊液；有研究发现囊肿的蛛网膜细胞具有分泌功能；以及囊肿与周围蛛网膜下隙存在起到"活瓣"作用的孔隙。

一、病理

一般蛛网膜囊肿的壁层为增厚的扁平的蛛网膜细胞，与周围的蛛网膜相延续，脏层为增厚的软膜，两层细胞均为增生的蛛网膜细胞，同时伴有致密的结缔组织，胶原沉积。囊液一般与脑脊液无异，没有出血或炎症改变。其下方的蛛网膜下隙消失。由于较大体积的囊肿导致脑组织受压，可以出现胶质增生和神经元萎缩。周围骨质可变薄、膨出。

二、临床症状

临床表现与囊肿的大小、部位以及患者的年龄有关。一般先天性蛛网膜囊肿的患者常于20岁前发病；鞍区部位病变者多为5岁以下的儿童，其中约15%患儿出现不自主的节律性点头症状。多数患者因出现头疼、头晕，少数为癫痫、肢体力弱和视力下降等就诊。部分患者局部颅骨突出。椎管内蛛网膜囊肿一般呈现脊髓压迫症状。

三、辅助检查

（一）头颅 CT

低密度病变，一般信号同脑脊液，必要时可以测 CT 值。周围脑组织受压，颅骨可以突出，骨板变薄，骨质吸收。注意位于顶部的病变易漏诊。

（二）MRI

为长 T_1、长 T_2 信号，一般同脑脊液信号。可以从多个角度观察病变，有时对判断囊肿是否伴有硬膜下积液有帮助。目前对于位于中线部位的囊肿，"脑脊液造影"可以提示其与蛛网膜下隙的沟通情况。15%～18%中颅窝蛛网膜囊肿可以导致脑积水。

（三）造影剂

可以用来判断囊肿与蛛网膜下隙的沟通情况，目前在实际工作中已较少使用。

四、诊断要点

临床症状和体征与囊肿的部位有关:头疼、头晕、癫痫发作、视力下降,小儿可以出现头围增加。CT 和 MRI 示类圆形病变,囊液信号同脑脊液,局部颅骨可以膨隆、变薄。

五、鉴别诊断

(一)慢性硬膜下血肿和硬膜下积液

二者的形态和前者的 CT 值一般与蛛网膜囊肿不同。

(二)蛛网膜下隙增宽或脑发育不全

由于脑萎缩或脑发育不良导致的蛛网膜下隙扩大与蛛网膜囊肿有时易混淆。前者无脑组织受压改变,此外脑池造影可以区别。

(三)胆脂瘤

由于主要为脂肪类成分,因此在 CT 值较脑脊液低,MRI 上 T_1 和 T_2 一般均为高信号。

(四)Dandy-Walker 综合征

Dandy-Walker 综合征和枕大池即小脑延髓池蛛网膜囊肿,发生于后颅窝的蛛网膜囊肿注意与前二者的鉴别。

(五)神经上皮样囊肿

神经上皮样囊肿发生于脑室内和椎管内,尤其是第三脑室内者易与蛛网膜囊肿混淆。

(六)第五脑室和第六脑室

第五脑室和第六脑室为透明隔先天发育异常,一般无症状。

六、治疗

由于多数囊肿并无明确相关的颅内高压症状且没有明显的占位效应,相当一部分患者因头外伤或其他原因行 CT 或 MRI 检查时"偶然"发现,因此对是否要采用手术治疗蛛网膜囊肿应该慎重,可以先随访观察。

(一)手术适应证

(1)囊肿进行性增大者。

(2)对于占位效应明显,尤其是出现肢体力弱麻木、视力下降时。

(3)对于位于后颅窝中线和鞍区等引发脑积水者。

(4)出现急性颅内压高,如硬膜下积液或血肿,以及囊内出血的患者应该积极采取手术治疗。

(二)手术方式

评价手术效果的指标应该主要是症状是否改善,而不仅是病变是否消失。

1.囊肿腹腔分流术

为目前有效的治疗方案。选用低阻抗分流管。部分患者囊肿迅速消失(<1周),可以因为过度引流出现低颅内压症状;而部分病变可能需要 1~2 年才能缩小。注意颅内段置入不可过深,以防损伤重要结构,或刺激硬膜引发头疼。注意分流管可能阻塞而使分流效果下降。

2.内镜囊肿脑池引流术

该手术创伤小,安全有效,但是仍应该注意重要结构的保护。

3. 囊肿切除术

虽然可以切除囊肿,但是手术危险性大,损伤大,长期随访发现复发率高(5%～100%)。

4. 囊肿穿刺外引流或脑室穿刺外引流

囊肿穿刺外引流或脑室穿刺外引流仅作为短期治疗或抢救手段。

七、预后

多数患者预后良好,少数囊肿可以自发消失。1/5～1/3患儿伴有发育迟滞,需要进一步诊治。

第五节 颅缝早闭

颅缝早闭(craniosynostosis)又称狭颅症,新生儿发病率约为 0.6/1000。婴儿第一年脑重量增加近 1.5 倍,头围增加 0.5 倍,在 10～12 岁停止增长,颅缝主要由致密的结缔组织联系。正常颅缝约在儿童 6 岁左右开始骨化,30～50 岁完成。如果颅缝在 1 岁内早期融合,就会在一定方向上限制了头颅的生长方向,由于脑组织的发育代偿性地引起其他部位的生长,形成相应的畸形。

一、一般临床表现

主要为头颅畸形,其程度与颅缝闭合的早晚而不同。多数患儿产前就有畸形存在,单纯产后的颅缝早闭并不多见。除人字缝早闭无法触及外,其他早闭的颅缝可触及局限的骨质隆起(骨嵴),两侧的颅骨活动度小。颅缝闭合越早,程度越重,临床症状越严重,可以出现颅内高压表现,视力下降,呼吸道受阻和烦躁不安等。智力发育迟缓可以是颅缝早闭的结果,也可能是合并其他疾病的表现。多颅缝早闭者智力发育迟滞较单发者明显。但是 90% 单发矢状缝或冠状缝早闭者智商可能正常。合并脑积水者并不多见,以交通性脑积水常见,可以出现破壶音。头围等测量值在颅骨变形情况下仍可正常。一些代谢性疾病容易出现颅缝早闭,如克汀病、维生素 D 缺乏症、黏多糖病。

二、辅助检查

(一)X 线片

显示骨缝早闭的中心缺乏正常透光性,而其他未闭合的颅缝可能增宽,甚至分离。但一些骨缝局部形成骨刺,X 线(甚至 CT)检查可正常。颅内压增高者可出现颅缝分离和鞍部骨质吸收。

(二)CT

有助于显示颅骨轮廓,颅缝早闭处颅骨增厚,和(或)形成骨嵴,可显示脑积水,额部蛛网膜下隙扩大,三维 CT 可更好地显示颅骨异常。

(三)放射性核素骨扫描

上述方法仍不能诊断者,可行此项检查。生后第一周任何颅缝均不能摄取同位素,过早闭合的颅缝比其他(正常)颅缝摄取能力增高,完全闭合的颅缝不能摄取同位素。

(四)MRI

通常仅用于诊断伴随颅内其他病变的患者,骨质改变显示的效果不如 CT 和 X 线片。

三、鉴别诊断

注意与小头畸形进行鉴别,后者是由于脑组织发育不良而出现头颅停止增大,如无脑、积水性无脑畸形或脑发育不良。其颅逢闭合是继发的,导致颅骨发育不良。很多头形异常而怀疑为颅逢早闭者是由于平卧体位所致(如枕部)。应嘱其父母避免患儿平躺体位,并于6~8周后复查。体位所致者头形改善,否则即为颅逢早闭。注意区别半侧颜面短小或单侧冠状缝早闭所致的斜头畸形。

四、治疗方法

(一)对孕妇

一些致畸因素可以促使颅逢早闭,如苯妥英钠引起特异性的矢状缝和冠状缝闭合。一些导致胎儿骨质缺损的因素与颅缝早闭可能有关,如甲氨蝶呤。因此要避免接触此类物质。

(二)手术

治疗目的在于使颅腔适应于脑组织的增长,并且矫正畸形。首选手术,多以整容为目的,并能避免由颅面畸形带来的严重心理障碍。总之,多颅缝早闭的颅骨阻碍了脑发育,常导致颅内压增高。单一颅缝早闭患者,颅内压增高发生率约为 11%。冠状缝早闭可导致弱视,单一颅缝早闭者多可通过颅缝骨缘切除获得治疗。多颅缝或颅底骨缝早闭的治疗通常需要神经外科和颅面外科医师协作完成,某些需分期治疗。如果患儿一般情况允许,确诊后应及早手术,对于多个颅缝早闭的患儿应在 1 周内手术,1~2 个颅逢早闭者可以延至生后 1~2 月,手术风险包括主要为出血、败血症、皮下积液和癫痫。有时一次手术并不能完全解决问题,需要分阶段多次手术。

五、不同类型颅缝早闭的临床表现和治疗

(一)矢状缝早闭

1.临床表现

最常见的颅逢早闭,占 40%~70%,80% 为男性。闭合后头颅左右方向生长受阻,主要向前后方向生长,导致长头或舟状头畸形伴额部隆起,枕部突出,可触及骨嵴。头围(枕额)基本正常,但双顶径(BPD)显著减小。

2.治疗

可采取纵向或横向皮肤切口。自冠状缝至人字缝之间的矢状缝行线形切开,在生后 3~6 个月内手术效果较好。切开宽度至少 3 cm,无证据表明使用人工材料(如硅胶包裹顶骨骨缘)可延长复发时间。必须注意避免硬膜撕裂损伤矢状窦。6 个月以下的患儿的颅骨融合应再次手术。1 岁以上的患者需要更为广泛的颅骨塑形。

(二)冠状缝早闭

1.临床表现

临床表现占颅缝早闭的 18%~40%,女性多见。多为双侧,形成前额扁平,为宽头畸形;

合并额蝶缝和额筛缝早闭,可出现尖头畸形,可以出现前颅窝缩短,上颌骨发育不良,眶部过浅和进行性眼部突出。单侧冠状缝早闭少见,约 4%,引起斜头畸形,前额患侧眼部以上平坦或凹陷,眶上线高于健侧。眼眶转向健侧,可导致弱视,如不加以治疗,颜面平坦加重和鼻向健侧移位(鼻根部旋转变形);在 Crouzon 综合征还伴有蝶骨、眶骨和面额异常(颜面中部发育不良),APert 综合征则伴并指(趾)畸形。

2. 外科治疗

单纯对受累骨缝行切开常可取得良好的整容效果。但有学者认为仅采用这种治疗是不够的。目前常行单侧或双侧额颅缝切除术;同时切除眼眶骨来抬高眼外眦。

(三)额缝早闭

额缝早闭不多见,占 5%～10%,自前囟至鼻根形成骨嵴,向前突出,严重者前额正中隆起突出,如包块,形成三角头畸形。多有 19p 染色体异常和发育迟滞。

(四)人字缝早闭

原报道发病率低,占 1%～9%,近期报道为 10%～20%,男:女＝4:1,70% 为右侧受累。常于生后 3～18 个月发病,最早在 1～2 个月。

1. 临床表现

单侧或双侧枕骨平坦。单侧病变有时称作人字形斜头畸形,严重者同侧前额隆起致颅骨呈"菱形",同侧耳位于对侧耳的前下方。对侧眼眶和额部可以变平。

2. 诊断方法

颅骨 X 线和 CT 上,76% 病例可出现人字缝两侧骨缘硬化,约 70% 出现明显的额部蛛网膜下隙增宽,2% 的患者出现脑组织异常,如灰质异位、脑积水和胼胝体发育不良。此外,行骨扫描检查时,1 岁内人字缝对同位素摄取增加,3 个月时为高峰。

3. 治疗

对严重的颅面变形或颅内压增高者应该早期手术。也有采用保守治疗,多数患者病情稳定或随时间推移和简单的保守治疗后病情改善。但约有 15% 颜面畸形进一步发展。

(1)非手术治疗:尽管病情常可改善,某些仍有不同程度的颜面畸形,85% 患者改换体位的治疗有效,将患儿置于健侧或俯卧位。先天性斜颈致枕部平坦的婴儿应进行积极的物理治疗,并且应在 3～6 个月内消失。

(2)手术治疗:只有约 20% 需要手术治疗。理想手术年龄为 6～18 个月。患者俯卧位,头部头托固定(抬高面部,麻醉师每 30 min 轻轻按摩防止压伤)。手术方法的选择包括由单纯一侧颅缝颅骨切除到复杂的颅面外科重建。对年龄在 12 周内无严重颜面变形者行矢状缝至星点的线形颅骨切除已足够,必须注意避免星点附近硬膜撕裂,因为此处有横窦经过,切除的骨缝可见内嵴,手术年龄越早效果越好,6 个月以上的患儿可能需更为彻底的手术治疗。术中一般失血 100～200 mL,因而常需要输血。

第六节 脑发育不全

脑发育不全分为大脑发育不全和小脑发育不全。大脑发育不全根据神经系统发育过程，可以分为以下几项。

(1) 腹侧诱导过程障碍：如前脑无裂畸形（holoprosencephaly），视隔发育不良（septooptic dysplasia）。
(2) 神经元增生和分化过程障碍：如积水性无脑畸形、脑穿通畸形、小头畸形。
(3) 神经元移行和脑沟形成障碍：如无脑回畸形、巨脑回、多发小脑回畸形、脑灰质异位症、和胼胝体发育不全等。

小脑发育不全包括小脑蚓部和小脑半球没有发育。由于产前 B 超和磁共振（MRI）的应用，发现率上升，并为出生后的处理提供了信息。

一、病理

(1) 前脑无裂畸形，两侧半球完全没有或仅有部分分开，伴有颅面畸形。
(2) 积水性无脑畸形，是除无脑畸形外最严重的一种畸形，颅腔内绝大部分被脑脊液充斥。
(3) 脑穿通畸形，是脑室周围脑组织内囊性病变，可有占位效应。
(4) 小头畸形，表现为头围低于正常值 2、3 个标准差，颅骨增厚，脑萎缩和脑软化。
(5) 无脑回畸形，是指脑组织异常光滑，完全没有脑回。
(6) 脑回是脑沟回数目减少，脑回变浅变宽，而且一般位于同侧大脑的不同部位。
(7) 多发小脑回畸形，是指脑回短小，但是数目多。
(8) 灰质异位，是指在正常白质的区域内出现灰质团块。
(9) 胼胝体发育不良，可以是全部缺失，也可能是部分，发生率很高。
(10) 蚓部发育不良者可以是 Dandy-Walker 综合征。有时同时发生几种畸形。

二、临床症状

一般患者会出现智力障碍、癫痫发作等神经系统症状体征，伴有脑积水者会出现颅内高压表现；可以伴有颅面等其他异常，如 Chiari 畸形。无脑回畸形的患儿头颅小，去皮层强直，严重的智力障碍。可以伴有癫痫。一般死于 2 岁前。脑回肥厚者，可存在严重的智力障碍，1 岁前常有癫痫发作，一般存活时间长。多发小脑回畸形者可以无症状。

三、辅助检查

(1) B 超对胎儿即可诊断。
(2) CT 和 MRI：可以明确显示发育不良的类型和程度。
(3) 脑电图：可以提示癫痫灶的部位。

四、诊断要点

患者有神经系统症状和体征，结合 CT 和 MRI 等可以明确诊断。

五、鉴别诊断

对各种脑发育不全之间应该注意鉴别。此外，对并发症要注意诊断。小头畸形和颅颌症要进行鉴别,虽然小头畸形也可以出现颅缝的闭合,但是一般外形正常,脑组织发育不良是其中一个重要原因。

六、治疗

对有癫痫发作的患者进行药物或手术治疗。对伴有颅内高压的患者可以行分流术。对于合并的颅面等其他畸形需要与其他专科医生共同治疗。

七、预后

一般与脑发育畸形的程度有关。无脑回者常于2岁前死亡,巨脑回者常为严重的智力障碍,多小脑回畸形者症状较轻,受累范围较大者可能出现智力下降和神经功能障碍,灰质异位者常有癫痫发作,反应迟缓。

第七节 脑水肿

多种因素可引发脑水肿,包括物理性因素、化学性因素、生物性因素等,作用于脑组织,引起脑组织内水分异常增多,导致脑体积增大,重量增加。水分聚积于脑间质内称为细胞外水肿,聚积于细胞内称为细胞内水肿,细胞内水肿和细胞外水肿常同时并存。

一、常见病因

(一)颅脑损伤

各类颅脑损伤,直接或间接地造成脑挫伤、裂伤,都能引起脑水肿。脑外伤并发颅内血肿,使局部的脑组织受压迫也可以引起脑水肿。颅骨凹陷骨折,对脑组织产生压迫,或者骨折片直接刺入脑组织,在受累的部位可出现脑水肿。爆炸伤时,气浪剧烈冲击胸部,或胸部直接受到挤压伤,致上腔静脉压力急剧升高,压力传导至脑组织,造成脑组织内毛细血管广泛弥散性的散在点状出血。毛细血管通透性增加,发生弥散性脑水肿。

(二)颅内占位病变

脑瘤压迫周围脑组织,阻碍脑静脉回流,导致脑静脉压升高,局部淤血,脑脊液吸收及循环障碍,以及肿瘤具有生物毒性作用,破坏了脑瘤周围的血脑屏障,血管壁通透性增加,发生局限性脑水肿。

(三)颅内炎症

脑炎、脑膜炎、脑室炎、脑脓肿及败血症所致颅内炎症往往发生不同程度的脑水肿。这与致病微生物的毒性以及累及的范围有关。脓肿及炎性肉芽肿周围脑水肿显著。

(四)脑血管病

颈内动脉或脑动脉血栓形成或栓塞、脑脂肪栓塞,致脑供血障碍,继发局限性或广泛脑水肿。脑动脉瘤、脑动静脉畸形破裂出血、蛛网膜下隙出血、脑内出血以及并发的周围血管痉挛,均能导致脑水肿。

(五)脑缺氧

癫痫持续状态,胸部创伤,不同原因所致的呼吸困难、窒息、心搏骤停、长时间低血压、休克、高原性缺氧、一氧化碳中毒及其他肺源性脑病,使脑处于缺氧状态,导致脑水肿。

(六)外源性或内源性中毒

铅中毒或其他原因引起全身性中毒,常并发弥散性脑水肿。

(七)脑代谢障碍

各种原因,全身性的或局限性的脑代谢障碍,导致脑水肿。

(八)脑的放射性损害

电磁损伤如微波、红外线、X射线、γ射线、β射线、快中子等可以引起脑水肿。肿瘤放疗或接受其他射线照射,可以引起轻度或较重脑水肿。常见于对放射线敏感的患者,或照射剂量过大,严重者发生放射性脑病。

二、分类

脑水肿分为血管源性、细胞性(细胞毒性)、渗透压性及脑积水性四类。临床进行脑挫裂伤手术时有时可见到急性脑血管充血,大脑由手术区膨出;术中低血压应用升压药时,也可能发生脑膨出,系脑血管扩张或脑血流灌注暂时性增加,并非真正的脑水肿。

(一)血管源性脑水肿

主要因血脑屏障受损、破坏、致毛细血管通透性增加,水分渗出增多,积存于血管周围及细胞间隙所致。此时,由于一些蛋白物质随水分经血管壁通透到细胞外液中,使细胞外液渗透压升高,水分由血管壁渗出增多,预示脑水肿继续发展。脑损伤所致之外伤性脑水肿早期主要为血管源性脑水肿。

(二)细胞性脑水肿

不同致病因素,使脑细胞内、外环境改变,脑组织缺氧,影响神经细胞代谢。细胞膜系统功能障碍,导致细胞内水肿。

(三)渗透压性脑水肿

渗透压性脑水肿是由于细胞内、外液中电解质与渗透压改变引起的细胞内水肿。

(四)脑积水性脑水肿

脑积水性脑水肿又称间质性脑水肿,常见于梗阻性脑积水。

三、发病机理

脑水肿发病机理十分复杂,相关因素很多,血脑屏障、微循环障碍,脑缺血与脑缺氧,脑内自由基增加、神经递质与神经肽类的变化、神经细胞钙超载等,均影响脑水肿的发生与发展。主要影响因素有:①血脑屏障机能障碍;②脑微循环障碍;③脑细胞代谢障碍;④自由基产生增加神经细胞钙超载;⑥颅内静脉压升高;⑦其他,如前列腺素、神经递质、神经肽类、激光等方面均在某些环节参与脑水肿发生发展过程。

四、临床表现

(一)脑损害症状

局限性脑水肿多发生在局部脑挫裂伤或脑瘤等占位病变及血管病周围,常见症状为癫痫与瘫痪症状加重,或因水肿范围扩大,波及语言运动中枢引起运动性失语弥散性脑水肿,可因局限性脑水肿未能控制,继续扩展为全脑性,或一开始即为弥散性脑水肿。

(二)颅内压增高症状

脑水肿使脑体积增大,增加颅内容物的总体积,引起颅内压增高或加剧颅内压增高的症状。表现头痛恶心、躁动、嗜睡甚至昏迷。

(三)其他症状

脑水肿影响到额叶、颞叶、丘脑前部,可引起精神障碍,严重者神志不清、昏迷,也可引起精神症状。

五、诊断

(1)根据疾病的临床表现与过程,脑水肿多继发于原发病。如在短时间内,临床表现显著加重,应考虑存在局限性脑水肿,如果患者迅速出现严重的颅内压增高症状、昏迷,多为广泛性或全脑水肿。应用脱水剂,如出现利尿效果,且病情亦随之改善,说明存在脑水肿。

(2)颅内压监护:颅内压监护可以显示和记录颅内压的动态变化,如颅内压升高,从颅内压曲线结合临床过程分析,可提示脑水肿的发展与消退。

(3)CT 或 MRI 脑扫描:是直接提示脑水肿的最可靠的诊断方法。

六、治疗

(一)改善脑缺氧是防治脑水肿的重要措施

凡脑水肿患者。无论昏迷与否,只要有呼吸梗阻时,首先要使呼吸道保持通畅,需要尽早做气管插管或气管切开,并随时观察呼吸变化。

(二)解除病因

及时解除痛因,是治疗脑水肿的根本,病灶不除,水肿难消。

(三)脑水肿与颅内压增高的治疗

(1)脱水治疗:根据病情,选用脱水药,目前以 20% 甘露醇及速尿常用。每 6~8 h 给予脱水药物一次。

(2)梗阻性脑积水导致脑积水性脑水肿,行侧脑室持续引流,减少脑脊液量,达到减压和清除脑水肿的目的。

(3)对脑细胞损害,应用激素,如地塞米松、ACTH 等。

(4)为促进脑血流灌注,改善微循环,减低血脑屏障通透性,可应用钙离子拮抗剂,如尼莫地平。

(5)等容血液稀释疗法降低血液黏稠度,减轻脑水肿。

(四)改善脑功能的治疗

不少药物具有改善脑代谢功能的作用。尼莫地平作为钙离子阻断剂,有保护细胞膜,阻断钙离子进入细胞内的作用。胞二磷胆碱可促进卵磷脂生成,有防治脑水肿、脑肿胀的效果,促进患者清醒。脑活素、脑复康、脑复新等都有促进细胞氧化还原作用,增加细胞能量,可以加速脑细胞功能的修复。

第八节 颅内压增高

一、概述

颅内压增高是神经外科临床工作中常遇到的重要问题,颅内压增高发展的结果使脑血液循环障碍,静脉回流受阻。颅内淤血产生脑受压、脑移位,严重者发生脑疝,患者常由于继发性脑干损伤致死。

二、病因

神经外科中,引起颅内压增高常见的疾病如下。
(1)颅脑损伤:颅脑损伤引起颅内血肿,脑挫裂伤伴有的脑水肿是最常见原因。
(2)颅内肿瘤常伴有颅内压增高,一般肿瘤体积愈大,颅内压增高也愈明显,但肿瘤的部位、性质和生长速度也有很大影响。
(3)颅内感染:脑脓肿、化脓性与病毒性脑膜炎多伴有颅内压增高。
(4)脑血管疾病:多种原因引起的脑出血都常有明显的颅内压增高。
(5)脑寄生虫疾病。
(6)颅脑先天性疾病:如婴幼儿先天性脑积水、颅底凹陷和先天小脑扁桃体下疝畸形等。
(7)其他:如良性颅内压增高、颅内静脉窦血栓形成等。

三、发病机理

1.颅内容物体积或量增加
①脑体积增加;②颅内血容量增加;③脑脊液量增加。
2.颅腔容积缩小,改变了容积与压力关系
①大片凹陷骨折使颅腔变窄狭颅症,颅缝早闭,颅腔容积狭小,不适应脑的发育生长。

四、临床表现

(一)头痛、恶心、呕吐

头痛、恶心、呕吐是颅内压增高的主要症状,头痛是由于颅内压增高使脑膜血管和神经受刺激与牵拉所致;头痛的部位和特征与颅内原发病变的部位与性质有关。恶心与呕吐常伴有头痛而发生,呕吐多为喷射性,呕吐之后,头痛也随之缓解,呕吐是由于迷走神经中枢及神经受激惹引起。

(二)视盘水肿与视力减退

颅内压力增高传导至硬脑膜与视神经管相邻之处,使视神经受压、眼底静脉回流受阻,而引起视盘水肿,这是颅内压增高的客观征象。

严重时发生眼底出血。颅内压增高的持续时间长,可引起视神经继发性萎缩,边缘不清,视力减退,甚至导致失明。

(三)精神与意识障碍及其他症状

颅内压增高可引起头晕、复视、一过性黑矇、猝倒、意识模糊。也可发生癫痫。重度颅内压增高时,可出现昏迷。

(四)生命体征变化

中度与重度急性颅内压增高时,常引起呼吸、脉搏、血压的改变及呼吸、脉搏减慢,而血压升高。

五、诊断

一方面应着眼于病因诊断,另一方面可依据临床症状结合视盘水肿,谨慎地做腰椎穿刺检查。尚可采取颅内压监护、观察颅内压增高的动态变化。

六、治疗

颅内压增高的治疗,参照脑水肿的治疗。着眼于病因之根本治疗,同时采用脱水疗法、脑室引流术、脑室分流术、开颅减压术等措施,结合患者具体情况而定,尚可兼用对症的缓解头痛、恶心、呕吐的药物治疗。

第九节 颅内压监护

传统的腰椎穿刺测压方法,由于只能测定一次结果,不能持续地观察颅内压力的变化,且对颅内高压患者有导致或加重脑疝的危险,故应慎用。在已有脑疝的情况下,颅腔与椎管已不相通,则腰椎穿刺的测压不能代表颅内的压力。现今所用的持续颅内压监护有许多优点,可弥补腰椎穿刺法的不足。

一、监护的方法

颅内压监护的方法,近20年已做了很多设计与改进。当前定型的设计是应用微型压力传感器植入颅内直接与颅内组织接触,如硬脑膜,或将引出脑脊液的导管与颅外的压力传感器相接,由压力传感器将颅内压力转换为电能,再用记录仪描记下来。由于后一种方法准确性更高,因而应用也更广泛些。目前尚无一绝对准确和毫无危险的装置,但以脑室内插管法与蛛网膜下隙插管法应用最广,这两种方法都是由导管将颅内脑脊液与颅外压力传感器连接起来测压。直接在硬脑膜外放置压力传感器监护法的应用较上述两种方法少些。直接的硬膜下颅内压监护或其他途径的脑脊液压监护则很少应用。在不同部位测定的压力虽稍有出入,但记录的压力图像均十分近似。此外尚有无损伤性的前囟门测压法。对脑水肿脑组织压的监护法也初步设计出,可测定脑组织各部由于水肿程度的不同而产生的压力的差异。

更复杂而更少用的是完全植入颅内的传感器。将传感器置于硬脑膜外,缝合头皮,这样可以较长期地进行监护。一种是使用感应振荡电路传感器,当需测压时,以天线线圈置于头皮上传感器的部位接受信号。另一种是使用差动压力传感器,可有效地调整零点,然后在头皮上向埋入的传感器加压,当达到平衡时,则在头皮上加的压力相当于颅内压。

当前常用的脑室插管法、蛛网膜下隙插管法与直接硬脑膜外法各有其优缺点。直接硬脑膜外监护因硬脑膜保持完整,足以防止颅内继发感染,然而硬脑膜可因受到刺激而增厚,使其灵敏度下降。一般使用硬脑膜外监护法所测得的颅内压较实际的颅内压力稍高。随着颅内压的增高,两者的差距也越明显。将微型传感器置于颅骨钻孔处的硬膜之上,技术方面也较为复杂。脑室内与蛛网膜下隙插管监护法颅内感染的机会多些。蛛网膜下隙插管也需要进行头皮切口与颅骨钻孔,安置插销等。且当 ICP 大于 20 mmHg(2.7 kPa)时,由于易于发生部分阻塞,而致 ICP 读数偏低,有些患者需用冲洗的办法来确定其通畅性。脑室内插管法所测压力准确性较高,安装技术最简单。使用快速颅钻,将塑料管插入脑室(一般选用右侧脑室前角)引出脑脊液接触传感器即可,不能穿入脑室的机会较少,引流管保持通畅也不困难。必要时还可进行脑脊液引流减压,取脑脊液化验,进行脑室造影、脑室内用药与颅内顺应性测定等优点。

二、压力图像的解释

正常颅内压力曲线是由脉搏波以及颅内静脉回流随着呼吸运动的影响形成的波动组成。当记录时(80～200 mm/min)这两种波形都可以分别从图像上看出来。但进行颅内压监护时常须持续记录数日,因此压力图像常用慢记录表示。当慢记录时(20 mm/min),则各波互相重叠,组成一粗的波状曲线,曲线的上缘代表收缩期颅内压,下缘代表舒张期颅内压。舒张压加 1/3 的脉压(收缩压－舒张压)为平均动脉压。

颅内压监护仪所记录图像的类型与临床意义,目前尚未完整而明确地建立起来,但可看出两种主要的变化。

(一)颅内压力

压力水平的高低,正常成人平卧位的颅内压为 5～15 mmHg(0.7～2.0 kPa)。颅内压的高低以毫米汞柱为单位,其目的是便于与动脉或静脉压相对比。特别是计算平均动脉压与颅内压之差(即 CPP),临床上是有重要意义的。

对颅内压水平粗略的分级为:1～15 mmHg(0.1～2.0 kPa)属正常,15～45 mmHg 属轻度与中度增高。45 mmHg 以上属严重增高。此外也有按 20 mmHg(2.7 kPa)以下;20～40 mmHg(2.7～5.3 kPa);40 mmHg(5.3 kPa)以上分级的。在判断颅内压力水平的高低与临床症状二者之间的关系时,有三种情况必须说明:早期轻度的颅内压增高,由于患"空间代偿"机理作用发挥较好,所以常不出现临床症状,对这类患者,颅内压监护有利于早期发现颅内压增高;较重的颅内压增高,由于它可以引起脑灌流不足或(和)脑干的移位与脑疝的形成,则颅内压力水平的高低与临床症状的出现及其严重程度就多数人来说是一致的;另一方面脑组织的原发损害可以很严重,但不是颅内压增高所引起的,这样就出现了少数颅内压力水平较低而症状较重的不一致的情况。因此颅内压力水平的高低,虽为判断颅内情况的一重要参数,但必须结合影响脑功能损害的各方面因素全面分析,才能得出正确的判断。当前多数学者均主张选用 35～40 mmHg(4.7～5.3 kPa)为危险的颅内压增高的临界点。

(二)压力的波动与波幅

正常的颅内压常表现为较平直的、低波幅的图像。这是因为在正常情况下,颅内调节机理完全正常,一般的脉搏与呼吸运动的变化,都不致明显地影响颅内压力的波动。在颅内压增高的情况下,则常表现为波动范围较大,振幅增高。如因躁动、咳嗽、头部的活动等所引起的不规则的短期的颅内压力的波动较正常颅内压患者对这些刺激的变化要明显得多。

正常脑压波振幅的大小,主要是与脉络丛的搏动有关,其他脑与脊髓动脉的搏动也起到一定的作用,颅内静脉的回流也同时影响到振幅的大小。在正常脉搏与呼吸运动影响颅内静脉回流的共同作用下,脑压波的振幅为 45 mmH$_2$O(3.3 mmHg)。颅内压增高时,颅压波动振幅也增大。当患者生命垂危血压下降时,振幅又变小了。

由于脑内压监护可以对颅内压进行持续有记录的观察,除正常波型外,并可观察到 A、B、C 三种波型。对 A 波的解释意见比较一致,但 B 与 C 两种波型则不完全一致。

1. A 波

A 波即高原波。多见于后颅窝肿瘤的患者,而少见于脑外伤的患者。高原波是在颅内压力增高的情况下,压力突然呈间歇性的波动,其特点是压力曲线迅速上升,可高达 60～100 mmHg,高峰呈平顶(高原状),维持 5～20 min,而后突然下降至原来的水平或更低。可以间歇数分钟至数小时发作一次。典型高原波发作时患者有剧烈头痛、恶心、呕吐、面色潮红、呼吸急促、脉搏增加、不自主排尿、烦躁、神志不清,甚至抽搐或短暂强直发作。这些症状的出现一方面与 CPP 降低有关,另一方面与脑干受压或扭曲有关。

高原波的发生是颅内压增高发展的一个过程,表示此时空间代偿能力已完全丧失。开始发作时,其压力可能仅为中度增高,不伴有任何症状,如进一步发展,发作时则压力更高,持续时间也更长,症状也明显,甚至出现持续高压状态。

高原波的发生主要是颅内压增高时,因缺血缺氧或高碳酸血症导致阻力血管扩张的结果,应用同位素技术测定,当出现高原波时,脑血流量(CBF)减少,而颅内血容量增加。在颅内压增高的患者,当容积/压力曲线已处于临界点时,微量的颅内容量增加,即足以引起颅内压力急剧地上升。因此,咳嗽、呼吸障碍、呕吐、用力等,均可诱发高原波。在睡眠时,可能由于 CO_2 潴留,颅内血管扩张,血容量增加,也可出现高原波。高原波持续一段时间又突然下降,其机制尚不清楚,可能与压力下降前常出现过度换气,呼出 CO_2,使动脉血 CO_2 分压降低,导致颅内血管收缩有关。

高原波的反复发作,加重了对脑干的压迫与扭曲,加重了脑血管循环障碍,部分脑血管可出现"不再灌流"的现象,导致脑功能不可逆的损害。因此,某些病例即使高原波消失后,压力下降至原来的水平,但脑功能已不一定能完全恢复。所以,尽快设法中断高原波,对保证脑功能的恢复是非常重要的。

2. B 波

B 波乃是一种节律性振荡,每分钟 0.5～2 次,振幅增大为 5～50 mmHg(0.7～6.7 kPa),可发生在颅内压正常睡眠时的患者而不伴有任何神经系统的变化。B 波的发生与入睡时的周期性呼吸有关,认为没有什么病理的重要性。根据观察,B 波的出现有时是颅内代偿机制受损的表现,可能与脑干的血灌流不足导致脑干功能失调而产生的周期性呼吸运动(如陈—施氏呼吸)有关。

3. C 波

这种波是与不稳定的全身动脉压引起的颅内压的波动有关,振幅是低的,如 Tnmbe-Hering-Mayer 波。

除以上典型的压力波动以外,还有一些"非典型"波。这些非典型波可能是流产的高原波,它的形式取决于早期的容积代偿功能如何。有些波动可能是由非周期性的呼吸变化所引起,有时由于许多因素联合作用影响了颅内动力变化,可出现难以解释的不规则的波动。然而,所有这些快速变化的波动,均应引起医务人员的重视,它表明颅内已处于一"紧张"状态。

三、颅内压监护的临床应用

颅内压监护当前对脑外伤与颅内肿瘤已较广泛地应用。此外,也常用于蛛网膜下隙出血、脑积水、脑炎等。

(一)急性颅脑外伤

颅内压监护用于急性颅脑外伤是最有代表性，也是用得最多的。颅内压监护在诊断方面有助于鉴别原发性或继发性脑干损伤。有8例急性脑外伤患者，受伤后一直昏迷，均有瞳孔的变化，但因伤后在持续颅内压监护下，压力始终正常，诊断为原发性脑干损伤，避免了不必要的手术。外伤后若有进行性颅内压力增高，有助于颅内血肿的早期诊断。曾观察到5例患者，未出现瞳孔变化，因压力进行性增高，手术证实为外伤性颅内血肿，术后均存活。另有3例急性外伤后颅内血肿患者，在清除血肿以后，术后颅内压监护发现压力逐渐增高，乃行第二次手术清除另外的血肿。

正如Auer等提出的脑外伤患者合并血肿者颅内压力的增高常发生在患者临床症状恶化之前，因此颅内压监护并配合CT扫描等其他检查，是可以早期发现占位性病变的。Miller等提出脑外伤后的早期，若ICP>40 mmHg(5.3 kPa)即应估计到有颅内血肿的可能，应争取进行定位诊断的检查；反之，若ICP<10 mmHg(1.3 kPa)，则不大可能有占位性病变。在治疗方面它也利于指导抗颅内高压的措施。颅内压监护是判断颅内高压医疗效果的可靠措施。尤其是近年来应用巴比妥类药物或过度换气等以控制脑外伤患者的颅内高压，均以在颅内压监护下进行为宜。持续颅内压测定与同时对动脉血压的测定借以了解CPP，对指导治疗与判断预后都是非常重要的。对颅内压增高的患者，CPP应控制在50 mmHg(6.7 kPa)以上。从判断预后来看，不能只从颅内压水平的高低这一参数来分析。一般而言，年龄愈高，昏迷程度愈深，神经功能障碍愈严重，颅内压力愈高，预后也愈差。总的看来，经治疗后，颅内压力仍持续在40 mmHg(5.3 kPa)以上，则预后不佳。说明患者伤后所存在的健康脑组织不多，因而对治疗反应不大。

(二)颅内肿瘤

颅内压监护对颅内肿瘤患者术前、术中、术后均可应用。Lundberg对脑瘤患者于术前1~2 d开始应用脑室法监护，有时为了改善患者的病情，使颅内压力维持在15~20 mmHg(2.0~2.7 kPa)之间，持续数日之久。脑室造影等检查，亦在颅内压监护下进行。术后对颅内压力进行持续的控制，可不必在造影后即行开颅手术。另外，在颅内压监护下进行麻醉也是有益的。因在麻醉过程中及麻醉后的通气障碍、体位不正等，均可导致颅内压增高，通过颅内压监护能及时发现与及时纠正。尤其对手术前曾有高原波的患者，可在麻醉前进行脑室引流或脱水治疗，以利患者顺利地适应麻醉过程。术后继续行持续监护数日，有利于指导液体疗法、脱水疗法或其他治疗措施。

总之，颅内压增高的临床症状常在较晚期才出现，且有时对判断颅内高压是不可靠的。因此颅内压增高的患者在没有持续颅内压监护的情况下常不能得到及时恰当的治疗。颅内压监护则可以及时发现颅内压力的变化而及时采取治疗措施。一般来说，凡是有颅内压增高尤其是昏迷的患者，均可使用持续颅内压监护，这种监护利多而弊少。

第十节 良性颅内压增高

凡有颅内压力增高及伴有头痛、视盘水肿等一般症状，但无其他阳性神经系统体征，脑脊液检查正常，神经放射检查排除占位性病变及脑积水者，称为良性颅内压增高或假性脑瘤。

一、原因和机理

良性颅内压增高可由许多原因引起。早年资料发现慢性中耳炎继发横窦血栓形成为最常见的原因，故曾被称为耳炎性脑积水。以同样机理，其他颅内静脉窦的闭塞，如外伤等原因引起的上矢状窦血栓形成，以及颅外大静脉的闭塞，如颈部肿瘤广泛切除术等，皆可引起颅内压增高。近年来发现许多患者伴有内分泌及代谢的障碍。例如肥胖女性患者常有月经失调，良性颅内压增高的发病率较高。这类患者的尿中17-羟类固醇，17-酮类固醇排出增多，表示肾上腺皮质功能并非不足而是旺盛，但与正常人比较其血浆中被结合而失去活性的皮质醇的比例多于游离的皮质醇，故对机体需要仍属不足。肥胖的青春前期女孩、月经初潮、早期妊娠及口服避孕药而发生颅内压增高者亦较多见，因为在这些患者雌激素分泌（或摄入）过多可抑制皮质激素的分泌，但青春期对于皮质激素的需要较多，因而发生暂时性肾上腺皮质功能不足。而皮质激素不足可能损害脑细胞膜的功能而发生脑水肿及颅内压增高。过多的雌激素还可降低血管平滑肌的张力而引起脑血管扩张淤血，成为引起颅内压增高的因素之一。肾上腺皮质功能不足引起脑水肿及颅内压增高者还见于Addison氏病。长期皮质激素治疗而忽然减量或停药时容易发生颅内压增高，乃因用药期间肾上腺皮质功能受到抑制，于停药后一时不能恢复正常之故。内分泌功能障碍引起颅内压增高者还可见于甲状腺及甲状旁腺的功能不足。

儿童缺乏维生素A可发生颅内压增高。其机理可能是脑脊液分泌增多，因为年幼的实验动物缺乏维生素A可引起脑积水。相反，如一次或短时间内食入大量维生素A，可引起急性颅内压增高，高颅压的症状，如头痛、呕吐、意识障碍和囟门隆起等，在数小时之内即可出现。停服维生素A可使增高的颅内压于1～2d内迅速下降。国内曾报道沿海渔民吃大量鲨鱼肝而急性发病。慢性维生素A中毒见于长时期每日摄入维生素A在75000单位以上的患者，除其他全身症状外，偶尔也出现颅内压增高，个别行气脑造影者曾发现脑室扩大。

四环素可引起颅内压增高，主要见于婴儿，在较大儿童甚至成人也有报道，前囟的隆起可在首次服药后数小时或连续服药数日后出现。若未被发觉而继续服药可使症状加重，包括呕吐、角弓反张、昏迷等，常被误认为脑膜炎，也易与用该药治疗的原发病相混淆而被认为是疗效不佳。停药后特别是再加做腰椎穿刺放液可使颅内压迅速恢复正常。其他能引起颅内压增高的药物有二苯胺类、萘啶酸、庆大霉素等。

急性感染性多发神经炎及脊髓瘤等可因脑脊液蛋白质含量增多而阻塞蛛网膜粒，结果引起颅内压增高。

根据以上所述，良性颅内压增高的发病机理因不同的致病原因而异，并且至今尚未完全阐明，甚至在许多患者尚未能发现致病原因。一般认为可有以下几种机理。

(1)神经系统的中毒或过敏反应引起脑细胞（特别是星形胶质细胞）膜功能障碍而发生脑水肿。

(2)内分泌或代谢功能失调招致水电解质平衡失调或脑细胞膜功能障碍，引起脑水肿或脑脊液分泌过多。

(3) 脑脊液吸收障碍。

(4) 脑血液回流受阻。

由于以上几种机制，颅内三种内容物（脑、血液、脑脊液）皆可发生体积增加而使颅内压增高。但一种病因可通过一种以上的机理引起颅内压增高。例如脑静脉回流受阻（耳炎性脑积水等）既阻碍脑脊液的吸收，又使脑血液容量增加，进而发生脑水肿。内分泌失调及药物作用等可能主要使脑细胞受损害而发生原发性脑水肿，但雌性激素增多如口服避孕药、月经失调、妊娠等，还可使脑静脉的平滑肌麻痹而引起脑静脉扩张淤血及脑血容量增加。良性颅内压增高患者于手术时做脑皮质病理检查，也证实有血管扩张及脑水肿的存在。而颅内压增高又引起脑脊液吸收的障碍。

二、诊断

良性颅内压增高的患者，以女性为多，年龄多在40岁以下，但儿童患者较少见，且无明显的性别差异。其临床表现皆由颅内压增高所引起，如头痛、呕吐、视盘水肿或继发性视神经萎缩等。急性发病者可有意识障碍，其余大多数患者则意识全无障碍，为一大特点。凡无局限体征的慢性颅内压增高而有意识障碍者，皆可能有颅内占位病变的存在而非良性颅内压增高。病程较长者可有视力障碍，甚至失明。视野可出现盲点扩大及向心性缩小。少数患者引起空蝶鞍症，此时视力、视野多有改变。一侧或两侧外展神经麻痹较多见。无其他神经系统阳性体征。占位性病变晚期所常见的颈部强直（脑疝征象）在良性颅内压增高则属罕见。一般而论，患者的一般状态多较轻微，与颅内压增高及视盘水肿的严重程度不相适应。

由于多数无局限体征的颅内压增高的原因为肿瘤，故对于这类患者，除有明显诱因，如药物及维生素A等引起者于停药后迅速好转以外，皆应按颅内占位性病变进行检查以排除占位性病变、炎症及阻塞性脑积水。一般应先做脑超声波及脑电图检查，脑脊液细胞及生化检查也有重要意义。如排除炎症，可做同位素脑扫描或脑血管造影。如仍无异常发现，可进行气脑造影或脑室造影，可见脑室不扩大或变小（少数可稍扩大），无移位及受压现象，一般即可初步确定诊断，但常须随访相当时期或重复必要的造影检查方能最后定论。电子计算机断层扫描（CT）具有重要诊断价值。CT检查辅以腰椎穿刺测压可以完全代替各种造影检查而确定良性颅内压增高的诊断，且无任何危险。对需要随访的患者，CT检查亦远较其他造影检查为优。

三、治疗

因具体病情而异，但主要是消除致病原因和降低颅内压力。有药物因素者，于停药或同时给予降颅内压药物或腰椎穿刺放脑脊液后即迅速治愈。对耳炎性脑积水，须根治中耳炎及乳突炎。肥胖及有月经失调者，应减轻体重及调整内分泌功能。有其他内分泌功能障碍及血液病者，应予以纠正。伴有妊娠的患者如对症治疗无效而危及视力，可考虑终止妊娠。

降低颅内压的措施，最常用者为药物、腰椎穿刺及脑脊液分流术，偶尔需做颞肌下减压术。常用的药物为皮质激素及甘油。皮质激素对于判断有皮质功能不足者特别适用，一般可服用一月左右，可同时口服醋氮酰胺。但皮质激素长期应用时不良反应较多，且皮质激素治疗的本身及停药皆为良性颅内压增高的原因之一，故普遍地长时间应用并不适宜。尿素及甘露醇只能静脉内注射，除对重度的颅内压增高短暂应用以外，亦不适于长期治疗。速尿长期应用易引起水电解质紊乱。因本病于诊断后皆可在家中治疗，故口服甘油对于慢性病程的患者特别适用,也有较好的效果,可连续服用 1~3 个月。腰椎穿刺放脑脊液减压对一部分患者有较好的治疗作用,可每周 1~2 次,每次缓慢放出脑脊液约 10 mL;有时需每日穿刺一次,但只宜连续数日。如以上治疗无效而危及视力时,可施行脑脊液分流术或颞肌下减压术。实际上需要施行这些手术治疗的患者不多。分流手术多采用脑室—心房分流术或脑室—腹腔分流术。因脑室常较小,也可施行腰部脊腔—腹腔分流术。近来较少应用颞肌下减压术,可在脑脊液分流术失败后施行之。

四、预后

良性颅内压增高的预后良好。经过对症治疗,多在数周至数月内缓解,但也可持续 1~2 年甚或更久。本病的早期发现和及时的有效治疗可防止任何视力障碍。病程久者可继发视神经萎缩而失明,但大多数患者于病后数年内眼底恢复正常。个别患者痊愈后可复发。

第十一节 脑 疝

脑疝是严重的颅内压增高的结果。当颅内有占位性病变或损伤时,颅内各分腔间出现压力梯度,脑组织则从压力高侧向压力低侧分腔移动,并压迫邻近重要结构,如脑干、颅神经、血管,从而产生明显的临床症状。因此,脑疝不是一种疾病,而是颅内压增高所引起的一种综合征。它的出现取决于脑组织移位的程度与速度。如急性病变者,由于脑移位速度快,因而其移位程度不大时即可出现脑疝,而慢性病变时由于移位缓慢,脑干、颅神经可产生相应缓冲及避让,因而此时脑移位很明显却可无脑疝出现。据其定义可以看出,脑疝时脑组织移位有两种形式:一种是向对侧移位即偏性移位,另一种则是上下移位即轴性移位。临床上尚可据此判断、解释脑疝各种症状的发生机理,并用于指导治疗。

一、脑疝分类

根据病变的部位及移位结构的不同,分为小脑幕裂孔疝、枕骨大孔疝、大脑镰下疝、小脑幕裂孔上疝等。

(一)小脑幕裂孔疝

其病变部位多位于一侧颞叶或大脑半球外侧面,如血肿、肿瘤等。此病变使颞叶的沟回、海马回及邻近的舌回通过小脑幕裂孔游离缘向内、向下移位,压迫中脑,产生偏性及轴性移位。此时可因患侧动眼神经受牵拉产生刺激或麻痹,而出现患侧瞳孔先缩小后散大,瞳孔对光反应消失或瞳孔散大、对光反应消失,眼球外展等;中脑受压引起意识障碍,对侧肢体瘫,肌力减退,肌张力增高,腱反射亢进,锥体束征阳性。随病情加重,可出现对侧动眼神经损伤致对侧瞳孔缩小后散大,光反射消失或中脑动眼神经核损伤致双侧瞳孔散大、光反射消失,昏迷加深并可出现同侧肢体瘫。这时中脑移位相应加重,可压迫或牵拉脑干及其血管,造成脑干局部缺血、液化、梗塞或出血等病变,形成继发脑干损伤。中脑与大脑联系中断后出现植物神经功能紊乱,如高热等。导水管及环池堵塞出现梗阻性脑积水,加重脑疝。疝入组织本身缺血、坏死、水肿等相应加重原颅脑损伤。当然,如果小脑幕裂孔较小,周围空间已被相应组织填满,此便可阻止其上组织继续下移,从而不致使脑干继续下移而产生枕骨大孔疝;反之则可因小脑幕裂孔较大,此处无法形成相应阻力障碍,而使脑干受压下移,形成枕骨大孔疝。

(二)枕骨大孔疝

枕骨大孔疝形成的原因除由上述小脑幕裂孔疝而来者,尚可因颅后窝占位性病变引起局部颅内压增高或直接压迫小脑扁桃体及延髓,使之产生轴性移位等而产生从而使小脑扁桃体、小脑组织经枕骨大孔移入椎管,牵拉压迫延髓。此时可出现多种临床表现,如后组颅神经核功能紊乱出现心动过缓、血压上升、呼吸变慢;第4脑室激惹出现反复呕吐、吞咽困难,甚至面部感觉异常;颈神经牵拉出现颈后疼痛及颈项强直;前庭神经损伤出现眼震及平衡障碍。这类患者多数意识保持清醒,很少有瞳孔变化。但由于延髓功能的重要性,这种患者如果出现促使颅内压增高的诱因,如反复呕吐、挣扎、腰椎穿刺、压颈试验等,都可使患者病情突然急剧恶化、死亡。

(三)其他脑疝

颅后窝病变时亦可使小脑组织逆向经小脑幕裂孔向上移位进入四叠体池。这种移位组织可压迫中脑四叠体及大脑大静脉,使中脑及两侧大脑半球因此而产生水肿、出血和软化等,造成严重后果。此类患者常出现四叠体受压表现,如双侧部分睑下垂、两眼上视障碍,瞳孔等大但无对光反射。因中脑亦相应受压向上移位,患者亦可有相应的意识障碍等。大脑半球内侧面的扣带回及其邻近的额回也可经大脑镰游离缘移向对侧,形成大脑镰下疝,此时大脑前动脉及其分支胼周动脉、胼缘动脉可受压阻塞,引起患侧大脑部分组织软化坏死,出现对侧下肢轻瘫及排尿障碍等。

二、病程发展规律

典型患者依据脑干症状及其他症状的出现、发展演变过程可大致分为三期。

(一)早期

早期患者的主要症状是:意识障碍突然发生或再度加重,患者突然出现剧烈头痛、烦躁、频繁呕吐、呼吸加速加深、脉搏增快、血压增高、体温上升等,这种改变为脑缺氧突然加重所致。

(二)中期

中期脑疝,脑的病变较前加剧,脑干直接受压,出现脑干、疝出组织缺血、缺氧进一步加重,局部坏死软化等。该期除疝出脑组织引起的局限性症状外,尚有脑干损伤的症状及原发损伤加重的表现,如昏迷加深、肌张力改变、呼吸加深或减慢、血压升高而脉搏减慢、体温升高等。此时机体尚能通过一系列的调节机能来维持生命。

(三)晚期

晚期由于脑干严重受损,则出现呼吸循环机能衰竭,如周期性呼吸、肺水肿、脉搏不稳定、脉速而不规则、血压波动并渐降低、体温下降、四肢肌张力消失、两侧瞳孔散大固定等。此种病例若不实行抢救治疗,则几乎均死于呼吸停止,而抢救治疗的成功率亦较低。当然,上述分析常对于较典型病例而言,对复杂或不典型病例则要依据具体条件进行具体分析。

三、脑疝主要症状及其诊断意义

综合上述可知,在脑疝过程中,一般有如下症状:意识障碍,生命机能改变、瞳孔及眼外肌症状、锥体束受损表现及急性肌张力改变等。这些症状在脑疝发生发展过程中各有其临床意义。

(一)意识障碍

急性颅脑损伤后,患者大多数都当即昏迷,轻者短时即清醒。重者可昏迷直至死亡。在脑疝形成过程中,由于脑干网状结构早期的缺氧而致机能性损害,后期由于直接压迫、变形、移位、扭曲、缺血又导致器质性损害,这都可以引起或加重意识障碍,因此,临床上我们应将突然发生或加重的意识障碍列为脑疝的一个危险信号。当然,发生意识改变者以小脑幕切迹疝为多见,而枕骨大孔疝由于其特殊结构,患者意识可始终保持正常而呼吸停止。但在急性颅脑损伤中,若患者已有意识障碍,则不能据此来区别两类脑疝。

(二)生命机能的改变

脑疝时由于脑干损伤,丘脑下部损伤等,产生极其明显的呼吸循环机能及体温异常改变。在脑疝早期,由于颅内压增高后导致脑血循环障碍,引起急性缺氧及二氧化碳、代谢物淤积,它一方面兴奋呼吸中枢使之加深增快,另一方面又兴奋心血管中枢及动脉窦等,结果使血压上升、脉搏加快,以此来代偿脑缺氧。在脑疝中期,由于颅内压增高、脑缺氧缺血加重、二氧化碳及代谢产物进一步淤积,原发脑损伤加重,产生继发脑损伤即疝出脑组织及受压脑部损伤,而此时呼吸及心血管中枢尚有一定的代偿能力,于是其通过再加强调节作用来克服上述现象。此时在临床上可以看出患者有异常血压增高,不少患者且有脉搏缓慢现象,这可能与血压骤升之后通过压力感受器将冲动传入延髓,使心抑制中枢兴奋所致。此时一方面抑制呼吸中枢,使呼吸减慢,另一方面又使血管收缩中枢抑制,致使后期血压下降。血压下降之后心抑制中枢冲动减弱或停止发放,因而心跳又加速。总之在脑疝前期、中期,呼吸,循环中枢的调节机能尚健全,其调节尚在生理范畴内,而到后期则不同,此时脑干本身已发生了不可逆转的器质性损害,呼吸、心血管中枢等已丧失正常调节作用,因此呼吸、循环将失去节律性及稳定性,此时血压下降、脉搏细速不整,时有波动并可出现各式各样的周期性或间断性呼吸,最终患者死于呼吸停止。此时若给予适当处理,如人工呼吸、应用血管活性药物及静脉营养等,其心跳和血压尚有维持数小时或更久者。关于这一现象最可能的解释就是心脏自主节律的存在。

排除颅外因素的影响,体温可以为脑疝诊断的辅助依据,但无定位诊断价值。一般来说,过高、过低体温都是不良征兆。其一般发展规律常见早期体温升高,中期可达 40 ℃以上,后期则出现低温现象。产生上述现象的原因一般来说,在脑疝早、中期因脑缺氧,代谢增高及体温调节中枢受脑水肿、移位影响或去脑强直时产热过多、周围循环衰竭散热差,亦或因高热本身可引起高代谢,而高代谢又持续加重高热,从而使脑疝早、中期产生持续高热不退。如果在脑疝形成前即有低温,则因体温调节中枢及其调节机构毁损所致,若低温出现于脑疝后期则预后更差。

(三)瞳孔及眼外肌症状

依据瞳孔及眼外肌症状判断小脑幕裂孔疝有重要价值,可借此与枕骨大孔疝相区别,应予以足够重视。瞳孔及眼外肌症状产生的机理在前有所描述,一般说来,由于脑疝时动眼神经先受大脑后动脉压迫,产生由压迫而到麻痹的变化,并最后亦使支配眼球的其他神经均麻痹,因此临床上可以观察到脑疝侧眼球先偏向凝视而后中央固定,患侧瞳孔先缩小后散大。

光反射消失,而后对侧瞳孔亦出现上述变化。上述变化常以瞳孔改变为先,眼外肌麻痹为后。当然由于动眼神经受损部位不同,亦可能动眼神经与副交感神经排列不尽相同,有时其顺序亦非上述规律。

当然,诊断脑疝时相对于眼部症状应排除如下可能性,以免误诊。①药物因素,如应用散瞳剂眼球本身原因,如创伤性散瞳脑缺氧,如呼吸道梗阻、创伤性湿肺等;④单纯动眼神经受损伤;⑤眼球内出血;⑥眶尖骨折;⑦霍纳综合征其他脑部损伤,如边缘系统、丘脑下部损伤、原发脑干损伤等。

总之引起瞳孔及眼外肌症状的疾病较多,具体病情应具体分析,切忌盲目搬用,以免错误诊断、延误治疗。在此需要提出的是,枕骨大孔疝时由于常出现动眼神经受压、缺血缺氧,因而临床多表现为两侧瞳孔对称缩小而后散大,而无前述规律,这也是脑干急性缺氧所致的结果。

(四)锥体束受损的表现

在急性颅脑损伤患者中,继其出现前期症状后若一侧出现偏瘫或病理征,对侧出现眼部症状,如瞳孔先缩小后渐散大、眼睑下垂,则基本可以推断在锥体束受损征的对侧有小脑幕切迹疝发生。当然少数患者也可在损伤征同侧出现脑疝。一般认为出现于脑疝对侧的锥体束损伤征是脑疝侧的大脑脚受疝入部位损害所致,而出现于同侧的受损征则与下列情况有关:脑疝对侧大脑脚被对侧小脑幕切迹缘损伤,对侧大脑脚被推挤到对侧岩骨嵴上而损伤,或者有少数人锥体未交叉。

依据偏瘫诊断小脑幕切迹疝时尚须考虑到如下问题:①枕骨大孔疝时由于小脑损伤,肌力、肌张力改变,深反射消失,锥体束征常消失,即使出现也无重要诊断价值。②晚期出现双侧轻瘫及锥体束征患者可能两侧中脑均已受损,此时一般无定位诊断意义,除非两侧轻重程度明显不同。③脑疝引起的偏瘫及锥体束征一般与其他症状相应出现,逐步发展,因此鉴别困难时应仔细查体,综合分析,注意眼部症状,避免把去脑强直与偏瘫混为一谈等。

(五)急性肌张力改变

在脑疝中所见的急性肌张力改变主要有两种形式,即:去脑强直和发作性肌张力减退,多见于脑疝中、后期,对脑疝定位诊断意义不大,可作为预后不良的指标。其中去脑强直又可大致分为持续强直及阵挛性伸直强直两种。在临床上,各种性质的脑干损伤、缺氧等均可引起去脑强直发作。去脑强直发作的主要危险在于肌痉挛时产热过多,而周围循环散热差,导致体温更加升高,高热又引发高代谢,加重脑氧耗,致使脑水肿加重,病情加重,从而形成恶性循环,因此用亚低温等治疗方法打断这一循环有重要临床意义。当然,去脑强直在临床上只表明脑干上部已有严重损害,不作为定位及鉴别诊断的重要依据。

引发肌张力减退的病理尚不十分明了,有人认为与小脑急性缺氧或脊髓休克现象有关。如果在此前有颈项强直、角弓反张、迷走神经及副神经症状,则可说明延髓平面已受损害,有可能为枕骨大孔疝所致,否则不能与小脑幕切迹疝鉴别。

上述是以小脑幕切迹疝为基础进行讨论的。从中可以看出脑疝在颅内压增高的过程中,由于颅内压增高脑部组织损伤、高代谢、高热、缺血可形成恶性循环,导致病情恶化。其中眼部症状和锥体束方面在一定条件下可作为小脑幕切迹疝特有症状,但其症状都不是可靠的鉴别诊断依据。因此在具体治疗过程中必须把症状、体征及有关检查综合分析,以找出各个疾病的不同发展规律,用以指导治疗。当然,在此还需要强调的是,由于每个患者具体受伤机理不同,病情不一,脑疝变化并非如前所述是单一的、按规律发展的,脑疝亦可以多发,总之具体病情具体分析。

第十二节 神经胶质瘤

神经胶质瘤亦称胶质细胞瘤,简称胶质瘤,是发生于神经外胚层的肿瘤,亦称神经外胚层肿瘤或神经上皮肿瘤。肿瘤起源于神经间质细胞,即神经胶质、室管膜、脉络丛上皮和神经实质细胞,即神经元。大多数肿瘤起源于不同类型的神经胶质,但根据组织发生学来源及生物学特征类似,对发生于神经外胚层的各种肿瘤,一般都称为神经胶质瘤。

一、生物学

(一)遗传因素

神经胶质瘤的家族发生率很低。有学者发现在神经胶质瘤患者的亲属中发现脑瘤的,比对照组明显为多。但有人在相似的研究中,未得到同样发现。文献中有一些报告,父子、兄弟、姐妹及孪生儿相继发生同类型的神经胶质瘤,但为数很少。Boveri 曾提出肿瘤发生的染色体理论。近 20 年来许多学者对神经胶质瘤的染色体进行了研究,如很多学者均发现有异常改变,多见于 C 组染色体。但染色体的异常是肿瘤生长的原因抑或是其结果,目前尚未明了。确定神经胶质瘤的遗传基础的证据尚不足。

(二)肿瘤的发生和生长

最早提出神经系统肿瘤发生理论的是 Cohnheim,他看到恶性肿瘤的许多表现,如其胚胎发育中的细胞,指出肿瘤发生的原因是胚胎原基的发育异常,原始细胞的胚胎残余灶可生长为肿瘤。Robbert 提出这种细胞可因炎症刺激,而以胚胎细胞生长的形式进行增生。Fisher-Wasel 认为这种慢性增生导致肿瘤形成。在婴儿期发生的一些肿瘤可以 Cohnheim 的理论来解释,但胚胎细胞灶在出生 4 个月后即很少见,而不像是成人肿瘤的来源。Cohnheim 还提出每个肿瘤起源于单中心的一个转变的细胞。而 Willis 提出区域假说,即整个区域受到致癌刺激的作用,其中心的一些细胞首先形成肿瘤,肿瘤的增大不仅是由于细胞的增生,并且此区周边受致癌作用小的细胞亦逐渐转变为肿瘤。一些神经系统肿瘤符合区域理论。有些胶质瘤弥散生长不大可能起源于一个地点。

Conville 发现在尸检中多发神经胶质瘤在颅内肿瘤中占 4.3%,在神经胶质瘤中占 8%,在胶质母细胞瘤和星形细胞瘤中分别占 10% 和 6%。他认为大多数多发神经胶质瘤发生于多发的原发灶,因为这些肿瘤大多在大脑半球相对的两端,而且大小相等。Batzdorf 等考虑肿瘤扩展的途径是肿瘤向邻近直接延伸,通过胼胝体等发展至对侧及通过脑脊液播散。对多中心神经胶质瘤的定义是在一侧或两侧大脑半球距离较远、分别独立生长的肿瘤。

一些肿瘤如星形细胞瘤,在早期可以是分化较好相对良性的,但以后可转变为高度恶性。Pierce 等提出解释这种进展现象的假说,他们认为肿瘤发生后,肿瘤的刺激作用于邻近的细胞,开始其环境控制了肿瘤的表现,肿瘤细胞增生保持了正常组织大多数的特征和代谢需要,而生长为分化好的肿瘤。但当恶性细胞生长至临界大小的肿块时,即能控制环境,其增生速度加快,变为高度恶性。

(三)生物化学

在神经胶质瘤中细胞色素氧化酶、磷酸肌酸及 ATP 均较正常脑组织为低。β 葡萄糖醛酸酶在恶性肿瘤中较良性肿瘤及正常脑组织为多,在神经胶质瘤中 DNA 的含量较正常脑组织高2～8倍,在髓母细胞瘤中含量高,在室管膜瘤中则较低。DNA的含量可指示肿瘤的恶性程度和评估临床治疗的疗效。

应用酶生化的研究,可了解不同肿瘤的代谢,对鉴别肿瘤有一定的帮助。在恶性肿瘤糖酵解速度很高,产生大量乳酸。用乳酸脱氢酶(LDH)同功酶电泳方法,可显示肿瘤同功酶的分布与正常脑组织不同,其形式与肿瘤的类型、恶性程度有关。McCormick等研究乳酸脱氢酶电泳的诊断电位,测定LDH的形式,对组织学的诊断是有用的补充,可以鉴别胶质增生和肿瘤,可区别转移瘤和神经胶质瘤,以及辨别某些类型的神经胶质瘤。

二、病理生理

由于肿瘤逐渐生长增大,形成颅内占位病变,并常伴有周围脑水肿,当超过代偿限度时即产生颅内压增高。肿瘤阻塞脑脊液循环或压迫静脉窦致静脉回流发生障碍时,更加重颅内压增高。如果肿瘤内发生出血、坏死及囊肿形成,可加快其进程。当颅内压增高达到临界点时,颅内容积继续有小量增加,颅内压将迅速增高。如进行颅内压监测,压力达到50～100 mmHg(6.67～13.33 kPa)时,则出现高原波,高原波反复出现,持续时间延长,即为临床征象。当颅内压等于动脉压时,脑血管麻痹,脑血流停止,血压下降,患者不久将死亡。

肿瘤增大,局部颅内压力最高,颅内各分腔间产生压力梯度,造成脑移位,逐渐加重则形成脑疝。幕上大脑半球肿瘤可产生大脑镰下疝,扣带回移过中线,可造成楔形坏死。胼周动脉亦可受压移位,严重的可发生供应区脑梗死。更重要的是小脑幕切迹疝,即颞叶内侧沟回通过小脑幕切迹向后颅窝移位疝出。同侧动眼神经受压麻痹,瞳孔散大光反应消失。中脑的大脑脚受压产生对侧偏瘫。有时对侧大脑脚压迫于小脑幕边缘或者骨尖,产生同侧偏瘫。脉络丛后动脉及大脑后动脉亦可受压引起缺血性坏死。最后压迫脑干可产生向下轴性移位,导致中脑及脑桥上部梗死出血。患者昏迷,血压上升,脉缓,呼吸深而不规则,并可出现去大脑强直,最后呼吸停止,血压下降,心搏停止而死亡。幕下后颅窝肿瘤可产生枕骨大孔疝,小脑扁桃向下移位疝出枕大孔。严重时延髓腹侧压迫于枕大孔前缘。幕上肿瘤亦可伴发枕骨大孔疝,致延髓缺血,患者昏迷,血压上升,脉缓而有力,呼吸深而不规则。随后呼吸停止,血压下降,脉速而弱,终致死亡。

三、发生率

神经胶质瘤在颅内各种肿瘤中最为多见。国内统计资料颅内肿瘤42 042例,其中神经胶质瘤18 955例,占44.6%。欧洲在2 000例以上的大组病例的统计占36%～50.1%,与国内资料相似。在日本则较低,占颅内肿瘤的22.2%～34.9%。在神经胶质瘤中以星形细胞瘤为最常见,其次为多形性胶质母细胞瘤,室管膜瘤占第三位。

性别以男性较多见,特别在多形性胶质母细胞瘤、髓母细胞瘤男性明显多于女性。年龄大多见于20～50岁间,以30～40岁为最高峰,另外在10岁左右儿童亦较多见,为另一个小高峰。各类型神经胶质瘤各有其好发年龄,如星形细胞瘤多见于壮年,多形性胶质母细胞瘤多见于中年,室管膜瘤多见于儿童及青年,髓母细胞瘤大多发生在儿童。

各类型神经胶质瘤的好发部位亦不同,如星形细胞瘤多发生在成人大脑半球,在儿童则多发生在小脑,多形性胶质母细胞瘤几乎均发生于大脑半球,室管膜瘤多见于第四脑室,少枝胶质细胞瘤绝大多数发生于大脑半球,髓母细胞瘤几乎均发生于小脑蚓部。

四、临床表现

神经胶质瘤的病程依其病理类型和所在部位长短不一,自出现症状至就诊时间一般多为数周至数月,少数可达数年。恶性程度高的和后颅窝肿瘤病史多较短,较良性的肿瘤或位于所谓静区的肿瘤病史多较长。肿瘤如有出血或囊肿形成,症状发展进程可加快,有的甚至可类似脑血管病的发展过程。

症状主要有两方面的表现。一是颅内压增高和其他一般症状,如头痛、呕吐、视力减退、复视、癫痫发作和精神症状等。二是脑组织受肿瘤的压迫、浸润、破坏所产生的局部症状,造成神经功能缺失。头痛大多由于颅内压增高所致,肿瘤增长颅内压逐渐增高,压迫、牵扯颅内疼痛敏感结构如血管、硬膜和某些颅神经而产生头痛。大多为跳痛、胀痛,部位多在额颞部或枕部,一侧大脑半球浅在的肿瘤,头痛可主要在患侧。头痛开始为间歇性,多发生于清晨,随着肿瘤的发展,头痛逐渐加重,持续时间延长。

呕吐系由于延髓呕吐中枢或迷走神经受刺激所致,常伴发于严重头痛时,亦常见于清晨,呈喷射性。在儿童可由于颅缝分离头痛不显著,且因后颅窝肿瘤多见,故呕吐较突出。

颅内压增高可产生视盘水肿,日久致视神经继发萎缩,视力下降。肿瘤压迫视神经者产生原发性视神经萎缩,亦致视力下降。外展神经易受压挤牵扯,常致麻痹,产生复视。

一部分肿瘤患者有癫痫症状,并可为早期症状。癫痫始于成年后者一般为症状性,大多为脑瘤所致。药物不易控制或发作性质有改变者,都应考虑有脑瘤存在。肿瘤邻近皮层者易发生癫痫,深在者则少见。局限性癫痫有定位意义。

有些肿瘤特别是位于额叶者可逐渐出现精神症状,如性格改变、淡漠、言语及活动减少、注意力不集中、记忆力减退、对事物不关心、不知整洁等。

局部症状则依肿瘤所在部位产生相应的症状进行性加重。特别是恶性胶质瘤,生长较快,对脑组织浸润破坏,周围脑水肿亦显著,局部症状较明显,发展亦快。在脑室内肿瘤或位于静区的肿瘤早期可无局部症状。而在脑干等重要功能部位的肿瘤早期即出现局部症状,经过相当长时期才出现颅内压增高症状。某些发展较慢的肿瘤由于代偿作用,常至晚期才出现颅内压增高症状。

五、诊断

应根据其生物学特征、年龄、性别、好发部位及临床过程等进行诊断并估计其病理类型。除根据病史及神经系统检查外,需做一些辅助检查帮助诊断定位及定性。并需注意与其他颅内肿瘤、炎性疾病、寄生虫病、脑血管病等相鉴别。

1. 脑脊液检查

做腰椎穿刺压力大多增高,有的肿瘤如位于脑表面或脑室内者脑脊液蛋白量可增高,白细胞数亦可增多,有的可查见瘤细胞。

但颅内压显著增高者,腰椎穿刺有促进脑疝的危险。故一般仅在必要时才做,如需与炎症或出血相鉴别时。压力增高明显者,操作应慎重,勿多放脑脊液。术后给予甘露醇滴注,注意观察。

2. 超声波检查

超声波可帮助定侧及观察有无脑积水。对婴儿可通过前囟进行B超扫描,可显示肿瘤影像及其他病理改变。

3.脑电图检查

神经胶质癌的脑电图改变一方面是局限于肿瘤部位脑电波的改变,另一方面是一般的广泛分布的频率和波幅的改变。这些受肿瘤大小、浸润性、脑水肿程度和颅内压增高等的影响。浅在的肿瘤易出现局限异常,而深部肿瘤则较少局限改变。在较良性的星形细胞瘤、少枝胶质细胞瘤等主要表现为局限性δ波,有的可见棘波或尖波等癫痫波形。大的多形性胶质母细胞瘤可表现为广泛δ波,有时只能定位。

4.放射性同位素扫描(γ射线脑图)

生长较快血运丰富的肿瘤,其血脑屏障通透性高,同位素吸收率高。如多形性胶质母细胞瘤显示同位素浓集影像,中间可有由于坏死、囊肿形成的低密度区,需根据其形状、多发性等与转移瘤相鉴别。星形细胞瘤等较良性的神经胶质瘤则浓度较低,常仅略高于周围脑组织,影像欠清晰,有的可为阴性发现。

5.放射学检查

放射学检查包括头颅平片、脑室造影、脑血管造影、CT 扫描等。头颅平片可显示颅内压增高征、肿瘤钙化及松果体钙化移位等。脑室造影可显示脑室受压移位、充盈缺损及脑室阻塞情况等。脑血管造影可显示脑血管移位及肿瘤血管情况等。这些异常改变在不同部位不同类型的肿瘤有所不同,可帮助定位,有时甚至可定性。特别是 CT 扫描的诊断价值最大,静脉注射对比剂后强化扫描,定位准确率几乎是 100%,定性诊断正确率可达 90% 以上。它可显示肿瘤的部位、范围、形状、脑组织反应情况及脑室受压移位情况等。但仍需结合临床综合考虑,以便确定诊断。

六、治疗

对神经胶质瘤的治疗以手术治疗为主,但由于肿瘤浸润性生长,与脑组织间无明显边界,除早期肿瘤小且位于适当部位者外,难以做到全部切除,一般都主张综合治疗,即术后配合以放射治疗、化学治疗等,可延缓复发及延长生存期,并应争取做到早期确诊,及时治疗,以提高治疗效果。晚期不但手术困难,危险性大,并常遗有神经功能缺失。特别是恶性程度高的肿瘤,常于短期内复发。

(一)手术治疗

手术治疗原则是在保存神经功能的前提下尽可能切除肿瘤。早期肿瘤较小者应争取全部切除肿瘤。浅在肿瘤可围绕肿瘤切开皮层,白质内肿瘤应避开重要功能区做皮层切口。分离肿瘤时,应距肿瘤有一定距离,在正常脑组织内进行,勿紧贴肿瘤。特别在额叶或颞叶前部或小脑半球的星形细胞、少枝胶质细胞瘤等较良性的肿瘤,可获得较好的疗效。

对位于额叶或颞叶前部较大的肿瘤,可做脑叶切除术,连同肿瘤一并切除。在额叶者切口后缘应在前中央回前至少 2 cm,在优势半球并应避开运动性言语区。在颞叶者后缘应在下吻合静脉以前,并避免损伤外侧裂血管,少数位于枕叶的肿瘤,亦可做脑叶切除术,但遗有视野偏盲。额叶或颞叶肿瘤如范围较广不能全部切除,可尽量切除肿瘤同时切除额极或颞极行内减压术,亦可延长复发时间。

肿瘤累及大脑半球两个脑叶以上已有偏瘫但未侵及基底节、丘脑及对侧者,亦可做大脑半球切除术。

肿瘤位于运动、言语区而无明显偏瘫、失语者,应注意保存神经功能适当切除肿瘤,避免遗有严重后遗症。可同时做颞肌下或去骨瓣减压术。亦可仅在活检后做减压术。丘脑肿瘤压迫阻塞第三脑室者,可做分流术,否则亦可做减压术。

脑室肿瘤可根据所在部位从非重要功能区切开脑组织进入脑室,尽可能切除肿瘤,解除脑室梗阻。应注意避免损伤肿瘤邻近下丘脑或脑干,以防发生危险。脑干肿瘤除小的结节性或囊性者可做切除外,有颅内压增高者可做分流术。上蚓部肿瘤难以切除者亦可做分流术。

病情危急者,幕上肿瘤宜先给予脱水药物治疗,同时尽快进行检查确诊,随即进行手术治疗。后颅窝肿瘤可先做脑室引流术,2~3 d后待病情好转稳定,再行手术治疗。

(二)放射治疗

用于体外照射的放射源有高电压X线治疗机、Co治疗机、电子加速器等。后两者属于高能射线,穿透力强,皮肤剂量低,骨吸收量小,旁向散射少。加速器剂量集中于预计的深部,超过此深度则剂量急剧下降,可保护病变后方的正常脑组织。放射治疗宜在手术后一般状况恢复后尽早进行。照射剂量一般神经胶质瘤给予5 000~6 000 cGγ,在5~6周内完成。对照射野大/放疗敏感性高的,如髓母细胞瘤可给予4 000~5 000 cGγ。

各种类型的神经胶质瘤对放射治疗的敏感性有所不同。一般认为分化差的肿瘤较分化好的为高。以髓母细胞瘤对放疗最为敏感,其次为室管膜母细胞瘤,多形性胶质母细胞瘤仅中度敏感,星形细胞瘤、少枝胶质细胞瘤、松果体细胞瘤等更差些。对髓母细胞瘤及室管膜瘤,因易随脑脊液播散,应包括全椎管照射。

(三)化学治疗

高脂溶性能通过血脑屏障的化疗药物,适用于脑神经胶质瘤。目前以亚硝基脲类药物疗效较好,如卡氮芥(BCNU)、环己亚硝脲(CCNU)、甲基CCNU、ACNU等。其他尚有顺铂、阿霉素、鬼臼毒噻吩糖苷(VM2σ)、甲基苄肼、氨甲喋呤、长春新碱等。

化学药物对骨髓造血机能有抑制作用,亚硝基脲类药物及甲基苄肼骨髓抑制作用出现较晚,在用药4~6周后并常有胃肠道反应。药物经肝脏解毒由肾脏排出。用药前应注意检查白血球、血小板及肝肾功能等。

1. BCNU

用量为80~100 mg/(m^2·d),或2.5~3 mg/(kg·d),溶于5%~10%葡萄糖或生理盐水250~500 mL中静脉滴入,连续3 d,6~8周后可再重复治疗。有效率可达50%左右。经颈动脉注射可提高局部药物浓度,疗效更好些。

2. CCNU

用量为每次100~130 mg/m^2,口服,每6~8周1次,可连服5~6次。疗效同BCNU相似,但用法较之简便。有效率可达60%。

3. 甲基CCNU

用量为每次170~225 mg/m^2,服法同CCNU,但毒性较小。

4. ACNU

用量为100~200 mg/m^2静脉或颈动脉注射,每6~8周1次。对神经胶质瘤的化疗倾向于联合用药,根据细胞动力学和药物对细胞周期的特异性,用两种以上药物,甚至多至6种联合应用,以提高疗效。如亚硝基脲类药物与长春新碱、甲基苄肼联合应用。或与VM2B、阿霉素、氮甲喋呤、博莱霉素等联合应用。亦可于术后安置Ommaya储液器,局部注入阿霉素、氮甲喋呤等。

(四)免疫治疗

免疫治疗是通过免疫方法调动机体的防御能力,以达到遏制肿瘤生长的目的。主要有主动免疫治疗和过继免疫治疗两类。主动免疫治疗是将切除的瘤组织制成混悬液,用 X 线或化疗药物处理后制成瘤苗,加入 Freund 佐剂,做皮下或肌内注射。过继免疫治疗即输入同血型健康人或患同类肿瘤患者致敏后的淋巴细胞。技术上比较复杂。免疫治疗目前仍在试用阶段,疗效尚不肯定,有待进一步研究。

(五)其他药物治疗

对恶性胶质瘤可先给予激素治疗,以地塞米松作用最好。除可减轻脑水肿外,并有抑制肿瘤细胞生长的作用。可使症状减轻,然后再行手术治疗。对有癫痫发作的患者,术前术后应给予抗癫痫药物治疗。

第十三节　头皮损伤

一、头皮血肿

头皮血肿多为头部钝器伤所致,如暴力作用在头皮上,由于头皮富含血管,而且有颅骨的衬垫,常致头皮挫伤或头皮血肿,严重时可引起头皮的挫裂伤。根据血肿位于头皮内的具体部位又分为皮下血肿、帽状腱膜下血肿和骨膜下血肿,其所在的部位和类型有助于分析致伤机制,并能对颅骨和脑的损伤做出估计。

(一)临床表现

1. 局部肿块

皮下血肿一般体积小,有时因血肿周围组织肿胀隆起,中央相对凹陷,易误认为凹陷性颅骨骨折。帽状腱膜下血肿,因帽状腱膜组织疏松可蔓及范围较广。骨膜下血肿其特点是局限于某一颅骨范围内,以骨缝为界。

2. 休克或贫血

帽状腱膜下血肿的特点之一是出血范围广,常致巨大血肿,可蔓延至全头部,尤其是小儿及体弱者可导致休克或贫血。

(二)辅助检查

1. 实验室检查

(1)血常规化验:了解机体对创伤的反应状况,有无继发感染。

(2)血红蛋白下降表明出血严重。

2. 影像学检查

(1)头颅 X 线片,包括正位、侧位和头皮血肿部位切线位 X 线片,可明确颅骨骨折等情况。

(2)必要时可考虑行头颅 CT,以除外颅内异常。

1. 非手术治疗

较小的头皮血肿在 1~2 周可自行吸收,巨大的血肿可能需要 4~6 周吸收。早期给予冷敷以减少出血和疼痛,24~48 h过后改为热敷以促进其吸收。采用局部适当加压包扎,有利于防止血肿继续扩大。对骨膜下血肿忌用强力加压包扎,以防血液经骨折缝流向颅内,引起硬膜外血肿。为避免感染,尽量减少穿刺抽吸。

2.手术治疗

小儿或巨大头皮血肿出现明显波动时为缩短病程,可在严格皮肤准备和消毒下行分次穿刺抽吸,其后适当加压包扎,并根据情况给予抗生素,必要时尚需补充血容量。包扎的松紧要适当,过松起不到加压作用,过紧可能导致包扎以下疏松组织静脉回流障碍而出现眶内及耳后积血。对婴幼儿骨膜下血肿,若积时较久会有钙盐沉积形成骨性包壳,应及时穿刺抽吸。

二、头皮裂伤

头皮裂伤系由锐器或钝器损伤所致,是最常见的颅脑损伤;前者多造成头皮单纯裂伤,裂口较平直,创缘整齐;后者常致复杂头皮损伤,裂口多不规则,创缘有挫伤痕迹,往往伴有颅骨骨折和脑损伤;而斜向和切线方向的暴力作用在头皮上通常造成头皮撕裂伤。

在头皮各层中,帽状腱膜具有纤维小梁状结构的解剖特点,这是维持头皮张力的关键结构,头皮裂伤未伤及此层时裂口不易张开,血管断端不易回缩止血,因而出血较多,可引起出血性休克;相反,则伤口开裂明显,出血相对较少。

头皮裂伤应当急诊处理,预防感染,如果发生感染并扩散至深部,可引起颅骨骨髓炎、硬脑膜外或脑内脓肿等严重并发症。

(一)临床表现

(1)裂口形态、创缘及深度因致伤机制而各不相同,亦可反映致伤物的大致形态。

(2)活动性出血:接诊后常能见到白头皮创口有动脉性出血。

(3)休克:在创口较大、伤后就诊时间较长的患者可有出血性休克的临床表现。

(4)须检查创腔深度、污染程度、创底有无骨折或碎骨片,如果发现有脑脊液或脑组织外溢,应按开放性颅脑损伤处理。

(二)辅助检查(注意:各项检查应在急诊止血后进行)

(1)血常规化验:了解机体对创伤的反应状况,有无继发感染。

(2)血红蛋白和血细胞比容持续下降表明出血严重程度。

(3)头颅X线片,包括正位、侧位和创口部位切线位X线片。

(4)必要时可考虑行头颅CT,以除外颅内异常。

(三)治疗

处理原则是控制出血和防止进一步污染,故应及早实施清创缝合,并常规应用抗生素和TAT。即使伤后逾时24 h,只要没有明显的感染征象,仍可进行彻底清创一期缝合。

清创缝合方法:备皮,剃发至少伤口周围8 cm,局麻或全麻后,用灭菌盐水、肥皂水、过氧化氢反复冲洗伤口,并可用消毒软毛刷清除毛发、泥沙、异物及血块等,然后再用碘酊、酒精消毒伤口周围,尽量避免消毒药液进入伤口以免引起疼痛和软组织损伤,对活跃的出血点可用压迫或钳夹的方法暂时控制,在无菌操作下进行清创缝合,首先是控制活动出血,然后仔细探查骨膜和颅骨,由外及里分层处理,残存的异物和失活组织均应清除,但需尽量保存一切可保留的组织,以免组织缺损过多而缝合困难,术毕需缝合帽状腱膜和皮肤,若伤口张力过高,可考虑帽状腱膜下潜行分离松解或适当延长切口,以利缝合。一般不放置引流。缝合应尽量减少缝合时的张力。

三、头皮撕脱伤

头皮撕脱伤是一种严重的头皮损伤，往往将头皮自帽状腱膜下间隙全层撕脱，甚至累及骨膜造成颅骨外露，多因患者发辫受机械力牵扯所致。

（一）临床表现

(1)休克：失血或疼痛性休克。
(2)活动性出血：接诊后常能见到自头皮创缘有动脉性出血。
(3)较少合并颅骨骨折和脑损伤。

（二）辅助检查（亦应在急诊止血后进行）

(1)血常规化验：了解机体对创伤的反应状况，有无继发感染。
(2)血红蛋白和血细胞比容持续下降表明出血严重程度。
(3)头颅 X 线片，包括正位、侧位 X 线片。
(4)必要时可考虑行头颅 CT，以除外颅内异常。

根据患者就诊时间的早晚、撕脱头皮的存活状况、颅骨是否裸露以及有无感染迹象而采用不同的方法处理。治疗应在压迫止血、防治休克、清创、抗感染的前提下进行。具体方法包括：游离皮缘、转移皮瓣、中厚皮片植皮、晚期植皮。对骨膜已撕脱者，需在颅骨外板上多处钻孔达板障，然后植皮。条件允许时，应采用显微外科技术行小血管吻合、头皮原位缝合术，如获成活，可望头发生长。

第十四节　颅骨损伤

颅骨骨折系指颅骨受暴力作用导致颅骨的连续性中断，一般来讲，凡有颅骨骨折存在，提示外力作用均较重，合并脑损伤的概率较高。

1.规律性

暴力作用的面积小而速度快时，多以颅骨局部变形为主，常致洞性骨折；打击面积大而速度快时，多引起局部粉碎凹陷骨折；作用点面积较小而速度较缓时，则常引起通过着力点的线状骨折。

2.分类

根据骨折部位可将颅骨骨折分为颅盖及颅底骨折；又可根据骨折端形态分为线形和凹陷骨折。

如果因暴力范围较大与头部接触面积广，形成多条骨折线，分隔成多个骨折碎片者则称粉碎性骨折；而颅盖骨折端的头皮破裂称开放性骨折，颅底骨折端附近的硬膜破裂则称内开放性颅骨骨折。

开放性骨折和累及气窦的颅底骨折易合并骨髓炎、颅内感染、脑脊液漏、气颅等。

一、颅盖骨折

(一)线状骨折

1. 诊断

颅骨线形骨折与正常颅骨 X 线片鉴别诊断内容。

(1)病史:有明确的头部受力史。

(2)头皮血肿:着力部位可见头皮挫伤及头皮血肿。

(3)头颅 X 线片,包括正位、侧位 X 线片。

(4)必要时可考虑行头颅 CT,以除外颅内异常并经 CT 骨窗可精确骨折部位。

2. 治疗

单纯性颅盖骨线状骨折本身无需特殊处理,但应警惕是否合并脑损伤,如脑内血肿或骨膜下血肿,骨折线通过硬脑膜血管沟或静脉窦所在部位时,要警惕硬脑膜外血肿发生的可能。需严密观察及 CT 复查。内开放骨折可导致颅内积气,应预防感染和癫痫。如在清创时发现骨折缝中有明显的污染,应将污染的骨折边缘咬除,每边约 0.5 cm,避免引起颅骨骨髓炎。

3. 儿童生长性骨折

儿童生长性骨折好发于额顶部,是小儿颅盖骨线性骨折中的特殊类型,婴幼儿多见。小儿硬脑膜较薄且与颅骨内板贴附较紧,当颅骨骨折的裂缝较宽时,硬脑膜亦可同时撕裂、分离,以致局部脑组织、软脑膜及蛛网膜凸向骨折的裂隙。由于脑搏动的长期不断冲击,使骨折裂缝逐渐加宽,以致脑组织继续凸出,最终形成局部搏动性囊性脑膨出,患儿常伴发癫痫或局限性神经缺损。治疗应以早期手术修补硬脑膜缺损为宜。手术方法应视患儿有无癫痫而定;对伴发癫痫者需连同致痫灶一并切除,然后修补硬脑膜。

(二)凹陷骨折

1. 诊断

(1)凹陷骨折多见于额、顶部,着力点多有擦伤、挫伤或裂伤。

(2)大多为颅骨全层陷入颅内,偶尔仅内板破裂下凹。

(3)伴有慢性头痛,局灶压迫的症状和体征或脑脊液漏。

(4)儿童多为闭合性凹陷骨折。

2. 治疗

(1)凹陷骨折的复位手术,属于开放性者,只要病情稳定,宜尽早进行;如为闭合性者,根据伤情酌定,但一般不超过一周。

(2)儿童多见闭合性凹陷骨折,由于颅骨弹性较好,可行钻孔将陷入骨片撬起复位。而成人多采用摘除陷入骨片。

(3)手术适应证:凹陷深度>8 mm 或深度超过颅骨厚度;骨折片刺破硬脑膜或开放性凹陷骨折,造成出血、脑脊液漏或脑组织损伤;凹陷骨折位于功能区,引起压迫症状,如偏瘫、失语和局限性癫痫等脑功能障碍;位于额面部影响美观。

(4)手术禁忌证:非功能区的轻度凹陷骨折;无受压症状,深度不足 0.5 cm 的静脉窦区骨折;年龄较小的婴幼儿,有自行恢复的可能。如无明显局灶症状,可暂不手术。

(5)静脉窦部凹陷骨折处理:一般不考虑手术,但若造成急性颅内压增高、颅内血肿或开放伤出血不易控制时,则需急诊手术,术前充分备血。

二、颅底骨折

颅底部的线形骨折多为颅盖骨骨折线的延伸,也可为邻近颅底的间接暴力所致。根据发生的部位可分为前颅窝、中颅窝和后颅窝骨折。由于硬脑膜与前、中颅窝底粘连紧密,故该部位不易形成硬脑膜外血肿。又由于颅底接近气窦、脑底大血管和脑神经,因此,颅底骨折时容易产生脑脊液漏、脑神经损伤和颈内动脉—海绵窦瘘等并发症,后颅窝骨折可伴有原发性脑干损伤。

(一)临床表现

1. 前颅窝骨折

累及眶顶和筛骨,可伴有鼻出血、眶周广泛淤血(称"眼镜"征或"熊猫眼"征)以及广泛球结膜下淤血。如硬脑膜及骨膜均破裂,则伴有脑脊液鼻漏(脑脊液经额窦或筛窦由鼻孔流出),若骨折线通过筛板或视神经管,可合并嗅神经或视神经损伤。

2. 中颅窝骨折

累及蝶骨,可有鼻出血或合并脑脊液鼻漏(脑脊液经蝶窦由鼻孔流出)。如累及颞骨岩部,硬脑膜、骨膜及鼓膜均破裂时,则合并脑脊液耳漏(脑脊液经中耳由外耳道流出);如鼓膜完整,脑脊液则经咽鼓管流向鼻咽部而误认为鼻漏。骨折时常合并有脑神经损伤。如骨折线通过蝶骨和颞骨的内侧面,尚能伤及垂体或第Ⅱ、Ⅲ、Ⅳ、Ⅴ、Ⅵ脑神经,如骨折端伤及颈动脉海绵窦段,可因颈内动脉—海绵窦瘘的形成而出现搏动性突眼及颅内杂音。破裂孔或颈内动脉管处的破裂,可发生致命性鼻出血或耳出血。

3. 后颅窝骨折

骨折线通过颞骨岩部后外侧时,多在伤后数小时至2 d内出现乳突部皮下淤血(称Battle征)。骨折线通过枕骨鳞部和基底部,可在伤后数小时出现枕下部头皮肿胀,骨折线尚可经过颞骨岩部向前达中颅窝底,骨折线累及斜坡时,可于咽后壁出现黏膜下淤血。枕骨大孔或岩骨后部骨折,可合并后组脑神经(Ⅸ~Ⅻ)损伤症状。

(二)颅底骨折的诊断与定位

主要根据上述临床表现来定位。淤血斑的特定部位、迟发性损伤以及除外暴力直接作用点等,可用来与单纯软组织损伤相鉴别。

(三)辅助诊断

1. 实验室检查

对疑为脑脊液漏的病例,可收集耳、鼻流出液进行葡萄糖定量测定。

2. X线片检查

X线片检查的确诊率仅占50%。摄颏顶位,有利于确诊;疑为枕部骨折时摄汤(Towne)氏位;如额部受力,伤后一侧视力障碍时,摄柯(Cald-well)氏位。

3. 头颅CT

对颅底骨折的诊断价值更大,不但可了解视神经管、眶内有无骨折,尚可了解有无脑损伤、气颅等情况。

4. 造影检查

可行腰穿注入造影剂(如伊维显),然后行CT检查(一般冠扫,脑脊液鼻漏常用),寻找漏口。

(四)治疗

1. 非手术治疗

单纯性颅底骨折无须特殊治疗,主要观察有无脑损伤及处理脑脊液漏、脑神经损伤等并发症。当合并有脑脊液漏时,应防止颅内感染,禁忌填塞或冲洗,禁忌腰椎穿刺。取头高体位休息或半坐卧位,尽量避免用力咳嗽、打喷嚏和擤鼻涕,静脉或肌内注射抗生素。多数漏口在伤后1～2周内自行愈合。超过1个月仍漏液者,可考虑手术。

2. 手术治疗

手术治疗颅底骨折引起的并发症如下。

(1)脑脊液漏不愈达1个月以上者,或反复引发脑膜炎及脑脊液大量漏出的患者,在抗感染前提下,开颅手术修补硬脑膜,以封闭漏口。

(2)对伤后出现视力减退,疑为碎骨片挫伤或血肿压迫视神经者,应在12 h内行视神经管减压术。

(3)需要特殊处理的情况如下:创伤性动脉瘤、外伤性颈内动脉海绵窦漏、面部畸形、外伤后面神经麻痹。

第十五节 脑损伤

脑损伤是指暴力作用于头部造成的脑组织器质性损伤。根据致伤物、受力程度等因素不同,将伤后脑组织是否与外界相通而分为开放性和闭合性脑损伤;前者多由锐器或火器直接造成,均伴有头皮裂伤、颅骨骨折、硬脑膜破裂和脑脊液漏;后者为头部受到钝性物体或间接暴力所致,往往头皮颅骨完整,或即便头皮、颅骨损伤,但硬脑膜完整,无脑脊液漏,为闭合性脑损伤。

根据脑损伤发生的时间,可将脑损伤分为原发性和继发性脑损伤,前者主要是指暴力作用在脑组织的一瞬间所造成损伤,即神经组织和脑血管的损伤,表现为神经纤维的断裂和传出功能障碍,不同类型的神经细胞功能障碍甚至细胞的死亡,包括脑震荡、脑挫裂伤等;后者指受伤一定时间后出现的脑损伤,包括脑缺血和颅内血肿、脑肿胀、脑水肿、颅内压升高等。

一、脑震荡

脑震荡又称轻度创伤性脑损害,头部受力后在临床上观察到有短暂性脑功能障碍,系由轻度脑损伤所引起的临床综合征,其特点是头部外伤后短暂意识丧失,旋即清醒,除有近事遗忘外,无任何神经系统缺损表现。

脑的大体标本上无肉眼可见到的神经病理改变,显微病理可有毛细血管充血、神经元胞体肿大、线粒体和轴索肿胀。

(一)临床表现

1. 意识改变

受伤当时立即出现短暂的意识障碍,对刺激无反应,可完全昏迷,常为数秒或数分钟,大多不超过半个小时。个别出现为期较长的昏迷,甚至死亡。

2. 短暂性脑干症状

伤情较重者在意识改变期间可有面色苍白、出汗、四肢肌张力降低、血压下降、心动徐缓、呼吸浅慢和各生理反射消失。

3. 无意识凝视或语言表达不清。

4. 语言和运动反应迟钝

回答问题或遵嘱运动减慢。

5. 注意力易分散

不能集中精力,无法进行正常的活动。

6. 定向力障碍

不能判断方向、日期、时间和地点。

7. 语言改变

急促不清或语无伦次,内容脱节或陈述无法理解。

8. 动作失调

步态不稳,不能保持连贯地行走。

9. 情感夸张

不适当的哭泣,表情烦躁。

10. 记忆缺损

逆行性遗忘,反复问已经回答过的同一问题,不能在 5 min 之后回忆起刚提到的 3 个物体的名称。

11. 恢复期表现

头痛、头昏、恶心、呕吐、耳鸣、失眠等症状。通常在数周至数月内逐渐消失,有的患者症状持续数月甚至数年,即称为脑震荡后综合征或脑外伤后综合征。

12. 神经系统检查

神经系统检查可无阳性体征。

(二)辅助检查和神经影像检查

1. 实验室检查

腰椎穿刺颅内压正常;脑脊液无色透明,不含血,白细胞正常。

2. 神经影像检查

头颅 X 线片检查,有无骨折发现。

(三)诊断

主要以受伤史、伤后短暂意识障碍、近事遗忘,无神经系统阳性体征作为依据。目前尚缺乏客观诊断标准,常需参考各种辅助方法,如腰穿测压、颅骨 X 线片。

(四)治疗

1. 观察病情变化

伤后短时间内可在急诊科观察,密切注意意识、瞳孔、肢体运动和生命体征的变化。对于离院病人,嘱其家属在当日密切注意头痛、恶心、呕吐和意识障碍,如症状加重即来院检查。

2. 无需特殊治疗

卧床休息,急性期头痛、头晕较重时,嘱其卧床休息,症状减轻后可离床活动。多数患者在

2周内恢复正常,预后良好。

3.对症治疗

头痛时可给予罗通定等镇痛剂。对有烦躁、忧虑、失眠者可给予地西泮,三溴合剂等药物。

二、弥散性轴索损伤

弥散性轴索损伤(DAI)是指头部遭受加速性旋转暴力时,在剪应力的作用下,脑白质发生的以神经轴索断裂为特征的一系列病理生理变化。

病理改变主要以位于脑的中轴部(胼胝体、脑白质、脑干上端背外侧及小脑上脚等处)的挫伤、出血或水肿为主。大体改变:组织间裂隙及血管撕裂性出血灶。镜下检查可见神经轴索断裂、轴浆溢出,并可见轴索断裂形成的圆形回缩球及血细胞溶解后的含铁血黄素。

(一)临床表现

1.意识障碍

意识障碍是其典型的表现,通常 DAI 均有脑干损伤表现,且无颅内压增高。受伤当时立即出现昏迷,且昏迷时间较长。神志好转后,可因继发性脑水肿而再次昏迷。

2.瞳孔变化

如累及脑干,可有一侧或双侧瞳孔散大。对光反应消失,或同向性凝视。

(二)辅助检查

1.血常规检查

了解应激状况。

2.血生化检查

鉴别昏迷因素。

3.头颅 CT 扫描

头颅 CT 扫描可见大脑皮质与髓质交界处、胼胝体、脑干、内囊区或第三脑室周围有多个点或片状出血灶,常以脑挫伤改变作为诊断标准。

4.头颅 MRI 扫描

头颅 MRI 扫描可精确反映出早期缺血灶、小出血灶和轴索损伤改变。

(三)诊断

(1)创伤后持续昏迷 6 h 以上。

(2)CT 显示脑白质、第三脑室、胼胝体、脑干以及脑室内出血。

(3)颅内压正常但临床状况差。

(4)无颅脑明确结构异常的创伤后持续植物状态。

(5)创伤后弥散性脑萎缩。

(6)尸检 DAI 可见的病理征象。

(四)治疗及预后

(1)对 DAI 的治疗仍沿用传统的综合治疗方式,无突破性进展。此病预后差,占颅脑损伤早期死亡的 33%。

(2)脱水治疗。

(3)昏迷期间加强护理,防止继发感染。

三、脑挫裂伤

暴力作用于头部时,着力点处颅骨变形或发生骨折,同时脑组织在颅腔内大幅度运动,导致脑组织着力点或冲击点损伤,均可造成脑挫伤和脑裂伤,由于两种改变往往同时存在,故又统称脑挫裂伤。前者为脑皮质和软脑膜仍保持完整;而后者,有脑实质及血管破损、断裂,软脑膜撕裂。脑挫裂伤的显微病理表现为脑实质点片状出血,水肿和坏死。脑皮质分层结构不清或消失,灰质与白质分界不清。脑挫裂伤常伴有邻近的局限性血管源性脑水肿和弥散性脑肿胀。外伤性急性脑肿胀又称弥散性脑肿胀(DBS),是指发生在严重的脑挫裂伤和广泛脑损伤之后的急性继发性脑损伤,以青少年多见。治疗以内科为主。

(一)临床表现

1.意识障碍

受伤当时立即出现,一般意识障碍时间均较长,短者半小时、数小时或数日,长者数周、数月,有的为持续昏迷或植物状态。

2.生命体征改变

常较明显,体温多在38 ℃左右,脉搏和呼吸增快,血压正常或偏高。如出现休克,应注意全身检查。

3.局灶症状与体征

受伤当时立即出现与伤灶相应的神经功能障碍或体征,如运动区损伤的锥体束征、肢体抽搐或瘫痪,语言中枢损伤后的失语以及昏迷患者脑干反射消失等。颅内压增高:为继发脑水肿或颅内血肿所致。尚可有脑膜刺激征。

4.头痛、呕吐

患者清醒后有头痛、头晕,恶心呕吐、记忆力减退和定向力障碍。

(二)检查

1.实验室检查

(1)血常规:了解应激状况。

(2)血气分析:可有低血氧、高二氧化碳血症存在。

(3)脑脊液检查:脑脊液中有红细胞或血性脑脊液。

2.神经影像学检查

(1)头颅X线片:多数患者可发现有颅骨骨折。

(2)头颅CT:了解有无骨折、有无中线移位及除外颅内血肿。

(3)头颅MRI:不仅可以了解具体脑损伤部位、范围及其周围脑水肿情况,而且尚可推测预后。

(三)常规治疗

(1)轻型脑挫裂伤患者,通过急性期观察后,治疗与弥散性轴索损伤相同。

(2)抗休克治疗:如合并有休克的患者首先寻找原因,积极抗休克治疗。

(3)重型脑挫裂伤患者,应送重症监护病房。

(4)对昏迷患者,应注意维持呼吸道通畅。

(5)对来院呼吸困难者,立即行气管插管连接人工呼吸机进行辅助呼吸。对呼吸道内分泌物多、影响气体交换,且估计昏迷时间较长者(3~5 d以上),应尽早行气管切开术。

(6)对伴有脑水肿的患者,应适当限制液体入量,并结合脱水治疗。

(7)脱水治疗颅脑挫裂伤严重,局部脑组织坏死伴有脑水肿和颅内压增高的患者,经各种药物治疗无效,症状进行性加重者。具体方法:清除挫伤坏死的脑组织及小的出血灶,再根据脑水肿、脑肿胀的情况进行颞肌下减压或局部去骨瓣减压。

(四)其他治疗

(1)亚低温治疗,维持体温 33 ℃~34 ℃,多针对重型或特重型脑外伤患者。

(2)药物治疗:糖皮质激素、改善脑细胞代谢、止血剂等。

(3)高压氧疗法(HBO)。

四、脑干损伤

脑干原发损伤在头、颈部受到暴力后可以立即出现,多不伴有颅内压增高表现。病理变化有脑干神经组织结构紊乱、轴索断裂、挫伤和软化。由于脑干内除脑神经核团、躯体感觉运动传导束外,还有网状结构和呼吸、循环等生命中枢,故其致残率和病死率均较高。

原发性脑干损伤的病理变化常为脑挫伤伴灶性出血和水肿,多见于中脑被盖区,脑桥及延髓被盖区次之。继发性脑干损伤常因严重颅内高压致脑疝形成,脑干受压移位、变形使血管断裂,可引起出血和软化等继发病变。

(一)临床表现

1. 典型表现

多为伤后立即陷入持续昏迷状态,生命体征多有早期紊乱,表现为呼吸节律紊乱,心跳及血压波动,双瞳大小多变,眼球斜视,四肢肌张力增高,去皮质强直状态,伴有锥体束征。多有高热、消化道出血、顽固性呃逆、甚至脑性肺水肿。

2. 中脑损伤表现

意识障碍突出,瞳孔可时大时小双侧交替变化,去皮质强直。

3. 脑桥损伤表现

除持久意识障碍外,双瞳常极度缩小,角膜反射及嚼肌反射消失,呼吸节律不整,呈现潮式呼吸或抽泣样呼吸。

4. 延髓损伤表现

延髓损伤表现主要为呼吸抑制和循环紊乱,呼吸缓慢、间断,脉搏快弱、血压下降,心眼反射消失。

(二)辅助检查

1. 腰椎穿刺

脑脊液多呈血性,压力多为正常或轻度升高,当压力明显升高时,应除外颅内血肿。

2. 头颅 X 线片

往往多伴有颅骨骨折。

3. 头颅 CT 扫描

在伤后数小时内检查,可显示脑干有点片状高密度区,脑干肿大,脚间池、桥池、四叠体池及第四脑室受压或闭塞。

4. 头颅及上颈段 MRI 扫描

有助于明确诊断,了解伤灶部位和范围。

5.脑干诱发电位波峰

潜伏期延长或分化不良。

(三)治疗

(1)一般治疗措施同脑挫裂伤。

(2)对一部分合并有颅内血肿者,应及时诊断和手术。对合并有脑水肿或弥散性轴索损伤及脑肿胀者,应用脱水药物和激素等予以控制。

(3)伤后一周,病情较为稳定时,为保持患者营养,应由胃管进食。

(4)对昏迷时间较长的患者,应加强护理,防止各种并发症。

(5)有条件者,可行高压氧治疗,以助于康复。

五、下丘脑损伤

单纯下丘脑损伤少见,多伴有严重脑干损伤和(或)脑挫裂伤,可引起神经—内分泌紊乱和机体代谢障碍。其损伤病理多为灶性出血、水肿、缺血、软化及神经细胞坏死,偶可见垂体柄断裂和垂体内出血。

(一)临床表现

(1)意识与睡眠障碍。

(2)循环及呼吸紊乱。

(3)体温调节障碍,中枢性高热,高达41 ℃甚至42 ℃。

(4)水电解质代谢紊乱,尿崩。

(5)糖代谢紊乱。

(6)消化系统障碍。

(7)间脑发作。

(二)诊断

通常只要有某些代表丘脑下部损伤的征象,即可考虑伴有此部位的损伤。

(三)治疗

与原发性脑干损伤基本相同。需加强监测。

第十六节 颅内血肿

外伤性颅内血肿形成后,随血肿体积不断增大,使临床症状进行性加重,可引起颅内压增高,导致脑疝形成,危及生命。外伤性颅内血肿是临床上常见的继发性脑损伤的主要类型,早期及时清除血肿,可在很大程度上改善预后。

一、血肿分类

(一)根据血肿的来源与部位分类

(1)硬脑膜外血肿。

(2)硬脑膜下血肿。

(3)脑内血肿。

(4)多发性血肿。

(二)根据血肿症状出现的时间分类

1.急性血肿

伤后72 h以内出现血肿及其症状者,也有将伤后24 h以内出现血肿及其症状者称为特急性血肿。

2.亚急性血肿

伤后3日至3周内出现血肿及其症状者。

3.慢性血肿

伤后3周以上出现血肿及其症状者。

二、硬脑膜外血肿

硬脑膜外血肿是指出血积聚于硬脑膜外腔与颅骨之间。在血肿形成过程中,除原出血点外,由于血肿的体积效应可使硬脑膜与颅骨分离,又可撕破另外一些小血管,使血肿不断增大,最终出现脑受压的症状。硬脑膜外血肿通常好发于年轻人,2岁以下和60岁以上者少见,可能是由于这些患者硬膜和颅骨内板粘连更为紧密。

出血来源:85%为动脉出血。与颅骨损伤关系密切,当颅骨骨折或颅骨在外力作用下瞬间变形时,撕破位于骨沟内的硬脑膜动脉或静脉窦所引起的出血,骨折端的板障出血也是一个来源。

硬脑膜外血肿的部位多与脑部外伤受力部位相关联,其中硬脑膜中动脉破裂是中颅凹底及颞部硬膜外血肿最常见的出血来源。约有70%硬脑膜外血肿发生于一侧大脑半球凸面并以翼点为中心,其他多位于额、枕和后颅凹,分别各占5%~10%。

硬脑膜外血肿按血肿症状出现的时间分为急性、亚急性和慢性硬脑膜外血肿。其中急性硬脑膜外血肿占绝大多数(超过85%),亚急性硬脑膜外血肿(约10%)和慢性硬脑膜外血肿(不超过5%)少见。

(一)临床症状与体征

1.头部外伤史

由于硬脑膜外血肿出血来源的特点,一般在伤后数小时至1~2 d内出现症状。

2.意识障碍

意识改变受原发性脑损伤及其血肿形成的继发损伤的影响,常见有如下几种类型:①原发性脑损伤较轻(如脑震荡),伤后有一过性意识障碍,但血肿形成的速度不是很快,因此在血肿逐渐增大再次影响意识前有一段数小时的中间清醒期,呈现受伤后立即昏迷—清醒—再昏迷过程。也有少数患者病情变化慢,几天或几周,较长的中间清醒期可能与静脉出血有关。②原发性脑损伤较重,加之血肿形成较为迅速,此时无中间清醒期,仅表现为意识障碍的进行性加重。③原发性脑损伤甚轻或原发性脑损伤很局限,不存在原发昏迷,只有当血肿逐渐增大影响意识后出现昏迷。

3.头皮血肿或挫伤

往往在血肿形成部位有受力点所造成的头皮损伤。

4.瞳孔变化

在血肿形成后的早期,患侧瞳孔有一过性缩小,继之扩大,对光反射迟钝或消失;同侧上睑下垂,晚期双侧瞳孔散大。

5.锥体束征

早期血肿出现对侧肢体肌力弱,逐渐进行性加重;晚期出现双侧肢体的去皮质强直。但应注意,当血肿占位效应使脑干受压移位时,对侧大脑脚压迫于小脑幕切迹,可产生血肿同侧的偏瘫,这一表现称为"Kernohan现象",是一种假性定位体征。

6.生命体征

表现为进行性血压升高、脉搏缓慢以及体温升高。

7.其他

昏迷前有颅内高压症状,头痛、呕吐、烦躁不安、大便失禁和癫痫等。

(二)辅助检查

1.头颅X线片

约40%病例不能发现颅骨骨折,此类患者年龄几乎都在30岁以下。

2.头颅CT扫描

84%具有典型的CT表现:颅骨内板与脑表面有一双凸镜形密度增高影。11%表现为骨板侧为球面外凸形,而大脑侧平直表现类似于硬膜下血肿的新月形。急性硬脑膜外血肿一般为均匀的高密度影,边界清楚。

亚急性、慢性硬脑膜外血肿可见血肿与脑组织等密度,必须增强扫描才能显示。CT检查可明确是否有血肿形成,血肿定位,计算出血量,中线结构有无移位及有无脑挫伤等情况,骨窗像协助明确是否有颅骨骨折。

(三)诊断要点

1.典型表现

外伤后短暂意识丧失,清醒后数小时的"中间清醒期",随后出现反应迟钝、对侧偏瘫、同侧瞳孔散大。

2.外伤后出现颅内高压症状

烦躁不安、大小便失禁、癫痫,血压升高,脉搏减慢等。

3.CT、X线等辅助检查

CT、X线等辅助检查支持诊断。

(四)治疗

1.非手术治疗

仅用于病情稳定的小血肿,适应证如下。

(1)患者意识无进行性恶化。

(2)无神经系统阳性体征或原有轻微神经系统阳性体征无进行性加重。

(3)无颅内压增高症状和体征

(4)CT扫描提示幕上血肿量<30 mL,颞区血肿量<20 mL,幕下血肿量<10 mL,无明显占位效应(中线结构移位<5 mm、环池和侧裂池>4 mm)。

治疗方法基本同脑挫裂伤。但特别需要严密动态观察患者意识、瞳孔和生命体征变化,必要时行头颅CT复查。若发现病情变化或血肿增大,应立即行手术治疗。

2.手术治疗适应证

(1)有明显颅内压增高症状和体征的硬脑膜外血肿。

(2)有明显占位效应的硬脑膜外血肿。

(3)CT扫描提示幕上血肿量>30 mL、颞区血肿量>20 mL、幕下血肿量>10 mL。因儿童颅内空间小,手术治疗标准应相应降低。

(4)患者意识障碍进行性加重或出现昏迷。

(5)因硬脑膜外血肿吸收困难,对于亚急性硬脑膜外血肿和慢性硬脑膜外血肿的患者,即使达不到手术指征,如复查CT无明显吸收,也可考虑手术治疗。

3.手术治疗的要点及目标

急性硬脑膜外血肿手术治疗中应准确确定血肿部位,骨瓣范围应满足或稍大于血肿边缘;清除血凝块,降低颅内压,解除局部的占位效应;严格止血,悬吊四周硬脑膜,并确定无出血,防止血肿复发;手术中应探查硬脑膜下,如有硬脑膜下血肿、脑挫裂伤,或发现因血肿量大、压迫时间长造成脑肿胀严重、脑搏动差等情况,需根据情况去除骨瓣减压。

对于亚急性硬脑膜外血肿和慢性硬脑膜外血肿的手术治疗,如果CT扫描显示血肿已液化,可行局部钻孔引流,清除血肿,但要防止血肿复发。

以下为目标:

(1)降低颅内压,解除局部的占位效应。

(2)彻底止血。

(3)防止血肿复发。

(六)迟发性硬脑膜外血肿

迟发性硬脑膜外血肿是指首次CT扫描未见异常,相隔几小时或数天以后复查时发现的硬脑膜外血肿,或首次CT发现硬膜外血肿,复查CT又在新的部位出现硬脑膜外血肿。占硬脑膜外血肿的9%~10%。青年男性多见。血肿常见于对冲部位及骨折部位,以颞部多见,其次为额部和顶枕区。

迟发性硬脑膜外血肿危险因素如下。

(1)药物(如渗透性利尿)和(或)手术(如清除对侧血肿)治疗降低颅内压,减少了压塞效应。

(2)迅速纠正休克,血流动力学的恢复。

(3)凝血功能障碍。

迟发性硬脑膜外血肿的发生提醒神经外科医师一定要保持警惕性,如果患者病情发生变化,要及时复查CT,并确定相应的治疗方案。

三、硬脑膜下血肿

硬脑膜下血肿是指颅内出血积聚于硬脑膜下腔。出血来源主要来自皮层动脉、静脉的破裂出血、脑内出血穿破皮层、硬脑膜下腔以及桥静脉破裂出血。硬脑膜下血肿在颅内血肿中发生率最高,同时可多发或与其他类型血肿伴发。硬脑膜下血肿按症状出现的时间分为急性、亚急性和慢性硬脑膜下血肿。

(一)急性(亚急性)硬脑膜下血肿

急性硬脑膜下血肿是指外伤后3 d内血肿出现症状者,亚急性硬脑膜下血肿是指外伤后

4～21 d出现血肿症状。均好发于额颞顶区域。急性(亚急性)硬脑膜下血肿基本上都是由皮层动脉、静脉破裂引起出血,加速性损伤引起的急性硬脑膜下血肿多位于着力点的同侧,减速性损伤多发生对冲伤而引起对侧的急性硬脑膜下血肿。

1. 临床症状、体征

(1)头部外伤史。

(2)临床症状较重,并迅速恶化,尤其是有些急性血肿,伤后仅1～2 h即可出现双侧瞳孔散大、病理性呼吸的濒死状态。

(3)意识障碍的变化中有中间清醒或好转期者少见,多数为原发性昏迷与继发性昏迷相重叠,或昏迷的程度进行性恶化。

(4)颅内压增高的症状出现较早,其间呕吐和躁动比较多见,生命体征变化明显。

(5)脑疝症状出现较快。

(6)占位效应明显,局灶症状较多见,偏瘫、失语可来自脑挫伤或/和血肿压迫。

(7)通常伴有蛛网膜下隙出血,脑膜刺激征阳性。

2. 辅助检查

(1)实验室检查:①血常规:了解应激状况。②血气分析:可有低氧、高二氧化碳血症存在。③脑脊液检查:脑脊液中有红细胞或呈血性脑脊液。因患者颅内压升高,腰穿脑脊液检查只可作为辅助诊断检查,应慎重。

(2)神经影像学检查:①头颅X线片:约有半数病例伴有颅骨骨折。②头颅CT扫描:典型急性硬脑膜下血肿表现为脑表面的新月形或半月形高密度影,多伴有脑挫裂伤、蛛网膜下隙出血,占位效应明显。CT动态观察显示,血肿约在2周后变为等密度影。CT检查可明确是否有血肿形成、血肿定位、计算出血量,骨窗像协助明确是否有颅骨骨折。

3. 诊断要点

(1)伤后持续昏迷或意识障碍进行性加重,大多无中间清醒期,脑疝症状出现较快。

(2)颅内压高症状出现较早,因占位效应出现相应的症状。

(3)CT、X线等辅助检查支持诊断。

4. 鉴别诊断

见硬脑膜外血肿鉴别诊断。

5. 治疗

(1)非手术治疗:①患者神志清楚,生命体征基本正常。②无明显占位效应引起的症状。③CT扫描提示脑室、脑池无明显受压,血肿量不大(<40 mL),中线结构移位不超过10 mm,无明显脑水肿。

治疗方法基本同硬脑膜外血肿。但特别需要严密动态观察患者意识、瞳孔和生命体征变化,若发现病情变化或复查CT血肿增大,应立即行手术治疗。

(2)手术治疗适应证及手术要点:①有明显颅内压增高症状和体征,出现脑疝者。②有明显占位效应者。③神志清楚转为昏迷或意识障碍进行性加重者。④CT扫描提示血肿量多(>40 mL),或有明显的中线移位(>10 mm),有局部或全脑肿胀者。儿童颅内空间小,手术治疗标准相应降低。

急性硬脑膜下血肿的手术治疗应准确确定血肿位置,目前绝大多数手术采用开骨瓣清除血肿的方法,悬吊并剪开硬脑膜后清除血肿,彻底止血。如患者脑搏动好,颅内压不高、无明显脑挫裂伤,可缝合硬脑膜或减张缝合,骨瓣复位;如患者脑搏动差、颅内压较高、脑部膨出明显、脑挫裂伤明显,应敞开硬脑膜,去除骨瓣减压,此时应注意硬膜、肌肉及皮下的止血,防止血肿复发。如果手术中骨瓣较小(直径<6 cm),达不到减压效果,应扩大去除骨瓣。对于有些患者,术前就已经决定去除骨瓣,手术时应围绕血肿去除一个较大的骨瓣,以达到减压的目的。

去骨瓣减压术的适应证:急性或特急性硬脑膜下血肿,伴有严重脑挫裂伤及/或脑水肿;术前已有头痛,清除血肿后颅内高压缓解不满意;术前双瞳散大、去皮质强直;弥散性脑损伤,严重脑水肿,脑疝形成。

因急性硬脑膜下血肿伴有面积或大或小的脑挫裂伤,伤后3~5 d有一个脑水肿的高峰期,有些未手术或未去骨瓣减压的患者可能需要手术治疗。因此,应密切观察患者的意识情况、生命体征、减压窗压力等情况,及时制订、调整相应治疗方案,对于重型患者(GCS<8分),如有条件可行颅内压监测及亚低温治疗,降低脑细胞代谢,促进脑部功能恢复。

(二)慢性硬脑膜下血肿

慢性硬脑膜下血肿是伤后3周以上出现血肿症状者。老年人由于脑组织容量减少,硬脑膜下间隙增多,因此慢性硬脑膜下血肿好发于中老年人,平均年龄63岁。出血来源大多为大脑表面汇入上矢状窦的桥静脉破裂出血。血肿大多广泛覆盖大脑半球的额、顶和颞叶,血肿为双侧不少见。血肿有一黄褐色或灰色结缔组织包膜,典型的慢性硬脑膜下血肿为"酱油色"陈旧不凝血,晚期为黄色或清亮液体。

1. 发病机制

多数慢性硬脑膜下血肿很可能起源于急性出血,积血演化为炎症反应。几天之后,成纤维细胞侵入血肿凝块,在脏层和壁层形成包膜。脏层为胶原纤维,没有血管,壁层含有大量新生毛细血管网,伴随新生毛细血管的生长,纤维蛋白酶和血肿块的液化,纤维蛋白降解产物与新的血凝块再结合并抑制凝血。慢性硬膜下血肿的病理过程取决于两个方面的平衡:一方面,血浆的渗出和(或)新生包膜的再出血;另一方面,液化血肿的再吸收。

2. 临床表现

(1)病史:病史多不明确,可有轻微外伤史,或已无法回忆,能够询问出头部外伤史者不足50%。其他危险因素:酗酒,癫痫,脑脊液分流,凝血功能障碍(包括抗凝药物治疗)以及患者易于跌倒(如既往脑血管病偏瘫)。

(2)慢性颅内压增高症状:常于受伤2~3个月后逐渐出现头痛、恶心、呕吐、复视,视物模糊、一侧肢体无力和肢体抽搐等。

(3)精神智力症状:表现为记忆力减退、理解力差、智力迟钝、精神失常,有时误诊为神经症或精神病。

(4)局灶性症状:血肿压迫所导致轻偏瘫、失语、同向性偏盲、视盘水肿等。

慢性硬脑膜下血肿的 Bender 分级:

(1)Ⅰ级:意识清楚,轻微头痛,有或无轻度神经功能缺失。

(2)Ⅱ级:定向力差或意识模糊,有轻偏瘫等神经功能缺失。

(3)Ⅲ级:木僵,对痛刺激适当反应,有偏瘫等严重神经功能障碍。

(4)Ⅳ级:昏迷,对痛刺激无反应,去大脑强直或去皮质状态。

3. 辅助检查

(1)实验室检查:①血常规检查:了解应激状态。②凝血常规及血小板检查:了解凝血因素是否正常。

(2)神经影像检查:①头颅 X 线片:可显示脑回压迹,蝶鞍扩大和骨质吸收。②头颅 CT 扫描:颅骨内板下可见一新月形、半月形混杂密度、等密度或低密度阴影,中线移位,脑室受压。对于等密度血肿,行增强扫描,可见血肿包膜强化影。③头颅 MRI 扫描:可明确发现各种慢性硬脑膜下血肿,对本症可确诊。

4.治疗

(1)非手术治疗:对无症状的患者,密切观察病情变化,无特殊治疗;对应行手术治疗,但有手术禁忌证的患者,可采用甘露醇脱水治疗,但脱水治疗有进一步增大血肿的可能性。

(2)手术治疗:①颅骨钻孔硬脑膜下置管闭式引流术:这是对慢性硬脑膜下血肿患者的首选手术治疗方法。因慢性硬脑膜下血肿大多广泛覆盖大脑半球的额、顶和颞叶,目前常规于顶结节处钻孔,如血肿比较局限,根据血肿位置决定钻孔位置,但应尽量避开功能区。划开硬脑膜及血肿壁层,缓慢放出陈旧血肿,置管进入血肿腔内,注意切勿损伤大脑皮层及插入脑组织,各个方向均用大量生理盐水冲洗干净。为了避免血肿复发,绝大多数患者都应在硬膜下置管引流,引流管应剪 1~2 个侧孔,伸向额部。引流管置入硬膜下的长度不应超过血肿长度的一半,引流袋一般保持低于头部 50~80 cm,引流 2~3 d,引出液不多时拔出引流管,如患者血肿范围大或呈多囊性,应根据情况钻 2 个或 2 个以上的孔引流,以达到清除血肿的目的。

术后轻度增高患者的水负荷(可给予稍大剂量生理盐水静脉输入),有助于使脑组织膨胀,排出残存的硬脑膜下液体。国外有人主张对脑组织膨胀不良的患者进行脊髓蛛网膜下隙液体灌注,但是这种方法可能出现并发症,应慎重。

(3)骨瓣开颅血肿摘除术:适用于对于闭式引流术未能治愈者;血肿内容为大量血凝块(CT 扫描较高密度影或混杂密度影);血肿壁厚,引流后脑组织不能膨起者,应采用骨瓣开颅血肿清除术。手术旨在将血肿及血肿壁一并切除,但对于血肿壁的脏层,如与脑组织粘连紧密,不要强行切除。对于手术治疗的慢性硬脑膜下血肿患者,术后要预防癫痫、脑内出血,张力性气颅、硬脑膜下积液及血肿复发等并发症,发现情况及时处理。

5.外伤性硬脑膜下积液

外伤性硬脑膜下积液又名外伤性硬脑膜下水瘤,是颅脑损伤使蛛网膜撕裂导致脑脊液积存于硬膜下间隙而形成;CT 扫描显示为骨板下新月形低密度影,密度与脑脊液相似。量少无症状者,临床观察;量多或有症状者,应行手术治疗。手术方法有闭式引流术,同慢性硬脑膜下血肿;如引流无效,可行硬脑膜下—腹腔分流术;对于多房型患者,需行开颅手术切除包膜。

第十七节 高血压脑出血

一、概述

高血压脑出血是常见的急性脑血管疾病,多发于 40~70 岁,男性稍多于女性。在所有脑卒中患者中,高血压脑出血占 10%~20%,但其病死率约占 50%,高血压脑出血的发病是在原有高血压病基础、脑血管解剖特点和血管壁的病理变化以及血压骤升等因素综合所致。其发病机制可以归纳为：①脑小动脉管壁在结构上较为薄弱，且豆纹动脉、丘脑穿动脉等脑底穿支血管多以90°角从主干发出，使其管腔承受的压力较其他血管大得多，因而成为高血压性脑出血的高发部位；②高血压使脑小动脉壁发生玻璃样变或纤维样变，管壁薄弱，形成微小动脉瘤，当血压急骤升高时，微动脉瘤可发生破裂出血；高血压引起脑小动脉痉挛造成脑组织缺氧、坏死，发生点状出血，严重时可发生大片出血。大脑半球出血部位常见于壳核、丘脑和皮质下白质；小脑出血部位主要在齿状核；脑桥出血较少但很危重；基底核区出血向内常可破入侧脑室，向外可破入额叶、颞叶皮质下形成血肿。

二、临床表现

患者的临床症状和体征是做出诊断、判断病情、选择治疗方法及估计预后的重要依据。

（一）病史

绝大多数患者有多年的高血压病史，通常在情绪激动、过度兴奋、排便、屏气用力或精神紧张时发病。

秋冬交替期为本病的发病高峰。本病发病急剧，发病时有剧烈头痛，随即出现剧烈呕吐，严重者可逐渐出现不同程度的意识障碍，大小便失禁。根据出血部位的不同，尚可有偏瘫、失语等定位症状和体征。

（二）不同出血部位的症状和体征

1. 壳核出血

出血后血肿向内可压迫内囊，表现为中枢性面瘫及"三偏"症状（即对侧肢体偏瘫、偏身感觉障碍和对侧同向偏盲）。外囊出血的临床症状可较轻。

2. 丘脑出血

除有三偏症状外，眼部症状和体征较明显，眼球向病侧凝视，患侧瞳孔缩小，眼球分离。并发有下丘脑损害时还会有高热、昏迷、高血糖症。

3. 大脑皮质下出血

不同部位大脑半球皮质下出血可表现出不同的体征，颞额叶出血可有精神症状和定向力障碍。优势半球出血有运动性失语。顶叶出血可出现对侧肢体偏瘫，枕叶或顶枕叶出血可出现偏盲。

4. 小脑出血

头痛剧烈、呕吐频繁、眼球震颤明显、昏迷发展快，出血还可扩散到第四脑室使脑干受压及移位，这时患者呼吸可突然停止而死亡。

5. 脑桥出血

发病后患者常迅速深昏迷，双侧瞳孔极度缩小为针尖样瞳孔，眼球固定，有的患者呈去大脑强直状态。

（三）临床病情分级

根据1981年全国标准，高血压脑出血临床病情可分为4级：Ⅰ级：神志清楚至浅昏迷呈不完全偏瘫；Ⅱ级：浅昏迷至中度昏迷呈完全性偏瘫；Ⅲ级：中度昏迷，完全性偏瘫，病侧瞳孔散大；Ⅳ级：深昏迷，完全性偏瘫或去大脑强直，双侧瞳孔散大。

三、辅助检查

(一)CT 扫描

CT 扫描应是首选检查方法,可在较短时间内明确出血部位和出血量,血肿扩展范围及周围脑水肿程度。CT 平扫血肿为均匀高密度,边界清楚,周围脑组织水肿明显,有明显占位征象。血肿破入侧脑室后,可见脑室积血,单侧或双侧脑室内充满血块。1981 年多田提出血肿量计算公式:血肿量$(mL)=\pi/6×长×宽×层间距×层面数(cm^3)$。该计算法简单,临床医生在 CT 片上可快速对血肿量做出大致估计。

(二)MRI 成像扫描

高血压脑出血患者做 CT 平扫即可确诊,常无须作 MRI 检查。但对病情稳定,且需要进一步了解血肿与周围结构关系,以及怀疑脑出血的病因为高血压以外的因素时,也可作 MRI 检查。MRI 图像随血肿演变过程而影响。T_1 加权像表现在血肿早期为低信号,随时间推移信号逐渐增高,整个血肿为高信号;T_2 加权像在早期血肿时为高信号,逐渐变为低信号。

(三)脑血管造影

对临床诊断不明确需排除其他脑血管疾病,可作脑血管造影检查。

四、诊断

有慢性高血压病史的中、老年患者突然头痛,有恶心呕吐,逐渐意识障碍。体格检查有偏瘫、偏身感觉障碍、失语、双侧瞳孔不等大等体征。急诊行头颅 CT 扫描可见基底核区、脑干、小脑等部位的脑内血肿,可基本明确诊断。根据脑出血部位及出血量决定治疗方案。还应与其他原因脑出血作鉴别,必要时需行头颅 MRI 及脑血管造影检查。

五、治疗

(一)非手术治疗

这种患者大多在神经内科诊断和做非手术支持治疗。

1.一般处理

使患者保持安静,必要时给予镇静剂。对清醒不需手术的患者应尽早进食,增加肠内营养,预防消化道出血。对意识不清的患者应早期气管切开,以保持呼吸道通畅和改善缺氧,充分给氧并做好气管切开后的护理。

2.有效控制血压

脑出血后的急性期血压往往会升高,除患者原有的高血压外,由于颅内压的升高也可以引起机体代偿性血压升高。对高血压降压须慎重,用药时应使血压能缓慢下降,避免血压下降过快而影响了脑的灌注。

3.降低颅内压

脑内出血必然会引起颅内压的增高,为缓解颅内高压,临床常用脱水剂来达到此目的,通常用甘露醇、呋塞米(速尿)、甘油果糖等。

由于脑内血肿的吸收需要 3 周左右,如果长期使用甘露醇会对肾功能有一定影响,且脱水效果减弱,目前主张联合使用脱水剂可改善疗效,如甘露醇和呋塞米合用,人血清蛋白和呋塞米合用等方法。

4.处理并发症

高血压脑出血患者常为多年患病,年老体弱,全身状况较差,各种器官都有不同程度的损害,发病后常会出现消化道出血、肺部感染、泌尿道感染等并发症,长期大量使用脱水剂亦可能导致肾功能障碍,水、电解质平衡紊乱等并发症,需积极预防及处理各种并发症。

(二)手术治疗

外科治疗是高血压脑出血的一种行之有效的治疗措施。要根据患者年龄、意识情况、出血部位和出血量以及病情进展情况等因素决定是否手术。手术治疗目的在于尽量清除脑内血肿、降低颅内高压、避免发生脑疝、改善脑的血液循环、促进脑组织的恢复,从而挽救一批处于危险边缘的患者。由于高血压脑出血患者往往年龄偏大、全身情况差、各器官的血管都有不同程度的硬化和损害,术后常会带来许多并发症而影响患者预后。因此,应严格掌握手术适应证及禁忌证。

1.手术适应证

适应证为:①Ⅰ、Ⅱ级患者,两侧瞳孔等大,脑内血肿量>30 mL,病情加重应手术,Ⅱ级患者,两侧瞳孔出现不等大,应及时手术;③脑叶的皮质下出血,壳核出血量>30 mL,应考虑手术治疗;④小脑出血量>10 mL,应及时手术;⑤出血破入脑室,可能引起梗阻性脑积水的,应及时行单侧或双侧侧脑室外引流,以减少脑室内积血加重病情。

2.手术禁忌证

禁忌证为:①Ⅲ、Ⅳ级患者;②年龄超过70岁,有严重心、肺、肾功能障碍;③脑干出血,病情发展迅速;④病情发展凶险的巨大血肿、破入脑室,双瞳孔散大、呼吸衰竭者以及GCS评分小于6分的患者。

3.手术方法

(1)骨瓣开颅血肿清除术:对于出血部位不深、出血量大、中线移位明显、术前病情分级在Ⅱ级以上的患者,尤其是已经形成脑疝的患者,多采用骨瓣开颅血肿清除术。此外,小脑出血也多主张采用此法。该法可以直视下清除血肿,达到立即减压的目的,且止血满意,对术前已发生脑疝的患者,术中发现血肿较大,可进行去骨瓣减压,以顺利度过术后水肿期。

(2)小骨窗开颅血肿清除术:对壳核、脑叶皮质下和小脑出血可用小骨窗开颅直视下清除血肿,作皮质小切口(2~3 cm),吸除大部分血肿后放置引流管,残留血块术后可用尿激酶或链激酶溶解,术后24 h血肿腔内注入含有重组链激酶5 mg(50万U)的生理盐水3 mL加入自体血浆1 mL,夹闭引流管4 h后再松夹引流,1次/天,连续3 d。

术中不需要将血肿清除非常彻底,以避免吸除血肿时损伤血肿周围脑组织和小血管而引起再出血。

(3)锥孔血肿清除术:在紧急情况下可在急诊室或病房内行单纯锥孔穿刺,穿刺血肿腔抽出腔内液体成分以缓解症状。该方法操作简便、创伤小,只需局部麻醉。缺点是单纯锥孔血肿引流难以抽出较大的固体血块,因此减压常不理想。

(4)立体定向和内镜血肿清除术:目前立体定向和内镜技术已广泛用于神经外科各领域,高血压脑出血的治疗也是其中的一个方法,它借助冷光源微型血肿切割器可分离较大的固体血块,以彻底清除血肿,其对脑组织损伤小,患者术后恢复快。

(5)脑室持续引流术:适合用于出血破入脑室内者。根据脑室出血情况施行单侧或双侧脑室外引流术,术中应尽量引流出脑室内的积血,术后还应复查CT扫描以了解引流的效果,根据脑室残留血块可进行脑室内注入尿激酶 6 000~10 000 U,将其溶于 2~5 mL 生理盐水中,经引流管注入血肿区然后夹闭引流管 2~4 h 后再松开引流,引流管保留的时间为 2~8 d。

第十八节 脑蛛网膜下隙出血

脑蛛网膜下隙出血(SAH)是指因脑底或脑表面的血管自发破裂,血液直接进入蛛网膜下隙的一种临床综合征,可分为继发性和原发性两类。前者是由脑实质、脑室、硬脑膜外或硬脑膜下的血管破裂出血;后者是由于脑表面或脑蛛网膜下隙的血管破裂出血,血液直接流入蛛网膜下隙所致。据我国六城市调查,其患病率为 31/10 万,年发病率为 4/10 万,约占急性脑血管病的 10% 左右,占出血性脑血管病的 20% 左右,仅低于脑梗死和脑出血,且病情易反复发作,病死率高达 25%。

一、病因

以先天性动脉瘤为最常见(约占 50%),其次为动静脉畸形(占 15%)和脑动脉硬化性梭形(粟状)动脉瘤(占 13%),还可由脑瘤和脊髓病变、颅底异常血管网、血液病、脑动脉炎、结缔组织病、脑膜脑炎、抗凝和溶栓治疗、妊娠、颅内静脉血栓、脑梗死等引起(占 10%~12%),原因不明者占 10%。

二、发病机制

(一)动脉瘤

在先天性及病理性血管管壁的变薄、内弹力层和肌层纤维的中断、血管发育不全或变性的基础上,尤其在血管分叉处在血流的不断冲击下可逐渐扩张和形成囊状或带蒂囊状的动脉瘤。在血管壁的极薄处可发生血液渗漏,在血压突然增高时可破裂出血。

(二)动静脉畸形

由于血管壁发育不全,厚薄不一,动脉压力大,而静脉压力低,当大量血流冲击时易破裂出血。

(三)非动脉瘤性

中脑周围出血约占 SAH 的 15%,出血发生在中脑周围。脑血管造影多为阴性,可能为静脉性出血。预后较好。

(四)脑底异常血管网

其管壁菲薄而脆弱,故易破裂出血。

(五)脑底动脉粥样硬化

因脑动脉中的纤维组织代替了肌层,内弹力层变性断裂和胆固醇沉积于内膜。经血液冲击后逐渐扩张形成梭形动脉瘤,在血压突然增高时亦可破裂出血。

出血后,血流进入蛛网膜下隙刺激脑膜引起脑膜刺激征。颅腔内容物增加压迫脑组织导致脑水肿和颅内高压。反复再出血更可加重这一病理过程。继发性脑血管痉挛可引起脑缺血,严重者可导致脑梗死。血液可堵塞脑脊液循环通道,促使脑脊液的吸收和回流受阻。导致急性交通性或非交通性脑积水和颅内压的急性升高,进一步减少脑血流量和加重脑水肿,甚至导致脑疝形成。这种情况多在发病后24~48 h内发生。

三、病理

脑脊液呈血性,整个脑表面呈紫红色。脑沟、脑池内有大量红细胞沉积,故染色更深。如出血量大,脑表面常覆盖有薄层血凝块,颅底部的脑池、脑桥小脑角及小脑延髓池等处可见更明显血块贮积,甚至可将颅底的血管神经埋没。随着时间的推移,大量红细胞开始溶解和释放出含铁血黄素,使脑皮质、脑膜呈现不同程度的铁锈色,并可见有程度不等的局部粘连形成。脑底大量积血和(或)脑室内积血可影响脑脊液循环,30%~70%的患者早期即出现急性梗阻性脑积水,随着病情恢复多可好转,脑室逐渐恢复正常。

约有5%的患者,由于部分红细胞随脑脊液进入蛛网膜颗粒并使其堵塞,引起脑脊液吸收减慢,而产生交通性脑积水。镜检:出血4 h后,镜下可见软脑膜血管周围有多核白细胞渗出;24 h后,可见大量的白细胞浸润和吞噬细胞,并逐渐自行坏死;72 h后,各种炎性细胞反应达高峰,尤以淋巴细胞和吞噬细胞更明显,并出现大量的红细胞和含铁血黄素吞噬细胞。1周后,多核白细胞基本消失,淋巴细胞浸润仍明显,吞噬细胞仍最活跃,大多数红细胞裂解。10 d后,脑脊髓表面出现纤维化形成一瘢痕薄膜。上述镜下演变过程的快慢取决于出血量,少量出血者在72 h就可出现机化现象。

四、临床表现

(一)猝然起病

20%~30%患者发病前有一定诱因,如举重物、兴奋和愤怒等情绪波动,用力咳嗽、排便、弯腰、剧烈活动及饮酒等。病侧眼眶痛伴动眼神经麻痹是动脉瘤即将破裂的危险信号。

(二)头痛

头痛常为首发症状。头痛呈炸裂样难以忍受,开始可为局限性,逐渐蔓延全头。头痛局限于某侧具有定位意义,如前头部痛提示小脑幕上和大脑半球病变,后头痛表明为后颅窝病变;老年人因反应迟钝及痛阈增高等原因疼痛较轻或无头痛。头痛系因高颅内压和血红蛋白刺激血管、神经根和脑膜等疼痛组织而引发。

(三)呕吐

呕吐常并发于头痛后,呈喷射状和反复出现,系由颅内压剧升和血液直接刺激呕吐中枢所致。若呕吐为咖啡色液体则提示有消化道出血。预后凶险。

(四)意识障碍

半数以上的患者可有不同程度的意识障碍,轻者只有短暂的神志模糊,重者可有昏迷,且逐渐加深;少数患者意识始终清醒,但较淡漠、嗜睡,偶有反复发作意识障碍者。老年人的意识障碍可高达90%,其程度与出血量、部位、损害程度及持续时间有关。发病机制多因颅内压增高、脑血管痉挛、再出血导致大脑功能的抑制所致。

(五)精神障碍

精神障碍常表现为兴奋、躁动不安、定向障碍,甚至谵妄、错乱;少数可出现迟钝、淡漠、抗拒和木僵等。部分患者的精神症状可能为其主要的或首发的临床表现,大多在病后1~5 d内相继出现,但多在数星期内自行恢复。

(六)癫痫发作

癫痫发作可发生在出血时或出血后的急性期内。可为局限性抽搐或全身强直—阵挛性发作,出血部位多在天幕上,发生率为20%左右,多由于血液刺激大脑皮质所致。

(七)脑膜刺激征

脑膜刺激征是本病的基本特征,包括头痛、颈项强直、Kernig征阳性,系因血液刺激脑膜所致。通常于起病后数小时至6 d内出现,持续3~4周。颈强直发生率最高可达66%~100%,70岁以上的老人则有明显减少。Kernig征的出现一般早于颈项强直。

(八)脑神经障碍

发生率占60%左右,以动眼神经损害最多见,因该神经在颅底行程较长又靠近大血管,故易受到动脉瘤的压迫。其次为视神经损害(约占40%),主要是指视网膜出血和视神经乳头水肿,多在发病几天内出现,有的在发病一小时内即可出现。可为单侧或双侧,持续2~3周。其次为听神经、三叉神经和外展神经受损,亦多因动脉瘤和血肿压迫所致。

(九)神经根刺激征

如腰背痛,可较长期存在。有些患者可出现膝腱、跟腱反射减低或消失。

(十)单瘫、偏瘫、失语

少见,早期出现者多因出血破入脑实质和脑水肿所致,晚期多由迟发性血管痉挛引起。

(十一)脑血管痉挛

脑蛛网膜下隙出血易发生脑血管痉挛,其发生率为1/3~2/3。早期痉挛常发生于起病后不久,可引发一过性意识障碍和轻度神经功能缺失,历时数十分钟或数小时即缓解。迟发性痉挛多在病后1~3周出现,主要表现为意识障碍、局灶性神经损害和精神障碍等,应与再出血鉴别。

五、辅助检查

(一)脑脊液检查

含血脑脊液是脑蛛网膜下隙出血的特点,压力常有升高(2周后逐渐下降并恢复正常)。镜检可见大量红细胞、非炎性白细胞(2~3 d达高峰,1周后减少或消失)、含铁血黄素以及胆红素吞噬细胞。蛋白含量增高,糖和氯化物含量正常。

(二)颅脑影像学检查

在发病一周内的急性病例的脑蛛网膜下隙,CT检查可十分清晰地显示出血性高密度影;MRI却不能显示(可能是由于血液被脑脊液稀释或因氧分压较高而难以形成DHb,和脑脊液搏动引起的流动影响了其成像),故后者一般不用于急性期诊断。但MRI特别是磁共振血管造影(MRA)检查可直接观察到异常血管的形态、部位、程度以及与周围组织血管的关系,而多用于恢复期不能进行脑血管造影的脑动脉瘤和脑血管畸形的筛选性检查,但对脑血管异常的阳性率远不如数字减影血管造影术(DSA)。

(三)脑血管造影检查

脑血管造影检查主要在于确定病因。如动脉瘤的DSA阳性率为80%,脑血管畸形和烟雾病可达100%。目前对造影的适宜时间虽有争论,但一般主张在病情允许的情况下应尽早进行,如病情严重亦可在病情稍稳定后出血后1周内进行。

六、诊断

根据以下特点诊断一般不难：①发病急骤；②剧烈头痛、呕吐；③一般意识清楚或有短暂性意识障碍；④脑膜刺激征明显，少数伴有脑神经损伤及轻偏瘫等局灶体征，腰椎穿刺为血性脑脊液。颅脑影像学检查可协助病因诊断。

七、鉴别诊断

1. 脑出血

2. 颅内感染

发病较缓慢，伴发热及全身感染征象，周围血白细胞增高，脑脊液细胞学检查呈明显的炎性改变而非血性，有时可找到相应的病原体（如 TB、隐球菌等），脑 CT 扫描正常可资鉴别。

3. 血管性头痛

既往有反复类似发作史，无脑膜刺激征，腰椎穿刺和脑 CT 扫描正常可予区别。

八、治疗

本病的治疗原则是制止继续出血，防止继发性血管痉挛，去除出血原因和防止复发，掌握时机尽早行 DSA 检查，如发现动脉瘤及动静脉畸形，则应进行血管放射介入术或手术治疗。

（一）一般处理

绝对卧床休息至少 4~6 周，避免用力排便和情绪波动，防止剧烈咳嗽，烦躁不安者适当应用止痛镇静药，稳定血压，控制癫痫发作。头痛剧烈者可行腰穿缓慢放出血性脑脊液，每次 10~20 mL，并注入适量生理盐水以免引发脑疝。第一周可每日一次，第二周可适当延长。如侧脑室扩大伴血性脑脊液者可行侧脑室穿刺（一般为右侧）置管引流。两者均可降低颅内压，减轻头痛，促进红细胞的清除和改善脑脊液的循环，从而降低脑血管痉挛和正常颅内压脑积水的发生率。

（二）止血剂

1. 6-氨基己酸

为纤维蛋白溶解抑制剂，可阻止动脉瘤破裂处凝血块的溶解，又可预防再破裂和缓解脑血管痉挛。8~12 g 加入 10% 葡萄糖盐水 500 mL 静滴，2 次/日。

2. 氨甲苯酸

氨甲苯酸又称抗血纤溶芳酸，能抑制纤维蛋白溶酶原的激活因子，每次 100~200 mg，溶于葡萄糖或生理盐水 20 mL 中缓慢注射，2 次/日。

3. 巴曲酶

具有凝血酶及类凝血激酶样作用。每次 2 000 U，静注或肌内注射，次数视病情而定。

4. 其他

如卡巴克洛、酚磺乙胺、维生素 K 等。

（三）脱水、降颅内压

主要选用甘露醇、呋塞米、清蛋白等。

（四）防治动脉痉挛及脑梗死

可应用具有选择性作用于脑血管平滑肌的钙拮抗剂尼莫地平 10 mg(50 mL)/d，以每小时 2.5～5.0 mL 速度泵入,持续 1～3 周后改为尼莫地平口服,3 次/日,维持 2 周。两者均可引起血压下降,应密切观察和适当处理。

(五)防治脑积水

急性阻塞性脑积水的有效疗法是行侧脑室穿刺引流和冲洗,并注入经稀释后的尿激酶 8 000～12 000 U(夹闭引流管 1 h)每日一次,持续到 CT 证实第三脑室开通为止,以尽早清除凝血块,开通脑脊液循环。

(六)外科手术治疗

经造影证实有动脉瘤或动静脉畸形者,应争取手术或放射性介入治疗。根除病因和避免再次出血。

九、预后

其预后与病因、出血的部位及出血量的多少、有无并发症以及是否维持适当的治疗有关。

(一)颅内动脉瘤出血

急性期病死率为 40%,存活者约 1/3 复发。其中 60% 复发在发病后 2 周内,第一次出血存活时间愈长,复发的概率愈小。第二次出血的病死率约为 60%,第三次几乎是 100%。

(二)脑血管畸形

脑血管畸形所致者的预后较好,病死率约为 10%～15%,复发率也较低。存活的脑蛛网膜下隙出血患者经 2～3 周后症状大多消失,一般不留后遗症。如伴有脑实质局灶性症状的病例可遗有不同程度的后遗症。

(三)继发性蛛网膜粘连

出血后出现继发性蛛网膜粘连的病例常可发生正常颅内压脑积水,患者可出现智力减退、意识不清和尿失禁等严重后遗症。

第三章 泌尿外科疾病

第一节 肾损伤

肾脏深藏于肾窝,受到周围结构较好的保护,正常肾脏有 1~2 cm 的活动度,其损伤发生率较其他器官略少。随着工业技术高速发展,现代化的交通以及现代高科技战争中新式武器的出现,使多发伤、复合伤明显增多,并且损伤更具有严重性和复杂化。其中以闭合性损伤多见,而在闭合性肾损伤中 1/3 并发其他内脏损伤,半数以上并发骨折。

一、病因

(一)病因

1.直接和间接暴力

肾区受到直接打击,伤员跌倒在一坚硬的物体上,或被挤压于两个外来暴力的中间。人自高处跌落时,双足或臀部着地,由于剧烈地震动而伤及肾脏。

2.自发破裂

肾也可无明显外来暴力而自发破裂,这类"自发性"的肾破裂常由于肾脏已有病变,如肾盂积水、肿瘤、结石和慢性炎症等所引起。

3.穿刺伤

常为贯通伤,可以损伤全肾或其一部分,一般均伴发腹腔或胸腔其他内脏损伤。

(二)发病机制

1.闭合性肾脏损伤的机制

(1)直接暴力打击:外伤的着力点很重要,如果直接打击腹部,肾损伤发生率为 10.0%~20.1%,腰部受到打击则为 60% 左右,致伤原因以撞击为主,其次为跌落、交通事故等,国外以交通事故居首,占 50% 以上,最高的达 80%;体育运动时除被他人或球类撞击受伤外,身体突然旋转或强烈的肌肉收缩也可以发生肾损伤,此类损伤以镜下血尿多见,即所谓的运动性血尿,右肾多见。Fancz 等曾利用计算机模拟肾脏的二维模型,研究肾脏受到打击时,肾脏内能量的传导和压力的分配,他们发现最大压力点出现在肾实质边缘,而且该压力点的压力还受肾盂内的静水压以及肾实质内是否存在肾囊肿的影响,当肾盂内的静水压高或肾实质内存在肾囊肿时,在同样的外力打击下肾实质边缘最大压力点的压力也随之提高,这与临床所见在受到腹部钝性打击时肾脏损伤多出现在肾脏表面以及在梗阻积水的肾脏和伴有肾囊肿的肾脏更易出现肾损伤相符。

(2)减速伤:多见于从高处跌下足跟或臀部着地以及发生交通事故身体突然减速时,肾脏由于惯性作用,继续下降或猛烈地撞击肋骨或腰椎造成肾脏实质或肾蒂的损伤,由于肾脏急剧移位,肾蒂受到猛烈的向上或向下的牵拉,血管外膜及肌层被伸张,但无弹性的内膜则发生不同程度的挫伤或断裂,导致内膜下出血,管腔狭窄或血栓形成,较严重之损伤可使血管肌层和外膜破裂导致血管撕裂或断裂。

（3）冲击伤：冲击伤所致的肾脏损伤较少见且相对较轻，但其合并存在的心、肺、肝、脾、肠、胰腺损伤却很常见且较重，肾脏的损伤主要表现为包膜下或实质的斑块状出血，偶见有小的撕裂或梗死，其产生的损伤主要是由于冲击波超压和动压的作用所致，负压也可能有一定的作用，它造成肾脏损伤的学说包括以下几方面。

1）碎裂效应，亦称剥落效应：当压力波自较致密的组织传导至较疏松的组织时，在两者的界面上会引起反射，致使较致密的组织因局部压力突然增高而引起损伤。

2）惯性效应：致密度不同的组织中，压力波传递的速度有所不同，疏松的组织中传递较快，致密的组织中传递较慢，因而两者易造成分离性损伤。

3）近年来在冲击波致伤机制研究方面最主要的进展就是试图用生物力学阐明原发冲击伤的发生机制，美国 Stuhmiller 等提出机体对冲击波响应的物理过程包括 3 个阶段：①体表对冲击波负载的迅速响应，冲击波作用于体表力的大小称之为冲击载荷，朝向冲击波源的体表受力最大，组织结构的几何形状可使冲击波发生绕射或聚焦，在部分开放的结构内所受的冲击载荷较自由场中大得多；②冲击载荷作用于机体后，组织器官会发生变形，组织内产生应力；③组织应力和损伤，一定的应力可造成组织出血或破裂。

（4）挤压伤：多见于交通事故，致伤原因复杂，直接打击或挤压于腹部，引起腹内压急剧升高造成肾损伤。

2. 开放性肾脏损伤的机制

（1）现代火器伤：低速投射物穿入组织时，其作用力沿着弹道的轴线前进，在其前进过程中，直接离断、撕裂和击穿弹道上的组织，形成所谓的残伤道或原发伤道，高速投射物穿入组织不仅具有前冲力，形成原发伤道，而且还产生很大的能量和速度，并向四周扩散，迫使原发伤道的组织迅速向四周压缩与移位，由此形成一个比原发伤道或投射物直径大数倍甚至数十倍的椭圆形空腔，即瞬时空腔，空腔内压力的迅速变化可使伤道周围、甚至远离伤道的组织发生变位和震荡，形成所谓"爆炸效应"，从而使这些组织受伤，投射物的动能以速度的平方增加，而能量的释放却以速度的立方增加，当速度超过一定界限时，其增加的程度更大，投射物在组织中每释放 1J 的能量，就可以形成 (80.1×10^2) cm^3 的空腔，同时质轻、高速的枪弹进入人体内遇阻后易发生反跳，从而改变前进的方向，由此造成多脏器损伤，曾有高速枪弹击中臀部后急剧改变方向，穿过胸、腹腔、造成胸、腹腔脏器多处损伤的报道，目前火器伤损伤的机制有以下几种学说。

1）直接损伤：投射物穿入组织时有两种作用力：其一是前冲力，沿弹轴前进，直接破坏组织，造成贯通伤或非贯通伤（盲管伤），并形成永久伤道；其二是侧冲击力，它与伤道垂直并向伤道四周扩散，形成瞬时空腔效应，造成四周软组织的损伤。

2）水粒子运动学说：早在 1848 年法国学者 Hugier 认为，弹头对机体组织的"爆炸效应"是由于水粒子扩散作用，即投射物将动能传递给周围组织的液体微粒，使其加速，成为继发性投射物并迅速离开伤道，向周围扩散产生"爆炸效应"，使伤道周围组织呈广泛损伤。

3）脉冲性瞬时空腔效应：高速飞行的投射物穿入组织时具有很大的能量，以压力波形式压缩伤道周围的组织，使其迅速移位，从而形成比原发伤道或投射物直径大几倍、甚至几十倍的空腔，它的膨胀作用是由于环境压力与组织内部压力之间的压差造成的，继而周围介质阻止空腔继续扩大，并在组织弹性作用下使空腔收缩，此收缩与膨胀的过程在数十毫秒内发生

7~8次,使伤道周围组织受到牵拉、撕扯与震荡,造成广泛不均匀的损伤。

4)压力波作用:投射物以很高的速度穿入机体时,一部分能量以压力波的形式传递给组织和器官,它在组织内以1 500 m/s左右速度传播,当压力波通过不同阻抗(波速与介质密度的乘积)递质的界面时,会产生反射和折射叠加,实质脏器由于密度高、脆性大,当压力波的强度超过组织的抗拉强度时,组织纤维带被拉断,从而产生不同程度的破裂。

5)远达效应:是指与原发伤道无直接解剖联系的远隔脏器的损伤,它主要与强压力波作用于循环管路(血管)引起体液剧烈扰动有关,肉眼检查多为脏器的点片状出血,它有别于创伤后神经体液因子引起的继发性散在粟粒状出血。

由于投射物对组织的特殊作用效应,使其所产生的组织损伤具有特殊的病理特点,即:①原发伤道区:原发伤道区是因投射物直接损伤组织而形成的一持续存在的空腔,其中充满了破碎、失活的组织、凝血块、泥土、衣服碎片等异物,由于投射物和组织特性的影响,原发伤道各部位的直径是不一致的,光镜下可见该区的内表面参差不齐,组织的正常结构完全消失,大量的红细胞和中性粒细胞密布于坏死组织中或其表面;②挫伤区:该区紧靠原发伤道,是投射物能量侧向传导和瞬时空腔效应的挤压,牵拉作用形成的组织失活区;③震荡区:挫伤区以外即为震荡区,其主要病理改变为血液循环障碍及其所引起的后果,伤后短时间内看不出显著变化,数小时乃至数天后,逐渐出现血液循环障碍,如充血、淤血、出血、血栓形成、渗出和水肿等,血栓形成可导致组织坏死,水肿可压迫周围组织,从而引起局部缺氧和坏死,含水分越多的组织和器官出血越多,形成的震荡区越宽,上述3个病理分区,并无明显的界限,特别是挫伤区和震荡区的病理变化常参差不齐,交错存在,这种现象在高速、高能投射物损伤时更为明显。

(2)刺伤:利器所造成的肾脏开放性损伤,平时战时均可见到,可使利器刺入伤道所经过的器官组织发生直接损伤,由于肾脏位置较深,邻近器官较多,其后面上部与膈肌接触,并借膈肌和第11、12肋相邻,下部和腰大肌、腰方肌相邻,两肾顶端都有肾上腺覆盖,两肾的前面各不相同,右肾前面上部紧贴肝右叶下面,下部与结肠肝曲相邻,内侧与十二指肠降部相邻,左肾前上部与胃底及脾脏相邻,中部有胰尾横过,下部与空肠及结肠脾曲相接;因此,从身体不同部位刺入并造成肾脏损伤时,常合并不同组织、器官的损伤,其中以结肠、肝、脾的合并伤最常见。Noel等报道的1组187例刺伤所致肾脏损伤的患者中122例(65%)合并其他器官损伤,其中合并肝脏损伤者42例(22%),血气胸损伤者37例(18.5%),脾损伤者20例(10%),结肠损伤者19例(9.5%),小肠损伤者17例(8.5%),肺损伤者14例(7%),胃损伤者13例(6.5%),心血管损伤者12例(6%),膈肌损伤者10例(5%),肠系膜损伤者9例(4.5%),胰腺损伤者7例(3.5%),肾盂损伤者5例(2.5%),输尿管损伤者3例(1.5%)和肾上腺损伤者1例(0.5%)。

3.医源性损伤

可见于以下情况。

(1)对肾脏及其邻近组织、器官施行手术及行内腔镜检查、治疗时,如行肾盂或经肾窦肾盂切开取石术,或行经皮肾镜取石术等手术时造成的肾损伤。

(2)行体外震波碎石术时所造成的肾损伤,早期肾损伤主要是肾小球和肾间质出血,肾小管坏死,肾小球滤过率下降和肾周血肿等,其机制尚不明确,可能与ESWL产生的高能震波通过产生空化效应所致,国内外亦有不少报道肾结石行ESWL治疗时并发肾包膜下血肿、肾裂伤、肾周血肿,乃至行开放性手术处理这些并发症,甚至肾切除。

二、临床表现

实质损伤及血、尿外渗情况,并能及时发现合并伤,肾损伤出现典型腹膜刺激症状或移动性浊音时,应警惕合并腹内脏器损伤的可能,腹腔穿刺有一定诊断价值。

1. 血尿

重度损伤可出现肉眼血尿,轻度损伤则表现为显微镜下血尿,若输尿管、肾盂断裂或肾蒂血管断裂时可无血尿。

2. 休克

严重肾损伤尤其合并有其他脏器损伤时,表现有创伤性休克和出血性休克,甚至危及生命。

3. 疼痛及腹部包块

疼痛由局部软组织伤或骨折所致,也可由肾包膜张力增加引起;有时还可因输尿管血块阻塞引起肾绞痛,当肾周围血肿和尿外渗形成时,局部发生肿胀而形成肿块。

4. 高热

由于血、尿外渗后引起肾周感染所致。

5. 伤口流血

刀伤或穿透伤累及肾脏时,伤口可流出大量鲜血,出血量与肾损伤程度以及是否合并有其他脏器或血管的损伤有关。

三、检查

肾损伤的诊断一般根据创伤的历史,临床症状与体征,结合尿化验及造影检查即可确定,多数病例根据受伤部位和血尿就可做出诊断,如有腹腔脏器合并损伤,应注意不要忽略肾损伤。

在肾损伤的诊断中不仅须确定有无损伤,并须了解损伤程度,对侧肾的情况及伤肾的发展趋势等,若诊断确有困难,则考虑行泌尿系统特殊检查。

1. CT

在肾损伤的诊断及随访中有十分重要的价值,在患者全身情况允许的情况下,应作为首选的检查,它不仅可以准确了解肾实质损伤的程度、范围以及血、尿外渗的情况,还可同时明确有无其他腹腔脏器的损伤。

2. B超

可初步了解肾损伤的程度以及肾周围血肿和尿外渗的情况。

3. X线检查

根据排泄性尿路造影时造影剂外漏的情况,可了解肾损伤的程度和范围,并可了解两侧肾功能的情况,当排泄性尿路造影不显影,且疑有肾蒂血管伤时,可行肾动脉造影检查,但应在病情稳定时方可实施,肾动脉造影可发现有造影剂外溢以及肾血管较大分支阻塞,在肾动脉造影确诊后,还可行选择性肾动脉分支栓塞以控制出血。

4. 放射性同位素扫描

对肾损伤的诊断及随诊检查也有一定帮助,扫描方法简单而安全,可根据情况采用。

对腰腹部受伤且疑有肾损伤的患者应立即行尿常规检查,了解出血情况,必要时导尿,留尿进行比色观察,但血尿的多少有时与损伤的程度不一定成比例。

四、诊断与鉴别诊断

(一)诊断

肾损伤的诊断可根据病史、症状和体征、尿液检查和 X 线尿路造影等而确定。多数病例经过上述步骤或仅从临床现象和血尿即可肯定肾损伤的诊断。肾损伤时常伴有颅脑、胸腹内脏器、骨折等严重损伤。由于这些损伤的症状严重,常使人忽视了肾损伤的表现。但只要警惕有肾损伤的可能,在及时处理这些损伤,抢救休克的同时,详细询问受伤的经过、暴力的性质、贯通伤的方向,仔细检查体征和尿常规检查,多数患者可以确诊。病情迅速恶化时说明损伤严重,须积极抢救。为了选择保守或手术治疗,常需借助于一些辅助检查,以了解伤肾的真实情况。

(二)鉴别诊断

1. 腹腔脏器损伤

主要为肝、脾损伤,有时可与肾损伤同时发生,表现为出血、休克等危急症状,有明显的腹膜刺激症状,腹腔穿刺可抽出血性液体,尿液检查无红细胞;超声检查肾无异常发现;静脉尿路造影(IVU)示肾盂、肾盏形态正常,无造影剂外溢情况。

2. 肾梗死

表现为突发性腰痛,血尿,血压升高;IVU 示肾显影迟缓或不显影,逆行肾盂造影可发现肾被膜下血肿征象,肾梗死患者往往有心血管疾患或肾动脉硬化病史,血清乳酸脱氢酶、谷氨酸草酰乙酸转氨酶及碱性磷酸酶升高。

3. 自发性肾破裂

突然出现腰痛及血尿症状,体检示腰腹部有明显压痛及肌紧张,可触及边缘不清的囊性肿块,IVU 检查示肾盂、肾盏变形和造影剂外溢,B 超检查示肾集合系统紊乱,肾周围有液性暗区,一般无明显的外伤史,既往多有肾肿瘤、肾结核、肾积水等病史。

五、治疗方法

1. 非手术治疗

肾脏损伤者大多数可以通过非手术治疗而保留肾脏,约 74% 获得成功,肾脏损伤患者经过积极的保守治疗和密切的临床观察,其中大部分患者病情可以渐趋平稳,血尿停止,肿块缩小,并发症少,一般无重大后遗症,一组 186 例外伤性肾损伤报道中,非手术治疗肾切除率为 3%,而手术治疗肾脏切除率高达 20%。Mansi 等报道 108 例肾损伤中,Ⅲ级肾损伤非手术治疗,结合及时穿刺引流或腔镜治疗,不仅能保留肾组织而且少有晚期并发症发生。而肾脏探查和修补术后并发症发生率高达 3%~20%,可见有效的保守治疗,不仅可降低肾脏切除率,而且能有效地减少并发症。

非手术治疗包括紧急处理和一般治疗,紧急处理包括迅速的输血、输液、复苏。对严重肾损伤患者,即使血压在正常范围,亦应采取防止休克的治疗,并密切观察血压、脉搏等生命体征变化及腹部肿块大小,血尿颜色等变化,对伴有休克的患者应在休克被纠正并处于稳定情况之后,尽快进行必要的检查,以确定肾脏损伤的程度和范围,便于选择下一步的治疗方案。

(1)一般治疗。

1)绝对卧床休息。卧床休息的时间,因肾脏损伤的程度而异,肾脏裂伤应卧床休息

4~6周,2~3个月不宜参加体力劳动和竞技运动。

2)止血、镇静:应立即给予有效的止血药物,以减少继续出血的可能,由于肾损伤出血引起肾周血肿、肾纤维膜及肾周筋膜受牵拉而出现腰部胀痛或出血进入集合系统,血凝块引起输尿管梗阻,出现肾绞痛。故肾损伤患者多有明显的疼痛表现,而疼痛又会引起患者烦躁、不安、活动,进而加重肾脏出血。因此,应给予必要的镇静处理。

3)感染的防治及补液:应给予广谱抗生素,预防感染,防止血肿感染形成脓肿,并注意补入足够的能量、血容量,维持水、电解质平衡,及时补充机体在非常态下的代谢需要。

4)保持两便通畅,严重肾损伤患者应立即给予保留导尿,一方面有利于观察尿液颜色变化,另一方面能防止患者排尿时加重肾脏损伤。必要时给予缓泻剂帮助患者通便。防止用力排便,增加腹压,引起继发性出血可能。

(2)非手术治疗的注意事项。

1)密切注意生命体征变化,在肾损伤的非手术治疗过程中,特别是第1周,应严密观察患者血压、脉搏、呼吸等生命体征。

2)绝对卧床休息,对于防止再出血至关重要。

3)观察尿液颜色变化,如果尿液逐渐转清,局部症状逐渐改善,提示出血停止,若尿液突然转清,而出现腹部疼痛加重,可能是血凝块堵塞输尿管所致。而不能盲目认为出血停止。

4)观察局部包块大小,对于可触及肿块的患者,入院时及时给予标记肿块范围,并观察其大小的变化。

2.手术适应证

肾损伤的大部分患者可以通过保守治疗而获治愈,但部分肾损伤患者应及时给予手术治疗,否则会引起更严重的后果。对于保守治疗的患者,在非手术治疗过程中,应密切观察病情的变化,做必要的手术治疗准备。在下列情况下应手术治疗。

(1)开放性肾损伤或贯通肾损伤患者应急诊手术,术中不仅需要修补损伤的肾脏,还应注意其他脏器的损伤情况以及有无异物的存在等。

(2)合并有胸、腹腔脏器损伤者。

(3)严重休克经大量输血补液仍不能矫正或血压回升的短期内又下降,提示有大出血可能者。

(4)非手术治疗过程中,肾区肿块不断增大,肉眼血尿持续不减,患者血红蛋白逐渐下降,短期内出现贫血者。

(5)静脉尿路造影或CT增强扫描显示造影剂明显外渗等。

(6)经较长时期的非手术治疗,仍反复出现血尿或合并感染或继发性高血压等。

3.多发伤患者肾损伤的处理

多发伤意味着能量大,尿路罹伤率高,伤势重;尿路器官损伤的发生率比非多发伤者高2.48倍,而且肾损伤多在中度以上。多发性损伤的患者,因深度休克,血尿不严重,尿路损伤常被忽略,故多数患者得不到检查,只有43.8%能够完成IVU,与非多发伤的76.6%形成鲜明对比。鉴于此,对多发伤伴有肾损伤者,处理应采取较积极的措施。

4.肾损伤伴腹腔其他脏器伤的处理

(1)伴胰腺损伤:为了避免术后发生并发症,既往肾切除率高达33%。如处理得当,就能最大限度地保留肾组织。手术时应注意:严密缝合肾脏集合系统,且张力不能过大;将大网膜、筋膜或结肠置于肾和胰腺之间；充分引流，而且两个引流分别从不同部位引出。

(2)伴结肠损伤：肾损伤与结肠同时损伤约占全部肾损伤患者的2.5%，处理不当，极有可能发生感染性尿囊肿和肾周围脓肿。目前所采取的处理原则如下：

1)75%由开放伤所致，故而积极手术探查。

2)术前影像学检查难以对肾损伤做出分类时，应当剖腹探查，既可了解肾损伤的真实情况，又可使结肠损伤得到及时治疗。

3)肾损伤的处理原则与通常无异，即便有粪便污染依然如此，包括除去无生机的组织、止血、缝合集合系统、覆盖创面，肾被膜不能应用时，可以大网膜片或腹膜片做覆盖材料。结肠伤和肾脏伤较近者，应以大网膜片将其隔开。血管损伤者，并不因结肠伤而放弃修补。

4)放置引流。

(3)伴腔静脉损伤：这些伤员伤势极其严重，往往由于致命出血而死亡。为了挽救患者生命，关键在于各级抢救成员从受伤地点起就应积极复苏，尽快送往附近医院，一旦患者入院，在积极抢救休克之同时经腹进行探查，靠近肾门处切开后腹膜，直达肾蒂血管或腔静脉，迅速控制出血，清理手术野，依据伤情给予修补。

5.手术治疗

(1)肾部引流：肾损伤的患者早期手术常可达到完全修复的目的，引流只是作为整个手术的一部分。但在尿外渗伴感染、肾周血肿继发感染、病情危重又不了解对侧肾脏情况时，则只能单行引流术。如发现腹膜破裂，应吸尽腹腔内的血液和尿液，然后修补腹膜裂口，在腹膜外放置引流。引流必须彻底，引流不彻底常是肾周感染不能控制、大量纤维瘢痕形成的原因。如能放置硅胶负压球引流，效果最佳。术后引流至少留置7 d，每天引流量少于10 mL，连续3 d后才能拔除。如肾脏损伤严重而患者处于危险状态时，应用填塞法止血（大的出血点加以结扎）；等待患者情况好转时，再行肾切除术。

(2)肾修补术或部分肾切除术：肾实质裂伤可用丝线缝合。修补集合系统裂口应用可吸收缝线，如垫入脂肪块或肌肉块可防止缝线切割。失去活力的破碎组织应清创。如无明显感染，一般不必留置内支架或造瘘。创面应彻底引流。在平时的闭合性肾损伤，这些方法的疗效是良好的。但在战时有感染的贯通伤，结果多不满意。因肾实质感染、坏死和晚期出血等常须第二次手术，甚或被迫切除全肾。

(3)肾切除术：应尽一切力量保留伤肾。但肾切除术较修补术简易，既能解除出血原因和感染来源，亦可避免再度手术和晚期残疾的后患。在病情危重须行肾切除时必须证实对侧肾功能良好后才能进行。至少应打开腹膜，查清对侧肾脏情况。肾切除适应于：①无法控制的大出血；②广泛的肾裂伤，尤其是战时的贯通伤；③无法修复的肾蒂严重损伤；④伤肾原有病理改变且无法修复者，如肾肿瘤、肾脓肿、巨大结石和肾积水。肾错构瘤易发生破裂出血，但属良性，且肿瘤常为多发并可能侵犯双肾，故应尽量争取进行部分肾切除。

(4)肾血管修复手术：肾动脉是终末分支，结扎其任一支动脉即可致相应肾实质梗死。而肾静脉分支间有广泛交通，只要保留其一条较粗的分支通畅即不影响肾功能。左肾静脉尚通过精索静脉（或卵巢静脉）和肾上腺静脉等分支回流。故可在这些分支的近腔静脉端结扎肾静脉主干而不影响肾血液循环。因此，在肾静脉损伤时左肾有较多的挽救机会。对冲伤引起的肾动脉血栓形成一旦经动脉造影证实即应手术取栓。文献有报道伤后9 d仍取栓成功的病例，故应积极争取。动静脉瘘和主动脉瘤应予修补，如在肾实质内则可行部分肾切除。

(5)肾动脉栓塞疗法：通过选择性动脉造影的检查注入栓塞剂可达到满意的止血效果。常用的栓塞剂为可吸收的自体血块和明胶海绵碎片。如先注入少量去甲肾上腺素溶液使正常肾血管收缩，可达到使栓塞剂较集中于受伤部位的目的。

目前国内外已可用冷冻的肾脏保存液灌注肾脏并冷冻保存 72 h 而不影响肾功能的恢复，故有可能经工作台仔细修复伤肾后冷冻保存，待患者情况稳定后再行植入髂窝。

第二节　尿道损伤

尿道损伤是泌尿系统常见损伤，多发生于男性且青壮年居多，尤其是较固定的球部或膜部。男性尿道由尿生殖膈分为前尿道（球部尿道及悬垂部尿道）及后尿道（前列腺部尿道及膜部尿道），尿道损伤如处理不当，可导致感染、狭窄、梗阻及性功能障碍。

尿道损伤(injury of the urethra)是泌尿系统中最常见的损伤。平时与战时均不少见。多发生于青壮年及体力劳动者。按其发生原因，可分为：①尿道外损伤：骑跨伤或会阴部踢伤，可使尿道球部在暴力与耻骨弓之间受损伤。骨盆骨折时，耻骨、坐骨支骨折可直接损伤后尿道；或因与骨盆分离，耻骨前列腺韧带牵拉，致膜部或前列腺部尿道断裂。②尿道内损伤：可为医源性损伤，在尿道内器械操作时不慎损伤，如尿道探子、金属导尿管、膀胱镜、尿道镜；亦可为异物、结石或尿道内注入烈性化学药物、腐蚀性药物所致。③贯通伤：战时多见，如枪伤、刺伤、炸伤、弹片或切割伤。多位于球、膜部尿道。④撕裂伤：如难产、机器损伤所致尿道损伤。按尿道损伤部位分为：①前尿道损伤：包括阴茎部尿道及球部尿道损伤。②后尿道损伤：如前列腺部、膜部尿道损伤。按损伤程度分为：①尿道挫伤：仅尿道黏膜或伴尿道海绵体部分损伤。可顺利插入导尿管，无尿道狭窄并发症。②破裂伤：尿道部分断裂，其余部分保持连续性。导尿管插入多有困难，容易造成尿道狭窄。③断裂伤：尿道完全失去连续性，两端断离并回缩。导尿管无法插入，将形成严重尿道狭窄。

一、病因及发病机制

（一）病因

1.闭合性损伤

(1)暴力损伤：最为常见，如会阴部骑跨伤及踢伤可致球部尿道损伤，骨盆骨折可造成膜部尿道损伤。

(2)器械损伤：尿道扩张或膀胱镜检时，因操作不当可造成尿道穿通伤，其损伤好发部位是尿道球部及前列腺部尿道。

(3)化学烧伤：较为少见，多因腐蚀性药剂误注入尿道所致。

2.开放性损伤

如锐器的切割伤及大器的贯通伤。

（二）发病机制

1.尿道黏膜烧伤常致尿道广泛的狭窄。

2. 尿道挫伤及部分断裂可造成尿道狭窄。

3. 膜部尿道断裂时近端尿道向后上退缩移位,发生尿潴留,如用力排尿则发生尿外渗,常伴有骨盆骨折。

4. 尿外渗的范围随破裂部位而异。

(1)前尿道破裂时如阴茎深筋膜完整,尿外渗只局限在阴茎本身,主要表现为阴茎肿胀;如果阴茎深筋膜已破而会阴浅筋膜完整,尿外渗将积聚在阴囊,尿道球部损伤时可见于这种尿外渗。

(2)后尿道破裂时,破裂常在三角韧带以上,尿外渗将向前列腺和膀胱周围、腹膜外和腹膜后扩散。

二、临床表现

尿道损伤的临床表现,视其损伤部位、程度以及是否合并骨盆骨折和其他内脏损伤而定,单纯尿道损伤,全身症状较轻,如伴有骨盆骨折,可发生休克,其主要表现如下。

1. 休克

骨盆骨折后尿道损伤,休克发生率高,约40%,单纯骑跨伤一般不发生休克。

2. 尿道出血

前尿道损伤有鲜血自尿道口滴出或溢出。

3. 疼痛

局部常有疼痛及压痛,有排尿痛并向阴茎头及会阴部放射。

4. 排尿困难及尿潴留

损伤严重者伤后即不能排尿,伤后时间稍长耻骨上区可触到膨胀的膀胱。

5. 血肿及瘀斑

骑跨伤局部皮下可见到瘀斑及血肿,并可延至会阴部,使阴囊、会阴部皮肤肿胀呈青紫色。

6. 尿外渗

尿道损伤后是否发生尿外渗及尿外渗的部位,取决于尿道损伤的程度及部位,尿道破裂或断裂且有频繁排尿者,多发生尿外渗,膀胱周围尿外渗可出现直肠刺激征及下腹部腹膜刺激征,尿外渗如未及时处理或继发感染,可导致组织坏死、化脓,严重者可出现全身中毒症状,局部感染或坏死可形成尿瘘。

根据病史、症状和体征,尿道损伤的诊断并不困难,前尿道损伤的征象一般较为明显,诊断较易,后尿道损伤的诊断较困难。注意解决以下问题:确定尿道损伤的部位;估计尿道损伤的程度;有无其他脏器合并伤。对严重创伤所致骨盆骨折后尿道损伤的患者,特别是休克者应注意检查有无其他脏器损伤,以免遗漏威胁生命的重要组织器官损伤。

三、检查

1. 直肠指诊

凡疑有尿道损伤特别是骑跨伤和骨盆骨折,必须进行直肠指诊,不可忽略,直肠指诊前列腺向上移位,有浮动感,可向上推动者,提示后尿道断裂;指套染有血迹或有血性尿液溢出时,说明直肠也有损伤,或膀胱、尿道直肠间有贯通伤。

2. 诊断性导尿

在严格无菌操作下轻柔地试插导尿管,试插成功提示尿道损伤不重,可保留导尿管作为治疗措施,不要任意拔除,一次插入失败,应分析原因,如已有证据判断为尿道破裂或断裂,不得再换管或换人再插,更忌用金属导尿管,因导尿管插入不当有可能加重局部损伤程度,加重出血或带入感染。

3. X线检查

疑有骨盆骨折时,应行骨盆正侧位平片检查。

导尿是检查尿道连续性是否完整的好方法,在无菌条件下,如能顺利插入一导尿管,则说明尿道的连续性完整,如导尿管顺利插入膀胱,且经检查膀胱壁完整但伤员有尿外渗现象,应考虑有尿道损伤,但导尿必须在严格无菌条件和满意的麻醉下进行,最好能在手术室中进行,如一次插入困难,不应勉强反复试探,以免加重创伤和导致感染,应立即手术探查。急诊大剂量静脉造影待造影剂聚于膀胱后行排尿期膀胱尿道造影和经尿道行逆行尿道膀胱造影对确诊尿道损伤也有帮助,正常时,直肠指检可以在前列腺尖与肛门括约肌之间触及尿道膜部,如直肠指检不能扪及该段尿道而直接触及耻骨后缘,则膜部尿道已完全断裂,在直肠内指检时将前列腺向上推动,如前列腺固定,说明后尿道尚未完全横断,反之可以向上推动或前列腺由于失去支撑,被外渗血尿推向上方悬浮于盆腔内,则说明尿道和耻骨前列腺韧带均已断裂,故诊断后尿道损伤时,肛指检查也很重要。

四、诊断与鉴别诊断

(一)诊断

根据病史、临床症状和实验室检查资料可以确诊。

(二)鉴别诊断

1. 膀胱破裂

腹膜外膀胱破裂也常合并有骨盆骨折,也可出现耻骨后间隙,膀胱周围间隙尿外渗,出现排尿困难、无尿等症状,但腹膜外膀胱破裂时,膀胱往往不充盈,呈空虚状态,导尿管可顺利插过尿道,插入后无尿液或仅有少许血尿引出,直肠指检无前列腺移位和压痛,必要时可行膀胱尿道造影以资鉴别。

2. 尿道肿瘤

有排尿困难症状,也常伴有初血尿或尿道内流出血性分泌物,但无外伤史,排尿困难往往呈进行性加重,沿尿道或肛门指检,可触及尿道局部肿块,伴压痛,尿道造影或尿道海绵体造影可显示尿道充盈缺损。

3. 尿道结石

突然出现排尿困难及尿痛,常伴尿频、尿急及血尿症状,既往可有肾绞痛史或尿道排石史,但无外伤史,有时沿前尿道或直肠指检可触及局部硬结伴压痛,尿道探通术可触及异物感;X线检查可发现尿道不透光阴影;尿道镜检查可直接窥见结石。

4. 脊髓损伤

腰部外伤后出现排尿困难或急性尿潴留时,有时须与尿道损伤相鉴别,脊髓损伤时,除出现排尿困难症状外,往往还伴有神经系统症状和体征,如会阴部感觉减退、肛门括约肌松弛等表现。

五、治疗方法

对新鲜的尿道损伤的处理原则,首先要控制休克及出血,处理严重的伴发损伤,然后进行尿道的紧急处理：①尽早解除尿潴留；②彻底引流尿外渗；③恢复尿道的连续性；④预防尿道狭窄等并发症的发生。根据尿道损伤的程度和部位，早期手术可选用下列方法。

（一）留置导尿管安装术

对尿道黏膜损伤，排尿通畅，仅有 1、2 次肉眼血尿，或尿道口有少量出血，导尿通畅，仅用抗生素控制感染即可。如考虑尿道部分破裂，导尿管能顺利插入，应留置 10 d 左右作为支架引流。有时前尿道损伤并不严重，但出血较多，为了压迫止血可选用较粗导尿管，插入后如仍出血，可用手指沿尿道从近向远压起，指压后停止出血，可能是压在出血处，改用纱布团固定压迫，2~3 d 去除。如尿道出血不多仅作为支架引流时，为便于尿道分泌物的及时排出，选管不宜过粗。近来对尿道支架管均不主张用橡胶管。因橡胶管含有锌的化合物等毒性物质，刺激尿道而引起尿道炎症及尿道狭窄。最好选用多孔硅胶管，刺激性小，也易于排出尿道内血液及分泌物，尿道炎症可明显减轻。

（二）单纯耻骨上膀胱造瘘术

有作者提出后尿道损伤后，对盆腔及膀胱周围不做任何处理；也不插导尿管，仅做耻骨上膀胱造瘘，如日后形成尿道狭窄，待 3~6 个月后再行二期手术修复。近年来许多学者对后尿道损伤后是否行单纯耻骨上膀胱造瘘术的意见分歧较大，一直未能统一。赞同该手术者以国外学者为多，如 Coffield(1977)、Palmer(1983)皆主张尿道损伤后先行耻骨上膀胱造瘘术，Webster(1983)总结近 500 例尿道损伤早期处理的经验后，也认为早期只做膀胱造瘘是好方法。归纳各家的理由为：①手术方法简单易行，基层医院均可施行，伤员能得到及时治疗；②后尿道损伤常伴有骨盆骨折，损伤重、出血多，并可能存有休克，彻底手术存在一定的危险性，当清除盆腔血肿后，有可能继发耻骨后大出血；③由于插导尿管和尿道探子以及手术操作等，有可能使尿道部分裂伤变成尿道断裂，使局部损伤加重；④长期留置导尿管，尿道及损伤处周围组织定有不同程度的感染，致使日后形成更多瘢痕；⑤下腹及会阴部手术很易污染，使闭合性骨盆骨折转为开放性骨折，易引起骨髓炎的发生；⑥对于非环形尿道损伤，待愈合后多能排尿，即使发生尿道狭窄，其程度也较轻，便于二期手术修复；⑦手术操作有了能损伤或加重损伤支配膀胱颈和阴茎海绵体的神经丛，引起术后阳痿和尿失禁。Yorehouse 等证明，后尿道损伤后，单纯行耻骨上膀胱造瘘术，当盆腔血肿吸收后，前列腺有可能恢复到原位。

持否定意见者的主要理由是：①早期仅行单纯耻骨上膀胱造瘘术，以后再二期手术修复尿道狭窄的方法，不但增加了手术次数，并大大延长了治疗时间，更因断裂的尿道未经任何复位或牵引，尿道两断端远离，必然形成长段尿道缺损和狭窄，使二期手术极为困难；②因长期耻骨上膀胱造瘘，膀胱内细菌繁殖不可避免，二期手术感染率增加，修复手术的成功率则必然减小。作者意见，如伤员一般情况差，先做耻骨上膀胱造瘘术尽早解除尿潴留，并可缓解尿外渗的进展，是合理的。

（三）后尿道会师牵引术

这种手术操作简单，出血量较少，是治疗后尿道损伤的常用方法。据孙志熙、刘同才(1985)报道，应用会师术对尿道损伤 308 例进行早期治疗，治愈率 56.4%，其中膜部尿道损伤 265 例，治愈率 57%，又以 Foley 导尿管及前列腺被膜牵引术治疗膜上部尿道损伤 24 例，治愈率达 87.5%。

1. 尿道会师

下腹正中切口，显露膀胱前壁及耻骨后间隙，清除积血及尿液，切开膀胱，吸尽其中的尿液。经尿道外口及膀胱颈口各插入一金属导尿管或尿道探子,会合于尿道损伤部,因两探子的头端皆为尖形,若将经膀胱颈向外探的探子头端改为凹形,使两探子能密切接触,以后改用食指插入尿道内口,在食指引导下将经由尿道外围插入的金属探子引入膀胱,这样不仅方法便利,并可减轻尿道进一步损伤。过去曾利用引入膀胱的金属探子从膀胱带出一根导尿管留置于尿道内,不加牵引,如此很难使断离的尿道对合,最后形成尿道狭窄的可能性很大,因此单纯行尿道会师留置导尿管的方法,不宜采用。

2. Foley 导尿管牵引

在导入膀胱的探子上,套紧一普通导尿管退出尿道探子,使导尿管进入尿道。再利用此导尿管将一 Foley 导尿管引入膀胱向气囊内注水 20 mL、30 mL,沿尿道方向牵引 Foley 导尿管,借牵引力使尿道两断端对合。气囊须够大,使不至于拉入尿道内,影响尿道的愈合及括约肌功能,气囊也不宜太软,以上因免牵拉使部分气囊呈漏斗状进入后尿道。据张佳勋等观察,牵拉力应为 300~750 g,牵拉角度与躯体纵轴呈 45°,牵拉时间以 7~10 d 为宜。按上法将 Foley 导尿管引入膀胱,需要在尿道内往返 2 次,必然会使已破裂的尿道进一步加重损伤。为此,有作者利用通管丝改装的导尿管引导器,可以一次将 Foley 导尿管引入膀胱。

3. 前列腺会阴吊线牵引法

Turner-Warwick 特别推崇此法,即将 Foley 导尿管或硅胶管引入膀胱。用弯针引较粗丝线横行贯穿前列腺前方,注意勿穿入尿道,再以长直针将丝线两端分别经会阴部穿出,使距正中线约 2 cm,牵拉两线使尿道两断端达到对合为度,以小纱布块垫于两线之间,并在其上结扎或接两线端于弹力带固定于大腿内侧。术后 2~3 周剪除会阴固定线。在行尿道会师术时,必须强调操作轻柔,切忌使用暴力,否则必然加重尿道损伤或形成假道,导致手术失败及并发症的发生。

(四)前列腺复位固定术

骨盆骨折合并尿道膜上部断裂,前列腺必然移位。如将前列腺囊缝合固定在耻骨后筋膜上,使尿道两断端达到解剖对位,术后可得到良好愈合,减少尿道狭窄的发生。方法是,当导尿管经以上方法引入膀胱后,经耻骨上切口,在耻骨后显露前列腺囊及尿道两断端,并在前列腺的前方近膀胱端用 0 号肠线缝合 2 针,再以此线在耻骨后近尿道膜部的筋膜上相应部位缝合 2 针,结扎后使尿道两断端紧密靠拢。耻骨后置卷烟引流。留置导尿管,术后 2~3 周拔出。鲁功成(1991)采用该手术方法,治疗后尿道断裂 57 例,有效率 91.2%,并提出该手术方法的局限性。由于骨盆骨折的复杂性,所造成的尿道移位也各不相同,勉强地将前列腺固定于移位的耻骨后筋膜上,拔除留置导尿管后,尿道又处于移位状态,使手术失败。因此,在处理前列腺复位的同时,必须处理骨折的复位。

(五)尿道端端吻合术

该方法主要适用于球部尿道损伤,对于骨盆骨折合并后尿道损伤,只要患者情况允许,也应争取早期尿道吻合,选好手术入路,也能取得较为满意的吻合效果。早期手术具有以下优点:①新鲜尿道损伤,组织弹性好,无瘢痕存在,容易游离,两断端容易寻找,吻合后无张力、对位良好,外翻缝合也无困难;②吻合后使尿道恢复到解剖对位,术后愈合瘢痕组织少,愈合好,可减少术后尿道狭窄的发生;③后尿道损伤出血量多,主要来自尿道断端及前列腺静脉丛被撕裂,在尿道吻合时,即能达到同时止血之效果;④一期手术完成治疗,可大大缩短治疗时期,减轻伤员的痛苦。但由于后尿道修复,术野较深,操作不易。且后尿道损伤的同时,常伴有较严重的骨盆骨折及内出血,更增加了手术操作的难度,手术也并非毫无危险。因此,能否进行早期后尿道吻合术,还要考虑伤员的全身情况,医疗及技术条件是否具备,否则以改用其他处理方法为宜。如未能采取早期手术,则手术时期最好延至局部组织反应消失及血肿纤维化后进行。具体手术时期还要依据血肿大小而定,一般在伤后 3~4 个月,若血肿过大手术时期应再推后。对于后尿道修复,单纯依靠经会阴入路,很难达到满意的显露,勉强操作不仅加重周围组织的损伤,也很难达到正确对合及满意地缝合,很易导致术后进一步尿道狭窄、阳痿、吻合口瘘等并发症。因此对后尿道修复手术如何获得良好的显露是一个关系手术成败的问题。对于骨盆骨折合并后尿道损伤的修复,多采用经腹会阴入路,一般可以得到较好的显露,对更复杂者,还可以选用经耻骨的途径,显露满意。但对于超体重的患者要慎重,因切除耻骨后,可造成骨盆环不稳,引起蹒跚行走、腰背部及坐骨痛。如采用经会阴并锯开耻骨联合,再用自动拉钩撑开的方法,也可得到良好的显露。通过尿道端端吻合操作技术修复尿道。

第三节 膀胱损伤

膀胱为盆腔内器官,四周有骨盆保护,一般情况下不易受到损伤。当膀胱充盈达 300 mL 以上时,高出于耻骨联合之上,下腹部受到外力作用,如拳击伤、踢伤、车祸引起的下腹部挤压伤时,膀胱内压突然增高,或因骨盆骨折片直接刺入可引起膀胱破裂。枪弹或弹片偶可穿破膀胱,常并发直肠及小肠损伤。医源性损伤如膀胱镜检查和经尿道电切手术,因操作失误可致膀胱穿孔,前者可发生于膀胱结核或有其他病变时,后者多发生于电切膀胱肿瘤基底时切除过深,在张开电极时不慎接通电源,或电切电流通过闭孔神经引起抽搐,导致膀胱穿孔。电切致膀胱穿孔有时可同时穿破肠道,若不及时修补会发生严重并发症。

一、病因

膀胱损伤可按损伤原因分类,亦可按损伤部位和严重程度分类。

(一)按损伤原因分类

1. 外伤性膀胱损伤

(1)直接暴力所致膀胱损伤。下腹部遭受钝性撞击伤害时,压力在充盈的膀胱内均匀传导,致使最薄弱的膀胱顶部发生破裂。

(2)间接暴力所致膀胱损伤。骨盆骨折时,骨折断端或骨碎片刺破膀胱,多在膀胱底部发生破裂。

(3)锐器或火器所致膀胱损伤。多见于战时的弹片伤或搏斗时的锐器刺伤,常并发有直肠或阴道等其他脏器损伤。

2. 医源性膀胱损伤

多由下尿路器械操作及盆腔手术所引起。孙则禹等报道 42 例膀胱破裂的患者中,9% 为医源性损伤。作者曾遇腹股沟疝修补术、经尿道膀胱肿瘤电切以及输卵管结扎而致膀胱损伤者。

3.自发性膀胱破裂

患有结核、肿瘤、炎症或憩室等的病理性膀胱、经过多次手术的膀胱或膀胱出口严重梗阻时膀胱壁张力减弱,在腹压突然增高时,常在膀胱壁耐膨胀较差的病变部位发生破裂。在发生自发性破裂的病理性膀胱中,约有50%发生在膀胱结核患者中。

(二)按损伤部位和严重程度分类

1.膀胱挫伤

膀胱挫伤占膀胱损伤的50%～80%。所谓膀胱挫伤是指膀胱遭受暴力打击后,虽然发生了损伤,但其壁尚完整无损,临床出现血尿,膀胱造影正常,仅在膀胱镜下见膀胱黏膜有瘀斑或出血。尽管这种损伤并不少见,但无须特别治疗多可自愈。

另外,于长跑后出现血尿,并迅速消失,除耻骨上稍感不适外,无其他症状。膀胱镜检查见膀胱底及后壁有出血,严重者可见黏膜剥脱和局部纤维蛋白渗出。这种挫伤的发生是由于膀胱空虚时,奔跑致使腹压增加,松软的后壁反复碰撞基底所致。

Culp曾报道4例这样的患者,其附近发生过炮弹爆炸,然并未发生明显的损伤,可是患者有尿频、尿急和尿血,膀胱镜检膀胱黏膜有点状出血。这种伤称为冲击伤,对膀胱本身也可以说是一种挫伤。

2.膀胱破裂

膀胱壁连续性遭到破坏,有尿外渗,并出现其相应症状。膀胱破裂按破裂口与腹膜位置关系,又可分为三类。

(1)腹膜外膀胱破裂:腹膜外膀胱破裂占整个膀胱破裂的25%～26%,常伴有骨盆骨折。以前认为这种伤由骨折片直接刺破膀胱壁,或骨盆骨折时将附着在膀胱和盆壁间的韧带撕断,从而造成膀胱破裂,裂口多靠近膀胱颈前后两侧。不过,最近有人对此提出异议,认为膀胱裂口邻近骨折处者只有35%;有些裂口距骨折处还较远,甚至位于骨折之对侧。Wolk等曾报道3例腹膜外膀胱破裂而无骨盆骨折的患者,其中1例曾多次进行过腹腔手术,形成广泛的瘢痕组织,膀胱顶部较为固定,当下腹遭到打击时,乃于侧壁发生破裂。由此认为腹膜外膀胱破裂亦可由爆破作用引起。Cass遇到7例无骨盆骨折而有腹膜外膀胱破裂的患者,5例进行手术修补,均有3～12 cm垂直裂口,3例在前壁,2例于后壁,裂口至膀胱顶部,但腹膜完整,更证实了上述看法。

既往还认为,腹膜外膀胱破裂时尿外渗仅限于膀胱周围间隙,不到尿生殖膈之上。其实大约有42%的患者尿外渗超过这一范围,可达阴茎、阴囊、大腿、前腹壁,还可沿腹膜后间隙达肾周围间隙和肾旁间隙。另外,枪弹伤也可致腹膜外膀胱破裂。

(2)腹膜内膀胱破裂:发生率为11%～15%,可伴有或不伴有骨盆骨折。发生机制多为膀胱充盈时,下腹遭受打击,膀胱内压急剧升高,于膀胱最薄弱处即腹膜覆盖的膀胱顶部发生破裂,尿液进入腹内。裂口一般较大,呈水平方向。之所以于此处破裂,一则因该处邻近缺乏支持物,二则肌纤维结构疏松。

(3)腹膜外和腹膜内混合型破裂:此型发生率较低(0～12%),多系强烈外力所致,伤情重。裂口或为一个,横跨腹膜;或为两个裂口,尿液既渗到腹腔内,也渗到膀胱周围间隙。

二、病理

膀胱损伤多为闭合伤,可分为膀胱挫伤和膀胱破裂两类。膀胱挫伤只伤及部分黏膜及肌层,无尿外渗。膀胱破裂则为膀胱壁全层裂伤,可分为腹膜外和腹膜内破裂两种类型。腹膜内破裂的部位多在膀胱顶部,尿液外渗至腹腔内,并发感染则引起化脓性腹膜炎。小范围膀胱破裂可被大网膜覆盖、粘连而自愈。腹膜外膀胱破裂常发生于骨盆骨折时,尿液经破口外溢,与血液混合积聚于盆腔内膀胱周围。枪弹、利刀伤可同时兼有腹膜外和腹膜内膀胱破裂,且常并发腹部器官损伤。

三、临床表现

膀胱损伤的程度不同其临床表现不尽相同。

1. 膀胱挫伤的临床表现

膀胱挫伤的损伤较轻,由于膀胱壁的连续性未受到破坏,可无明显症状,或仅有下腹部的隐痛、不适及轻微血尿,有时由于膀胱黏膜受到刺激而出现尿频症状,一般短期内可自愈。

2. 膀胱破裂的临床表现

(1) 休克:膀胱破裂并发其他脏器损伤或骨盆骨折出血严重者,易发生失血性休克;发生腹膜内型膀胱破裂时,外渗尿液刺激腹膜引起腹膜炎,产生剧烈腹痛,感染性尿液刺激作用更强烈,亦可导致休克。有人统计了57例膀胱破裂病例,结果发现有34例(60%)出现休克症状。

(2) 腹痛:腹膜内型膀胱破裂时,尿液渗入腹腔,疼痛由下腹部开始随着尿液扩散至全腹,并出现腹肌紧张、压痛、反跳痛等腹膜炎体征。

腹膜外型膀胱破裂时外渗尿液与血液一起积于盆腔内膀胱周围,患者下腹部膨胀,疼痛位于骨盆部及下腹部,并出现压痛及肌紧张,有时疼痛可放射至直肠、会阴及下肢。伴有骨盆骨折时疼痛更加剧烈。

(3) 血尿和排尿障碍:患者有尿急或排尿感,但无尿液排出或仅排出少量血性尿液。膀胱破裂后,可因括约肌痉挛、尿道为血块所堵塞、尿外渗到膀胱周围或腹腔内等情况而无尿液自尿道排出,膀胱全层破裂时导尿仅见少量血性尿液。

(4) 尿瘘:开放性膀胱损伤患者可见尿液从伤口流出,若同时见伤口处有气体逸出或粪便排出,或者直肠或阴道内有尿液流出,则说明同时并发有膀胱直肠瘘或膀胱阴道瘘。

(5) 晚期症状:尿液自伤口溢出,或经膀胱直肠瘘或膀胱阴道瘘自肛门或阴道排出。膀胱容易缩小,出现尿频、尿急症状,并可有反复尿路感染症状。

四、检查

血常规检查示白细胞增高;尿常规示红细胞满视野,尿潜血试验阳性。由于尿液吸收,血生化检查示尿素氮、肌酐值增高。

1. 膀胱内注水试验

导尿时发现膀胱空虚或仅有少量血尿。经导尿管向膀胱内注入一定量的无菌0.9%的氯化钠溶液(100~150 mL),稍等片刻后再抽出;若抽出液体量明显少于或多于注入量,则提示有膀胱破裂可能。

2. 膀胱造影

向膀胱内注入造影剂300~400 mL,于前后位、斜位或排出造影剂时摄片,根据造影剂的外漏,可明确膀胱破裂诊断以及破裂的类型和程度。

3. 膀胱镜检查

可明确膀胱挫伤的诊断。

4.B超检查

可以探测膀胱形状,如无膀胱破裂,可探测到完整膀胱;如有膀胱破裂,膀胱既不能充盈,膀胱形态也会改变。如配合注水试验,可探测膀胱能否充盈以及液体流入何处,对明确膀胱损伤的类型也会有一定帮助。

5.腹腔穿刺抽液检查

患者有腹膜(水)炎体征或经上述膀胱造影疑有腹膜内型膀胱破裂者可行腹腔穿刺,如患者腹胀较明显,穿刺应慎重,以免伤及肠管。穿刺抽取到液体时,可做常规检查,也可测定尿素氮含量(可与血、尿中尿素氮相比较,以判定是否尿液流入腹腔)。

6.计算机X线体层扫描(CT)检查

CT检查具有图像清晰、密度分辨力高的特点,对脑、胸、腹及盆腔各脏器的轮廓、结构及其损伤(病变)能清晰显示出来。对组织器官的形态、大小、部位与邻属关系等,能准确和立体地判断。尤其是复合伤时对多器官损伤能做出全面、及时的诊断。CT检查是一种安全、无创的检查。根据患者受伤情况可以选择检查部位,如怀疑肝、脾损伤时可扫描肝、脾部位。有尿路损伤的,可行肾、膀胱的检查。一般膀胱应在充盈时检查,如无尿,可插尿管注水检查或注入造影剂检查,可以观察膀胱形状,膀胱周围结构,有无尿外渗。CT检查可以区分组织结构密度,对尿外溢范围也可做出判断。一般仅有下腹部损伤,除行骨盆或腹部平片外,不做CT检查。如上述膀胱造影尚有疑虑,则可考虑行CT检查。

7.磁共振成像(MRI)检查

MRI提供的信息量不但大于医学影像学中的其他成像术,MRI没有X线辐射,参与成像的参数是人体组织中氢原子核的质子密度和质子的弛豫时间常数(T_1、T_2),即质子的运动特征。MRI仍属于计算机成像,所有成像都是体层图像。MRI的优点是:①可以直接做出横断面、矢状面、冠状面和各种斜面图像。②没有CT图像中所存在的伪影。③没有电离辐射,对机体无不良影响。④不须注射造影剂,即可使心腔和血管腔、尿路、神经系统等显影。对尿路而言,可以不注射造影剂,做MRI水成像检查,即可清楚显示似静脉尿路造影样的影像。如有尿外渗,血管损伤以及其他部位的损伤,特别是有脏器、血管、神经系损伤时,及时做出诊断。MRI是一种较好的检查方法。

8.导尿术

如无尿道损伤,导尿管可顺利放入膀胱,若患者不能排尿,而导出尿液为血尿,应进一步了解是否有膀胱破裂。可保留导尿管进行注入试验,抽出量比注入量明显减少,表示有膀胱破裂。

9.排泄性泌尿系统造影

如疑有上尿道损伤,可考虑采用以了解肾脏输尿管情况。

五、诊断与鉴别诊断

(一)诊断

根据下腹部创伤史,出现骨盆痛,不能排尿,耻骨上和下腹部肌肉紧张、压痛等急腹症表现,应考虑腹膜内膀胱破裂或并发腹部器官损伤。触到下腹部包块应考虑盆腔血肿,肛门指检可触到境界不清的柔软包块。

在严格无菌操作下用橡胶导尿管导尿检查,对鉴别后尿道损伤很有价值。若排出血液,说明导尿管只进入尿道旁血肿,为后尿道损伤,应即拔除导尿管,以免大量失血使休克加重。导尿管排出血性尿液说明已进入膀胱,注水试验可了解膀胱情况:经导尿管注入无菌0.9%的氯化钠溶液150～300 mL,数分钟后回抽,若少于或多于注入量,表示可能有膀胱破裂。前者是因液体漏入腹腔,后者是引流出腹腔内液体。但膀胱小裂口被血块或大网膜堵塞,亦可出现阴性结果。膀胱造影是诊断膀胱破裂最可靠的检查方法。平卧位拍腹部X线片然后做膀胱造影,若膀胱呈倒泪点状并有造影剂分布膀胱周围,表示腹膜外膀胱破裂;排空膀胱后再拍摄腹部片,若发现造影剂分布在肠管周围,表示腹膜内膀胱破裂,腹部平片还可显示骨盆骨折。

(二)鉴别诊断

医源性膀胱损伤由于有明确的膀胱误伤史而易于确诊。膀胱损伤的鉴别主要在于外伤性膀胱损伤和自发性膀胱破裂。

1. 外伤性膀胱损伤的鉴别

伤后患者出现腹膜刺激症状甚至休克,叩诊腹部出现移动性浊音,需与其他脏器的损伤鉴别,如肝、脾破裂,但此时腹腔穿刺可抽出血性液体,且无排尿困难症状。有时膀胱损伤同时并发有其他脏器损伤,此时需手术探查方能确诊。出现排尿困难需与尿道损伤鉴别,但尿道损伤时膀胱充盈,而膀胱破裂时一般是空虚的。在鉴别有困难时,膀胱造影有助于明确诊断。

2. 自发性膀胱损伤的鉴别

自发性膀胱破裂无外伤史,且具有发病急、病情复杂的特点,故易误诊为胃或十二指肠溃疡穿孔、急性阑尾炎穿孔、急性胆囊穿孔等其他急腹症。但自发性膀胱破裂患者多有膀胱原发疾病或下尿路严重梗阻病史,且在腹内压急剧增高时发生,而其他急腹症则有其相应消化系原发病的临床表现。

六、治疗

1. 全身治疗

膀胱破裂并发骨盆骨折或多发脏器损伤或外渗尿液引起严重腹膜炎时,会出现不同程度的休克症状,应及时输血、输液补充血容量,并应用镇静止痛药物,同时,应及早应用抗生素预防感染。

2. 非手术疗法

膀胱挫伤患者仅需短期置管引流并使用抗生素预防感染,损伤处一般数天可自愈。腹膜外型膀胱破裂口较小时,膀胱造影显示仅有少量尿外渗,患者症状较轻。损伤在12 h以内且无尿路感染者,可用大口径导尿管持续导尿10～12 d。保持尿管通畅,同时,使用抗生素预防感染,破裂口一般亦可自行愈合。

3. 手术疗法

对于大多数膀胱破裂患者均需采用手术疗法。

(1)腹膜内型膀胱破裂的手术治疗:取下腹部正中切口,进入腹腔后,首先探查有无其他脏器损伤,并予相应处理,彻底清除腹腔内外渗尿液及血块,缝合膀胱破裂口及腹膜。于腹膜外行膀胱高位造瘘,并于膀胱周围置管引流。膀胱壁病变引起的自发性破裂口一般很小,有时难以发现,可经导尿管注入0.9%的氯化钠溶液,增加膀胱内压,或同时注入亚甲蓝液,有助于显露破裂口,在切除破裂口周围因病变而质脆的组织后再行修补。

(2)腹膜外型膀胱破裂的手术治疗:可做耻骨上切口,切开腹壁后将返折部腹膜推向后上方,尽量吸净耻骨后间隙积聚的血液及外渗尿液,于腹膜外探查并修补膀胱破裂口。破裂口很小或已粘连时可不予缝合,只需用大口径导尿管引流膀胱。对于膀胱开放性损伤或者并发粉碎性或已发生严重移位的骨盆骨折,应切开膀胱,探查膀胱内情况,彻底清除游离骨片或异物,切除破裂口伤缘组织,分别分层缝合切口及破裂口的黏膜及肌层。修补后行耻骨上膀胱造瘘,并在耻骨后间隙置管引流。对于形成盆腔血肿者,其处理应慎重,盲目切开只会加重出血和招致感染,若不慎进入血肿,则可用纱布填塞止血,必要时行选择性盆腔血管栓塞以达到止血目的。膀胱颈部的破裂口不易缝合,此时,可仅做耻骨上膀胱造瘘及耻骨后引流、导尿管引流,一般裂口可自行愈合。对于膀胱破裂严重、修补困难或估计修补后膀胱容量过小者,可用带蒂大网膜覆盖,以扩大膀胱容量或再生膀胱。

(3)紧急外科手术:开放性膀胱损伤,应迅速手术探查,不仅能够了解膀胱损伤情况,还可了解其他并发伤。对腹膜内膀胱破裂者,手术修补较为安全。已经明确有腹部并发伤的患者,手术探查同时处理膀胱乃顺理成章之举。手术处理原则包括充分清理膀胱周围和其他部位外渗的尿液,修补膀胱壁缺损,远离损伤部位行尿流改道。

除非因其他并发伤需特殊切口外,一般取耻骨上中线切口即可,必要时向上延长。切开腹直肌前鞘,分开腹直肌,即见膀胱周围之血肿。先切开腹膜,探查有无腹腔脏器损伤,如果并发有腹内器官损伤时,适当处理后再探查膀胱。对腹腔内膀胱破裂者,以 3-0 或 4-0 肠线分两层或三层缝合膀胱裂口,吸净腹腔尿液,缝合腹膜。若为腹膜外膀胱破裂,切开膀胱前壁,在膀胱内探查裂口部位、大小和数目,并于其内进行修补,且莫在外行广泛分离寻找裂口。探查过程中,要密切注意双侧输尿管开口,尤其在火器伤者。如有疑问,可静脉注射 0.4% 靛胭脂 5 mL,5~8 min 可见其开口有蓝色尿液排出,说明输尿管未发生损伤;也可向有疑问的输尿管内插入输尿管导管,经管流出清亮尿液时,亦表明输尿管无损伤。缝合靠近膀胱颈裂口时要特别小心,以免伤及括约肌。不论何种膀胱破裂,术后均应行耻骨上膀胱造瘘,膀胱周围放置引流。

膀胱破裂伴有膜部尿道损伤的处理:创伤所致膀胱与尿道同时破裂者并不少见,其发生率为 10%~29%。①后尿道损伤伴有骨盆骨折的患者,经若干小时后,耻骨上仍摸不到膨胀的膀胱,患者亦无明显低血压,应考虑膀胱破裂之可能。②骨盆骨折伴随尿道损伤及多处损伤的患者,也应注意同时有膀胱破裂的存在。③下腹挤压伤后,尿道外口有血,或有血尿的患者,应积极安排尿路造影。④骨盆骨折并发尿道损伤者,若无明显脱水征,亦无肾病既往史,但 BUN 升高者应怀疑有腹膜内膀胱破裂的可能。⑤骨盆骨折伴尿道损伤的患者,因腹内伤需手术探查时,应探查膀胱,特别是膀胱内。⑥一经确诊,单经尿道插管,或经耻骨上插管易招致严重并发症。手术时最好先将膀胱破裂处给予修补,至于后尿道破裂,选择相应的方法予以治疗。

膀胱的愈合能力极强,如果处理及时得当,很少发生并发症。伤后早期可能会有尿急、尿频,或发生不稳定膀胱,随着时间的延长,将逐渐恢复正常。由导管所致膀胱感染,以适当的抗生素治疗,效果也较满意。只要尿道不存在梗阻,耻骨上造瘘管拔除后,极少形成尿瘘。膀胱损伤的病死率仍然较高,据报道为 15.6%~22%,主要是由并发伤而致,与膀胱损伤相关者则因延误诊断和处理失当。

4.晚期治疗

晚期治疗主要是处理膀胱瘘,必须待患者一般情况好转和局部急性炎症消退后才可进行。长期膀胱瘘可使膀胱发生严重感染和挛缩,应采取相应防治措施。手术主要步骤是切除瘘管和瘘孔边缘的瘢痕组织,缝合瘘孔并做高位的耻骨上膀胱造瘘术。结肠造口应在膀胱直肠瘘完全修复愈合后再关闭。膀胱阴道瘘与膀胱子宫瘘应进行修补，在耻骨上膀胱造瘘口，并引流膀胱前间隙。

第四节　输尿管损伤

输尿管为一细长而由肌肉黏膜构成的管形器官，位于腹膜后间隙，周围的保护良好并有相当的活动范围。因此，由外界暴力（除贯通伤外）所致的输尿管损伤殊为少见；但在输尿管内进行检查操作和广泛性盆腔手术时常引起输尿管损伤。输尿管受外界暴力损伤时，其症状几乎全被伴发的其他内脏损伤所隐蔽，故多在手术探查时才被发现。由于输尿管的管径小和其柔韧性，并受背部肌肉和腹膜后脂肪及骨性结构的良好保护，因此，输尿管损伤是泌尿生殖系最少见的损伤。在输尿管损伤中，绝大多数为医源性损伤，约占 82%，其余为外源性损伤。在外源性损伤中穿透伤约占 90%，钝性损伤约占 10%。

一、病因

(一)手术损伤

手术损伤是最常见的原因。输尿管手术损伤多见于下腹部或盆腔手术，尤其是根治性或次全子宫切除术、巨大卵巢肿瘤切除术、结肠或直肠肿瘤根治术。此外，剖腹产、髂血管手术、腰交感神经切除术，甚至泌尿系的肾、输尿管、膀胱前列腺手术，亦可引起输尿管损伤。手术损伤的类型很多，常见的是输尿管被误扎、切断、撕裂、钳夹或部分切去。有时虽未直接损伤输尿管，但损伤了输尿管的血液供应，也会引起输尿管缺血坏死，这种情况最常见于妇科子宫切除术及外科直肠癌根治术。

妇科手术所致的输尿管损伤可并发输尿管阴道瘘。Misao1 200 次子宫切除术后其发生率为 0.5%。其部位大部分发生在输尿管跨越子宫动脉及进入膀胱壁前，也就是在输尿管距膀胱 4～5 cm 范围。据上海地区 10 个医院 16 年来 1 417 例子宫颈浸润癌手术后发生的 13 例输尿管瘘中，6 例是由于剥离输尿管时损伤输尿管外膜或营养血管引起输尿管缺血坏死所造成。这种输尿管缺血的原因有两种：①子宫动脉是下段输尿管血液供应的重要来源，如果过分靠近子宫动脉根部结扎，则断绝了该段所有侧支的血供，也影响了末端输尿管的血液循环。为此做根治性子宫切除术时，于靠近子宫处结扎子宫动脉，有利于输尿管血供的保存。②过分地游离输尿管，剥离过多输尿管周围的结缔组织及外膜而损伤了血液循环。Misao(1973)认为在剥离输尿管的过程中，如损伤输尿管外膜及输尿管上半部的输尿管系膜，则很容易产生输尿管阴道瘘。因为输尿管上半部的系膜除了含有供应输尿管的血管外，还具有固定输尿管防止其向下脱垂的作用，从而也阻止输尿管下部向下脱垂所造成的成角扭曲。如果不慎将此系膜切断，可造成输尿管缺血、输尿管积水，由于输尿管缺血及输尿管内压不断增加，使这一段悬垂而成角的输尿管发生坏死，最终破裂而形成尿瘘。由于这种组织损伤有一个缺血坏死和破裂的过程，因此一般在术后 3 周左右才会出现。

直肠癌根治术时，输尿管中段前方与结肠系膜相邻，左输尿管前面为左结肠动脉，有左精索内血管和乙状结肠系膜越过,肠系膜下动脉则在其内侧与之平行下降入盆腔。输尿管进入盆腔后,与直肠的侧副韧带相邻。由于上述解剖因素,直肠癌根治术造成输尿管损伤一般以左侧为多,可能的原因是盆腔内有肿瘤转移或浸润,分离粘连时割破输尿管或损伤它的血液供应。

(二)外伤性损伤

输尿管贯穿性损伤主要是枪伤或刀器刺割伤。损伤可直接造成输尿管穿孔、割裂或切断。由于枪弹或弹片具有强烈的速度与热力,除了直接锐性损伤外,输尿管亦可因受到灼热的间接影响,造成输尿管周围小血管内膜损伤,产生血栓或缺血,最终引起坏死。

输尿管的非贯穿性损伤并不多见,多发生于车祸、高处坠跌。这种钝性损伤大多是肾盂输尿管连接部的撕裂或断离,车祸或坠跌时腰椎过分侧屈或过度伸展,被认为是输尿管撕脱的可能原因。在这类暴力影响下,本来有一定活动余地的肾脏向上移位,而相对固定的输尿管被强烈牵拉,造成肾盂输尿管连接部撕裂。

(三)器械损伤

输尿管器械伤多见于输尿管插管、输尿管套石或输尿管镜检查等,但不多见,往往造成输尿管穿破或撕脱。

(四)放射性损伤

高强度的放射性物质如 ^{60}Co 外照射、镭内照射等治疗膀胱肿瘤、子宫颈癌或其他盆腔肿瘤,有时也会引起输尿管的放射性损伤。表现为近膀胱端输尿管局限性狭窄、广泛性盆腔输尿管狭窄或广泛性输尿管壁放射性硬化等。放射性损伤的病理特点是引起输尿管及其周围组织的充血、水肿及炎症,最终因为局部瘢痕纤维化粘连而狭窄。在原有肿瘤浸润输尿管的基础上,很快就引起输尿管梗阻。

二、临床表现

根据损伤的性质和类型,其临床表现不尽相同,如有其他重要脏器同时损伤,常可掩盖输尿管损伤的症状。

1. 血尿

常见于器械损伤输尿管黏膜,一般血尿会自行缓解和消失。输尿管完全断离者,不一定有溢尿出现。故损伤后致尿的有无或轻重,并不与输尿管损伤程度一致。

2. 尿外渗

可以发生于损伤一开始,也可于 4~5 d 后因血供障碍(嵌夹、缝扎或外膜剥离后缺血)使输尿管壁坏死而发生迟发性尿外渗。尿液由输尿管损伤处外渗到后腹膜间隙,引起局部肿胀和疼痛,腹胀、患侧肌肉痉挛和明显压痛。如腹膜破裂,则尿液可漏入腹腔引起腹膜刺激症状。一旦继发感染,可出现脓毒血症如寒战、高热。

3. 尿漏

如尿液与腹壁创口或与阴道、肠道创口相通,形成尿漏,经久不愈。

4. 梗阻症状

输尿管被缝扎、结扎后可引起完全性梗阻,因肾盂压力增高,可有患侧腰部胀痛、腰肌紧张、肾区叩痛及发热等。如孤立肾或双侧输尿管被结扎,则可发生无尿。输尿管狭窄者可致不完全性梗阻,也会产生腰部胀痛及发热等症状。

5.其他

结扎输尿管可引起患侧腰区胀痛、叩击痛,体检时可扪及肿大肾脏。如无继发感染,结扎一侧输尿管不一定有严重症状而被忽视,但患者常因之损失了一个肾脏。孤立肾或双侧输尿管结扎后可发生无尿。故凡盆腔或腹部手术后12 h仍无尿者,均应警惕输尿管损伤之可能。

三、诊断与鉴别

(一)诊断

1.损伤的及时诊断

损伤的及时诊断十分重要。由于损伤早期组织没有水肿、炎症及粘连,手术修复较简单易行,术后恢复良好,并发症少。尤其是手术损伤,如能及时发现,可以一期修复,免除再次手术的痛苦。

2.损伤的后期诊断

除了部分手术损伤病例外,大部分输尿管损伤不易早期发现,一般在损伤后数天或数周出现症状后才能察觉。此时由于损伤时间较久,局部组织水肿、炎性反应明显,失去了及时修复的时机。确定输尿管损伤的方法如下。

(1)静脉尿路造影:95%以上的输尿管损伤都能通过静脉尿路造影确定:①输尿管误扎,可表现为输尿管完全梗阻,造影剂排泄受阻或肾盂输尿管不显影。②输尿管扭曲或成角可表现为输尿管不完全性梗阻,造影剂排泄受阻,病变上方肾盂输尿管可见扩张。③输尿管断裂、穿孔、撕脱等,可表现为造影剂外渗,损伤部位以上输尿管肾盂扩张等。

(2)逆行输尿管插管和输尿管肾盂造影:当静脉尿路造影不能明确诊断或有疑问时,应配合逆行输尿管插管和逆行造影以提高损伤的诊断率。

(二)鉴别

输尿管损伤应与以下疾病做鉴别。

1.肾损伤

有外伤史,也可出现尿外渗、肾周积液和肾功能损害,与输尿管损伤有相似之处。但肾损伤出血明显,局部可形成血肿,休克多见。检查肾区多可见瘀斑、肿胀,触痛明显。IVU可见造影剂从肾实质外溢,严重者肾盂、肾盏及输尿管显示不清。B超和CT检查可见肾实质破裂或包膜下积血。

2.膀胱损伤

外伤或手术后出现无尿和急性腹膜炎时,尤其是尿液自伤口流出时,两者易混淆。但膀胱损伤常合并骨盆骨折,虽有尿意感,但无尿液排出或仅有少许血尿。导尿时发现膀胱空虚,或仅有极少血尿。向膀胱内注入100~150 mL无菌0.9%氯化钠注射液,稍等片刻后再抽出,抽出液体量明显少于或多于注入量。膀胱造影示造影剂外溢。

3.急性腹膜炎

与输尿管损伤尿液渗入腹腔引起的尿性腹膜炎相似。但急性腹膜炎多因消化道溃疡穿孔、肠梗阻、急性阑尾炎所继发,常有寒战、发热症状;无手术及外伤史,无尿瘘及尿外渗症状。

4.膀胱阴道瘘

输尿管损伤出现阴道瘘者,易与膀胱阴道瘘混淆。但膀胱阴道瘘患者可有外伤、产伤等病史。排泄性上尿路造影,一般无异常发现。膀胱镜检查可发现瘘口。阴道内塞纱布、膀胱内注入亚甲蓝溶液后,可见纱布蓝染。

四、检查

外部暴力引起的输尿管损伤90%表现为镜下血尿,其他原因引起的输尿管损伤行尿液检查及其他检查对诊断的帮助很小,除非双侧输尿管梗阻,否则,血肌酐水平是正常的。

1. 静脉尿路造影

95%以上的输尿管损伤都能通过静脉尿路造影确诊,50%可定位输尿管损伤部位,可表现为输尿管完全梗阻;输尿管扭曲或成角;输尿管断裂、穿孔,而表现为造影剂外渗,病变上方肾盂输尿管扩张。

2. 逆行输尿管插管和肾盂输尿管造影

当静脉肾盂造影不能明确诊断或有疑问时,应配合逆行输尿管插管和肾盂输尿管造影以明确诊断。

3. 超声检查

可发现积水和尿外渗,是术后早期排除输尿管损伤的较好检查手段。

4. CT 检查

由于损伤部位和性质的不同,CT 表现不同,盆腔手术造成的输尿管破裂往往有造影剂外漏,CT 扫描到高密度的腹水。

5. 靛胭脂静脉注射试验

手术中怀疑输尿管有损伤时,由静脉注射靛胭脂,蓝色尿液就会从输尿管裂口流出。术中或术后作膀胱镜检查,并做靛胭脂静脉注射时,如伤侧输尿管口无蓝色尿液喷出,输尿管插管至损伤部位受阻,多表示输尿管梗阻。

6. 亚甲蓝试验

通过导尿管注入亚甲蓝溶液,可鉴别输尿管瘘与膀胱瘘,若膀胱或阴道伤口流出的液体仍澄清,可排除膀胱瘘。

7. 排泄性尿路造影和电脑断层扫描

均可显示输尿管损伤处的尿外渗、尿漏或梗阻,逆行肾盂造影可显示梗阻或造影剂外渗。

8. 放射性核素肾显像

可显示结扎侧上尿路梗阻。

五、治疗

输尿管损伤的治疗目的是恢复正常排尿通路,保护患侧肾脏功能。由于病因和确诊的时间不同,在治疗方法选择上有很大差别。首先要判断患者全身状况,输尿管损伤是否伴有其他脏器损伤,如有头、胸、腹腔脏器损伤,应先予处理;当有呼吸循环衰竭、低血容量时,应纠正。处理损伤输尿管之前应考虑以下因素:损伤侧别、有无肾脏、膀胱损伤、对侧肾功情况、输尿管损伤的部位、性质、程度和时间等。输尿管受损伤时应尽早修复,保证通畅,保护肾脏功能。尿外渗应彻底引流,避免继发感染。而轻度输尿管黏膜损伤,可应用止血药、抗菌药物治疗,并密切观察症状变化。小的穿孔如能插入并保留合适的输尿管内支架管可望自行愈合。上段输尿管损伤可经腰切口探查,中下段输尿管损伤可经伤侧下腹部弧形切口或腹直肌切口探查。探查时应注意中、下段输尿管常与腹膜一起被推向前方,使寻找发生困难。

治疗原则包括以下几方面。

1. 术中已经发现输尿管损伤,若无污染,应施一期修复。
2. 若损伤超过 24 h,宜先行暂时性肾造瘘,3 个月后再行修复手术。
3. 输尿管被误扎,可行误扎部位松解术;输尿管遭切割或穿破者,可行局部修补术,并放置输尿管支架。
4. 输尿管损伤范围不超过 2 cm 者,可施行损伤段切除术,输尿管端端吻合。
5. 上段输尿管缺损伤,可行输尿管肾盂吻合术,可行自体肾移植术、回肠代输尿管上尿路改道术。
6. 中段输尿管缺损明显或大段输尿管缺损,可行自体肾移植术、回肠代输尿管或上尿路改道术。

第四章 肛肠科疾病

第一节 直肠脱垂

直肠脱垂(rectal prolapse),即脱肛,是指肛管、直肠黏膜、直肠全层和部分乙状结肠向下移位或脱出肛门外的一种疾病。脱肛之名首见于隋代《诸病源候论》。古代文献又称"人州出""脱肛痔""盘肠痔"等。各种年龄均可发病,但多见于3岁以下儿童或60岁以上成人,在儿童多是一种自限性疾病,5岁前可自愈,成人多需手术等治疗。儿童发病与性别无关,但成人中女性较常见,占80%~90%,这和女性特殊的解剖生理密切相关。直肠脱垂可以是独立疾病,也可与其他盆底异常合并存在。

中医认为其病因为脾虚气陷,不能固摄,致大肠下滑脱出;或素本气虚,摄纳失司,复染湿热而脱。现代医学则分析认为以下可能为致病的因素或与直肠脱垂相关的疾病:不良的排便习惯,特别是便秘;神经性疾病(先天异常、马尾损伤、脊髓受伤及衰老);女性;直肠、乙状结肠冗长;直肠子宫陷凹太深;肛门松弛(内括约肌无力);肛提肌分离(盆底缺陷直肠与骶骨之间缺乏固定);肠套叠(常继发于结核病变);手术操作(痔切除术、瘘管切除术、肛管腹腔贯通)。

关于本病的发病机制,主要有两种学说:①滑动疝学说:1912年Moschcowitz提出直肠脱垂是直肠膀胱陷凹或直肠子宫陷凹腹膜的滑动性疝,此陷凹又称腹膜陷凹或腹隐窝,在腹腔内脏的压力下,腹隐窝的壁逐渐下垂,后将覆盖于其下的直肠前壁压入直肠壶腹,最后肠管脱出肛外。②肠套叠学说:1968年Broden等提出直肠脱垂实际是乙状结肠套叠,并发现套叠始于乙状结肠、直肠交界处,脱垂平面较高。套叠后此部下移,直肠逐渐被推向远端。由于反复套叠,肠管向下移位,再加上直肠侧韧带功能减弱,直肠即由肛门脱出。

一、诊断

(一)诊断标准

中华中医药学会肛肠分会制订的直肠脱垂诊断标准如下。

1. 症状

早期可有肛门坠胀感或里急后重,排便时有肛门肿块脱出,便后自行还纳或需用手协助。如未能及时复位,可发生水肿、嵌顿或绞窄。脱出肠黏膜可出现溃疡、出血。常有分泌物增加、排黏液便或黏液血便、便血、肛门括约肌松弛无力。患者可有腹泻或便秘。

2. 局部检查

嘱患者排便,或下蹲做排便动作,使直肠或直肠黏膜脱出肛门外后观察。

3. 辅助检查

(1)排便造影:最有效的诊断直肠脱垂前状态和排便性疾病的放射学手段。造影可见到直肠漏斗状构型,直肠与骶骨之间结构不稳定,直肠、乙状结肠活动度过大,环形袋的形成及肠套叠。一个典型的直肠套叠,常常可以看到冗长的乙状结肠及宽深的直肠子宫陷凹。

(2)动态磁共振排便摄影成像:用于评估患有直肠疾病患者的盆底下降。

(3)阴道膀胱排便摄影术:用于评估女性骨盆内脏器结构。包括阴道造影术、排泄性膀胱造影术和排便造影。

(4)直肠指诊、肛管直肠测压、肌电图检查可帮助判断患者肛门功能状况。对伴有阴道脱垂或尿失禁的患者,须做尿动力学和妇科学检查。

(5)对中老年人来讲,肠道肿瘤可成为直肠内脱垂的起始位置,必要时予以行肠镜检查。

(二)分类

根据中华中医药学会肛肠分会制订的直肠脱垂诊断标准进行分类(即二型三度分类法)。

1.一型

一型指直肠黏膜脱垂,亦称不完全性脱垂,仅有直肠黏膜脱垂,而肌层未脱垂。

2.二型

二型指直肠全层脱垂,包括直肠肌层和黏膜均发生脱垂。根据脱垂的程度又可分为三度。

Ⅰ度:亦称隐性脱垂,是当增加腹压时,直肠在壶腹部形成套叠,但尚未脱出肛门外。

Ⅱ度:指直肠全层脱垂。在排便时,或增加腹压时直肠全层脱出肛门外,但肛管位置正常,脱出长度3~6 cm,便后脱出部分不能自行复位。直肠黏膜伴溃疡、糜烂,肛门括约肌松弛,因而常有带血及黏膜分泌物流出肛外。

Ⅲ度:指直肠全层、肛管脱垂,可伴有部分乙状结肠脱垂。不仅在排便时直肠脱出,甚至咳嗽、行走、久站、久坐都可脱出肛门外。长6 cm以上,手法复位困难,脱出部分的黏膜糜烂、触之肥厚失去弹性,肛门括约肌松弛,肛门不完全性失禁,手法复位后可见肛门括约肌松弛。

二、药物治疗

中医辨证论治:脱肛的治疗当以补气升提为大法。以虚证为主者,治以补中陷,益气升提。以实证为主者,治以清化湿热;虚实兼杂者,当虚实兼顾。

1.脾虚气陷证

(1)证候:便时肛门肿物脱出,轻重程度不一,色淡红。伴有肛门坠胀,大便带血,神疲乏力,食欲缺乏,甚则头昏耳鸣,腰膝酸软。舌淡,苔薄白,脉弱。

(2)治法:补气升提,收敛固摄。

(3)方药:补中益气汤加减。血虚,面色萎黄或苍白者,加芍药、地黄以养血益气;脱肛较重,不能回复者,重用黄芪、人参、升麻、柴胡,必要时加诃子、五倍子、金樱子以增强收敛固摄作用;兼便溏者,加茯苓、薏苡仁、泽泻以健脾渗湿止泻。

2.湿热下注证

(1)证候:肛门肿物脱出,色紫黯或深红,甚则表面溃破、糜烂,肛门坠痛,肛内有灼热感。舌红,苔黄腻,脉弦数。

(2)治法:清热利湿。

(3)方药:葛根芩连汤加减。如肿痛出血较多者,加地榆炭、炒槐花、侧柏炭以凉血止血;伴发热、肛门灼痛、糜烂者,加金银花、连翘、马齿苋、黄柏等以增清热解毒。

三、常用特色疗法

外治法分析如下。

1.熏洗

脱肛日久,肛门周围潮湿瘙痒者可用苦参汤先熏后洗以除湿止痒;如脱出肿胀,甚则表面溃破、糜烂,伴肛门坠痛,可用苦参汤加石榴皮、枯矾、五倍子煎水熏洗。

2.外敷

对脱出物可外敷五倍子散或马勃散以收敛固涩。

3.针灸疗法

①体针及电针:取长强、百会、足三里、承山、八髎穴。②梅花针:在肛门外括约肌部位点刺。

四、手术疗法

(一)注射疗法

注射疗法适用于小儿或年老体弱不宜手术者。将酚甘油注射液或消痔灵注射液注入直肠黏膜下层或直肠周围间隙内,使移位的直肠黏膜或直肠系膜与周围组织产生硬化粘连固定。其作用原理是:药物刺激致炎作用→无菌性炎症→纤维化形成→粘连固定脱垂组织。

1.黏膜下注射法

此法分为黏膜下层点状注射法和柱状注射法两种。

(1)适应证:一型、二型Ⅰ度、二型Ⅱ度直肠脱垂,以一型效果最好。

(2)禁忌证:直肠炎、腹泻、肛周炎及持续性腹压增加疾病者。

(3)药物:消痔灵注射液等。

(4)操作要点:取侧卧位或截石位,局部消毒后,将直肠黏膜暴露肛外。或在肛门镜下,在齿线上1 cm环形选择2~3个平面,或纵行选择4~6行。每个平面或每行选择4~6点,各点距离相互交错,每点注药0.2~0.3 mL,不要过深刺入肌层或过浅注入黏膜内,以免无效或坏死。总量一般为6~10 mL。注射完毕后用塔形纱布压迫固定。柱状注射是在3、6、9、12点齿线上1 cm处进针黏膜下层做柱状注射。长短视脱出长度而定,每柱药量2~3 mL,注射完毕送回肛内。注射当日适当休息,不宜剧烈活动。流质饮食,控制大便1~3 d。一般1次注射后可收到满意效果,若疗效不佳,7~10 d后再注射1次。

2.直肠周围注射法

(1)适应证:二型Ⅰ~Ⅲ度直肠脱垂。

(2)禁忌证:肠炎、腹泻、肛门周围急性炎症者。

(3)药物:消痔灵注射液等。

(4)操作要点:在腰俞穴麻醉或局部麻醉下,取截石位。局部和肛内消毒,术者戴无菌手套,选定距离肛缘1.5 cm的3、6、9点3个进针点,然后用细长腰穿针头和20 mL注射器吸入注射药液,选3点处刺入皮肤、皮下,进入坐骨直肠窝,进入4~5 cm,针尖遇到阻力,即达肛提肌,穿过肛提肌,进入骨盆直肠间隙。此时,另手食指伸入直肠内,仔细寻摸针尖部位,确定针尖在直肠壁外,再将针深入2~3 cm,为了保证针尖不刺入直肠壁内,以针尖在直肠壁外可以自由滑动为准,然后缓慢注入药物6~8 mL,使药液呈扇形均匀散开。用同法注射对侧。最后在6点处注射,沿直肠后壁进针,刺入4~5 cm,到直肠后间隙,注药4~5 mL。三点共注射药量16~20 mL。注射完毕,局部消毒后,用无菌纱布覆盖。卧床休息,控制大便3 d。注射后1~3 h内肛门周围胀痛,一般可自行缓解。术后2~3 d有时有低热,如不超过38 ℃,局部无感染者为吸收热,可不予特殊处理;如超过38 ℃,局部有红、肿等感染性炎症改变时,应给予抗生素治疗。

(二)结扎注射疗法

(1)适应证:二型Ⅰ～Ⅲ度直肠脱垂。

(2)禁忌证:直肠黏膜炎症、腹泻等。

(3)操作要点:取侧卧截石位,腰俞麻醉或局部麻醉。在齿线上1.5 cm处,分别在3、7、11点处,用长直止血钳夹住直肠黏膜5～6 cm,在止血钳上注射消痔灵或其他硬化剂,至膨胀为度,再用止血钳挤压,然后用圆针和7号丝线,在止血钳下,按三等分贯穿两针,分段结扎。依次3点,同法操作。

(4)注意事项:3个结扎起点,距齿状线上不应超过上一个水平线,贯穿缝扎不得穿入直肠肌层,夹住黏膜的止血钳应与肠壁垂直。

本术式是结扎加硬化剂注射,产生纤维化,故又称直肠腔内瘢痕支持固定术,有较好的止脱疗效。

(三)经肛门吻合器直肠切除术(STARR)

(1)适应证:二型Ⅰ～Ⅲ度直肠脱垂,尤适用于Ⅰ～Ⅲ度直肠脱垂具有出口梗阻性便秘者。

(2)禁忌证:会阴部感染,炎性肠病,大便失禁者。

(3)操作要点:取折刀位或截石位,采用腰俞麻醉或硬膜外麻醉、骶管麻醉均可。首先应用PPH手术器械,在直肠脱垂中部做深至肌层"Z"字形前半荷包缝合,用带线器将缝线牵出,适当牵引,使黏膜进入吻合器套管内,收紧吻合器,检查阴道壁完整,击发同时完成直肠前壁的切割和缝合;同法在直肠后壁齿线上3 cm做深达黏膜下层或肌层呈"Z"字形后半圈荷包缝合,宽2～3 cm,重复上述过程,切除直肠后壁。

(4)注意事项:①仔细检查吻合部位,特别是吻合钉交叉连接处有无出血,有活动性出血需缝扎。②女性患者行前壁切除时,在击发吻合器前仔细检查阴道壁是否嵌入吻合器,以免发生直肠阴道瘘。③术后疼痛可能是与吻合口太靠近齿状线有关,一般多在术后3个月自行缓解。术后肛门失禁一般较轻微,能自行恢复,Arrcyo等认为可能与切除组织含肌层和扩肛引起的括约肌损伤有关。

本术式的优势是效果较好,疼痛轻,住院时间和手术时间短,恢复快;不足之处是往往有尿潴留、直肠出血、肛门失禁等并发症。

(四)Ripsteir 直肠固定术

(1)适应证:二型Ⅰ～Ⅲ度直肠脱垂。

(2)禁忌证:重要脏器功能受损、直肠炎症。

(3)操作要点:取仰卧位,采用硬膜外麻醉或全身麻醉。经腹切开直肠两侧腹膜,分别于直肠前后游离直肠达肛提肌水平。提高直肠,用宽5 cm的Teflon网悬带围绕上部直肠,网条中间与骶骨中线筋膜单行缝合固定,再将网条两端向前绕至直肠两侧及前壁,分别缝合固定。但直肠前壁中央留出2 cm宽空隙,以防止直肠狭窄。不修补盆底。最后缝合直肠两侧腹膜切口及腹壁各层。

本术式的优势是提高了盆腔陷凹,手术简单,不需切除肠管;不足之处是并未从解剖结构上真正纠正直肠脱垂的病因,大约1/3的患者术后仍存在排便调节障碍,尤其是排便困难。

(五)经会阴直肠黏膜切除直肠壁肌层折叠术(Delorme 手术)

(1)适应证:二型Ⅱ度、二型Ⅲ度直肠脱垂。

(2)操作要点:取截石位或折刀位,硬膜内麻醉。直肠黏膜下注射1:20万去甲肾上腺素生理盐水,使黏膜漂浮,于齿状线上1.0~1.5 cm处环形切开直肠黏膜,并向近端游离剥脱直肠黏膜,电凝烧灼止血,尽量向上剥离,然后切除多余的黏膜。用4号丝线,分6处纵行缝合折叠肌层。彻底止血,将近端黏膜与齿状线上黏膜用0号铬制肠线间断缝合吻合。

本术式的优势是技术简单,对于极度衰弱的患者是最佳选择;不足之处是并发症有吻合口瘘、狭窄等。

(六)肛门环缩术(Thiersch 手术)

(1)适应证:适用于肛门收缩无力或肛门松弛的直肠脱垂,尤其老年体弱患者。

(2)操作要点:取截石位,蛛网膜下隙阻滞麻醉或局部麻醉。用尖刀在肛门前、后距肛缘2~3 cm处各做一纵行小切口,长0.4~0.5 cm。手指进入肛门做引导,用Doyen持柄弯针或弯成半圆形的长穿刺针,从后侧切口进针,通过肛门左侧括约肌外缘的皮下组织,到前方切口穿出,将20号银丝(或钢丝、尼龙条)穿过针孔(或穿过针芯),引出银丝。按同法将银丝从前侧切口穿至后侧切口,使银丝在皮下呈环形。拉紧银线两端,使肛门缩小至紧贴食指为度,在后侧切口扭紧银线。

本术式的优势是手术简单,损伤小;不足之处只是一种姑息性手术,且有一定的并发症。如出现感染,则需移除植入物,在创口愈合后,再行修复手术。

五、临床参考

(一)学术讨论

直肠脱垂到目前仍是一个比较棘手的问题,由于其发病为多因素综合作用的结果,所以到目前仍没有确定有效的治疗方式。手术仍是目前治愈本病的主要手段,手术的基本原则大体包括6点:①缩窄肛门口。②消除直肠子宫陷凹。③修复盆底。④切除肠管(经腹、经会阴、经骶骨)。⑤固定或悬吊直肠(至骶骨上、耻骨上或其他结构)。⑥上述两种或多种结合。手术方式有经腹及经会阴两种方式,经腹手术方法超过百种,经会阴手术也有数十种,手术方式的选择根据患者个体差异及不同手术医生的判断。经腹手术适合于年轻患者和整体健康情况较好的患者,复发率相对较低,为3%~10%。经会阴手术适合于年龄较大、基本情况较差不能耐受开腹手术的患者,复发率一般在10%~20%。

在经会阴的各种手术方式中,肛门环缩术(Thiersch手术及其他Thiersch型修复)操作简单,手术损伤小,可在局部麻醉下手术。对于老年人及风险较大的患者,许多外科医师仍然愿意选择这种术式。最初时应用银丝作为环绕缩窄肛门的置入物,由于银丝引起破损及溃疡,目前已被摒弃。其他物质如尼龙、涤纶、Mersilene网状物(纤维聚酯)、LATA筋膜、聚硅氧橡胶、硅化橡胶等可替代银丝作为环绕缩窄肛门的置入物。置入物材料要求牢靠不易断裂、不易感染。肛门环缩术并未治愈脱垂,如取下置入物,脱垂就会复发。由于使直肠复位,肛门括约肌不再因直肠脱垂而变薄,排便过程中会阴下降的程度减少,大便失禁的症状得到改善,但便秘的症状甚至会加重。目前单独应用肛门环缩术较少,单独使用多为姑息性治疗。近几年文献报道多为肛门环缩术与其他治疗联合,比如注射治疗、经腹直肠固定或切除。

Delorme手术操作比较复杂,手术解剖比较麻烦,目前主要适应于黏膜性直肠脱垂的患者。对于完全直肠脱垂的患者,复发率达 30%,不建议选择。由于术中通过肌肉折叠形成假括约肌,提高控便能力,改善便秘及排便失禁症状,不易推广。现在痔吻合器使用的普及,逐渐取代 Delorme 手术成为黏膜切除的理想的方法。

经腹部手术、Ripstein 直肠悬吊术、Ivalon 海绵植入术、Nigro 直肠悬吊术、Orr 术都是悬吊或者固定直肠,将直肠固定于骶骨或耻骨,使其达到解剖复位,不易脱出。由于将冗长肠管复位,术后大便失禁症状会得到改善,但有可能会加重便秘。由于术中用到人工材料,如手术中损伤肠管,则建议单纯固定术。文献报道:游离直肠侧韧带可能加重术后便秘,但脱垂复发率会降低。

直肠前切除术,由于切除了冗长脱垂的乙状结肠和直肠上段,可拉直肠管并且改善便秘症状,骶前常规放置引流管,可促使纤维化和瘢痕形成,从而达到固定直肠的目的,远期效果好。如应用吻合器吻合,操作方便,吻合口相对较牢靠。如同时行直肠固定术,可降低复发率,可作为经腹手术治疗直肠脱垂的首选。针对曾行经腹—肛门下拉式手术的患者,解剖层次相对不清,分离易损伤肠管,直肠前切除术有较大的风险,人工材料可首先行单纯固定术;对于腹泻症状为主,特别是既往曾行结肠切除术的患者,行经腹直肠前切除易加重腹泻症状,这种情况下可选择单纯直肠固定术。

(二)临床研究进展

1. 腹腔镜的应用逐渐广泛显示优势

从 1992 年初次提出腹腔镜下直肠悬吊固定术,由于其损伤小、手术简便而逐渐采用。腹腔镜下手术的主要优点在于操作简单,视野清晰,手术时间短、出血少、住院时间短、手术安全。缺点主要是手术效果受术者技术水平影响较大。目前在开腹手术及腔镜手术的病死率、复发率及远期并发症,两者无明显区别。

2. 生理学检查对直肠脱垂相关的排便功能障碍如便秘或大便失禁可能有益

结肠传输实验以排除结肠慢传输;其他辅助检查如排便造影、结肠镜检查和尿动力学测定等可选择性使用,不仅有助于确诊直肠脱垂,还可以发现其他病理改变。文献报道:20%~35%的直肠脱垂患者存在尿失禁,有 15%~30%存在明显阴道穹窿脱垂,一些患者同时存在结肠慢传输型便秘,这些发现,可能改变手术决策,需要同时评估,需要多学科协同诊疗。这是今后科研的一个方面。

直肠脱垂由于发病为多因素综合作用结果,目前很多术式虽然纠正了脱垂症状,但不能纠正如大便失禁、排便困难等症状。目前功能恢复已成为手术关注及今后研究的重点。

直肠脱垂每个手术都有其优缺点,根据患者个体差异,有选择性地应用各种术式较单一术式能更好地达到临床效果。个体化的诊疗方案可能是今后研究的重要方向。

第二节 肛乳头肥大

肛乳头肥大是一种增生性炎症改变的疾病,是由慢性炎症长期刺激而引起的。临床上随着肛乳头逐渐增大,有时可随大便脱出肛外,反复脱出刺激肛管,可使局部分泌物增多,有时还会出现便后带血,排便不净的感觉及肛门瘙痒。由于肛腺感染、排便时创伤或肛门乳头附近长期慢性刺激而发生炎症,反复发作,日久肛乳头逐渐形成肥大。肛乳头肥大多伴有内痔、外痔、肛裂和肛瘘等多种肛门疾病。本病的确切病因不明,中医认为此病的发生是由于饮食不节,过食膏粱厚味和辛辣醇酒、肥甘煎炒之品等刺激食物,致使湿热内生,下注直肠肛门;或大便干结,肛管损伤染毒,湿毒热结,使局部气血瘀滞、经络阻塞而成。现代医学则认为和肛窦本身的解剖特点有关,再加上诸如外伤、局部刺激、腹泻和机体免疫功能下降等因素,容易发生本病。

一、诊断

(一)诊断标准

1. 症状

肛门坠胀不适,或异物堵塞感,或灼热,排便时轻度疼痛,可放射到会阴、骶尾部;或便意频、欲便又无便排出、时时临厕;或便次多,便后不尽感;便秘结时便前可见少许黏液;或伴肛门潮湿瘙痒。

2. 局部检查

指诊肛管有紧缩感、灼热,肛窦区可触及疼痛或可及较硬的硬结或凹陷,可触摸到肿大、压痛的肛乳头,指套可染有少许分泌物;肛门镜检查:肛窦区和肛瓣充血、水肿,有不等数目、不同大小的肛乳头肥大。探针可探查肛窦变深,或有脓性分泌物。

(二)分期

肛乳头肥大常合并肛窦炎和肛乳头炎,可分为急性期和慢性期。急性期可表现为肛内灼热、坠胀,排便时疼痛明显,有少量脓性或脓血性黏液,肛窦充血、水肿,肛乳头红肿等。慢性期则可无明显不适。慢性肛乳头炎日久可见肛乳头肥大增生,最终形成肛乳头状瘤。

二、药物治疗

(一)中医辨证论治

1. 湿热下注证

(1) 证候:肛周潮湿、潮红,有灼热感,肥大的肛乳头充血、水肿。舌红苔黄,脉滑数。

(2) 治法:清热利湿。

(3) 方药:萆薢渗湿汤加减。

2. 气滞血瘀证

(1) 证候:排便时肛门肿物脱出,其表面色紫暗,伴有肛门坠胀感。舌紫暗,苔薄,脉涩。

(2) 治法:行气活血祛瘀。

(3) 方药:止痛如神汤加减。

(二)西药治疗

用于肛乳头肥大炎症急性发作期,可口服消炎药。严重患者予广谱抗生素。

三、常用特色疗法

外治法介绍如下。

1. 熏洗

威灵仙 30 g,大黄 15 g,艾叶 15 g,明矾 5 g,水煎至 1 500 mL,熏洗,并坐浴 15 min,每日

2次;苦楝皮30 g、椿皮30 g、石榴皮30 g、生地榆30 g,水煎至1 500 mL,熏洗坐浴。

2.涂药

可使用三黄膏(黄连、黄柏、大黄)、九华膏、金氏痔疮膏等,挤入肛内,涂敷局部患处。

3.灌肠

黄连、黄柏、大黄各10 g,水煎成30 mL三黄汤,每日早晚1次,保留灌肠;也可用马齿苋15 g,苦参20 g,黄柏、黄芩、秦皮、川朴、蒲公英各10 g,水煎成120 mL,早晚各灌60 mL。

四、手术疗法

1.肛乳头切除术

(1)适应证:肛乳头肥大者,长度>5 mm。

(2)操作要点:取左侧卧位或截石位,腰俞麻醉或局部麻醉。于肥大肛乳头基底部以电刀切除,以防出血,或于肛乳头基底部贯穿结扎,切除顶部。如合并有肛隐窝炎,一并切除。

(3)术后处理:手术当日最好禁止大便。次日起,排便后温水坐浴,局部清洁换药治愈。

2.电灼术

(1)适应证:肛乳头肥大者,长度<5 mm。

(2)操作要点:取左侧卧位或截石位,腰俞麻醉或局部麻醉。在肛门镜下暴露肥大肛乳头,用高频电灼探头,按压在肥大肛乳头根部,开通电源,将肥大肛乳头彻底烧灼。

(3)术后处理:术后每日用痔疮膏或痔疮栓纳肛,7 d左右可治愈。

本术式的优点是操作方便,疗效可靠,每次可治疗多个肥大肛乳头。

五、临床参考

肛乳头肥大一般认为是肛窦炎、肛乳头长期刺激增生引起,临床上只患肛窦炎而无肛乳头炎或只有肛乳头炎而不伴有肛窦炎者罕见。肛乳头炎继发病变为肛乳头状纤维瘤,是肛乳头重度纤维化所致。现代医学认为肛窦的解剖排列是肛窦容易发炎的最重要的原因,长期便秘、粪团干硬使肛窦和肛瓣受损、粪渣残留,引起肛窦炎和肛乳头炎;腹泻频繁刺激也易引起炎症。但在我们临床工作诊治的病例中,往往有过各种手术史,包括注射、切除、激光治疗的病例。故认为各种痔瘘治疗的操作不慎导致肛窦或肛瓣的损伤刺激可能也是诱因之一,因此对临床医师的手术操作和手术方式改进提出了更高的要求。

第三节 直肠阴道瘘

直肠阴道瘘(rectovaginal fistula,RVF)或肛管阴道瘘(anovaginal fistula)是直肠肛管与阴道间隔(成人长约9 cm)任何病理性通道,内衬上皮细胞,临床上比较少见,形成原因复杂,既有先天性发育不良,又有后天因素。如果处理不当,很容易复发或遗留后遗症,给患者造成较大的身心伤害。因症状表现从阴道排出粪便和气体等,再加上性交时的不便等,严重影响女性患者的生存质量。直肠阴道瘘的诊断一般比较容易,但治疗困难,据报道,一次手术修补成功率差别较大,为70%~97%,再次或多次修补成功率为40%~85%。一旦发生直肠阴道瘘,必须手术治疗,若术前、术中或术后处理不当,很可能导致手术失败。

一、诊断

(一)诊断方法

排便时有粪便从阴道流出,有时为气体排出,在腹泻或解稀便时,上述症状尤为明显。一般大于 2 cm 者在排便时粪便可自瘘口处溢出,小于 2 cm 者在排稀便时粪便可自瘘口溢出。体检时要注意会阴体的厚度及有无瘢痕,直肠指诊触摸窦道、肿块、波动感的隆起以及估计肛门括约肌张力等评估瘘及周围组织情况。通过直肠镜和阴道扩张器可见到瘘口,置无菌纱布于阴道内,经肛门注入亚甲蓝,然后取出阴道内纱布,可见纱布被蓝染,必要时可用探针检查。

影像学检查包括直肠腔内超声、阴道造影、钡剂灌肠、CT、MRI 等。其中超声检查最常用。瘘管在超声中显示为低回声或无回声,故注入过氧化氢能增强超声对复杂性瘘道精确定位的能力,近来 MRI 也用来瘘的评估,必要的检查可因瘘的成因不同而有所差异。

(二)病因及分类

直肠阴道瘘的发病原因既有先天畸形、先天性发育不良,也有后天多种因素造成。

1. 先天性因素

由胚胎早期尿生殖膈形成或下降过程发生障碍所致,多见于肛管与外阴或前庭部,称为直肠前庭瘘或直肠舟状窝瘘,有时常伴有肛门闭锁,大多是一种低位直肠阴道瘘。

2. 后天性因素

后天性直肠阴道瘘,病因复杂,常见于产伤、妇科盆腔手术、直肠癌术后并发直肠吻合口瘘、晚期癌症、感染、放射性损伤、性暴力或性犯罪等人为外伤。RVF 常见病因包括产伤(约占 70%)、炎性肠病、手术创伤(妇科和结直肠手术)、感染(直肠周围、盆腔脓肿、憩室炎、前庭大腺炎、盆底炎性疾病)、盆底新生物和盆底放疗(主要是宫颈癌放疗)等。少见原因包括"硬化剂"内痔注射后、直肠阴道损伤、放疗性阴道纤维化行扩张治疗后、PPH 术后等。直肠癌前切除术后 RVF 发生率多数报道为 0.9%~2.9%。可能原因为:①肿瘤浸润切除部分阴道壁。②吻合器闭合时包含部分阴道壁或缝线穿透阴道黏膜。③吻合口瘘导致盆腔脓肿,穿透阴道后壁等。在用双吻合技术和同时切除阴道壁的患者中发生率明显升高。放疗后 RVF 发生率为 0.69%~5.00%,多在治疗后 0.5~2.0 年发生,主要是因为放射剂量过高,相关因素包括盆腔手术史、糖尿病、心血管疾病、高血压、高龄、吸氧及化疗等。妇科肿瘤手术如肿瘤与直肠粘连或侵犯直肠,剥离时可损伤直肠,如处理不当术后也易形成瘘;产科分娩过程中,如会阴保护不当或切开会阴位置不正确偏向后正中位,也可致直肠阴道瘘的形成。

3. 直肠阴道瘘分类

国际上常用的分类是结合病因、位置、瘘口大小将 RVF 常分为两类。①单纯性 RVF:指直径<2.5 cm,中低位瘘,位于阴道宫颈水平以下,多由创伤或感染导致。②复杂性 RVF,指直径≥2.5 cm,位于高位,由肿瘤、炎症性肠病或放疗所致,以及多次修补失败者均为复杂性瘘。Devesa 等认为决定愈合的最大影响因素是瘘的类型,即是单纯性或复杂性瘘,复杂性瘘常需要行暂时性结肠造口。

临床上也可依大小将直肠阴道瘘分为小直肠阴道瘘(直肠<0.5 cm)、中直肠阴道瘘(0.5~2.5 cm)和大直肠阴道瘘(>2.5 cm)。

二、治疗原则

小瘘有自发愈合的可能,可保守治疗6~12周后再考虑手术治疗。RVF的手术方式选择取决于RVF的病因、部位及到达深度、大小、肛门括约肌功能状况、有无局部手术史、患者的整体健康情况以及外科医师的技术和判断。血供差、存在瘢痕及张力缝合是影响愈合的主要因素,有修补史者可进一步损害局部血供。瘘的急性期局部充血、水肿等,应待感染控制,水肿完全消退,上皮覆盖、瘘管成熟、瘢痕软化后(一般3~6个月)才行局部修补手术。修补失败者可于3个月后再次修补,对于多次手术修补失败者,延长更长时间有助于局部组织水肿、硬化、感染的消退。创伤性RVF在近侧肠道造口后常能自愈,尤其是部位较高者。对于后天性RVF,特别是医源性RVF必须慎重,切勿因患者迫切要求而立即手术;控制炎症最好的办法是近侧肠道行功能性造口,使粪便改道,确认RVF愈合后6~8周再将肠道造口关闭。但若因吻合器吻合时包含有阴道壁,则单纯转流性造口无法治愈。放疗所致的RVF由于周围组织受到放射性损伤且多有感染,瘘自愈的可能性极小,直接手术修补难以成功,且可使瘘口进一步扩大,应及时行近侧肠造口,等待约1年后、肿瘤复发可能性小时考虑局部手术。

三、手术治疗

直肠阴道瘘能否治愈或避免并发症,手术时机和方法的选择非常重要。对出生后婴儿瘘,若无明显排便障碍,可待1岁或3~5岁后手术,这样手术的安全性大。创伤性或医源性直肠阴道瘘具有自动愈合倾向,因此,创伤性瘘患者应常规地等待3~6个月,即使不能自行愈合,也可使瘘口周围瘢痕软化,切忌在炎症感染下急行修补术。

直肠阴道瘘大多不能自愈,必须手术治疗。手术成败与术前准备是否充分、术式选择是否正确以及术后管理是否得当密切相关。直肠阴道瘘治疗比较困难,尤其是结直肠炎性疾病(IBD)并发者。

(一)术前准备

(1)常规肠道准备,口服链霉素或庆大霉素;口服甲硝唑片0.4 g,每日3次。

(2)流质饮食。

(3)术前生理盐水或碘伏冲洗阴道。

(4)术前例行清洁灌肠,或口服甘露醇和葡萄糖盐水清洁肠道,至水清为止。

(二)手术方式的选择

选择恰当的手术方式对直肠阴道瘘的治疗至关重要,术式选择应根据其发生原因、瘘管的位置和粗细以及患者的身体状况等因素综合考虑。修补原则是充分游离组织、切除瘘管,仔细止血防止血肿,逐层无张力缝合,保证血供充足。可选择方式有骶腹会阴肛门成形术、后矢状入路肛门成形术(Pena术式)、骶尾路肛门成形术;后天性直肠阴道瘘中行经肛修补、经阴道修补、直肠黏膜游离瓣修补术、修补附加横结肠造瘘、经肛门结肠拖下术及经腹肛拖出式直肠切除术等。

一般认为依据病因、部位、瘘管大小可按如下原则选择手术方式。

1.先天性直肠阴道瘘手术方式

(1)先天性直肠阴道瘘:因多并发于肛门直肠畸形,一般须行肛门成形术。

(2)高位畸形:可采用骶腹会阴肛门成形术和后矢状入路肛门成形术(Pena术式)。

(3)中间位畸形:可选择 Pena 术式和骶尾路肛门成形术。

(4)并发的瘘管:在术中游离直肠盲端后缝扎或结扎即可,阴道侧的瘘口不须另行修补可自行愈合。

2.后天性直肠阴道瘘的手术方式

后天性直肠阴道瘘因其原因复杂,选择术式除考虑本身的原发疾病外,应充分考虑瘘管位置高低、瘘管直径粗细以及是否为复发瘘等诸因素。

(1)中、低位直肠阴道瘘:多可在直视下操作,并可经肛、经阴道直接修补。手术中解剖层次应清楚,先分离直肠阴道隔,并修剪瘘管周围的瘢痕组织,用可吸收缝线缝合缺损,我们采用纵横交错的分层缝合法缝合,修补严密且可减轻局部张力,明显提高了修补成功率。

(2)中、低位直肠阴道瘘伴有瘘管较粗者:直接修补张力较大而不容易愈合,可于修补后切开肛门括约肌以减轻张力,或选择修补后张力较小的直肠黏膜游离瓣修补术和无张力的经肛门结肠拖下术或用转移皮瓣修补。

(3)高位直肠阴道瘘:因暴露困难、解剖不易清楚、直肠阴道隔较薄弱和操作亦困难,经肛、经阴道直接修补不易成功,可选择经腹肛拖出式直肠切除术(Mausell-Weir 手术)。此手术使阴道壁与直肠完全隔开,彻底消除了瘘形成的最主要因素,一期手术成功率高,患者易接受。

(三)结肠造口手术

造口可导致更大的心理和生理障碍,故是否转流粪便存有争议,多数认为应作为修补的辅助或病因治疗,适用于继发于直肠癌、直肠癌术后、放疗后和炎症性肠病患者。造口肠管可以选择回肠、横结肠和乙状结肠。直肠癌前切除术后发生 RVF 因乙状结肠过短常采用横结肠或回肠造口;盆腔放疗后 RVF 因脐下肠管受放疗影响,常采用脐上横结肠造口。为确保完全转流应尽量行远端关闭、近端单腔造口。

(四)RVF 修补手术

术前应仔细评价瘘道及周围组织、肛门括约肌情况,除外或治疗伴随疾病,并行充分阴道冲洗和肠道准备等,育龄女性患者应在月经后 5~7 d 手术为宜。

1.经阴道手术

经阴道显露瘘后,切开直肠阴道间连接处黏膜,适当游离瘘管周围直肠阴道隔后分别缝合两层黏膜。仅用于少数高位 RVF。Casadesus 等治疗 12 例,9 例成功。该手术操作简单,显露优于经肛手术,不需分离括约肌,可同时行括约肌成形术,多数不需造口,无会阴切口,愈合快,不导致会阴及肛管畸形,并发症发生率低。但瘘口周围瘢痕切除不足则血供差;切除过多则缝合时有张力,故复发率高,不适于有手术修补史或伤口感染者,且术后可能存在性交困难。

2.经肛管手术

多采用直肠推移瓣(EAF)的方法。经肛管显露直肠侧瘘口,做包含瘘管的直肠黏膜肌瓣,切除其下端的瘘管部分,将黏膜肌瓣向下推移缝合修补,阴道侧不修补做引流。既往认为 RVF 是高压区(直肠)和低压区(阴道)之间的分流,直肠内高压是 RVF 的原因,直肠侧瘘口是原发部位,强调关闭高压侧开口的重要性,认为重点在直肠一侧。初期文献报道愈合率为 75%~98%,后期报道降至 44% 左右。Kodner 等报道 10 年间 107 例 EAF 修补直肠肛管瘘中 71 例是低位 RVF,17 例瘘管持续或复发(16%),9 例初次手术失败者再次手术成功。Sonoda 等治疗直肠肛管瘘 105 例(37 例 RVF),总愈合率达 63.6%。

Tanag 等描述 2 例复杂性 RVF 用直肠前壁瓣修补,经直肠前壁宽的菱形切口瓣、无张力成功关闭瘘口治愈。EAF 法避免粪便转流，保护会阴及肛门括约肌，无会阴或肛管切口，减轻术后疼痛，是简单性、低位 RVF 的首选方法，即使首次失败后仍能再次应用。多数认为有手术修补史的单纯性瘘和复杂性瘘不推荐采用 EAF 修补。但该手术对合并括约肌缺损者不能同时处理。

3. 经肛门括约肌手术

经肛门括约肌手术也称 Musset 手术，主要用于低位 RVF，尤其是因产伤而常合并括约肌损伤者。术中将瘘管至会阴体间的直肠肛管阴道隔切开，分层缝合直肠肛管、肛门括约肌和阴道黏膜等。急性 RVF 分期进行。手术时应注意阴道可容二指，肛门通过一指，且有括约肌收缩感。对于无括约肌损伤的患者需切断括约肌是 Musset 手术的不足之处。Soriano 等报道 48 例 RVF 行 Musset 手术均获得成功，5 例因气体或固体粪便失禁再次手术，仅 1 例效果不满意。

4. 经会阴手术

经会阴途径可行前方括约肌修复，或间置正常健康组织，或转皮瓣等，主要方法有：①耻骨直肠肌插入间置法：耻骨直肠肌位下肛管直肠交界平面，行走于肛管轴周围，呈"U"形包绕肛管直肠接合部、阴道和尿道，该肌正常于肛管前不汇合，在直肠阴道间缝合两侧耻骨直肠肌内侧部，可明显加强直肠阴道隔的张力，有利于直肠、阴道肌层和黏膜肌层的愈合，该手术可满足至少 5 层组织修补，手术时解剖层次要清楚，在分离直肠阴道间隔时，一定要显露两侧耻骨直肠肌边缘。该手术在直肠阴道间置血供良好的耻骨直肠肌，愈合率达 92%～100%。具有不需转流性造口，操作简单，恢复迅速等优点。但术后性交疼痛发生率增加。②球海绵体肌移植。③阴股沟皮瓣修补法：该皮瓣血供可靠、对阴道腔干扰小、可同时行阴道下段再造、不破坏会阴外形和供区瘢痕隐蔽等优点。④臀沟菱形皮瓣结合 EAF 或肛门内转移皮瓣（内括约肌附近）法：如采用肛门内转移皮瓣（内括约肌附近）结合阴道口后外侧菱形游离皮瓣修补等，转皮瓣方法为避免感染并发症发生，应常规行近侧肠道去功能性造口。⑤股薄肌移植：方法同股薄肌移植治疗肛门失禁者。其他还有带蒂股直肌转移瓣修复等。皮瓣、肌瓣或肌皮瓣移植多需转流性造口。

经会阴途径显露清楚，可同时行多种肌肉间置或皮瓣转移，但切口并发症发生率较高。随着生物材料的进步，也有报道应用无细胞的真皮移植片经会阴修补顽固性 RVF。

5. 经后路括约肌或尾骨手术

患者取俯卧位或折刀位，臀部抬高，从骶尾关节至肛缘做一直切口，可切除尾骨，切断肛门外括约肌并标记，从肛门后缘向上剪开直肠后壁，显露直肠前壁的瘘口。充分切除瘘口四周的瘢痕组织后，以锐性分离法分别解剖出直肠壁和阴道壁，要求游离距瘘口缘以外 3 cm 宽的正常组织，先做阴道壁的间断内翻缝合，后做直肠壁的间断内翻缝合，均为两层内翻缝合。

最后缝合切开的直肠后壁、盆底肌和各组肛门外括约肌等。具有径路直达、术野宽敞、显露充分等优点，但由于盆底解剖广泛，一般应做近侧肠道去功能性造口。

对于高位 RVF，需要经腹腔修补。有学者认为瘘的定位是关键。常需开腹手术或腹腔镜手术。开腹手术方式包括低位前切除、经腹会阴联合切除术、结肠肛门吻合术、粪便改道、上层补片（onlay patch）吻合术。上层补片吻合术由 Brickcr 等首先描述，基本术式是：游离直肠、乙状结肠暴露瘘口，并切除瘘口的周边组织。将乙状结肠横行切断，近端开口经腹造口，远端开口与暴露的瘘口吻合。当影像学表明 RVF 已完全愈合，再二次手术将造瘘口还纳，端侧吻合于直肠乙状结肠环上。适用于放疗引起的 RVF,特别是那些瘘口较大合并放射性直肠炎的患者。优点是不需游离结肠后方,不需进入骶前间隙。主要缺点是:留置了病变肠管。放疗、克罗恩病引起的复杂性 RVF 可考虑直肠袖套瓣、组织瓣移植术。袖式推移瓣术对于只能考虑粪便改道术的患者以及合并肛门狭窄的患者是一个较好的选择。组织瓣移植术的目的是提供血供充足的健康组织以加强直肠阴道间隙,促进愈合。对于中低位瘘,常用组织瓣有提肛肌、Martius 瓣、臀肌皮瓣、股薄肌等。高位瘘通常在经腹修补术后填充大网膜或折叠下翻的腹直肌。肛肠科最常用的手术是 Martius 皮瓣转移术。该术首先由 Martius 在 1928 年描述,最初用来修复膀胱直肠瘘。也可以用来修复放疗引起的、较大的产伤源性的、多次手术失败的以及复原性结肠直肠切除术导致的回肠袋—阴道瘘,可作为放疗肛瘘的一线治疗方法。

国内崔龙报道了 7 例,认为采用经会阴自体组织瓣转移内置隔绝术治疗复发性直肠阴道(尿道)瘘安全有效、愈合快、复发率低,值得推广应用。其他近年来有报道使用生物相容性网组织(Surgisis 网)放置于阴道直肠之间的新外科方法修补复发性 RVF。生物相容性网组织提取自猪胶原,用来填塞肛瘘内口,疗效还需进一步观察研究。总之,RVF 理想的治疗受许多因素的影响,如瘘的病因、位置、外科医生手术技巧、有无肛门括约肌损伤及大便失禁表现等。虽然目前临床上报道较多,但是仍然缺乏统一的、标准化的、对比性的研究作为指导。考虑到病因的多样性、解剖结构复杂性,提高研究质量将非常困难。针对不同患者选择最优治疗手段至关重要。

四、临床参考

直肠肛管阴道瘘修补术取得成功的关键是:①术前充分完善的肠道准备,要以做直肠切除吻合术的肠道准备来对待,阴道冲洗消毒。②术中在阴道黏膜下注射肾上腺素盐水,便于瘘口四周切开、减少出血,并进行直肠阴道间隙充分游离,显露直肠壁上下范围不小于 3 cm,彻底切除瘘口四周瘢痕至健康正常的直肠壁,并注意确切止血。③将切除瘘管及瘢痕组织后正常的直肠壁和阴道壁各自进行缝合。要在直肠无张力下用 4-0 可吸收薇乔线施行横行、间断、定点缝合,一层式外翻缝合瘘口直肠壁,间断或内翻连续缝合阴道黏膜。直肠壁缝合间距过密、过宽或缝合线松脱常是手术失败的主要原因。④由于修补后的瘘口为非完全正常新鲜组织,瘘口较大者缝合有一定的张力,为此术后如能较长时间地保持肠道清洁和直肠空虚状态,对瘘口的愈合是肯定有益的。为达此目的有两方法可选择,一为临时结肠造口,二为短期的肠外营养。可根据患者的病情和经济状况加以决定。

术后管理对手术成败也较为关键,除应重视一般管理外,还应加强会阴部的护理,术后要暴露会阴,及时清洗分泌物,保持会阴部清洁干燥,并用红外线灯照射会阴以促进局部血液循环,从而使瘘管获得良好的愈合。术后 3 d 内禁食,必要时给予肠外营养。3 d 后进无渣流质饮食,1 周后方可正常进食,以免过早排便,排便后用 1∶5 000 高锰酸钾溶液或中药坐浴,保持会阴部清洁干燥等。

第四节 会阴部坏死性筋膜炎

会阴部坏死性筋膜炎(necrotizing fasciitis,NF)主要由厌氧菌感染为主引起的会阴部、阴囊、肛周软组织快速的、大范围的组织坏死,常并发休克及多器官损伤。发病率低,但病死率极高,NF在美国发病率为4.3/10万。本病以中老年男性患者居多,常伴有糖尿病、免疫力低下及营养不良。中医学认为"疽由筋骨阴分发",将该病命名为"肛疽"。多因过食肥甘、辛辣、醉酒等物,湿浊不化,热邪蕴结,下注大肠,毒阻经络,瘀血凝滞,热盛肉腐成脓而发为痈疽;病至后期热盛肉腐,气血耗伤,气血不足。

一、诊断

(一)诊断标准

1. 症状

本病多有肛门会阴部感染、肿瘤、创伤、手术等病史,发病急,病情重,发展迅速,病死率极高。

(1)寒战高热:初期为会阴、肛门周围及阴囊不适或疼痛,之后出现寒战高热,体温可达39℃以上,并持续不退。

(2)肿胀:初期大都为肛门周围皮肤红肿、疼痛,不久迅速向周围扩展,累及会阴,并以阴囊部快速肿胀为特征,疼痛逐渐减退或消失。

(3)血性渗出:随着肿胀的加快,局部皮肤颜色变为苍白,出现大小不一的散在性血疱,或青紫坏死,皮肤及血疱溃破后有大量的血性浆液或脓液不断渗出,并夹有气泡。此时大面积的皮肤变为暗黑色,皮下脂肪、浅筋膜、深筋膜等组织呈灰白色,但不累及肌层组织,这是本病的又一特征。由于病变的皮肤、筋膜广泛坏死,皮下神经损伤、血管栓塞,患处的感觉消失,无出血。

(4)臭秽:患处充满粪臭味,奇特难闻,多与感染了大肠埃希菌、厌氧杆菌和产气杆菌有关。

(5)捻发音及坏死:本病常伴有产气杆菌感染,因此大部分病例可在病变部位及其周围的皮下触及捻发音。由于病变的皮肤、筋膜组织血管栓塞,广泛坏死,故呈青紫色或炭黑色,且边缘清楚,迅速向四周扩展。

(6)毒血症:本病早期常误诊,延误治疗,病变部位的毒素大量吸收进入血液中,引起一系列中毒症状,如寒战高热、脸色苍白、神情淡漠、反应迟钝、嗜睡懒言;如治疗不及时,可迅速引起感染性休克,血压下降,呼吸循环衰竭,直至死亡。

2. 实验室检查

(1)血常规:血常规检测可见白细胞明显升高,一般可接近甚至超过$20×10^9/L$,核左移现象明显,可出现中毒颗粒;红细胞计数与血红蛋白显著降低。

(2)血培养与脓培养:早期血、脓培养与药敏试验可有助于明确感染细菌,指导抗生素的应用,对控制局部、全身细菌感染有重要的临床意义。未发现梭状芽孢杆菌有助于本病的确诊。

(3)超声检查:局部超声检查可明确感染的范围与深度,评价病情的进展情况,及时确定是否有气体、脓液的积聚,以指导治疗方案的制订与更改。

(4)X线、CT与MRI:本病进展快,并发症严重,因此早期对局部感染的范围、深度做出准确的评估是制订有效治疗方案、降低病死率的关键。X线检查简单、快速,若见皮下组织内有气体存在,可有助于早期诊断本病。CT与MRI可全面准确了解局部感染的范围与侵及深度,探及深部脓腔、脓液与坏死组织分布,治疗过程中也应反复行CT与MRI检查,可及时发现感染向会阴阴囊、腹股沟、腹壁等处扩散。

Fisher诊断标准:①皮下浅筋膜的广泛性坏死伴广泛潜行的坑道,向周围组织内扩散。②中度至重度的全身中毒症状伴神志改变。③未累及肌肉。④伤口、血培养未发现梭状芽孢杆菌。⑤无重要血管阻塞情况。⑥清创组织病检发现有广泛白细胞浸润,筋膜和邻近组织灶性坏死和微血管栓塞。

(二)分类

坏死性筋膜炎分为两型,Ⅰ型为多种细菌的混合感染,包括革兰阳性的溶血性链球菌、金黄色葡萄球菌、产气荚膜梭菌、创伤弧菌、脆弱拟杆菌和厌氧菌等;Ⅱ型多由β-溶血性链球菌所致,常伴有休克及多器官衰竭,病死率极高。近年来发现由金黄色葡萄球菌的一株变种已对多种抗生素产生抗药性的金黄色葡萄球菌引起的坏死性筋膜炎有增多的趋势。

二、药物治疗

(一)中医辨证论治

1. 热毒炽盛证

(1)证候:寒战高热,会阴、肛门周围及阴囊等肿胀色黑,伴大量的浆液渗出,疼痛,粪臭味;感觉消失,皮下有捻发音。舌质红,苔黄腻或无苔,脉数。

(2)治法:凉血清热,解毒托毒。

(3)方药:犀角地黄汤合透脓散加减。

2. 气血两虚证

(1)证候:局部渗液量多,排便时疼痛,神疲乏力,面色苍白,动则气急汗出。

(2)治法:益气养血,生肌收口。

(3)方药:补中益气汤合四物汤加减。常用成药验方:犀黄丸、牛黄解毒片、新癀片、龙胆泻肝丸等治疗。

(二)西药治疗

1. 抗生素联合运用

选择有效的大剂量抗生素联合治疗,是控制感染的有效措施。可根据致病菌的特点和药敏试验,选择2～3种抗生素,最好以广谱的和抗革兰阴性杆菌配合使用,首选头孢菌素类,如常用的有大剂量青霉素钾、庆大霉素、头孢哌酮钠(先锋必)、头孢曲松钠(罗氏芬)、甲硝唑等。同时还应依据脓液和血液培养的药敏试验及时调整用药。大剂量抗生素持续使用1周以上,应注意体内是否有霉菌感染,如处理不及时,易引起多重感染,导致患者死亡。

2. 支持疗法

由于组织大面积的坏死、渗出;多次清创、引流等处理对机体的损耗极大,加之毒素广泛吸收,造成全身的中毒反应。因此必须给予足够的热量、蛋白质的补充,增加机体的抗病能力至关重要。一般可用新鲜的血浆、全血、正常人体清蛋白,如有条件可予胃肠外营养支持。

3. 及时纠正电解质的紊乱

必须注意患者的电解质情况,随时调整、补充电解质,并注意掌握补液量和补液速度。

4.积极治疗基础疾病,有效控制并发症

对于血糖升高的患者,应控制含糖的液体输入,合理、准确地使用胰岛素,使血糖控制在10 mmol/L 以下;部分患者经清创后血管栓塞情况有所改善,可出现术后创面出血,甚至有动脉搏动性出血,应注意观察,发现出血要及时缝扎,一般不主张压迫止血;如果发现有霉菌感染,应适当对抗生素做出调整,积极控制霉菌生长。

三、常用特色疗法

(一)外治法

1. 冲洗疗法

急性期创面坏死组织较多时,可配合3%过氧化氢溶液或高锰酸钾溶液与0.5%甲硝唑溶液交替冲洗创面,以使坏死组织及时排出。

2. 湿敷疗法

早期创腔较大,分泌物多时可配合过氧化氢溶液纱条或甲硝唑纱条疏松填塞疮腔,既可以持续作用又能够及时引流创面分泌物。

3. 熏洗疗法

病情稳定之后,可用苦参汤等熏洗,每日1~2次,至创面愈合。

4. 敷药疗法

恢复期创面如有部分脓腐未脱者,可用八二丹、九一丹、红油膏外敷;脓腐已净者可用白玉膏、生肌散生肌收口。

(二)其他治疗

早期进行高压氧治疗,对有效控制深部厌氧菌感染有很大的帮助,必要时每日可重复治疗2~3次。恢复期还可加速创面的修复。

四、手术疗法

一经明确诊断应及时大范围、彻底地清创,切除已变性坏死的组织,阻断与正常组织、血管之间的联系,防止坏死组织和毒素的吸收。病变部位彻底清创是本病治疗和防止病情扩展的基础。

清创的原则是沿病变区域的分界线逐一切开,切除已变性坏死的组织,分离筋膜间隙,并充分暴露通氧、敞开开放引流。

多次、彻底的大面积清创是本病治疗的关键,应早期在患处做多方位的切开,充分暴露,敞开引流,尽可能切除所有已坏死的组织。之后每日多次用过氧化氢溶液或1∶2 000的高锰酸钾溶液反复冲洗,并可用甲硝唑湿敷,破坏厌氧菌繁殖的条件,控制感染的继续蔓延和扩散。首次清创后,应及时观察了解病情的变化情况,如发现坏死区域有扩大,应随时进行再次或多次清创,才能将坏死组织全部切除。

五、临床参考

(一)学术讨论

会阴部坏死性筋膜炎在发病初期无特异表现,难以早期确诊。一旦可明确诊断则病情发展迅速,危及生命,病死率高。但是会阴部坏死性筋膜炎发病率低,将普通类型感染按坏死性筋膜炎处理也不妥当。目前已有学者关注此问题,比如研究发现坏死性筋膜炎患者可于早期出现血钙下降,但此结果对早期诊断仍存在局限性,且特异性不高。今后的研究目标应侧重研究该病易发因素与该病之间的相关性程度,确定评分细则以更准确评定患者患该病的风险系数大小,以便早期干预。因该病确诊较晚,所以如何对可能患有该病的患者实行早期有效干预是新课题。应对高危患者加强临床观察和监测,通过研究发现病情转化的关键点作为突破口,从而研究对其干预的合适方法。在以往的回顾性研究中,部分外科医生提出早期造瘘的干预手段,但是感染的性质难以早期明确,而造成外科干预的黄金时间很难确认,这成为目前这个疾病诊断和治疗需要突破的难点。

(二)临床研究进展

会阴部坏死性筋膜炎是一种潜在的威胁生命的进行性感染性疾病,表现为感染沿深、浅筋膜播散,在累及的血管内形成血栓,致相应皮肤、皮下组织及筋膜组织坏死。该病在1924年由Meleny提出,是多种需氧菌和厌氧菌协同作用所致,以溶血性链球菌、大肠埃希菌、产气杆菌、变形杆菌、类杆菌属和消化链球菌等为常见,其细菌主要来源于泌尿生殖道、直肠和皮肤,具有发病急、进展快、病死率高的特点。尽管现代医学重症监护技术和抗生素治疗效果越来越好,但是临床病死率仍高达30%～50%。糖尿病、肾病、肿瘤、免疫力低下、营养不良、年迈、静脉吸毒、长期应用糖皮质激素、放疗、化疗等均为本病的易患因素。而外部因素,如软组织损伤、裂伤、血肿等损害了防御屏障,为细菌入侵提供了条件,目前从坏死性筋膜炎中培养出70余种细菌,致病菌来源主要有直肠、泌尿系统及肛周皮肤,所占比例分别为52.35%、11.40%、31.30%。本病也常常继发于会阴和肛门部各种感染、肿瘤、创伤、手术后等,其中肛管直肠周围脓肿是最为常见的原因。起病急骤,明确诊断较为困难,误诊率较高,手术治疗不彻底,极易产生不良后果,甚至患者死亡。

坏死性筋膜炎的诊断主要以临床症状、体征为主要依据,结合影像学检查与细菌培养。实验室检查包括全血细胞计数、代谢功能全套检查、凝血试验。血液培养可确定致病菌,为选择敏感抗生素治疗提供实验基础。局部X线片若发现软组织内有积气影,则有助于坏死性筋膜炎的确诊;CT在发现深部感染、软组织坏死及积气范围方面,优于平片,但在显示深筋膜液体方面比MRI的敏感性低;软组织超声有助于该病的早期诊断。坏死性筋膜炎是外科危重急症,其治疗原则是早期诊断,尽早清创,纠正休克及多器官损伤,应用大量有效抗生素和营养支持疗法。高压氧、免疫球蛋白、抗凝剂、重组人激活蛋白C等物质的应用可降低坏死性筋膜炎的病死率,有效缩短病程。

会阴部坏死性筋膜炎的治疗主要包括纠正休克及多器官损伤,应用敏感抗生素及彻底引流清创等措施。辅助治疗包括高压氧治疗、营养支持疗法及对伤口的修复等。严重创伤常表现为代谢率明显升高,能量消耗增加,蛋白分解大于合成,呈现明显负氮平衡、低蛋白血症和高糖血症。这些代谢改变使机体对能量、蛋白质的需求明显增加。有研究表明,创伤程度越重,蛋白质合成低于分解的情况越严重。整体蛋白质分解增加可达40%～50%,有文献提出早期使用支持疗法,大量的蛋白的补充,可能可以有效地降低致死率,增强控制感染的能力,同时减慢疾病进展的速度。大量免疫球蛋白静脉给药治疗可以封闭抗体,提高机体的非特异性免疫功能,对于急性期的治疗具有重要的作用。中医中药的早期介入,有利于整个病程的恢复。急性期以中西医结合为主,组织恢复期以中医药为主。

上海中医药大学附属龙华医院陆金根教授在治疗坏死性筋膜炎时根据病情进展情况提出治分三期,扶正与祛邪兼顾,取得了较好临床疗效。他认为初期以邪实为主,治疗重在祛邪,并注意时时顾护胃阴。治宜清热解毒凉血，以黄连解毒汤和犀角地黄汤加减；中期邪气未退，正气渐衰，治疗当扶正与祛邪兼顾，以托毒排脓为主，药用八珍汤合四妙勇安汤；恢复期当以扶正为主，以补气血，促生肌，药用加味十全汤。注意整体与局部的辨证，扶正与祛邪的关系。扶正即用益气养阴、滋阴降火、气血双补等方法以固本；祛邪即解毒、和营、托毒外出。正如明代吴又可指出，"大凡客邪贵乎早逐"。该病多来势凶险，在中药用量上应较治疗一般性疮疡为大，如生地黄用60 g，金银花用40～60 g，紫花地丁用30～40 g等。通过手术的方法切开排脓，引邪外出，以防邪毒内陷，损及脏腑，变证蜂起；运用中药换药，达到清除坏死组织，促进肉芽生长的作用。

第五节　肛门直肠异物

肛门直肠异物（foreign bodies in anorectum）是指非粪物体不能排出体外，存留于肛门直肠内。近年来，肛门直肠异物的发病呈上升趋势。其临床特点为：患者可以无症状，最常见的主诉是直肠异物，也可表现为腹痛、直肠肛门疼痛、直肠出血或肠梗阻症状，部分患者主诉排便障碍而需灌肠。本病好发于20～30岁年龄段，其中男性发病率高于女性，约为28∶1。患者往往因自行努力而延误治疗，异物在体内留置时间过久，常常引起直肠黏膜的充血水肿、括约肌痉挛，给治疗带来很大困难。病情一旦延误易引起直肠穿孔。

中医学认为大肠属六腑之一，具有受纳、传化、排泄功能，传化物而不藏，实而不能满，以通为用，但有异物塞阻，腑气不通，不通则痛，血溢脉外，则见出血。

西医学根据异物来源及进入体内途径对肛直肠异物进行区分：口源性异物，肛源性异物，内源性异物。其常见程度：肛源性异物＞口源性异物＞内源性异物。

口源性异物：顾名思义即是经口进入的异物。原因：进食太快。无意识吞入异物（儿童误吞异物）。食物残渣（如瓜子壳、石榴核、樱桃核等）进入直肠与粪便混合，堆积嵌塞不能通过，以致形成粪石。主动吞食（犯罪嫌疑人为逃避制裁）。

肛源性异物：即是经肛门进入的异物。原因：①性自慰行为：究其原因，性自慰在结直肠异物的形成中占重要地位，这类患者的行为和手淫类似，均与性欲和性满足有关，尤其是阳痿患者，在无法进行正常性生活时通过这种行为满足性欲。现病史可以初步提供结直肠异物的成因，但只有少部分性自慰患者直接叙述结直肠异物的形成过程。这些患者羞于将真相诉与他人，多归咎于其他与性自慰无关的偶然因素。②损伤事件：外伤和打架多见。③医源性：在行外科手术及内镜检查操作中，掉入大肠内的缝针、针头、棉纱等，此种情况极为少见。④意外事件。

内源性异物：内源性异物为消化道内形成的柿石、毛粪石及食入某些不被吸收的结晶盐类，聚集而成结石。此种异物所占比例甚少。

一、诊断

患者只有少数人能直接叙述真实病史，多数隐瞒病史。医生应灵活掌握病史的询问方式。

根据病史、临床体检以及适当的辅助检查,直肠异物诊断基本明了。

1. 症状

肠梗阻、肠出血、腹膜炎、会阴区放射性疼痛及肛门阻塞感和肛周感染等。

2. 局部检查

位置较低的异物在直肠指诊可被触及。

3. 辅助检查

(1)一般检查项目:血常规、粪尿常规、肝肾功能、出凝血时间、心电图等。

(2)肛门直肠镜检查:需在麻醉状态、肛门松弛的情况下进行。

(3)直肠腔内超声:直肠腔内超声检查有助于直肠异物诊断,但在做直肠腔内超声检查之前,直肠指诊是必要的,在直肠腔通畅的情况下再进行检查尤为重要。

(4)X线检查:通过腹部或骨盆平片一般可确定肛门直肠异物及其部位。当位置不能确定,骨盆侧位片可以确定物体的方向。另外右上胸片发现膈下游离气体说明已出现肠穿孔。透视或照片,对大多数金属异物有诊断意义,既可定性又能定位;一些非金属异物,如木棒、塑料及玻璃制品等,辅以钡剂灌肠,有助于诊断。

(5)CT或磁共振成像:能较好地显示异物的位置、形状及与直肠、肛管的关系。

(6)内镜检查:包括直肠镜、乙状结肠镜和电子肠镜,对诊断及定位有重要价值,有时还可通过内镜直接将异物取出。

二、药物治疗

及时发现,明确诊断,尽早取出异物。大多数圆而钝的异物,周径不超过 5 cm 者,均可自行排出,而无须处理。但周径超过 5 cm,长度超过 12 cm 或形状不规则及带钩、带刺的异物,则通过大肠排出十分困难,特别是在大肠的几个生理狭窄部位和弯曲处,如回盲瓣、肝曲及乙状结肠部等,较易滞留。一旦出现肛门直肠损伤引起的严重并发症,应及时手术治疗。

(一)中医辨证论治

异物形状规则、可通便排出但大便不通者,可服用番泻叶、大承气汤、润肠片等清热攻下、润肠通便。

(二)西药治疗

1. 抗生素的应用

直肠损伤容易造成严重感染,应联合应用抗生素,并根据病情及时调整。

2. 可口服缓泻剂

如液体石蜡等,也可用液体石蜡灌肠或使用数枚开塞露,以帮助异物排出。

三、常用特色疗法

外治法有以下几种。

1. 熏洗法

可选具有活血止痛、收敛消肿等作用的中药煎汤坐浴,可改善局部血液循环,减轻肛门括约肌痉挛,缓解疼痛,促进异物排出。常用的有五倍子汤、苦参汤等。

2. 敷药法

敷药法适用于轻度肛门损伤,可将乳膏挤入肛内并涂抹在肛缘,以润滑肛管,防止异物排出时对肛管的伤害。常用的有白玉膏。

3.灌肠法

可将润肠通便药物直接注入肠腔,帮助异物排出,如甘油灌肠剂等。

四、手术疗法

(一)经肛门手术取异物

根据异物不同可采取不同方法经肛门取出。可局部麻醉或蛛网膜下隙阻滞麻醉后,在肛门镜直视下,小而软的颗粒状异物可用钳夹(如卵圆钳、活检钳)取出,塑料制品可在其上缝线,用丝线将其牵出。对于玻璃器可用钩出法,异物取出时尽可能不弄破以免伤及直肠及医生手指。

(二)经腹取异物

对于使用非手术疗法无法取出的异物或者因异物已发生肠梗阻、肠穿孔或大出血等并发症的患者,必须及时采取经腹手术疗法。

(1)适应证:异物较大难以经肛门取出者;出现并发症有肠穿孔腹膜炎者;直肠肛管炎症肿胀明显,经肛门取出困难者。

(2)术前准备:腹部X线透视或拍摄腹部平片,以明确有无肠穿孔;留置导尿;禁食水,留置胃肠减压;补液,应用抗生素。

(3)操作要点:取截石位,全身麻醉或硬膜外麻醉。左下腹旁正中切口逐层开腹;腹腔探查,如异物光滑、松动,经肛门可取出,则不必切开肠壁,由术者将位置摆正后自肠腔内向下推,助手扩肛后自肛门内将异物取出。如从肛门内无法取出,则纵行切开肠壁,自腹腔内取出异物,然后横缝关闭肠壁切口,逐层关腹。

(4)术后处理:直肠镜检查有无直肠损伤;禁食、抗感染、支持治疗;术后2~3 d拔除导尿管;拍摄腹平片以明确有无肠穿孔或肠梗阻;肠蠕动恢复后可拔除胃肠减压管及腹腔引流管;如做乙状结肠造瘘,则于术后3~5 d切开造瘘,行远段肠道灌洗,术后3个月关闭造瘘。

(5)注意事项:如有出血、穿孔、直肠黏膜受损、直肠周围脓肿、括约肌受损等情况,则应做相应处理;是否做乙状结肠造瘘,应视具体情况而定;如切开肠管或有穿孔,则应行腹腔冲洗,术后引流。

五、其他疗法

1.饮食疗法

无嵌塞及梗阻症状的直肠异物患者可选择"三多"饮食,即多饮牛奶以保护消化道黏膜;多食粗纤维食物,如韭菜、芹菜等以包裹异物;多食粗粮以增大粪便容量和体积,促进肠蠕动,加速异物排出。不宜立即应用导泻剂,因其可使异物进一步嵌顿而诱发出血或穿孔。

2.运动疗法

嘱食入异物者不停地走动或跑动,频繁地变动体位,可促使异物排出。尤其是一些密度大的流体金属(如汞)如停滞不动,可长时间压迫肠壁,导致穿孔引起腹膜炎。运动疗法有利于其加速排出。

3.指挖疗法

患者取截石位,局部麻醉扩肛后,戴手套将手指伸入肛门,将粪块和异物一并挖出。巨大粪块可捏碎后逐渐挖出。对于钩住或刺入肠壁者不可强行挖出,以防损伤肠壁。粗糙或锐利异物取出时,应防止损伤直肠和肛门括约肌。异物取出后,应行乙状结肠镜检查,以了解有无肠壁损伤及出血,损伤严重者应予缝合,有出血者,则可压迫止血或缝扎止血。

4. 内镜下取出

由肛门进入的较大异物或嵌入直肠下段的针、钉等异物,当无法用手指挖出时,可在局部麻醉扩肛后插入直肠镜或乙状结肠镜,然后,用异物钳将异物夹出或用铁钩将异物勾出。对于嵌入直肠内的瓜子等异物,也可先用钳夹逐个取出,待松动后再用手指抠出。玻璃异物可用产科真空吸引器吸引取出。较大的异物,如灯泡、广口瓶等,可将Foley导尿管插到异物上方,充气后缓慢向下拉动,帮助将异物取出。巨大异物,如木棒等,在钳夹外拉时,可由助手在左下腹帮助向下挤压,则比较容易取出。

5. 磁吸疗法

对于一些挂在肠壁上的小的金属异物,如缝针、鱼钩等,当采用其他治疗方法难以奏效时,可采用电磁式异物吸出器,将其吸出。

6. 心理治疗

对于有心理疾病如性自慰的患者,可通过适当的心理疏导引导患者采用更安全的自慰方式,对于避免结直肠异物的再度发生具有重要意义。另外,还可进一步确定患者是否有未经治疗的精神病,辅助遭受恶意攻击的受害者缓解心理创伤。

六、临床参考

肛门直肠异物诊断并不困难,但因患者多为性自慰行为造成,异物无法取出才就诊。获取真实病史困难,应详细询问病史。术前应全面掌握病情,选择合理的方式完全将异物取出是治疗的关键。同时应注重患者的心理治疗和预防直肠异物的再发生。

预防重点在于:①加强全民健康教育,讲求良好的卫生生活习惯。②建立良好饮食习惯,杜绝狼吞虎咽,避免异物从口而入。③加强节日期间孩子对坚果类、带壳类食品的进食看管,去壳、少量为宜,大人不在时,应及时收拾好,避免小孩自行取食。④建立正确、科学、卫生的性观念和性行为,注意性卫生。⑤家用小儿测温计建议采用体外测定途径。⑥长期便秘患者,如有大便阻塞,应去正规医院肛肠科就诊,切忌自行以异物抠挖,避免损伤和造成异物残留,增加自身痛苦。

总之,对于肛门直肠异物,不能拘泥于常规,对其处理要准确、细致,对是否进行更大的创伤性操作应有充分的判断,同时治疗应人性化,注意保护患者隐私,进行适当心理治疗。

第六节 肛管直肠外伤

直肠肛管紧贴盆腔骶骨凹,有坚实的骨盆保护,故其损伤在消化道损伤中发病率较低,但一旦损伤,处理颇为棘手,后期并发症颇多。同时直肠损伤常合并其他脏器官的损伤,如果处理不当,易导致直肠周围间隙及盆腔感染,后期还可能引起肛门狭窄、排便困难及肛门失禁等严重后果。直肠肛管损伤(anorectal injury)近年来有增多趋势,其致伤因素包括火器伤、利器伤、异物损伤、放射性损伤、烧伤以及做各种盆腔手术和内镜检查所致的医源性损伤。由于其解剖生理学特殊性,治疗难度较大,治疗方法尚不统一。

肛管直肠外伤有以下几个特点值得重视:①直肠内粪便中细菌最多,一旦损伤,极易感染。②直肠下端周围组织间隙多,组织疏松、血运差,感染易扩散。③常有合并伤,如骨盆骨折引起直肠撕裂伤、尿道伤及大出血,据报道合并伤发生率为50%~70%。④因其发病率低,临床医师易误诊或漏诊,处理也欠全面;直肠肛管损伤常常可被其他脏器损伤症状掩盖,尤其是肛门外部无伤口者,误诊率达50%。⑤后期并发症多,如畸形。骨盆骨折并发直肠损伤多由移位骨折片刺伤或骨盆移位变形使之撕裂。

一、诊断

(一)致伤因素及临床表现

肛门部位较隐蔽,直肠的解剖位置深在,外有骨盆及臀部肌肉保护,故单纯性肛门直肠损伤除医源性原因外,多发生于开放伤。因暴力方向由下向上,如坠落于直立的柱状硬物或牛角顶伤等,同时伤及肛门和直肠,并有尿道及男性外生殖器等组织器官损伤;闭合伤需有强烈暴力才能伤及肛门直肠,其次是钝性伤及枪伤等。

肛管直肠外伤的临床表现有:出血、感染和休克,特别是上段直肠破裂可导致腹膜炎,如不及时处理,甚至可导致死亡。有下列情况之一者均应考虑肛管直肠损伤:①肛门流血;②肛门溢尿、阴道溢粪;③腹膜刺激症状,腹腔穿刺抽出粪臭样混浊液体;④腹部检查肝浊音界缩小或消失;⑤直肠指诊扪及破口,指套染血;⑥直肠镜检查:可见肠壁破损;⑦腹部平片发现膈下游离气体。

(二)按损伤部位及严重程度分类

1. 损伤部位

腹膜反折以上直肠损伤,腹膜反折以下直肠损伤,肛提肌以下的肛门括约肌及肛管周围损伤。

2. 合并损伤

骨盆骨折、腹膜后血肿、尿道损伤、膀胱损伤、阴道壁损伤、骶尾部广泛软组织损伤(撕裂伤)。

按照改良Robertson分类法,将直肠损伤分为单纯性直肠损伤和复杂性直肠损伤。

(1)Ⅰ型(单纯性直肠损伤):①腹膜反折以上的直肠损伤;②腹膜反折以下的直肠损伤;③肛提肌以下的肛门括约肌及周围皮肤的损伤。

(2)Ⅱ型(复杂性直肠损伤):①有腹腔内外脏器的合并伤;②直肠广泛挫伤或难以控制的大出血;③直肠多处损伤。

美国创伤外科协会器官损伤鉴定委员会于1990年提出损伤程度分级:Ⅰ级:血肿(无血运障碍的挫伤或大出血)或破裂伤(非全层的裂伤)。Ⅱ级:全层裂伤<1/2周直肠。Ⅲ级:全层裂伤。Ⅳ级:全层裂伤并发会阴裂伤。Ⅴ级:血管损伤、节段性血运障碍。

(三)诊断手段

1. 直肠指诊

在肛管直肠外伤后患者感到会阴、肛门或下腹部疼痛,有时腹部或骨盆钝痛可能是唯一症状。为防止漏诊,有下列情况之一者应做直肠指诊:①肛门、会阴、臀部、骶尾部等部位的外伤。②严重的骨盆骨折、骨盆移位变形。③会阴部及肛门周围有裂口者,直肠损伤的可能性更大,肛门流血是其主要特征,直肠指诊时指套有血则可确诊。男性患者应检查前列腺,放置导尿管,如果有出血则需要行逆行尿道造影术;女性患者做阴道检查,观察有无直肠阴道穿透伤。

2.腔内B超检查

腔内B超对肛管直肠外伤后判断肛管括约肌损伤非常有价值。Suhon等报道14例肛管直肠外伤后大便失禁患者,体检发现外括约肌损伤6例,而腔内超声检查发现9例;体检未发现内括约肌损伤者腔内B超检查发现5例。

3.内镜检查

1995年Levy曾提出对怀疑腹膜外直肠损伤者内镜检查指征:①便血或直肠指诊有血;②臀部肛门周围或会阴部损伤;③剖腹术中直肠周围和腹膜外血肿形成;④血尿;⑤弹头轨迹在骨盆缘以下或大腿上部并跨过中线者。因此,有学者主张凡可疑直肠肛门损伤者应详细检查会阴、肛门,行直肠指诊,必要时及早做内镜检查,以防止漏诊。

4.腹部、盆腔CT检查

腹部、盆腔CT检查可以判断有无其他脏器合并伤及肠周有无血肿等。

二、肛管直肠外伤特殊性及处理意见

肛管直肠外伤的处理原则是先抗休克挽救生命,然后尽早手术以防止感染和并发症。在肛管直肠外伤处理过程中应注意以下几个问题。

初期处理:早期处理首先抢救危及生命的休克、大出血等情况外,就肛管直肠外伤而言,应及时进行彻底的清创,并争取尽量保留其解剖、生理和功能的完整性,以给可能的后续处理提供条件。倘若局部条件许可一期完成手术,还应从全身衡量其成功的可能性。当受伤部位涉及多个专科时,应会同各专科人员,根据专科处理的时效性和复杂程度,商讨确定并妥善安排处置程序,为日后施行功能恢复性手术创造全身和局部条件。

遵循原则如下。

(1)止血抗休克:肛管直肠外伤的患者往往合并骨盆骨折,引起腹膜后和腹腔出血。如果开腹手术处理直肠损伤时,后腹膜已破裂,出血较凶猛,可结扎双侧髂内动脉。对不稳定骨折导致的大出血,骨盆外固定支架的建立也能起到很好的止血效果,有条件医院在血管造影(DSA)下行双侧髂内动脉栓塞止血有确切效果。

(2)预防及控制感染:肛管直肠外伤后及手术后感染发生率甚高,因感染而带来一系列并发症。伤部和手术切口的感染及裂开、感染性大出血、肠瘘、膀胱或尿道瘘、会阴瘘、直肠或肛门狭窄等,不但加重病情发展,人人延长住院日期,甚至可发生危及生命的败血症。当合并肛门伤而初期处理或护理不当,会阴部皮肤不易保持清洁干燥,一旦受压稍久,全身抵抗力下降,极易发生压疮,且感染不易控制。为预防及控制感染,应及早开始应用大剂量广谱抗生素,包括对厌氧菌特异性药物。

(3)开放性损伤应用破伤风抗毒血清。

(4)粪便转流:凡较重的直肠外伤,应予粪便转流以保证创伤修复和减少感染。

(5)营养支持治疗:直肠外伤以其合并伤多、感染率高、手术及其他治疗措施复杂为其特点,全身消耗大,免疫抵抗力低下,必须加强营养支持。

(6)后续处理:复杂性肛管直肠外伤的后续处理,除其本身遗留的问题外,常需要处理泌尿系统损伤如膀胱、尿道的后遗症,骨盆和其他骨关节及其后遗症等。

三、手术治疗

(一)肛管直肠损伤的手术处理原则

肛管直肠损伤的手术处理原则包括及早清创修补,充分引流直肠周围间隙,乙状结肠造口使粪便完全转流。直肠修补则视术中情况而定,术中找不到裂口,且位置较深,则不强求;裂口较大则应给予修补。剖腹探查骨盆骨折并发直肠损伤的患者时,应切开腹膜反折以探查腹膜外盆腔情况。损伤黏膜,未穿透全层,可予保守治疗;全层裂伤则需手术治疗。

1.骨盆骨折并发腹膜外直肠损伤一般剖腹探查后实施结肠造口

大量冲洗腹腔,改变体位后彻底清创会阴伤口,引流直肠周围间隙。但这一段直肠损伤,经肛门显露困难,修补往往难以实施,但引流极为重要。可在肛门与尾骨之间另戳口,将引流管放置骶前间隙,同时将另一引流管经肛门置于直肠内,其远端必须高于直肠损伤水平,以利于直肠肛管内积液、积气的引流。

2.小型伤口只行会阴引流,抗感染治疗后可以痊愈

肛管损伤轻,伤口小,无直肠周围间隙污染时,只需要实施单纯清创;如果损伤重、位置深,肛门括约肌有撕裂时,应行结肠造口,尽量保留括约肌,并修复损伤的直肠和括约肌,伤口愈合后应定期扩肛,防止狭窄。

3.腹腔内直肠伤的主要治疗措施

腹腔内直肠伤的主要治疗措施包括直肠伤口缝合修补,乙状结肠造口,直肠后间隙引流,远侧端直肠冲洗。倘若手术距破裂穿孔时间短,破裂的肠壁无炎症改变者亦可一期缝合,而不做近端结肠造口。

4.肛管损伤的处理

对创口较小且无直肠周围污染者可行一期缝合修补,肛门括约肌断裂者应使用可吸收缝线将断端一期缝合修补,并放置引流物。

5.并发症的治疗

肛管直肠外伤合并邻近器官的损伤,应根据患者术中生命体征、邻近器官损伤的严重程度分期处理或同期处理。

6.远端直肠的冲洗

方法是在预定造口处将冲洗管插入结直肠远端,同时扩张肛门,用生理盐水冲洗至液体清亮为止。远端直肠冲洗是治疗肛管直肠外伤的一个重要步骤,对清除粪便、控制感染、减少并发症的发生极为重要。

(二)手术方式选择

1.腹膜反折以上直肠损伤

采取经腹直肠损伤水平离断、远端封闭,乙状结肠单腔造瘘、腹腔冲洗引流术;损伤时间距手术时间在6~8h内,腹腔污染不严重,可行损伤直肠修补,可行乙状结肠双腔造瘘或不造瘘。

2.腹膜反折以下直肠损伤

乙状结肠单腔或双腔造瘘、会阴部创口清创、直肠内置肛管引流、直肠旁间隙引流。双腔

造瘘为了二次肠回纳方便,但第 1 次造瘘术要注意粪便转流完全;对于肛周软组织严重损伤或污染严重,建议清创后二期缝合。

3.合并大出血及活动性腹膜后出血

联合髂内动脉结扎止血或血管造影下栓塞止血。

4.合并膀胱损伤

膀胱造口术或膀胱修补加膀胱造口术。

5.阴道损伤

阴道修补。肛管直肠外伤在严重复合伤患者的抢救过程中,常因忙于救治和其他脏器损伤而漏诊。一旦延误诊断,肛管直肠外伤未及时处理,会出现严重并发症,甚至继发全身脓毒败血症导致患者死亡。

目前肛管直肠外伤的上述处理原则被临床较为广泛运用,但一些因素如损伤到手术时间、合并结直肠细菌数量和粪便污染程度等不应作为决定手术方式的唯一标准,患者全身情况比局部因素更为重要,在处理上允许有较大的灵活性。肛管直肠外伤的处理行一期修补或行结肠造口没有统一标准,应采用个体化治疗原则,不应拘泥于传统的标准。既不可一律强制性施行结肠造口,也不可一味追求一期修补,较为严重损伤需两者结合并灵活应用。

肛管损伤如为单纯括约肌断裂,应对内外括约肌分别行一期缝合,放置引流,以保证其功能,术后定期扩肛预防肛门狭窄。小的肛管裂口可不缝合,损伤面积大时,清创后行部分黏膜皮肤缝合,尽可能达到部分修补以求解剖结构完整。

四、临床参考

对肛管直肠外伤后 6 h 内、伤口小、创面炎症水肿轻、无休克等并发症的患者,有肠道准备的医源性损伤均可采用单纯缝合,可不做近端结肠造口,但应把盆底腹膜抬高,使直肠损伤处位于腹膜外,同时放置有效的双腔引流,因为一旦发生瘘,可减少腹腔感染机会。

腹腔内直肠(上段直肠)损伤需要经腹手术,鉴于游离直肠较短,损伤处肠管不易外置造口,则以修补或一期切除吻合较好。倘若局部缺损严重,且患者全身情况较差,也可切除损伤肠管、远端封闭、近端造瘘留待二期吻合(Hartmann 手术)。腹膜反折以下肛提肌以上的中段直肠损伤或直肠多处损伤需要经腹会阴入路同时处理。腹膜外直肠破裂是否修补尚有争议,Burch 等认为如修补困难,不必勉强,而乙状结肠造口粪便转流是直肠损伤的主要治疗措施。值得强调的是乙状结肠造口无论是单口还是双口,粪便转流一定要完全。

直肠后骶前间隙引流很重要,目前对腹膜反折以下,肛提肌以上的直肠损伤的处理原则比较一致,即结肠造口、损伤部位修补、有效引流。

骨盆骨折若并发直肠损伤、泌尿生殖道损伤,病死率较高,临床统计达 20%。严重挤压伤伴广泛会阴软组织损伤,坏死组织多,加之失血,使肾衰竭,骨盆多处严重骨折,造成骨髓严重破坏,可产生脂肪栓塞,导致急性呼吸窘迫综合征(ARDS)和脑栓塞。必须提早加强警惕,联合相关科室做好抢救准备,遵循损伤控制原则,减少病死率。

肛管直肠外伤倘若处理不当,则可引起严重并发症及后遗症。分析肛管直肠伤致残的原因发现如下。

1.严重的肛管直肠外伤可导致肛门部解剖结构的破坏和缺损

因肛门括约肌的缺失,肛门及其周围组织的破坏无法修复,多数可直接导致永久性残疾。

2. 初期处理不当

肛门区括约肌撕裂伤初期处理时未缝合修复括约肌,致肛门区域瘢痕愈合,或虽然修复了肛门括约肌而未能做到及时定期扩肛,导致肛门严重瘢痕性狭窄。

3. 感染

初期处理时未能彻底冲洗、清除坏死组织和异物,未行直肠周围间隙充分引流均是导致术后感染的重要原因,下段直肠和肛门的损伤合并感染后往往导致严重后果。故早期处理完备,后续严密观察病情,注意创口情况,定期清创换药、抗感染,及时处理并发症至关重要。

第七节 便 秘

便秘(constipation)是临床上由多种原因引起的一种常见的消化道综合征,表现为排便次数减少、粪便干硬和(或)排便困难。排便次数减少指每周排便少于3次。排便困难包括排便费力、排出困难、排便不尽感、排便费时及需手法辅助排便。临床上将近期突然发生的便秘称为急性便秘(acute constipation,AC),包括器质性便秘和暂时性功能性便秘。这种便秘主要表现为原发病的临床表现,持续时间较短,当导致便秘的原发病因消除,便秘可自行痊愈。若便秘综合征持续达6个月或以上,则称为慢性便秘(chronic constipation,CC),临床上以后者更常见。

随着饮食结构改变、生活节奏加快和社会心理因素影响,慢性便秘患病率有上升趋势。慢性便秘在人群中的患病率为2%~27%;国内有学者报道成年人慢性便秘的患病率约为12%,尤其以老年人和妇女最多见。调查显示30%~40%的社区老年人、超过50%疗养院老年人均存在慢性便秘,且患病率随年龄升高而增加。慢性便秘影响患者的生存质量,部分患者滥用泻药或反复就医,增加了医疗费用。

中医学根据不同的病因症状,对便秘有以下不同的命名,"大便难""后不利""脾约""闭""阴结""大便秘"等。《济生方》曰:"摄养乖理,三焦气涩,运掉不行,于是乎壅结于肠胃之间,遂成五秘之患……夫五秘者,风秘、气秘、湿秘、寒秘、热秘是也。"现代医学认为便秘多因饮食不节、燥热内结、情志失调或素体亏虚等,致大肠失于濡润,传导功能失常,而便结难出,其病因病机可分为以下四种:燥热内结,肠道气滞,气阴两虚,脾肾阳虚。

一、诊断

慢性便秘是临床最常见的症状之一,许多原因均可导致便秘,其包括以下几种类型:①功能性疾病:功能性便秘,功能性排便障碍,便秘型肠易激综合征(IBS-C)。②动力障碍性疾病:肠道神经、肌肉病变,先天性巨结肠。③器质性疾病:肿瘤,炎症性肠病,各种原因引起肠腔狭窄、梗阻。④系统性疾病:包括内分泌疾病,如甲状腺功能减退症、糖尿病等;结缔组织病、淀粉样变性;脊髓损伤、帕金森病。⑤药物因素:阿片制剂、精神类药、抗惊厥药、钙通道拮抗剂、抗胆碱能药等。诊断首先需排除有无引起便秘的器质性疾病及药物因素。据郭晓峰等报道,在慢性便秘中功能性疾病占57.1%。在慢性便秘的病因中,大部分为功能性疾病,包括功能性便秘(functional constipation)、功能性排便障碍(functional defecation disorder)和便秘型肠易激综合征(irritable bowel syndrome with constipation，IBS－C)。慢性便秘的诊断，主要是依靠症状、体征和辅助检查结果来确诊。

(一)诊断标准

1.慢性便秘的诊断标准

中华医学会消化病学分会胃肠动力组及中华医学会外科学分会结直肠肛门外科学组于2013年在武汉制订了《中国慢性便秘诊治指南》，该指南指出慢性便秘的诊断主要基于症状，可借鉴罗马Ⅲ标准中功能性便秘诊断标准所述的症状和病程，具体如下。

(1)必须包括以下2项或2项以上：①至少25%的排便感到费力。②至少25%的排便为干球状便或硬便。③至少25%的排便有不尽感。③至少25%的排便有肛门直肠梗阻感或阻塞感。④至少25%的排便需要手法帮助(如用手指帮助排便、盆底支持)。⑤排便次数<3次/周。

(2)在不使用泻药时很少出现稀便。

(3)没有足够的证据诊断IBS－C。

注：诊断前症状出现至少6个月，且近3个月症状符合以上诊断标准。

慢性便秘患者还常表现为便意减少或缺乏便意、想排便而排不出(空排)、排便费时、每日排便量少，可伴有腹痛、腹胀、肛门直肠疼痛等不适。IBS－C患者的腹痛、腹部不适常在排便后获改善。

2.病史及体格检查

通过详细询问病史和进行体格检查可为慢性便秘的进一步诊断提供重要的信息。应特别注意全面询问便秘的症状、严重程度以及患者对便秘症状的感受、便秘对患者生活质量的影响。由于患者对便秘的理解差异很大，问诊时不要笼统询问"您是否有便秘"，而应特别注意便秘症状的特点(便意、便次、排便费力以及粪便性状等)、伴随症状、基础疾病、药物因素以及有无警报征象(主要包括便血、黑便、大便隐血阳性、发热、贫血、消瘦、腹部包块、明显腹痛、有结直肠息肉史以及结直肠肿瘤家族史)等，同时要注意患者的饮食结构、对疾病的认知程度和心理状态等。肛门直肠指诊简易、方便，可了解直肠内有无粪便滞留及性状，肛管、直肠狭窄和直肠占位等，并可了解肛管括约肌、耻骨直肠肌的功能状况及有无直肠前突、直肠内脱垂等。

3.辅助检查

(1)大便常规和隐血试验应作为常规检查。

(2)对年龄>40岁、伴有警报征象者应进行必要的实验室检查(包括甲状腺功能、血糖、肿瘤标记物检测及自身免疫抗体等)、影像学检查(腹部平片、腹部B超及CT等)和结肠镜检查，以明确便秘是否为器质性疾病所致。

(3)对长期慢性便秘患者，可以酌情选择以下检查。

1)胃肠传输试验(gastrointestinal transit test，GIT)：常用不透X线的标志物。检查前3 d起禁服泻剂及其他影响肠功能的药物。早餐时随试验餐吞服20个标志物，相隔一定时间后(服标志物后6、24、48、72 h)拍摄腹部X线片1张，计算排出率。正常情况下服标志物48~72 h后，大部分标志物可排出。根据平片上标志物的分布，有助于评估便秘是慢传输型(slow transit constipation，STC)或出口梗阻型(outlet obstructive constipation，OOC)，此项检查简易，目前仍为常用的方法。

2)排便造影:造影前应排空粪便。用稠钡剂加适量羧甲基纤维素钠或钡糊剂 300 mL 灌肠,以充盈至降结肠为准,并涂抹肛管标记肛门。拍摄侧坐于特制排便桶上的静息、提肛、力排、排出造影剂后的黏膜相。摄片应包括骶尾骨、耻骨联合和肛门。测量:正常者,肛直角采用后肛直角,力排较静息时增大,应大于 90°,提肛时最小。肛上距、乙耻距、小耻距以耻尾线为基线测量,耻尾线以上为负值,以下为正值。肛上距力排大于静息,但肛上距必须小于 30 mm(经产妇小于 35 mm),乙耻距、小耻距均为负值。骶直间距测量第 2 骶骨至第 4 骶尾关节、骶尾间及尾骨尖与直肠后端 5 个位置的距离,骶直间距应小于 10 mm 或小于 20 mm 且均匀。直肠前膨出为壶腹部远端呈囊袋状突向前方,深度应小于 15 mm。钡剂排出顺畅。排粪造影有助于诊断直肠、肛管解剖及功能障碍异常。必要时排粪造影可与盆底腹膜造影术同步进行,有助于盆底疝及直肠内套叠的诊断。

3)肛管直肠测压:有液体、气体、感应计测压法,常用灌注或液体测压法,测定指标包括直肠压力、肛管静息压和肛管收缩压及肛门直肠抑制反射,还可测定直肠感觉功能和直肠顺应性。有助于评估肛管括约肌、直肠有无动力和感觉功能障碍。盆底、盆腔肌电图检查:常用电极有同心针电极和肛塞电极。记录肛管肌电图的波幅和动作电位,可以判断有无肌源性病变;阴部神经潜伏期测定能显示阴部神经有无损伤。结肠压力监测:将压力传感器放置到结肠内,在相对生理的情况下连续 24~48 h 监测结肠压力变化,从而确定有无结肠无力。对选择外科治疗、特别是节段性肠切除术治疗便秘有重要指导意义。

4)其他:球囊逼出试验来评估直肠的排出功能,肛门超声内镜检查可了解肛门括约肌有无缺损或功能异常,腹部平片偶有显示粪块贮存或直肠胀气,钡灌肠最易显示巨结肠,盆底动态磁共振成像可用于准确评价盆腔器官脱垂和盆底形态。

(二)慢性便秘的分类

1. 器质性便秘(organic constipation,OC)

器质性便秘指继发于胃肠道疾病或累及消化道的全身性疾病。常见的疾病有:肠管器质性病变,直肠、肛门器质性病变,肠管平滑肌或肌神经系统病变,结肠神经肌肉病变,内分泌及代谢性疾病,神经系统疾病,精神心理因素,药物性因素。

2. 功能性便秘(functional constipation,FC)

(1)定义及诊断:功能性便秘是指由结肠、直肠功能异常及不良的饮食和排便习惯引起的便秘,即主要由肠功能紊乱引起,又称为习惯性便秘或单纯性便秘,其特点是缺乏器质性病因,没有结构异常或代谢因素,又除外肠易激综合征的慢性便秘。在排除器质性疾病导致的便秘后,可根据罗马Ⅲ标准中的功能性便秘诊断标准判定慢性便秘是否为功能性便秘。

(2)根据功能性便秘患者肠道动力和肛门直肠功能改变特点将功能性便秘分为 4 型,可根据临床特点进行初步判断。①慢传输型便秘(slow transit constipation,STC):结肠传输延缓,主要症状为排便次数减少、粪便干硬、排便费力。②排便障碍型便秘(defecation disorder constipation,DDC):即功能性排便障碍,既往称之为出口梗阻型便秘,主要表现为排便费力、排便不尽感、排便时肛门直肠堵塞感、排便费时、需要手法辅助排便等。肛门直肠压力测定可见肛门括约肌压力增加或排便时矛盾运动,排便造影、盆底功能检查亦可见异常;诊断应在符合功能性便秘的基础上有肛门直肠排便功能异常的客观证据,分为不协调性排便和直肠推进力不足 2 个亚型。罗马Ⅲ标准功能性排便障碍的诊断标准如下。a.患者表现满足功能性便秘的诊断标准。b.在反复模拟排便时,必须有以下 2 项:根据球囊排出实验或影像学检查显示排出功能减弱;经肛门直肠测压、影像学或肌电图检查显示盆底肌不协调收缩(如肛门括约肌或耻骨直肠肌在排便时呈矛盾性收缩)或括约肌基础静息压松弛率<20%;肛门直肠测压或影像学检查证实排便时直肠推进力不足。③混合型便秘(mixed constipation,MC):患者存在结肠传输延缓和肛门直肠排便障碍的证据。④正常传输型便秘(normal transit constipation,NTC):IBS-C多属于这一型,患者的腹痛、腹部不适与便秘相关。

对于由结肠、直肠器质性病变以及结肠外神经病变、精神障碍、医源性因素、内分泌异常引起的便秘的治疗主要是治疗原发病,随着原发病的治愈,便秘得以缓解。对功能性便秘的治疗目的是消除便秘症状及其引起的不适、恢复正常排便频率和正常粪便稠度、维持适当的排便规律而不需人为的帮助、消除引起便秘的原因。便秘的治疗应遵循"先非手术治疗,后手术治疗"的基本原则,治疗措施包括非手术治疗和手术治疗。

3.便秘型肠易激综合征(constipation-type irritable bowel syndrome,CIBS)

便秘型肠易激综合征是表现为与排便或排便习惯改变相关的腹痛或腹部不适,有排便紊乱的特点。

(三)严重程度判断

便秘按照症状的严重程度可分为轻、中、重三度:①轻度指症状较轻,不影响生活,经一般处理能好转,无须用药或少量用药。②重度指便秘症状持续,患者异常痛苦,严重影响生活,不能停药或治疗无效。③中度介于两者之间。

二、药物治疗

(一)中医辨证论治

便秘的中医治疗需分清寒、热、虚、实,以通便为目的,根据病因病机不同,辨证论治。燥热者宜泻热润肠,气滞者宜行气导滞,气阴不足者应益气养阴,阳虚者当温阳通便,虚实夹杂者当攻补兼施。

1.燥热内结证

(1)证候:大便干结,腹部胀满,按之疼痛。伴口干口臭,面红心烦,小便短赤。舌红苔黄燥,脉滑实。

(2)治法:清肠泻热通便。

(3)方药:麻子仁丸加减。郁怒伤肝、易怒目赤者,加服更衣丸清肝通便;痔疮便血者,加槐花、地榆、茜草清肠止血。

2.肠道气滞证

(1)证候:大便不畅,欲解不得出,或便而不爽,甚者少腹作胀。伴嗳气频作,纳食减少,胸胁痞满。舌苔薄腻,脉细弦。

(2)治法:行气导滞通便。

(3)方药:六磨汤加减。气郁化火,口苦咽干者,加黄芩、栀子、牡丹皮清肝泻火;情志不舒,胁肋作胀者,加香附、柴胡、厚朴疏肝理气解郁;服药后,大便通畅者,即可去大黄,转以调气为主。

3.气阴两虚证

(1)证候:大便干结,或虽有便意,临厕无力努挣,挣则汗出气短。伴便后乏力,神疲肢倦懒言。舌体瘦薄,舌偏红少苔,边有齿痕,脉细弱。

(2)治法:益气养阴,润肠通便。

(3)方药:增液汤合黄芪汤加减。乏力汗出者,加白术、党参补中益气;痔疮便血者,加阿胶、槐角养血止血;心烦口干者,加知母、玉竹滋阴生津。

4. 脾肾阳虚证

(1)证候:大便秘结,排出困难。伴面色萎黄无华,时作眩晕,或腰膝酸软,畏寒肢冷,小便清长。舌淡苔白,脉沉迟。

(2)治法:温阳通便。

(3)方药:济川煎加减。寒凝气滞、腹痛较甚者,加肉桂、木香温阳散寒,行气止痛。

中医的辨证论治尤为重要,只有明辨病性尤其病位,才能因时制宜,或补,或泻,或降,或活血等以求药到功至。另外,中医强调饮食生活调理的重要性,如《备急千金要方·食治方》云:"人体平和,唯须好将养,勿妄服药……夫为医者,当先洞晓病源,知其所犯,以食治之。食疗不愈,然后命药。"服药同时当始终保持健康合理的生活方式,如改变排便中看书看报的习惯。不必过于追求定时排便,以免加重心理负担,使肠蠕动受到不良干扰。

(二)西药治疗

选用通便药时应考虑循证医学证据、安全性、药物依赖性以及价效比,避免长期使用刺激性泻药;药物多数不适用于慢性便秘患者,亦不宜长期应用,临床上滥用泻药的现象较为普遍,由此造成的医源性便秘很多见,应引起重视。常见的泻剂分以下几类。

1. 容积型泻剂

此类泻剂可增加大便的体积,以增强粪便对肠道感受器的刺激,常用的有羧甲纤维素钠、乳果糖、山梨醇、甘露醇、聚乙二醇 4 000,乳果糖、聚乙二醇 4 000 等亦称为渗透性缓泻剂,应用后可以使肠腔局部的渗透压升高,水分吸收减少,粪便体积增加。该类药疗效好,不良反应少,可长期使用。

2. 润滑性泻剂

此类泻剂在肠道不被吸收,但又可妨碍水分的吸收,因此常起到润滑肠壁、软化粪便的作用(亦称之为粪便软化剂),常用的有液体石蜡、甘油及植物油类。由于长期应用此类泻剂可导致维生素 A、维生素 D、维生素 K 及钙、磷的吸收减少,故不宜长期使用。

3. 盐类泻剂

此类泻剂因口服后不易吸收,使肠腔内渗透压升高,阻止了水分的吸收,致使肠腔内容物的容积增大,肠道扩张而刺激肠蠕动,常用的有硫酸镁、硫酸钠。作用较快,口服后 0.5~3 h,直肠给药后 5~15 min 发生作用。可用于急性便秘,灌肠则常用于粪便嵌塞,不能长期使用。腹泻剧烈者可致脱水。

4. 局部刺激性泻剂

甘油/氯化钠(开塞露)、甘油栓等塞入肛门内以后,可使患者产生便意,而引起排便反射,称之为肛门局部性泻剂,对慢性出口梗阻型便秘患者较好。

5. 促动力药

为便秘患者首选用药,此类促进肠蠕动的制剂可增强肠道正常的推进运动,如:①多巴胺受体拮抗药,如甲氧氯普胺和多潘立酮均属于多巴胺 D_2 受体拮抗药。②苯甲酰胺衍生物。代表药物为西沙必利,这是一种 5-羟色胺受体激动药,能增加肌间神经丛节后神经末梢乙酰胆碱生理性释放,加快肠道蠕动,可使 40% 的患者缓解症状。另一种 5-羟色胺受体激动药普卡必利,具有促动力和结肠传输的双重作用。③大环内酯类抗生素,如红霉素及其衍生物。④神经营养因子3,调节神经肌肉突触的传递和感觉神经元的成熟,可增加排便次数。

三、常用特色疗法

(一)物理治疗及针灸治疗

1. 大肠水疗

将过滤消毒的温水经肛门逆向注入肠道,用仪器控制水温和压力,配合腹部按摩,达到治疗慢性便秘的目的。结肠水疗可软化大便,清洁肠腔,刺激直肠壁的牵张感受器、传入排便中枢,引起降结肠、乙状结肠和直肠收缩,疗效较好且安全性高,定时用洗肠机水疗,常可刺激恢复肠动力,但不可久用,以免形成依赖,每周2~3次为宜。

2. 骶神经调节(sacral neuromodulation,SNM)

SNM是将微电极植入骶神经孔,给予适当的电流刺激神经,借助神经元的突触连接及多种机制、综合干预异常的神经反射、达到调节膀胱、直肠括约肌及盆底功能的作用。最初用于尿失禁、尿潴留等治疗,自20世纪90年代起SNM逐步应用于顽固性便秘的治疗。

3. 针灸及按摩推拿

针灸治疗便秘,应用最多的穴位是天枢、足三里、上巨虚。治疗方法中毫针最常用,其次是埋针、埋线、敷药、灸法、拔罐应用较少。按摩推拿可促进胃肠蠕动、刺激迷走神经、促进局部血液循环等,改善便秘症状。

(二)其他治疗

1. 调整生活方式,养成良好的生活习惯

(1)饮食:纤维素,尤其是粗纤维能使粪便内保持大量的水分,从而软化大便,利于肠道益生菌的生长,同时纤维素能增加粪便体积,刺激结肠蠕动,加快结肠转运,利于大便排出。2010年世界胃肠组织(World Gastroenterology Organization,WGO)制订的便秘指南中,也推荐增加纤维素和水分的摄入,膳食纤维的推荐剂量为25 g/d,且每日至少摄入水量1.5~2.0 L。2010年美国胃肠病学会(American Gastroenterology Association,AGA)指南同样建议增加饮食中纤维素含量至25~35 g/d。但膳食纤维对改善老年人便秘是否有效,目前尚无强有力证据支持。

(2)适度参加体育锻炼,养成良好的排便习惯:有资料显示,久坐职业的人群便秘发病率是普通人群的3倍,经常跑步者容易腹泻,提示运动能刺激胃肠运动、促进排便,但仅少数试验支持以上观点。一项在健康人群中的研究发现,尽管运动时结肠运动受抑制,但是停止运动后乙状结肠的推进力立即恢复正常,并且横结肠和降结肠的推进力较运动前显著增加、促进排便。Martinez Gagliardo等进行动物实验发现,运动可抑制年龄相关性肠肌间神经元的退化,提示适当运动对于老年人便秘更有意义。另外,排便时需膈肌和腹壁肌收缩以增加腹内压,协助排便,便秘患者经常做深呼吸运动和腹壁肌肉锻炼,有助于增加辅助排便力量。

正常人的结肠高动力期是在早晨起床后和早餐后两个时期,前者是由直立反射引起的结肠集团蠕动,后者是胃结肠反射引起的结肠集团蠕动,在这两个时期内,粪便容易被推到乙状结肠和直肠,引起强烈便意。因此,在这两个时期排便既符合结肠生理,又容易将粪便排出、排净。因此,应该每日定时排便,利用生理规律使患者建立排便条件反射,切忌人为抑制便意。国外有学者建议便秘患者在晨起或餐后2 h内尝试排便,每次时间不超过5 min,用力度为

5~7分(设最大力度为10分),排便时集中注意力,减少外界因素的干扰。

2.精神心理治疗和生物反馈治疗

(1)精神心理治疗:消化道运动受神经系统(中枢神经、自主神经及肠神经系统)、免疫和内分泌系统的影响;自主神经、内分泌系统和情感中枢在大脑皮层下整合于同一解剖部位;脑—肠轴是将认知情感中枢、内分泌、肠神经、免疫功能联系起来的双向通路。因此,胃肠功能障碍和情感障碍在中枢相互影响、形成恶性循环。多数研究亦证实CC患者中焦虑、抑郁、强迫、偏执等心理障碍明显增多。根据罗马Ⅲ诊断标准建议,CC患者精神心理治疗包括心理社会评估、促进患者理解、转诊精神专科以及心理行为治疗。

(2)生物反馈治疗:生物反馈(biofeedback,BF)是在行为疗法基础上发展的一种新的心理治疗技术,在2010年WGO和AGA制订的慢性便秘指南中,均将BF列为"盆底肌功能障碍性便秘"的一线疗法。其原理是通过记录人体许多器官的生理活动,处理成大脑皮层容易理解的信号(以视觉或听觉的形式)显示给患者,使患者观察到机体某些心理、生理变化,患者感知后,通过大脑皮层、下丘脑产生神经和体液变化,调整异常的生理和心理反应,逐渐形成"器官和大脑"间的反馈通路,达到患者"自我治疗"目的。国内外研究发现,生物反馈可协调排便时腹肌、盆底肌及肛门括约肌的运动,尤其对盆底肌功能障碍导致的出口梗阻型便秘(outlet obstructive constipation,OOC)有较好的疗效。另有学者认为生物反馈对慢传输型便秘(slow transit constipation,STC)也有效,但目前尚缺乏循证医学证据。

四、手术治疗及手术方式选择

经严格的非手术治疗后无效,而相关检查又显示有明确的病理解剖和确凿的功能异常部位的慢性顽固性便秘(重度便秘),方考虑手术治疗。顽固性便秘一般需同时满足以下3个条件,缺一不可:①排便频度≤2次/周。②排便困难(奋力,干燥)。③病史至少1年以上。

术前应对患者的便秘情况进行全面的评估,严格掌握手术适应证,针对不同的便秘类型采取合适的手术方式。便秘外科治疗效果取决于准确的诊断和合适的手术方式,结肠切除手术适用于慢传输型便秘,效果较好;直肠黏膜脱垂、直肠前突可采用经肛门和阴道修补、PPH和经肛门吻合器直肠切除术(stapled transanal rectalresection,STARR)。手术治疗有一定的复发率,手术后应给予必要的药物治疗。各种手术的有效率和远期疗效还有待于更长时间的随访和更多的临床研究,多学科协作诊治模式有利于便秘的合理治疗。根据便秘的病因分类,现将目前临床上常用的手术方式介绍如下。

(一)慢传输型便秘

慢传输型便秘(slow transit constipation,STC)或称结肠慢传输型便秘(colon slow transit constipation,CSTC),是指结肠传输功能障碍,肠内容物通过缓慢所引起的便秘。导致慢传输型便秘的疾病,包括成人先天性巨结肠、继发巨结肠、结肠冗长症、结肠无力等。这类病因引起的便秘均可考虑手术治疗。

慢传输型便秘手术治疗的适应证一般包括:①符合罗马Ⅲ诊断标准。②结肠传输试验明显延长(一般>72 h),这是手术治疗最重要的条件,否则无手术指征。③内科治疗无效,病程在3~5年以上。④明确无排便障碍型便秘。⑤无全胃肠道运动失调的征象。⑥排除结直肠器质性疾病。⑦排除小肠传输明显延长。⑧结肠确实无张力。⑨严重影响日常生活和工作,患者强烈要求手术。⑩无精神障碍因素。

常用的手术方式如下。

1. 全结肠切除+回肠直肠吻合术

全结肠切除+回肠直肠吻合术(total abdominal colectomy with ileorectal anastomosis,TAC+IRA),其手术方式是切除从回肠末端至直肠上段范围内的结肠,行回肠直肠吻合。有条件可行手助腹腔镜或单纯腹腔镜全结肠切除、回肠储袋直肠吻合术。Kessler等的研究已经证实腹腔镜全结肠切除术是一种安全的、可行的治疗STC的手术方式,具有创伤小、痛苦小、恢复快、住院时间短等优点。该术式是目前国外公认的治疗STC的标准术式,总体疗效满意,术后便秘改善率可达90%～100%,但术后并发症较多,如粘连性肠梗阻、顽固性腹泻、肛门失禁及便秘复发等,影响手术治疗效果。

2. 结肠次全切除、盲肠直肠吻合术

结肠次全切除、盲肠直肠吻合术(subtotal colectomy with cecorectal anastomosis,STC+CRA)其手术方式是切除升结肠至直肠中上段肠管,行盲肠(或升结肠)直肠吻合术。其中,盲肠直肠吻合又可分为:①顺蠕动吻合:即升结肠断端和直肠吻合。②逆蠕动吻合:即运用盲肠底部与直肠上段行端端或端侧吻合术。盲肠逆蠕动可缓解大肠内容物向前移动,有利于水和其他物质的吸收。Sarli等报道采用结肠次全切除逆蠕动盲直肠吻合术的患者术后随访1年,无1例需继续使用泻剂,患者的手术满意率为100%。国内张辉等报道,利用腹腔镜进行结肠次全切除逆蠕动盲肠直肠吻合术治疗结肠慢传输型便秘,具有创伤小、术后恢复快等优点。

结肠次全切除、盲肠直肠吻合术(STC+CRA)是国内开展最多的术式。该术式由于保留了盲肠、回盲瓣和末端回肠襻,有助于控制食糜进入结肠的速度;同时,盲肠作为一生理性容器,保留了对代谢未消化的淀粉和制造短链脂肪酸的结肠菌群,减少术后腹泻的发生。但是,手术后保留的盲肠具有贮便作用,术后便秘的复发率高。

3. 结肠旷置术(colonic exclusion)

手术不切除结肠,直接行末端回肠或盲肠(升结肠)与乙状结肠或直肠端侧吻合术。该手术的优点有:①保留回盲部和回盲瓣,保障水、电解质、胆盐和维生素B_{12}的吸收,防止盲肠内容物反流,改善术后腹泻症状。②保留盲肠和部分升结肠能起到类似于储粪袋作用,对排便有缓冲作用。③操作方便,疗效可靠。④因只轻度游离回盲部,腹腔干扰小,手术创伤非常轻微,术后恢复快,并发症低,临床效果满意。

国内有学者报道,选择性保留近端结肠肠段,将远端结肠之切口封闭后旷置,用保留的肠段行结乙或结直肠吻合,28例患者中痊愈25例(89.3%),缓解3例(10.6%)。然而,旷置结肠对机体有哪些影响,有待于更长期的临床观察。近年来随着腹腔镜技术的发展,腹腔镜下回肠—直肠吻合分流手术也逐渐用于慢性便秘的治疗,效果及并发症有待进一步的临床研究、观察。

4. 回肠或盲肠造口术

该术式不推荐作为治疗便秘的常规术式,但当结肠旷置、回肠—直肠端侧吻合术出现吻合口漏等并发症或效果不佳、证实有全小肠传输迟缓时,可以采用回肠或乙状结肠造口术。

(二)排便障碍型便秘

排便障碍型便秘(defecation disorder constipation,DDC),既往称之为出口梗阻型便秘(OOC),是指排便出口附近组织器官的病理性改变导致排便困难或羁留性便秘的一种综合征,又称排便困难型便秘。大致可分为盆底迟缓型和盆底失迟缓型。前者主要包括:直肠内脱垂、直肠前突、会阴下降、盆底疝、骶直分离、内脏下垂等,后者包括耻骨直肠肌综合征、内括约肌失迟缓综合征等。

根据不同分型,采取不同的手术方式。

1. 直肠内脱垂

直肠内脱垂是指排便过程中近端直肠黏膜层或全层套叠入远端直肠腔或肛管内而未脱出肛门外的一种功能性疾病。直肠内脱垂的手术治疗,目前多推荐采用经肛门手术。临床上有多种术式,主要包括:胶圈套扎术、直肠黏膜纵行折叠术加硬化剂注射、PPH术、改良Delorme术、STARR术等。经肛门手术优点是创伤小,患者容易接受,因此应首先选择。

对于直肠全层脱垂、症状严重者,可考虑经腹手术(直肠前切除),多数情况下需要切除部分冗长的乙状结肠,可以进行直肠悬吊固定手术。采用经腹直肠固定术时,应首先选择直肠单侧固定,保留直肠有一定活动度,防止发生肠梗阻。经腹手术时,要同时纠正盆底形态的异常,如行盆底抬高消除盆底疝。对女性患者建议同时行子宫圆韧带缩短、子宫前位固定术、纠正子宫后倾、盆底抬高术等。近几年,采用腹腔镜联合会阴微创手术治疗女性出口梗阻型便秘的报道逐渐增多。根据贾如江等的报道,改良的直肠前切除术治疗直肠黏膜脱垂,疗效确切,有效率达100%。

2. 直肠前突

直肠前突是指因直肠阴道隔薄弱、排便时直肠向前突出扩张而引起的顽固性排便障碍型便秘。

直肠前突的手术指征包括:①直肠前突的大小应超过3 cm(有争议)。②直肠前突内有造影剂存留。③有明显临床症状。④需要辅助排便。直肠前突的手术主要采用经肛门、经阴道、经会阴及联合入路的方法。其手术成败的关键在于对直肠前突正确的定位,以及全面了解可能同时存在的各种盆底薄弱等异常情况。何洪波等认为,影响直肠前突术后疗效的因素有手法协助排便史、排便造影中直肠前突内钡剂储留程度、直肠前突的大小、合并结肠慢传输型便秘及其他出口梗阻的因素和全身性疾病。

直肠前突的手术治疗原则是:修补加强直肠阴道隔的耻骨直肠肌前中线交叉纤维,消除直肠前突的薄弱区。从手术入路可分为经直肠、经阴道、经会阴、经腹进行修补四大类。目前应用最多的是经直肠修补术和经阴道修补术。经直肠前突修补术式包括:经直肠闭式修补术、经肛门直肠黏膜环行钉合术、经直肠开放式修补术;经阴道直肠前突修补术包括:经阴道黏膜纵切纵缝修补术、经阴道补片填塞修补术、经阴道入路行阴道后壁纵切横缝纵缝术、经阴道后壁双重修补直肠前壁和直肠阴道隔术、经阴道后壁"K"形修补术、经阴道纵切横缝术。经会阴及经腹进行手术临床也有应用。根据刘铁龙等报道,通过改良术式,即:①将切开阴道黏膜的椭圆形切口变成"U"形切口。②游离直肠阴道间隙,于直肠前突部缝合固定适当大小的疝修补片。③肛管后位行放射状切口,松解部分内外括约肌或耻骨直肠肌,改变肛直角,共治疗直肠前突100例,近期治愈率89%,好转率11%,近期总有效率为100%,远期治愈率88%,好转率10%,复发率2%,远期总有效率为98%,疗效明显优于经直肠或经阴道切开修补术。

直肠前突手术的常见并发症:尿潴留最常见,发生率为15%~44%;切口感染的发生率约5.6%,直肠阴道瘘的发生率为0.3%~5.1%。

3. 耻骨直肠肌综合征

耻骨直肠肌综合征也称盆底痉挛综合征,是指排便时耻骨直肠肌异常收缩或不能松弛的排便障碍,它易于诊断却难治疗,首选生物反馈治疗,包括肌电图反馈和气囊反馈法等。对于生物反馈治疗失败的耻骨直肠肌综合征患者,可以采用耻骨直肠肌注射肉毒杆菌毒素的方法来进行治疗。

盆底痉挛综合征的手术治疗应慎重,可选择的手术方式有经肛门或经骶尾入路的耻骨直肠肌部分肌束切断术和闭孔内肌筋膜、耻骨直肠肌融合术。尽管耻骨直肠肌部分切除术近期疗效较好,这两种手术均存在客观性不强、长期疗效不确定等问题。

4.肛门内括约肌失弛缓症

肛门内括约肌失弛缓症是由于长期忽视便意,自主神经功能紊乱等原因导致在排便过程中肛门内括约肌不能放松而引起的便秘。治疗首选生物反馈治疗,若效果不佳,可行肛门内括约肌部分切除术,其方式是在直肠侧壁切除直肠环肌与直肠纵肌,解除肛门内括约的痉挛,达到松弛肛门内括约肌的目的。该手术有方法简单、容易掌握、损伤小、出血少等优点,近、远期疗效令人满意。

(三)混合型便秘

混合型便秘(mixed constipation,MC)的治疗应兼顾结肠慢传输和出口梗阻两个因素进行综合考虑,根据病因不同,选择适合的手术方式。

2000年南京军区南京总医院全军普外科研究所率先开展结肠次全切除＋改良Duhamel术,也称"金陵术",被用于混合型便秘的治疗,旨在同时纠正结肠慢传输和出口梗阻的混合型便秘的病理生理紊乱。"金陵术"的切除范围为升结肠至直肠,升结肠保留10～12 cm(视回结肠血供情况及吻合口张力)、直肠保留8～10 cm,同时行阑尾切除术。直肠后壁经骶前间隙游离至尾骨尖水平,侧韧带切开至腹膜反折,前壁不做游离,直肠残端以60 mm闭合器关闭。经肛门以29 mm管状弯头吻合器行升结肠直肠后壁端侧吻合,吻合口位于直肠后壁齿状线上约1.5 cm水平。再经肛门置入100 mm切割闭合器,一臂置入直肠残段、一臂经吻合口置入升结肠,切割闭合器顶端至直肠残端,行直肠、升结肠侧侧吻合。根据李宁等报道,"金陵术"后患者获得了满意的治疗效果,患者术后排便满意率在3、6、12和24个月时分别为77.5%、92.1%、93.0%和94.1%。

尽管"金陵术"有良好的疗效,但其创伤较大、技术性要求较高,一旦治疗失败,很难有再纠正的余地,应在详细地检查与判断并掌握一定的外科技术和良好的围手术期并发症处理能力后方可选择施行。

第八节 溃疡性结肠炎

溃疡性结肠炎(ulcerative colitis,UC),又称特发性结肠直肠炎、慢性非特异性溃疡性大肠炎,病变主要侵犯黏膜层和黏膜下层,常形成糜烂、溃疡,是一种病因不明的特发于直肠和结肠的炎症性肠病,中医学称"休息痢"。目前已被WHO确定为国际难治性疾病。中医学将本病归于"泄泻""痢疾""便血""肠澼""脏毒"等范畴。任何年龄均可发病,但多见于20～40岁的成人,男女发病率无明显差别。临床以腹泻、黏液脓血便、腹痛等肠道症状为主要表现,兼见各种全身症状。本病病情轻重悬殊,呈反复发作的慢性病程。病变时间较长,且在病变涉及全部大肠时有恶变倾向。

本病在《素问·通评虚实论篇》中称为肠澼。在《金匮要略·呕吐哕下利病脉证治》篇中有"热利下重者,白头翁汤主之""下利便脓血者,桃花汤主之"之说,故以"下利"称之。《诸病源候论·痢病诸候》中又称"赤白痢""血痢""脓血痢""热痢"等病名。并以病程较长者称之为"久痢",时愈时止的称为"休息痢"。宋以前方书还有称为"带下"的。金元时代已知本病能相互传染,因而有称"疫痢"之名。如《丹溪心法·痢篇》指出时疫时利,一方一家之内,上下传染相似。《医宗必读·痢疾》提出的治法,"须求何邪所伤,何脏受病,如因于温热者,去其温热。因于积滞者,去其积滞。因于气者调气,因于血者和之。新感而实者可以通因通用,久病而虚者可以塞因塞用。"此论述既包括现代医学细菌性痢疾,又包括非特异性溃疡性结肠炎的辨证施治。从发病机制、临床主症和发病规律三方面来看,溃疡性结肠炎最近似于中医的休息痢。

一、诊断

(一)诊断标准

根据 2012 年在我国广州达成的炎症性肠病诊断与治疗共识意见,我国溃疡性结肠炎的诊断标准如下。

溃疡性结肠炎缺乏诊断的金标准,主要结合临床内镜和组织病理学表现进行综合分析,在排除感染性和其他非感染性结肠炎的基础上做出诊断。

1.临床表现

最常发生于青壮年期,根据我国资料统计,发病高峰年龄为 20~49 岁,男女性别差异不明显(男女比为 1.0∶1~1.3∶1)。临床表现为持续或反复发作的腹泻、黏液脓血便伴腹痛、里急后重和不同程度的全身症状,病程多在 4~6 周以上,可有皮肤黏膜、关节、眼、肝胆等肠外表现。黏液脓血便是 UC 最常见的症状,超过 6 周的腹泻病程可与多数感染性肠炎鉴别。

(1)全身表现:多发生于中型或重型患者,可有发热、消瘦、低蛋白血症、贫血等表现。

1)发热:是由炎症活动或合并感染所致,多为轻度或中度发热。重症可有高热、心率加快等中毒症状。

2)消瘦和低蛋白血症:多发生在重症患者或慢性反复发作者。其发生与营养物质摄入不足、蛋白合成减少、机体高代谢状态消耗过多及胃肠道丢失有关。

3)贫血:常见于重症及慢性迁延不愈的患者,因失血或慢性炎症导致骨髓抑制或药物所致的骨髓抑制有关。

4)水与电解质平衡紊乱:是由病变肠管吸收水、电解质能力下降,同时伴有分泌增多,使患者出现脱水和低钠、低钾血症。

5)水肿:多继发于贫血和低蛋白血症。

(2)消化系统表现:典型表现为腹泻、黏液脓血便、腹痛、里急后重等,同时具有两项或两项以上症状者占大多数。

1)腹泻:大多数患者有腹泻,这是由于大肠黏膜对钠、水吸收障碍和结肠运动功能失常所致。腹泻程度轻重不一,轻者排便 3~4 次/天或腹泻与便秘交替,重者可达 10~30 次/天,当直肠受累严重时,可出现里急后重。粪质多为混有大量黏液的糊状便,多带有脓血。

2)血便、黏液脓血便:发生机制为肠黏膜广泛充血、水肿、糜烂、黏膜剥脱、坏死及炎性渗出。部分患者便鲜血,血液与大便分开或附于大便表面,易误诊为痔疮。大部分患者血液与粪便或黏液、脓液混合。少数出血量较大者可排出血凝块。临床上多数患者以此为主诉前来就医,应予重视。

3)腹痛:原因不清,可能与病变肠管收缩时张力增强有关。多为阵发性痉挛性疼痛,部位常位于左腹和下腹部。痛后常有便意,排便后疼痛可暂时缓解。

4)里急后重:因直肠受炎症刺激所致,常有骶部不适。

5)其他症状:上腹饱胀不适,嗳气、纳差、恶心。

6)体征:轻型甚至中型患者多无阳性体征,部分患者受累肠段可有轻度压痛。直肠指诊有时可感觉黏膜肿胀、肛管触痛,指套有血迹。重型和急性暴发型可有鼓肠、腹肌紧张、腹部压痛或(和)反跳痛。有的患者可触及痉挛或肠壁增厚的乙状结肠或降结肠。

2.结肠镜检查

结肠镜检查并活检是UC诊断的主要依据。结肠镜下UC病变多从直肠开始,呈连续性弥散性分布,表现为:①黏膜血管纹理模糊紊乱或消失,充血水肿,质脆,自发性或接触性出血和脓性分泌物附着,亦常见黏膜粗糙呈细颗粒状。②病变明显处可见弥散性多发性糜烂或溃疡。③可见结肠袋变浅变钝或消失以及假息肉黏膜桥等。

内镜下黏膜染色技术能提高内镜对黏膜病变的识别能力,结合放大内镜技术通过对黏膜细微结构的观察和病变特征的判别,有助UC诊断,有条件的单位可开展。

3.黏膜活检组织学检查

建议多段多点取材,组织学上可见以下主要改变。

(1)活动期:①固有膜内弥散性、急性、慢性炎性细胞浸润,包括中性粒细胞、淋巴细胞、浆细胞、嗜酸性粒细胞等,尤其是上皮细胞间有中性粒细胞浸润和隐窝炎,乃至形成隐窝脓肿。②隐窝结构改变:隐窝大小形态不规则,排列紊乱,杯状细胞减少等。③可见黏膜表面糜烂、浅溃疡形成和肉芽组织增生。

(2)缓解期:①黏膜糜烂或溃疡愈合。②固有膜内中性粒细胞浸润减少或消失,慢性炎性细胞浸润减少。③隐窝结构改变:隐窝结构改变可加重,如隐窝减少萎缩,可见帕内特细胞化生。

UC活检标本的病理诊断:活检病变符合上述活动期或缓解期改变,结合临床,可报告符合UC病理改变。宜注明为活动期或缓解期。如有隐窝上皮异型增生(上皮内瘤变)或癌变,应予注明。

4.其他检查

结肠镜检查可以取代钡剂灌肠检查。无条件行结肠镜检查的单位可行钡剂灌肠检查。检查所见的主要改变为:黏膜紊乱和(或)颗粒样改变;肠管边缘呈锯齿状或毛刺样改变,肠壁有多发性小充盈缺损;肠管短缩,袋囊消失呈铅管样。

结肠镜检查遇肠腔狭窄镜端无法通过时,可应用钡剂灌肠检查、CT或MRI结肠显像显示结肠镜检查未及部位。

5.手术切除标本病理检查

大体和组织学改变见上述UC的特点。

6.实验室检查

主要用于UC的辅助诊断、鉴别诊断及病情严重程度和活动性的判断。常用的指标如下。

(1)血液检查:血液常规判断有无贫血、白细胞和血小板计数升高。红细胞沉降率(ESR)和C反应蛋白(CRP)增高,可准确反映UC的疾病严重程度和活动性,临床上对诊断、治疗和预后有重要的参考价值,但ESR特异性不如CRP。

(2)粪便检查:活动性UC镜检可见大量红细胞、脓细胞,还可见嗜酸性粒细胞和巨噬细胞,大便隐血试验(OB)常阳性。粪钙卫蛋白水平可较准确地反映UC病变局部的活动性及严重程度,有报道其敏感性和特异性比血清ESR和CRP要高。

(3)病原检查:应反复多次行粪便细菌培养、血清细菌免疫学和基因检查,排除痢疾杆菌、沙门菌属、空肠弯曲菌、难辨梭状芽孢杆菌、耶尔森菌、结核杆菌以及病毒感染。此外,应连续多次粪便检查溶组织阿米巴滋养体和血吸虫感染。

(4)血清免疫学检查:UC患者核周抗嗜中性粒细胞胞质抗体(pANCA)阳性率较正常人和克罗恩病患者要高,常作为UC的临床辅助诊断和与克罗恩病等疾病的鉴别。部分文献报道抗杯状细胞抗体(GAB)在UC患者中有较好的敏感性,特异性高,有一定的临床应用价值。其他自身免疫检查有助于鉴别诊断。

诊断要点:在排除其他疾病的基础上,可按下列要点诊断:①具有上述典型临床表现者为临床疑诊,安排进一步检查。②同时具备上述结肠镜和(或)放射影像学特征者,可临床拟诊。③如再具备上述黏膜活检和(或)手术切除标本组织病理学特征者,可以确诊。④初发病例如临床表现结肠镜以及活检组织学改变不典型者,暂不确诊,应予随访。

(二)疾病评估

诊断成立后,需进行疾病评估,以利于全面估计病情和预后,制订治疗方案。

1. 临床类型

可简单分为初发型和慢性复发型。初发型指无既往病史而首次发作,该类型在鉴别诊断中应予特别注意,亦涉及缓解后如何进行维持治疗的考虑,慢性复发型指临床缓解期再次出现症状,临床上最常见。以往所称之暴发型结肠炎(fulminant colitis),因概念不统一而易造成认识的混乱,将其归入重度UC中。

2. 病变范围

推荐采用蒙特利尔分型。该分型特别有助于癌变危险性的估计和监测策略的制订,亦有助于治疗方案的选择。

3. 疾病活动性的严重程度

UC病情分为活动期和缓解期,活动期疾病按严重程度分为轻、中、重度。改良Truelove和Witts疾病严重程度分型标准易于掌握,临床上实用。改良Truelove评分更多用于临床研究的疗效评估。

4. 肠外表现和并发症

(1)肠外表现:包括皮肤黏膜表现(如口腔溃疡、结节性红斑和坏疽性脓皮病)、关节损害(如外周关节炎、脊柱关节炎等)、眼部病变(如虹膜炎、巩膜炎、葡萄膜炎等)、肝胆疾病(如脂肪肝、原发性硬化性胆管炎、胆石症等)、血栓栓塞性疾病等。其发生机制目前尚不清楚,可能与自身免疫、细菌感染、毒物吸收及治疗药物的不良反应有关。

(2)并发症:包括中毒性巨结肠、肠穿孔、下消化道大出血、上皮内瘤变以及癌变。

1)中毒性肠扩张:是本病的一个严重并发症,其发生率国外报道为1.6%~13%,多发生于全结肠炎患者,病死率可高达44%,临床表现为肠管高度扩张并伴有中毒症状,腹部有压痛甚至反跳痛，肠鸣音减弱或消失。可引起溃疡穿孔并发急性弥散性腹膜炎。

2）肠穿孔：多为中毒性肠扩张的并发症，也可见于重型患者，发生率国外报道为2.5%～3.5%，多发生于左半结肠。

3）下消化道大出血：是指短时间内大肠出血，伴有脉搏增快、血压下降、血红蛋白降低等，其发生率为1.1%～4.0%。

4）上皮内瘤变以及癌变：目前已公认本病并发结肠癌的机会要比同年龄和性别组的一般人群明显增高，一般认为癌变趋势与病程长短有关，病程15～20年后癌变概率每年增加1%。我国报道直肠癌的并发率为0.8%～1.1%。因此，对于本病病程在10年以上者要注意癌变的可能。

二、药物治疗

（一）中医辨证论治

1. 湿热内蕴证

(1)证候：腹泻伴黏液脓血便，里急后重，可兼有肛门灼热、身热、腹痛、口苦口臭、小便短赤等症。舌苔黄腻，脉滑数或濡数。

(2)治法：清热解毒，调和气血。

(3)方药：白头翁汤加减。如大便脓血较多者加炒椿皮、槐花、紫珠草、地榆；大便白冻黏液较多者加苍术、薏苡仁；腹痛较甚者加延胡索、乌药、枳实理气止痛；身热甚者葛根加量使用。根据"行血则便脓自愈，调气则后重自除"的理论，亦可用芍药汤加减，方中有黄芩、黄连清热解毒化湿；当归、芍药、甘草行血和营，缓急止痛；木香、槟榔行气导滞。

2. 气滞血瘀证

(1)证候：腹痛泻下脓血，血色紫暗或黑便，腹痛拒按，嗳气食少，胸胁腹胀。脉弦涩，舌质暗紫有瘀点。

(2)治法：活血散瘀，理肠通络。

(3)方药：膈下逐瘀汤加减。如腹满痞胀甚者加枳实、厚朴；腹有痞块者加皂角刺；腹痛甚者加三七末(冲)、白芍；晨泻明显者加补骨脂。

3. 脾胃虚弱证

(1)证候：腹泻便溏，粪有黏液或少许脓血，食少纳呆，食后腹胀，可兼有腹胀肠鸣，腹部隐痛喜按，肢体倦怠，神疲懒言，面色萎黄。舌质淡胖大或有齿痕，苔薄白，脉细弱或濡缓。

(2)治法：益气健脾，祛湿止泻。

(3)方药：参苓白术散加减。如大便夹不消化食物者加神曲、枳实消食导滞；腹痛怕凉喜暖者加炮姜；寒甚者加附子温补脾肾；腹有痞块者加山甲珠、皂角刺；久泻气陷者加黄芪、升麻、柴胡升阳举陷；久泻不止者加赤石脂、石榴皮、乌梅、诃子涩肠止泻；兼有余热未清者可加黄连或胡黄连；脓血便较重者加白头翁、秦皮、黄柏、血余炭。亦可用纯阳真人养脏汤。

4. 脾肾阳虚证

(1)证候：久泻不愈，大便清稀或完谷不化，腰膝酸软，食少纳呆，可兼有五更泻、脐中腹痛，喜温喜按，形寒肢冷，腹胀肠鸣，少气懒言，面色苍白。舌质淡胖大有齿痕，苔白，脉细沉。

(2)治法：温补脾肾，涩肠止泻。

(3)方药：四神丸加减。如腹痛甚者加白芍缓急止痛；小腹胀满者加乌药、小茴香、枳实理气除满;大便滑脱不禁者加赤石脂、诃子涩肠止泻。亦可用当归四逆汤,四神丸合四君子汤。

5. 肝郁脾虚证

(1)证候:腹痛即泻,泻后痛减,大便稀烂或黏液便,胸胁胀闷,可兼有喜长叹息,嗳气不爽,食少腹胀,屎气较频。舌质淡红,苔薄白,脉弦或细。

(2)治法:疏肝理脾,化湿止泻。

(3)方药:痛泻要方加减。如排便不畅,屎气频繁者加枳实、槟榔理气导滞;腹痛隐隐,大便溏薄,倦怠乏力者加党参、茯苓、炒扁豆健脾化湿;胸胁胀痛者加柴胡、香附疏肝理气;夹有黄白色黏液者加黄连、白花蛇舌草清肠解毒利湿。

6. 血瘀肠络证

(1)证候:腹痛拒按,痛有定处,腹胀肠鸣,泻下不爽,面色晦暗,肌肤甲错。舌质紫黯或有斑点,脉弦涩。

(2)治法:活血化瘀,理肠通络。

(3)方药:少腹逐瘀汤加减。如腹满痞胀甚者加枳实、厚朴;腹有痞块者加山甲珠、皂角刺;腹痛甚者加三七末(冲)、白芍;晨泻明显者加补骨脂。

(二)西药治疗

1. 一般治疗

强调休息、饮食和营养。对活动期患者应强调充分休息,以减少精神和体力负担,待病情好转后改为富营养、少渣饮食。部分患者可能与某些食物过敏有关,应详细询问有关病史并限制相关食物的摄入。重症和暴发型患者应入院治疗,及时纠正水、电解质紊乱;贫血者可输血;低蛋白血症者应输入血清清蛋白。病情严重者应禁食,给予肠外营养治疗。对情绪不稳定者可给予心理治疗。

2. 药物治疗

(1)轻度 UC

1)氨基水杨酸制剂是治疗轻度 UC 的主要药物。包括传统的柳氮磺吡啶(SASP)和其他各种不同类型的 5-氨基水杨酸(5-ASA)制剂,如美沙拉秦($2\sim4$ g/d)、奥沙拉秦($2\sim4$ g/d)和巴柳氮($4\sim6$ g/d)。5-ASA 制剂疗效与 SASP 相似,但不良反应远较 SASP 少见。尚缺乏证据显示不同类型 5-ASA 制剂的疗效有差异。

2)对氨基水杨酸制剂治疗无效者,特别是病变较广泛者,可改用口服激素。

(2)中度 UC

1)氨基水杨酸制剂:仍是主要药物。

2)激素:足量氨基水杨酸制剂治疗后(一般 $2\sim4$ 周)症状控制不佳者,尤其是病变较广泛者,应及时改用激素。按泼尼松 $0.75\sim1$ mg/(kg·d)(其他类型全身作用激素的剂量按相当于上述泼尼松剂量折算)给药。达到症状缓解后开始逐渐缓慢减量至停药,注意快速减量会导致早期复发。

3)硫嘌呤类药物:包括硫唑嘌呤(AZA)和 6-巯基嘌呤(6-MP)适用于激素无效或依赖者。欧美推荐的目标剂量为 $1.5\sim2.5$ mg/(kg·d),一般认为亚裔人种剂量宜偏低如 1 mg/(kg·d)。

4)英夫利西单抗(IFX):当激素和上述免疫抑制剂治疗无效或激素依赖或不能耐受上述药物治疗时,可考虑 IFX 治疗。国外研究已肯定其疗效,我国正在进行上市前的Ⅲ期临床试验。关于 IFX 的使用详见 CD 治疗部分。

远段结肠炎的治疗:对病变局限在直肠或直肠乙状结肠者,强调局部用药(病变局限在直肠用栓剂,局限在直肠乙状结肠用灌肠剂),口服与局部用药联合应用疗效更佳。轻度远段结肠炎可视情况单独局部用药或口服与局部联合用药(中度远段结肠炎应口服与局部联合用药;对病变广泛者口服与局部用药联合应用亦可提高疗效。局部用药有美沙拉秦栓剂每次 0.5～1 g,每日 1～2 次,美沙拉秦灌肠剂每次 1～2 g,每日 1～2 次。激素如氢化可的松琥珀酸钠盐(禁用酒石酸制剂)每晚 100～200 mg;布地奈德泡沫剂每次 2 mg,每日 1～2 次,适用于病变局限在直肠者,该药激素的全身不良反应少。

(3)重度 UC:病情重、发展快,处理不当会危及生命,应收入院,予积极治疗。

1)一般治疗:补液补充电解质,防止水、电解质、酸碱平衡紊乱,特别是注意补钾。便血多、血红蛋白过低者适当输红细胞。病情严重者暂禁食,予胃肠外营养。粪便培养排除肠道细菌感染。注意忌用止泻剂、抗胆碱能药物、阿片制剂、非甾体类抗炎药等,以避免诱发结肠扩张。对中毒症状明显者可考虑静脉用广谱抗生素。

2)静脉用激素:首选治疗为甲泼尼龙 40 mg/d、60 mg/d,或氢化可的松 300～400 mg/d,剂量加大不会增加疗效,但剂量不足会降低疗效。

3)需要转换治疗的判断以及转换治疗方案的选择:在静脉用足量激素治疗约 5 d 仍然无效,应转换治疗方案。有两大选择:一是转换药物的"拯救"治疗,如环孢素 A(CsA)或 IFX,依然无效才手术治疗。二是立即手术治疗。维持治疗药物的选择视诱导缓解时用药情况而定:由氨基水杨酸制剂或激素诱导缓解后以原氨基水杨酸制剂的全量或半量维持;对于激素依赖、氨基水杨酸制剂不能耐受者以硫嘌呤类药物维持;IFX 诱导缓解者继续 IFX 维持。氨基水杨酸制剂的维持治疗疗程为 3～5 年或更长。

三、常用特色疗法

(一)外治方法

1. 塞药法

塞药法是指将药物纳入肛内的方法。常用的栓剂有柳氮磺胺吡啶栓、洗必泰栓、清肠栓等。

2. 保留灌肠法

本病病位主要在大肠,中药保留灌肠,可使药达病所,中药口服与灌肠相结合,可提高 UC 治疗效果。临床多选用具有清热燥湿、解毒凉血、生肌止血、止痢功效的药物,如:①三黄汤加减:黄芩 10 g,黄柏 10 g,黄连 10 g,栀子 5 g,五倍子 10 g,明矾 10 g。②败酱草合剂:败酱草 30 g,白矾 10 g,黄芩 10 g,白及 15 g。③通灌汤:苦参、地榆、黄柏、甘草等。

用法:取中药煎剂或药液 50 mL 保留灌肠,每日 1～2 次,1 个月为 1 个疗程。可根据病情在灌肠药液中加入适量锡类散、青黛散、云南白药等。对腹泻、便血严重的患者可加入氢化可的松 50 mg。亦可取氢化可的松 100 mg,加入 5% 葡萄糖盐水 200 mL,每日 1～2 次肛滴灌肠,一旦症状改善立即改用中药灌肠。依据观察,中药灌肠仍以辨证用药为佳。

(二)其他治疗

1. 针灸疗法

辨证分型取穴,取脾俞、胃俞、大肠俞、中脘、天枢、上巨虚、下巨虚、止泻穴。脾胃虚弱配气海、关元、足三里;脾肾阳虚配肾俞、命门;肝脾不和配太冲、行间;湿热型配曲池、内庭、阴陵泉。脾俞、胃俞、气海、关元、足三里、肾俞、命门、中脘、天枢、上巨虚、下巨虚、止泻穴等施提插捻转补法,并用温针疗法;太冲、行间、曲池、内庭、阴陵泉用提插捻转泻法。隔日1次,5次为1个疗程,共治疗2个疗程。脾肾阳虚加足三里、命门、关元;脾虚气陷加足三里、百会、长强;湿热郁结加足三里、曲池、合谷;气滞血瘀加肾俞、脾俞、大肠俞。用艾条悬灸,穴位先上后下,先阴经后阳经,每穴灸3~5 mim 以皮肤红润不起泡为度。每日1次,10次为1个疗程,一般3~5个疗程。

2.穴位埋线疗法

取脾俞、胃俞、大肠俞、小肠俞、关元俞、足三里。龙胆紫标记穴位,常规消毒皮肤,用2%利多卡因0.2 mL,行穴位皮下局部麻醉,将3号铬制羊肠线置入12号穿刺针的针管内,从局部麻醉点刺入皮下1~1.5寸,使局部产生酸、胀、麻感,然后边推针芯边退针,将羊肠线埋入穴位。30 d 埋线1次,1~3次后统计疗效。

3.穴位敷贴疗法

多选用足三里、脾俞、天枢、大肠俞、神阙、命门等,可交替使用。以药物制成贴膏贴于穴位,4~6 h后揭去,每日1次,30 d为1个疗程。

四、手术疗法

(一)手术指征

1.绝对指征

大出血、穿孔、癌变以及高度怀疑癌变。

2.相对指征

①积极内科治疗无效的重度 UC 合并中毒性巨结肠,内科治疗无效者宜更早行外科干预。②内科治疗疗效不佳和(或)药物不良反应已严重影响生活质量者,可考虑外科手术。

(二)手术方式

常用的手术方式主要有3种。

1.全大肠切除+回肠造瘘术

这是治疗本病的传统的手术治疗方式。术后一般无复发,绝大多数患者能在术后维持良好的健康状态。

2.结肠切除+回肠直肠吻合术

该术式可避免造设人工肛门,但保留的直肠有炎症复发,或炎症向回肠蔓延的缺点,且其中约有7%的患者可发生癌变。另外,由于直肠存在活动性病变,还可影响回—直肠吻合口的愈合,而有发生吻合口瘘之可能。

3.全结肠切除+直肠黏膜切除+回肠肛管吻合术

从理论上来说,该术式是最理想的术式。因该术式保留了前两个术式的优点,而避免了上两个术式的缺点。但该手术术式操作复杂,易发生缝合不全、骨盆血肿等并发症,有时需造设临时性的回肠瘘。

4.全大肠切除+回肠储袋肛管吻合术

该手术为目前最常用的手术方式,避免回肠造口及回肠吻合术后排便次数多的缺点,但本术式可发生储袋炎,影响储袋功能。

第九节 克罗恩病

克罗恩病(Crohn disease,CD),又称局限性回肠炎、局限性肠炎、节段性肠炎和肉芽肿性肠炎,是一种原因不明的肠道炎症性疾病。本病和慢性非特异性溃疡性结肠炎两者统称为炎症性肠病(IBD),克罗恩病在整个胃肠道的任何部位均可发生,但好发于回肠末段和右半结肠。以腹痛、腹泻、肠梗阻为主要症状,且有发热、营养障碍等肠外表现。病程多迁延,常有反复,不易根治,是公认的医学难题之一。

该病在西方国家相当常见,欧洲和北美 CD 的发病率为 $5/10^5 \sim 10/10^5$,患病率达 $50/10^5 \sim 100/10^5$。世界胃肠病组织 2010 年临床指南中提到,在亚洲,尤其在东亚,CD 的发病有明显的增加趋势。我国近年报道的病例明显增多,基于多家医院病例统计,推测 CD 的患病率为 $1.4/10^5$,且有被低估之虞。该病患者多为青壮年,给社会生产力和个人生活质量带来极大影响,引起了各界高度重视。

本病病因及发病机制至今尚未明确。目前认为可能与遗传、免疫、感染、饮食、环境及心理因素有关。

中医古典医籍中无 CD 病名的记载。根据其证候表现可分属于"腹痛""泄泻""积聚""肠痈""肠结""肛痈""肛瘘""血证""虚劳"等范畴。有关"泄泻""腹痛""关格",均首见于《内经》。汉代张仲景《金匮要略·腹满寒疝宿食病脉证治》谓:"腹痛病者腹满,按之不痛为虚,痛者为实,可下之。"明代张景岳《景岳全书·泄泻》篇论述:"泄泻之本,无不由脾胃""泄泻之因,惟水火土三气为最""凡泄泻之为病,多由水谷不分,故以利水为上策。"明代赵献可《医贯》有关于"关格"症的详细描述。张锡纯提出用大承气汤加减治疗。

一、诊断

CD 缺乏诊断的金标准,诊断需要结合临床表现、内镜、影像学和病理组织学进行综合分析并随访观察。

(一)临床表现

CD 最常发生于青年期,根据我国统计资料发病高峰年龄为 18~35 岁、男性略多于女性(男女比约为 1.5:1)。临床表现呈多样化,包括消化道表现、全身性表现、肠外表现及并发症。消化道表现主要有腹泻和腹痛,可有血便;全身性表现主要有体重减轻、发热、食欲缺乏、疲劳、贫血等。青少年患者可见生长发育迟缓;肠外表现与 UC 相似;并发症常见的有瘘管、腹腔脓肿、肠狭窄和梗阻、肛周病变(肛周脓肿、肛周瘘管、皮赘、肛裂等),有消化道大出血,急性穿孔较少见,病程长者可发生癌变。

腹泻、腹痛、体重减轻是克罗恩病的常见症状,如有这些症状出现,特别是年轻患者,应考虑本病的可能,如伴肠外表现或(及)肛周病变高度疑为本病。肛周脓肿和肛周瘘管可为少部分 CD 患者的首诊表现,应予注意。

(二)辅助检查

1. 内镜检查

(1)结肠镜检查:结肠镜检查和活检应列为 CD 诊断的常规首选检查,镜检应达末段回肠。镜下一般表现为节段性、非对称性的各种黏膜炎症表现,其中具特征性的内镜表现为非连续性病变、纵行溃疡和卵石样外观。

必须强调,无论结肠镜检查结果如何(确诊 CD 或疑诊 CD),也需选择有关检查(详下述)明确小肠和上消化道的累及情况,以便为诊断提供更多证据及进行疾病评估。

(2)小肠胶囊内镜检查(SBCE):SBCE 对发现小肠黏膜异常相当敏感,但对一些轻微病变的诊断缺乏特异性,且有发生滞留的危险。主要适用于疑诊 CD 但结肠镜及小肠放射影像学检查阴性者。正规的 SBCE 检查阴性,倾向于排除 CD;阳性结果需综合分析并常需进一步检查证实。

(3)小肠镜检查:目前我国常用的是气囊辅助式小肠镜(BAE)。该检查可直视观察病变、取活检和进行内镜下治疗,但为侵入性检查,有一定并发症的风险。BAE 主要适用于其他检查(如 SBCE 或放射影像学)发现小肠病变或尽管上述检查阴性而临床高度怀疑小肠病变需进行确认及鉴别者;或已确诊 CD 需要 BAE 检查以指导或进行治疗者。小肠镜下 CD 病变特征与结肠镜所见相同。

(4)胃镜检查:少部分 CD 病变可累及食管、胃和十二指肠,但一般很少单独累及。原则上胃镜检查应列为 CD 的检查常规,尤其是有上消化道症状者。

2.影像学检查

(1)CT 或磁共振肠道显像(CT/MR enterography,CTE/MRE):CTE 或 MRE 是迄今评估小肠炎性病变的标准影像学检查,有条件的单位应将此检查列为 CD 诊断的常规检查。该检查可反映肠壁的炎症改变、病变分布的部位和范围、狭窄的存在及其可能的性质(如炎症活动性或纤维性狭窄)、肠腔外并发症(如瘘管形成、腹腔脓肿或蜂窝织炎)等。活动期 CD 典型的 CTE 表现为肠壁明显增厚(>4 mm);肠黏膜明显强化伴有肠壁分层改变,黏膜内环和浆膜外环明显强化,呈"靶症"或"双晕征";肠系膜血管增多、扩张、扭曲,呈"木梳征";相应系膜脂肪密度增高、模糊;肠系膜淋巴结肿大等。

CTE 与 MRE 对评估小肠炎性病变的精确性相似,后者较费时,设备和技术要求较高,但无放射线暴露之虑。CT 或 MR 肠道造影(CT/MR enteroclysis)可更好扩张小肠尤其是近段小肠,可能更有利于高位(T)病变的诊断,盆腔磁共振有助于确定肛周病变的位置和范围,了解瘘管类型及其与周围组织的解剖关系。

(2)钡剂灌肠及小肠钡剂造影:钡剂灌肠已被结肠镜检查所代替,但遇肠腔狭窄无法继续进镜者仍有诊断价值。小肠钡剂造影敏感性低,已被 CTE 或 MRE 代替,但对无条件行 CTE 检查的单位则仍是小肠病变检查的重要技术。该检查对肠狭窄的动态观察可与 CTE/MRE 互补,必要时可两种检查方法同用。X 线所见为多发性、跳跃性病变,病变处见裂隙状溃疡、卵石样改变、假息肉、肠腔狭窄、僵硬,可见瘘管。

(3)腹部超声检查:对发现瘘管、脓肿和炎性包块具有一定价值,但对 CD 诊断准确性较低,超声造影及彩色多普勒可增加准确性,由于超声检查方便、无创,对 CD 诊断的初筛及治疗后活动性的随访有相当价值,值得进一步研究。

3.黏膜活检病理组织学检查

黏膜活检病理组织学检查需多段(包括病变部位和非病变部位)、多点取材。CD 黏膜活检标本的病理组织学改变有:①固有膜炎症细胞呈局灶性不连续浸润;②裂隙状溃疡;③阿弗他溃疡;④隐窝结构异常,腺体增生,个别隐窝脓肿,黏液分泌减少不明显,可见幽门腺化生或帕内特细胞化生;⑤非干酪样坏死性肉芽肿;⑥以淋巴细胞和浆细胞为主的慢性炎症细胞浸润,以固有膜底部和黏膜下层为重,常见淋巴滤泡形成;⑦黏膜下淋巴管扩张;⑧神经节细胞增生和(或)神经节周围炎。

4.手术切除标本

沿纵轴切开(肠系膜对侧缘),手术切除肠管,连同周围淋巴结一起送病理组织学检查。手术切除标本的大体表现包括:节段性或者局灶性病变,融合的线性溃疡,卵石样外观,瘘管形成,肠系膜脂肪包绕病灶,肠壁增厚和肠腔狭窄等特征。

显微镜下典型改变除了活检标本组织学改变外还包括:①节段性、透壁性炎症。②活动期有深入肠壁的裂隙状溃疡,周围重度活动性炎症甚至穿孔。③透壁性散在分布淋巴样细胞增生和淋巴滤泡形成。④黏膜下层水肿和淋巴管扩张,晚期黏膜下层增宽或出现黏膜与肌层融合。⑤非干酪样坏死性肉芽肿见于黏膜内、黏膜下、肌层甚至肠系膜淋巴结。⑥肌间神经节细胞和神经纤维增生及神经节周围炎。

手术切除标本的病理确诊标准:CD 的病理学诊断在黏膜活检难度较大,需结合临床表现、肠镜所见和病理学改变综合考虑。非干酪样坏死性肉芽肿具有较高的诊断价值,但需排除肠结核。手术切除标本可见到更多病变,诊断难度较小。

诊断要点:在排除其他疾病基础上,可按下列要点诊断:①具备上述临床表现者可临床疑诊,安排进一步检查。②同时具备上述结肠镜或小肠镜(病变局限在小肠者)特征以及影像学(CTE 或 MRE,无条件者采用小肠钡剂造影)特征者,可临床拟诊。③如再加上活检提示 CD 的特征性改变且能排除肠结核,可做出临床诊断。④如有手术切除标本(包括切除肠段和病变附近淋巴结),可根据标准做出病理确诊。⑤对无病理确诊的初诊病例,随访 6～12 个月以上,根据对治疗的反应和病情变化判断,符合 CD 自然病程者,可做出临床确诊。如与肠结核混淆不清但倾向于肠结核者,应按肠结核进行诊断性治疗 8～12 周,再行鉴别。

WHO 曾提出 6 个诊断要点的 CD 诊断标准,该标准最近再次被世界胃肠病学组织(WGO)推荐,可供参考。

二、药物治疗

(一)中医辨证论治

1.湿热壅滞证

(1)证候:腹部胀痛拒按,大便溏泻不爽,便带黏液,食少纳呆,小便短赤,烦渴喜饮,恶心呕吐。舌苔黄腻,脉弦滑或数。

(2)治法:清热化湿,行气导滞。

(3)方药:芍药汤加减。如湿重于热者加苍术、藿香;自身热重者加黄柏、栀子;腹痛重者,加枳实、大黄,并加大白芍用量。

2.气滞血瘀证

(1)证候:腹部胀痛,攻窜不定,痛引少腹,得嗳气、矢气或泻下则腹痛稍减,食少,消瘦,便带脓血。舌紫,脉弦。

(2)治法:疏肝理气,活血化瘀。

(3)方药:柴胡疏肝散加减。如腹部胀痛、刺痛并见,舌质紫暗或有瘀斑者,加桃仁、蒲黄、五灵脂;腹痛攻窜两胁者,加川楝子、延胡索、青皮。气郁化火者,加牡丹皮、栀子、龙胆草;若腹部积块,固定不移者,可用逐瘀汤加减。

3.脾胃虚弱证

(1)证候:腹痛绵绵,喜温喜按,大便糊状或呈水状,腹胀,纳差,神疲乏力,面色萎黄,气短自汗,舌淡苔白,脉沉细或弱。

(2)治法:健脾助运,化湿止泻。

(3)方药:参苓白术散加减。如食欲缺乏,加焦三仙;脘腹胀满者,加苍术、厚朴、藿香;形寒肢冷,泻下如水状者,加炮姜、炮附子。腹痛胀满拒按,恶食,嗳腐吞酸,痛而欲泻,泻后痛减,舌质红,苔黄腻,脉滑,此为食滞胃肠、气机阻滞、宿食不化、浊气上逆、食邪燥结、腑气不通所致。治宜消食导滞,通腑止痛。方用枳实导滞丸加减。

中成药参苓白术丸益气健脾,利湿止泻。适用于脾气亏虚,表现食少、便溏、神疲乏力者。每日3次,每次6g内服。

4.脾肾阳虚证

(1)证候:病久迁延,反复泄泻,黎明腹痛,肠鸣即泻,脐周作痛,泻后痛减,大便溏薄,形寒肢冷,腰膝酸软。舌质淡,苔白,脉沉细。

(2)治法:温肾健脾,化湿止泻。

(3)方药:四神丸或真人养脏汤加减。如久泻不止者加炮姜、炮附子、肉桂。

中成药金匮肾气丸温肾助阳。适用于肾阳虚衰,表现出腹泻、大便清稀、肢冷畏寒者。每日3次,每次6g内服。

(二)西药治疗

1.根据疾病活动严重程度选择治疗方案

(1)轻度活动性CD的治疗

1)氨基水杨酸类制剂:SASP或5-ASA制剂可用于结肠型,美沙拉秦可用于末段回肠型和回结肠型。

2)布地奈德:病变局限在回肠末段、回盲部或升结肠者,可选布地奈德。对上述治疗无效的轻度活动性CD患者视为中度活动性CD,按中度活动性CD处理。

(2)中度活动性CD的治疗

1)糖皮质激素:是治疗的首选。病变局限在回盲部者,为减少全身作用糖皮质激素相关不良反应,可考虑布地奈德,但该药疗效对中度活动性CD不如全身作用糖皮质激素。

2)激素与硫嘌呤类药物或甲氧蝶呤合用:激素无效或激素依赖时加用硫嘌呤类药物或甲氨蝶呤。有研究证明这类免疫抑制剂对诱导活动性CD缓解与激素有协同作用,但起效慢(硫唑嘌呤要在用药达12~16周才达到最大疗效),因此其作用主要是在激素诱导症状缓解后,继续维持撤离激素的缓解。

硫唑嘌呤(AZA)与6-巯基嘌呤(6-MP)同为硫嘌呤类药物,两药疗效相似,开始选用AZA还是6-MP,主要是一种用药习惯的问题,我国医师使用AZA的经验较多。使用AZA出现不良反应的患者转用6-MP后,部分患者可以耐受。硫嘌呤类药物无效或不能耐受者,可考虑换用甲氨蝶呤(MTX)。硫唑嘌呤用药剂量及疗程要足,但该药不良反应常见,且可发生严重不良反应,应在严密监测下应用。

合适目标剂量及治疗过程中的剂量调整:欧洲共识意见推荐的目标剂量范围是1.5~2.5 mg/(kg·d)。对此,我国尚未有共识。有人认为,对于亚洲人种,剂量宜偏小,如1 mg/(kg·d)。

3)生物制剂:常用的有英夫利西和阿达木,英夫利西(Infliximab,IFX)是我国目前唯一批准用于 CD 治疗的生物制剂。IFX 用于激素及上述免疫抑制剂治疗无效或激素依赖者,或不能耐受上述药物治疗者。使用方法为 5 mg/kg 静脉滴注,在第 0、第 2、第 6 周给予作为诱导缓解;随后每隔 8 周给予相同剂量做长程维持治疗。在使用 IFX 前正在接受糖皮质激素治疗者继续原来治疗,在取得临床完全缓解后将激素逐步减量至停用。对原先已使用免疫抑制剂无效者无必要继续合用免疫抑制剂;但对 IFX 治疗前未接受过免疫抑制剂治疗者,IFX 与 AZA 合用可提高撤离激素缓解率及黏膜愈合率。

4)其他:氨基水杨酸类制剂对中度活动性 CD 疗效不明确。环丙沙星和甲硝唑仅用于有合并感染者。其他免疫抑制剂、沙利度胺、益生菌、外周血干细胞或骨髓移植等治疗的价值尚待进一步研究。美沙拉秦局部治疗在有结肠远端病变者必要时可考虑。

(3)重度活动性 CD 的治疗:重度患者病情严重、并发症多、手术率及病死率高,应及早采取积极有效措施处理。

1)确定是否存在并发症:局部并发症如脓肿或肠梗阻,全身并发症如机会感染。强调通过细致检查尽早发现并做相应处理。

2)全身作用糖皮质激素:口服或静脉给药,剂量相当于泼尼松 0.75~1 mg/(kg·d)。

3)英夫利西:视情况,可在激素无效时应用,亦可一开始就应用。

4)手术治疗:激素治疗无效者应考虑手术治疗。手术指征和手术时机的掌握应从治疗开始就与外科医师密切配合,共同商讨。

5)综合治疗:合并感染者予广谱抗生素或环丙沙星及(或)甲硝唑。视病情予输液、输血及输清蛋白。视营养状况及进食情况予肠外或肠内营养支持。

(4)特殊部位 CD 的治疗

1)广泛性小肠病变的治疗:存在广泛性小肠病变(累计长度>100 cm)的活动性 CD 常导致营养不良、小肠细菌过度生长、因小肠多处狭窄而多次手术造成短肠综合征等严重而复杂的情况,因此早期即应予积极治疗。如早期应用免疫抑制剂(AZA、6-MP、MTX),对病情重或复发者早期考虑予 IFX。营养治疗应作为重要辅助手段。轻度患者可考虑试用全肠内营养作为一线治疗。

2)食管和胃十二指肠病变的治疗:食管、胃、十二指肠 CD 可单独存在,亦可与其他部位 CD 同时存在。其治疗原则与其他部位 CD 相仿,不同的是:①加用质子泵抑制剂对改善症状有效。②该类型 CD 一般预后较差,宜早期应用免疫抑制剂(AZA、6-MP、MTX),对病情重者早期考虑予 IFX。

2.药物诱导缓解后的维持治疗

应用糖皮质激素或生物制剂诱导缓解的 CD 患者往往需要继续长期使用药物,以维持撤离激素的临床缓解。激素依赖的 CD 是维持治疗的绝对指征。其他情况宜考虑维持治疗,包括重度 CD 药物诱导缓解后、频繁复发 CD、临床上有被视为"病情难以控制"高危因素等。

糖皮质激素不应用于维持缓解。用于维持缓解的主要药物如下。

(1)氨基水杨酸制剂:使用氨基水杨酸制剂诱导缓解后仍以氨基水杨酸制剂作为缓解期的维持治疗。氨基水杨酸制剂对激素诱导缓解后维持缓解的疗效未确定。

(2)硫嘌呤类或甲氧蝶呤:AZA 是激素诱导缓解后用于维持缓解最常用的药物,能有效维持撤离激素的临床缓解或在维持症状缓解下减少激素用量。AZA 不能耐受者可试换用

6-MP。硫嘌呤类药物无效或不能耐受者,可考虑换用 MTX。上述免疫抑制剂维持治疗期间复发者,首先要检查药物依从性及药物剂量是否足够,以及其他影响因素。如存在,做相应处理;如排除,可改用 IFX 诱导缓解并继以英夫利西维持治疗。

(3)英夫利西:使用 IFX 诱导缓解后应以 IFX 维持治疗。

三、常用特色疗法

(一)外治法

1. 保留灌肠法

用灌肠器推注 50 mL 药液保留灌肠,或用 100 mL 药液灌肠仪给药,每日 1~2 次,1 个月为 1 个疗程。可根据病情选用结肠宁、锡类散、云南白药等。对腹泻、便血严重的患者可加氢化可的松。亦可取氢化可的松加入 5% 葡萄糖盐水中,每日 1~2 次点滴灌肠,一旦症状改善立即改用中药灌肠。

2. 栓剂

氨基水杨酸栓剂,每日 1~2 次纳入肛内,适用于直肠病变。

(二)其他疗法

1. 隔药饼灸疗法

根据 CD 的病机特点与临床表现,可采用隔药饼灸疗法,取中脘、气海、足三里、天枢、大肠俞、上巨虚为主穴治疗 CD。

2. 针灸疗法

泄泻取脾俞、中脘、章门、天枢、足三里;腹痛取脾俞、胃俞、中脘、足三里、气海、关元;便血取足三里、三阴交、气海、关元、阴陵泉,平补平泻,留针 10~20 min,每日 1 次,7~10 次为 1 个疗程。

四、手术疗法

尽管相当部分 CD 患者最终难以避免手术治疗,但术后复发率高,CD 的治疗仍以内科治疗为主。

因此,内科医师应在 CD 治疗全过程中慎重评估手术的价值和风险,并与外科医师密切配合,力求在最合的时间施行最有效的手术。

(一)外科手术指征

1. CD 并发症

(1)肠梗阻:由纤维狭窄所致的肠梗阻视病变部位和范围行肠段切除术或狭窄成形术。短段狭窄肠管(一般指<4 cm)可行内镜下球囊扩张术。炎症性狭窄引起的梗阻如药物治疗无效可考虑手术治疗。

(2)腹腔脓肿:先行经皮脓肿引流及抗感染,必要时再行手术处理病变肠段。

(3)瘘管形成:肛周瘘管处理如前述。非肛周瘘管(包括肠皮瘘及各种内瘘)的处理是一个复杂的难题,应由内外科密切配合进行个体化处理。

(4)急性穿孔:需急诊手术。

(5)大出血:内科治疗(包括内镜止血)无效、出血不止危及生命者,需急诊手术。

(6)癌变。

2. 内科治疗无效

(1) 激素治疗无效的重度 CD，见前述。

(2) 内科治疗疗效不佳或（及）药物不良反应已严重影响生存质量者，可考虑外科手术。

3. 外科手术时机

需要手术的 CD 患者往往存在营养不良、合并感染，部分患者长期使用糖皮质激素，因而存在巨大手术风险。内科医师对此应有足够认识，以避免盲目的无效治疗而贻误手术时机、增加手术风险。

（二）手术方式

结肠 CD 的手术方式取决于病变部位、患者全身状况及是否急诊手术。手术方式可做如下选择。

1. 回肠造口

回肠造口不是结肠 CD 治疗常用的手术方案，仅适用于不能耐受结肠切除者。其目的是减少并发症，促进结肠愈合，为以后限制性结肠切除或直肠、结肠切除创造条件。回肠造口另一作用是缓解病情。

部分患者行肠造口的同时可以行皮瓣推移法修补括约肌、袖套法修补肛周及低位直肠阴道瘘修补。回肠造口也适用于中毒性巨结肠、高危患者（妊娠、老年人）、腹腔污染及穿孔的患者。

2. 限制性节段性结肠切除

限制性节段性结肠切除适用于病变范围较短，具体到结肠为 10～20 cm 患者。肠切除后主要为回肠—结肠吻合、结肠—结肠吻合。侧侧吻合能够延缓结肠 CD 的复发。腹腔镜的应用促进结肠部分切除在结肠 CD 治疗中的应用。20 世纪 90 年代后，Fazio 等建议根据肉眼下病变范围切除肠管，不宜扩大切除范围。复发与否主要取决于疾病本身活动状态，过多地切除肠管并不能达到预防复发的目的。

3. 结肠次全切除

结肠次全切除适合结肠严重病变且范围较广的患者。患者情况好可行回肠—结肠吻合术，患者情况不稳定或腹腔有感染时，不行一期吻合，先行回肠造口，再二期吻合。

4. 全结肠切除及回肠—直肠吻合术（IRA）

对结肠广泛的病变可考虑此手术，依据患者情况行一期或分期肠吻合。大出血、感染、穿孔、巨结肠或中毒性结肠炎的患者也可考虑行二期或三期肠吻合。与溃疡性结肠炎、家族性息肉病等行 IRA 相比，因结肠 CD 行 IRA 术后并发症（吻合口瘘、狭窄与肠梗阻）较高，且功能恢复亦较差，长期随访表明需要行永久性回肠造口的患者约 50%。

5. 直肠—结肠切除术及回肠造口

直肠—结肠切除术及回肠造口适合直肠和结肠均有病变且患者不能耐受一期吻合的患者。

6. 狭窄成形术

狭窄成形术可适用于病变肠段狭窄者。狭窄段较短者，可沿纵轴切开后横向缝合（Heineke-Mikulicz 手术）；狭窄段较长者可纵向切开后做长的侧侧吻合式缝合（Finney 成形术）。

Michelassi 等设计了一种顺蠕动肠侧侧吻合狭窄成形术，解决多处或较长的狭窄

（>15 cm）；Williams应用内镜气换扩张术（EBD）替代狭窄成形术，仅适于非活动病变，狭窄长度小于4 cm。结肠狭窄成形术经验有限，行结肠狭窄成形术的患者多数同时实施小肠狭窄成形术，需要注意的是结肠狭窄的患者术后并发肿瘤概率较小肠狭窄成形术高。

（三）肠瘘的外科治疗

肠外瘘手术的CD并不多，以肠内瘘手术多见。25%～40%的CD患者会出现肠内瘘，主要是回盲部，小肠和结肠次之，乙状结肠和直肠出现瘘的概率相对较少。肠内瘘不是手术的绝对适应证，多数肠内瘘不需要外科手术，但近年来手术治疗肠内瘘有增加的趋势。如果患者周身状况和瘘管部位条件允许，可以争取做一期切除肠端端吻合；对少数腹腔感染严重或(和)营养状况较差者，应先行近段肠管造口，待局部条件好和全身状况改善后再行二期闭瘘术。

（四）结肠CD的紧急手术

1.中毒性结肠炎

中毒性结肠炎可以并存或不并存巨结肠，结肠CD中以中毒性结肠炎为首发临床表现者占30%左右。近年来的研究表明CD所致的中毒性结肠炎已占到炎症性肠病性中毒性结肠炎的50%，6%的结肠CD患者表现为中毒性结肠炎。具备下述至少两项可以诊断为中毒性结肠炎：①心率>100/min；②体温38.5 ℃；③白细胞>10.5×10^5/L；④低清蛋白血症。中毒性巨结肠除上述中毒性结肠炎标准外结肠直径需>5 cm。

中毒性结肠炎要重视围手术期处理。术前慎用麻醉药物，以免掩盖腹膜炎的临床表现；不用抗腹泻药物；术前适当补充液体与血制品；由于肠黏膜屏障功能受损，会出现细菌与毒素的易位，因此，要选用广谱抗生素。密切监视患者的生命体征、脱水、腹围、腹部平片。氧疗在巨结肠治疗中极为重要。大剂量激素(氢化可的松100 mg，每6 h 1次；或甲基泼尼松龙16～20 mg，每8 h 1次；或泼尼松20 mg，每8 h 1次)是重要的支持治疗。结肠炎对激素治疗7 d无反应，可考虑应用环孢素，剂量为4 mg/(kg·d)。中毒性结肠炎或巨结肠出现游离穿孔、腹膜炎或大出血，则应立即手术治疗；保守治疗48～72 h无效后亦应积极手术治疗，可以避免穿孔；持续的结肠扩张是手术的指征。出现穿孔，病死率高于40%。结肠极为脆弱、明显扩张并贮存大量粪便，分离时容易出现医源性穿孔，增加并发症和病死率。因此，手术时应先细针穿刺减压、堵塞隔离乙状结肠、仔细分离结肠固定处以减少穿孔的危险性。手术方式包括结肠次全切除术回肠造口、直肠结肠切除回肠造口，不做一期吻合。

2.大出血

CD患者中等量出血较为常见，但大量出血和严重出血较少见。出血可发生在任何年龄与疾病时段，但青年患者更为常见。肠道CD患者小肠出血占65%，大肠占12%，还有23%的患者出血部位不确定。部分CD患者消化道出血是由于十二指肠溃疡，治疗时应注意鉴别。

CD患者出血的手术指征为输注4～6 U红细胞后不能控制出血、复发性出血。手术的目的是解救患者生命，因此手术尽可能的简单。由于CD患者多数为节段性肠道出血，应于出血时选择肠系膜动脉血管插管造影，以明确出血部位。此外，术中内镜的应用亦越来越多。

结肠出血则切除出血病变肠段，直肠无病变且病情稳定，则行回肠—直肠吻合术。如果直肠有病变且病情不稳定，则行全结肠切除回肠造口术。对于存在直肠病变的患者，也可在度过急性期后再处理病变的直肠。

3.游离穿孔

CD患者游离肠穿孔的发生率不高(1%～3%)，但却是极为严重的并发症。消化道任何部位均可出现穿孔,其中结肠占穿孔的20%～50%,且主要见于中毒性结肠炎患者或结肠远端有梗阻者,其他原因包括腺瘤穿孔、内镜检查导致穿孔及吻合失败。

患者被怀疑穿孔应积极地进行复苏及术前准备。腹部平片的目的是观察结肠有无扩张及有无腹腔游离气体,但仅有20%穿孔的患者有气腹症。没有中毒性巨结肠的结肠穿孔可以行节段性结肠切除及回肠造口。内镜致结肠穿孔,手术方式取决于穿孔部位,病变部位穿孔则行穿孔及病变肠襻切除,尽可能地行近端肠造口;如果正常肠襻穿孔,则可以考虑切除或修补。中毒性巨结肠的穿孔,可行结肠次全切除术,保留远端乙状结肠和直肠,一般不行直肠、结肠切除术。

4.腹腔脓肿或包块

由于腹腔脓肿或包块而行手术占CD手术的25%以上,其中腹腔包块患者中40%存在肠瘘。脓肿可以是腹腔内、腹膜后或肠系膜间。传统的脓肿治疗方式是开腹引流,近年来介入技术应用经皮穿刺引流越来越多。

5.肠梗阻

肠梗阻是小肠CD的主要手术原因(35%～54%),结肠CD肠梗阻较少(5%～17%),对于结肠CD患者而言重要的是术前排除癌变。肠梗阻的原因是狭窄部位急性活动期炎症、狭窄处纤维素形成、附近脓肿或包块。排除脓肿后一般先行内科治疗,因肠梗阻而行紧急手术者并不多见,特别是结肠CD。

（五）复发

CD患者手术率高,复发率惊人。CD术后复发是外科医师应关注的一个问题。在术前即应告知患者,术后应坚持治疗以延缓复发。虽然内、外科医师都很重视预防CD复发的问题,但CD的治疗至今尚无有效的、治愈的方法。

术后复发可定义为临床、内镜、形态学、外科复发。形态学复发是指在完全切除肉眼可见的病灶后,经内镜、影像学检查或手术发现新的病灶,通常出现在回肠末端或吻合口处。近年来,形态学复发逐渐被内镜复发所取代,若完全切除肉眼可见病变后出现CD的临床症状,并证实病变再发,则称临床再发。外科复发是指需再次进行外科治疗。

影响CD术后复发的因素甚多,包括性别、发病年龄、妊娠、吸烟、家族史、手术前病史时间、病变部位和侵犯范围、药物治疗、手术指征(穿孔及非穿孔)、是否有手术史、切除肠襻长度、吻合技术、切缘长度、手术输血量及术后并发症等。

（六）吻合口的选择

1.手工缝合与吻合器

吻合口瘘是结肠CD手术重要并发症,也是困扰外科医师实施手术的主要原因。回结肠吻合是CD手术最常用的肠吻合方式。吻合器能够有效地降低术后吻合口瘘的发生率,其机制可能是:术中污染机会少,减少组织操作,炎症较轻。

2.端端吻合与侧侧吻合

吻合口复发是CD手术治疗的另一重要问题。侧侧吻合口径较大、血供丰富,降低了郁积与梗阻的可能性和吻合口缺血的可能性。侧侧吻合能够降低术后瘘的发生,但侧侧吻合不能延缓CD的复发。

（七）肛瘘的处理

首先要通过症状和体检,并结合影像学检查(如MRI、超声内镜或肛门直肠超声检查)等了解是否合并感染以及瘘管的位置、范围等。在此基础上制订治疗方案。结肠镜检查了解直肠乙状结肠病变的存在及严重程度，有助于指导治疗。

如有脓肿形成必须先行外科充分引流，并予抗生素治疗。

无症状的单纯性肛瘘无须处理。有症状的单纯性肛瘘以及复杂性肛瘘首选抗生素如环丙沙星或（及）甲硝唑治疗，并以 AZA 或 6-MP 维持治疗。存在活动性肠道 CD 者必须积极治疗活动性 CD。

应由肛肠外科医师根据病情决定是否需要手术以及术式的选择（如单纯性肛瘘瘘管切除术、复杂性肛瘘挂线疗法，乃至肠道转流术或直肠切除术）。

已有证据证实 IFX 对肛瘘的疗效。对复杂性肛瘘，IFX 与外科及抗感染药物联合治疗，疗效较好。

第十节 肛肠疾病特色疗法

一、熏洗疗法

熏洗疗法属中医外治法，广义熏洗疗法包括烧烟熏、蒸汽熏和药物熏洗。肛肠疾病常用的熏洗疗法较为狭义，又称坐浴法，是将药物水煎或开水浸冲后，利用蒸汽熏蒸，熏后用其余热在患部洗浴的一种治疗方法。

该法在临床应用广泛，疗效显著，除了具有局部清洁作用，还有清热利湿、消肿止痛、活血化瘀、生肌敛疮、凉血解毒、杀虫止痒之效。

1. 适应证

常用于肛门直肠疾病急性发作期、局部肿痛、肛门皮肤病、肛门直肠疾病术后、直肠脱垂等。

2. 禁忌证

对熏洗药物过敏者。

3. 器械准备

熏洗盆、熏洗架，或熏洗仪。

4. 常用药物

(1)配方：苦参汤，五倍子汤。

(2)药物：黄柏，五倍子，苦参，芒硝，明矾，冰片，丹参，徐长卿，苍术，防风，地肤子，金银花，红花，当归，马齿苋，赤芍，虎杖等。

5. 操作步骤

先将中药浓煎至 100 mL 倒入熏洗盆中，加 1000 mL 温水（60 ℃），趁热先熏蒸患部，待水温至 42 ℃左右将患部浸入盆中药液内坐浴 10～15 min。每日 1～2 次，早晚或便后进行。

6. 注意事项

(1)肛肠疾病术后熏洗时，需先清洗伤口，浴液必须用高温加热消毒，以防伤口感染。

(2)熏洗时,水温要适度,不能过高和过低,以防止烫伤和影响疗效。
(3)高血压、心血管病患者及年老体弱者熏洗时间不宜过长。

二、贴敷疗法

贴敷疗法是运用膏剂、散剂、贴剂等贴敷于患处或穴位上的一种治疗方法。具有清热解毒、活血消肿、除湿止痛、止痛止血、生肌收敛等作用,适用于各种肛肠疾病。

1. 适应证

局部肿痛、皮肤潮湿、溃烂瘙痒,以及术后常规换药等。还可用于便秘、肠炎等疾病的治疗。

2. 禁忌证

对贴敷药物过敏者。

3. 常用药物

贴敷的药物包括膏剂、贴剂、散剂。膏剂有九华膏、金黄膏、红油膏、青黛膏、生肌玉红膏、金氏痔疮膏;贴剂有清凉痔疮巴布膏、金氏痔痛贴等;散剂有金黄散、青黛散、九一丹、八二丹、枯痔散、止血散、生肌散、单味大黄散剂等。

4. 操作步骤

一种方法是将药剂直接贴敷于患部,另一种方法是采用穴位贴敷,以达到治疗目的,如金氏痔痛贴是贴于腰俞穴治疗痔疮、肛裂等;单味大黄制成敷贴,贴于神阙穴、大肠俞等穴位具有润肠通便作用。

5. 注意事项

(1)使用散剂,粉末宜细、宜干,撒布均匀。
(2)脓毒未尽者不宜使用生肌药物。
(3)药性寒热各别,应辨证选用。
(4)止血散药,只用于渗血,若大出血者,必须配合其他止血法。

三、提脓祛腐法

提脓祛腐法属于外治疗法中的药物疗法,具有能使疮疡内蓄之脓毒早日排出,腐肉得以迅速脱落的作用。

肛肠疾病外疡在溃破之初或术后早期脓腐较多时,必须先用提脓祛腐药,若脓水不能外出,腐肉不去,则新肉不生,以致创口难愈,甚至造成病情变化而危及生命。因此,提脓祛腐法是用于溃疡早期的一种基本疗法。

1. 适应证

肛肠疾病外疡在溃破之初或术后早期,脓栓未落,腐肉未脱,或脓水不净,新肉未生的时候,均可使用。

2. 禁忌证

对提脓祛腐药物过敏者。

3. 常用药物

提脓祛腐药包括膏药、油膏和掺药。其中,膏药常需与掺药同时使用,方可提高疗效。临床常用膏药有千锤膏;常用油膏有红油膏;常用掺药以升丹为主,升丹化学成分主要是汞化合物。

升丹根据配置原料的多少分为小升丹和大升丹。小升丹含水银、火硝和明矾。大升丹除此之外，还含皂矾、朱砂、雄黄及铅。临床小升丹较为常用。主要有九一丹、八二丹、七三丹、五五丹、九黄丹。此外还有不含升丹的提脓祛腐掺药，如黑虎丹，用于升丹过敏者。

4. 操作步骤

若疮口大者，可掺于疮口上，疮口小者，可黏附在药线上插入，另外亦可掺于膏药、油膏上盖贴。

5. 注意事项

(1)若是纯升丹，因药性太猛，须加赋形药使用。

(2)大面积创面慎用，以防发生汞中毒，凡使用过程中出现不明原因的高热、乏力、口有金属味等汞中毒症状时，应立即停用。文献报道，升药外用引起的汞中毒，可见颈部淋巴结肿大、口腔唾液分泌增加、齿龈高度红肿、齿龈处见少许暗灰色斑痕、颊黏膜肿胀充血、溃疡，或有发热、全身皮肤广泛出血、牙齿出血、大量肉眼血尿及血便。出现上述症状时，除紧急停药外，需做血、尿汞测定。

(3)升丹越陈越好，可使药性缓和，减少疼痛。

(4)升丹为汞制剂，宜用黑瓶放置，避免氧化变质。

四、生肌收口法

生肌收口法属于外治疗法中的药物疗法。具有解毒、收涩、收敛，促进新肉生长、加速伤口愈合的作用。肛肠疾病术后，当创面脓水将尽，或腐脱新生的时候，若仅依靠机体的再生能力来长肉收口，时间上较为缓慢，因此生肌收口也是临床常用的一种基本疗法。

1. 适应证

肛肠疾病术后，创面到了腐肉已脱、脓水将尽的情况下可以使用。

2. 禁忌证

对生肌收口药物过敏者。

3. 常用药物

生肌收口药包括膏药、油膏和掺药。其中，膏药常需与掺药同时使用，方可提高疗效，临床较少用。临床常用油膏有生肌白玉膏，常用掺药有生肌散、八宝丹。

4. 操作步骤

将生肌收口掺药研磨成粉末，直接掺布于患处或先掺布于油膏上再置于患处。

5. 注意事项

(1)若脓毒未清、脓腐未尽，过早用生肌收口药，会延迟愈合，甚至引起毒气内攻。

(2)若已有形成漏管之征，即使用之勉强收口，仍会复发，需配合手术治疗。

(3)若创面肉色灰淡而少红活，新肉生长缓慢，需配合内服药补法，内外兼施。

五、注射疗法

将药液注入痔核内或肛门直肠周围，使痔核萎缩、坏死，或纤维固定，从而起到治疗作用。注射疗法分为硬化萎缩法和坏死枯脱法两种。因坏死枯脱法术后常有大出血、感染、直肠狭窄等并发症，故目前国内外普遍应用的是硬化萎缩疗法。

1. 适应证

用于内痔、混合痔的内痔部分和直肠脱垂。

2.禁忌证

外痔、肠炎、腹泻、肛门周围急性炎症。

3.常用药物

常用的药液有消痔灵注射液、聚桂醇注射液、5%鱼肝油酸钠、5%石炭酸甘油、5%明矾液、矾黄消痔液等。

4.操作步骤

(1)内痔硬化萎缩注射法:侧卧位,一般不用麻醉,在肛门镜直视下于痔核上距齿线0.5 cm处的黏膜下层注射,每个痔核注射0.3~0.5 mL,总量不超过1 mL。

(2)直肠脱垂黏膜下注射法。

(3)直肠脱垂直肠周围注射法。

5.注意事项

(1)当日避免过多活动。

(2)防止注射部位过浅,以免引起黏膜溃烂,过深则易引起肌层硬化。

六、枯痔疗法

枯痔疗法为传统的治疗方法,其主要将枯痔丁或散插入痔核或涂抹于痔核表面,使痔核干枯、坏死、脱落,从而起到治疗作用。所用枯痔药物有含砒和不含砒之别,含砒的药物以砒矾为主药,需经过特别加工方可应用。本方法在适用时病程较长,疼痛较剧,个别患者有出血现象,使用时应注意观察。

1.适应证

主要适用于Ⅱ、Ⅲ度内痔、混合痔的内痔部分。

2.禁忌证

各种急性疾病,严重的慢性疾病,肛门直肠急性炎症,腹泻,恶性肿瘤。

3.操作步骤

(1)枯痔丁疗法:又称插药疗法。是将以药物制成的两端尖锐、质地较硬的药条,插入内痔核中,深约1 cm,一般每痔一次插4~6根,间距0.3~0.5 cm。剪去多余的药丁,约7 d痔核萎缩脱落。

(2)枯痔散疗法:取枯痔散适量以水或油调匀后涂于内痔表面,使痔核逐渐坏死脱落而痊愈。涂药前,先用护痔膏涂于内痔周围或用凡士林等纱条围于内痔周围,以防腐蚀正常组织。根据枯痔散效用大小,涂药次数不尽相同。可每日1次或数次,至痔核干枯变黑即可停药,待其自脱,后用生肌散收口。

4.注意事项

插丁不要重叠,不宜过深,以免肛门括约肌坏死、感染、疼痛。先插小的痔核,后插大的痔核。若有出血者,先在出血点插丁1根即可止血。一次插丁总量不超过20根。

七、结扎疗法

结扎疗法是指用线或绳结扎,使结扎部位经络阻塞,气血不畅,渐至坏死脱落,再经创面组织修复,以达到治疗目的的方法。结扎疗法是一种有着悠久历史的传统疗法,迄今已有近两千年历史。秦汉时期的《五十二病方》中记载"牡痔居于窍旁,大者如枣……系以小绳,剖以刀"。至宋代《太平圣惠方》中有文记录"用蜘蛛丝,缠系痔鼠乳头,不觉自落"。至明清,在《世医得效方》《古今医统大全》《医宗金鉴》等书籍中均出现了药线系痔的记载。

危亦林《世医得效方》云:"用川白芷煮白苎作线,快手紧结痔上,微痛不妨,其痔自然干萎而落,七日后安。"在国外的文献中记载结扎疗法也可追溯至公元前460年的希波克拉底时代,但真正描述该方法是在19世纪初。结扎疗法因其疗效可靠、简便易行而被广泛应用。有关结扎方法较多,如单纯结扎法、"8"字贯穿结扎法、胶圈套扎法等。最早的结扎法较简单,前人称此法为"系",仅适于基底较细的痔体,如谓:"治外痔有头者,以线系之。"所用结扎物品古代有蜘蛛丝、马尾、蚕丝、药线等,现一般应用医用丝线或药线,也可用胶圈套扎。结扎方法较多,可分单纯结扎、贯穿结扎、胶圈套扎、负压吸引套扎法等,结扎也可配合注射切割等措施。现择其常用方法简述如下。

1. 适应证

Ⅰ、Ⅱ、Ⅲ、Ⅳ期内痔。

2. 器械准备

蚊式止血钳和中弯血管钳、手术剪、7号丝线、大圆针。

3. 操作步骤

(1) 单纯结扎法:在麻醉下常规消毒肛周和肛管,显露痔核,于齿线上痔核高突点,用蚊式血管钳钳夹牵拉固定痔核,用碘伏消毒后,再用中弯血管钳于痔核底部齿线上0.5 cm处,钳夹痔核高突部位,然后,用7号丝线做单纯结扎。若内痔核较大可予适当修剪结扎残端,但要防止结扎线滑脱。检查无滑脱,消毒痔区,肛管内放油纱条,肛外纱布覆盖包扎即可。

(2) 贯穿结扎法:在麻醉下常规消毒肛周和肛管,显露痔核,于齿线上痔核高突点,用蚊式血管钳钳夹牵拉固定痔核,用碘伏消毒,再用中弯血管钳于痔核底部齿线上0.5 cm处,钳夹痔核高突部位,然后,用穿有7号丝线的圆针,于中弯血管钳钳夹内痔中上1/3交界处,进针,并用剪刀沿齿线剪一浅表小切口,做"8"字或"回"字贯穿缝扎,在紧线的同时松开中弯血管钳,再打结,修剪多余丝线。

4. 注意事项

(1) 单纯结扎法结扎必须牢固,防止滑脱以免坏死不全。

(2) 贯穿结扎法血管钳不能钳夹过深,既不能钳夹到肌层,也不能缝扎过深,否则可能发生大出血,或因结扎内痔过多而造成肛管狭窄。

(3) 结扎内痔如果个数过多,结扎点间应留有足够黏膜桥,其宽度不能少于1 cm。

(4) 5~15 d内为痔核脱落期,应避免剧烈活动和负重远行,防止继发大出血。

(5) 术后保持大便通畅,防止便秘和腹泻,切勿久蹲努责。

(6) 在结扎部位脱落期可能有少许带血或滴血,属治疗中的正常现象,可不做特殊处理,会逐渐自行消除。如果血量较多或时间较长,可酌情给予止血药物治疗,并嘱注意休息,减少活动。必要时可做肛门镜检查,若为轻微渗血,可于局部上止血药物,如明胶海绵压迫、云南白药、生肌散等,若有明显活动出血应予缝扎止血。

八、套扎疗法

套扎疗法是将有弹性的特制胶圈,套在内痔根部而达到治疗目的的一种方法。其原理是利用胶圈的弹性紧缩阻断血供,使被套扎的痔核发生绞窄性坏死而脱落,从而达到治疗目的。于1963年由美国Barron医生首先倡导使用,目前已遍及世界各国。

1. 适应证

Ⅱ、Ⅲ、Ⅳ期内痔。

2. 器械准备

套扎器1把或负压吸引套扎器1把,喇叭状肛门镜1个。

3. 操作步骤

(1)钳夹套扎法:用蚊式钳于内痔高突顶部钳夹牵拉,再用带有胶圈的中弯血管钳,在痔核根部距齿线上0.5 cm处钳夹。然后,用另一把血管钳将胶圈挑起绕过钳夹血管钳尖部,把胶圈套于痔核根部,取下血管钳即可。

(2)牵拉套扎法:将肛门镜插入肛内显露痔核,选准目标确定套扎位置,用碘伏消毒痔区,将套扎器装上胶圈,由肛门镜伸入对准将要套扎的内痔,再将组织钳经套扎器中心圈内伸入,钳夹内痔顶部,向套扎器内牵拉,当内痔进入适当部位时,再操作套扎器,把胶圈推出,套在内痔根部即可。

(3)负压吸引套扎法:将肛门镜插入肛内显露痔核,选准目标,确定套扎位置,用碘伏消毒痔区,将负压吸引套扎器装上胶圈,由肛门镜伸入对准将要套扎的内痔,与其黏膜面紧密接触,再开动吸引器,借助负压将痔核吸入,然后,扣动扳机将胶圈推出,套于痔核根部。

4. 注意事项

(1)内痔套扎一次不能过多,一般不要超过3个,以防形成肛管狭窄。

(2)套扎后保持大便通畅,防止便秘和腹泻,避免胶圈脱落。

(3)套扎后,在脱落期应避免剧烈活动,防止大出血。

(4)为使套扎牢固,痔核较大者可用两个胶圈套扎,为防止胶圈滑脱,可在套扎内痔上,再注射适量硬化剂使其充盈。

(5)套扎部位不能过低,应在齿线上0.5 cm以上,以防肛缘水肿和疼痛,也利于保护肛管移行区(ATZ)上皮。

九、挂线疗法

挂线疗法是用药制丝线、纸裹药线、医用药线、橡皮筋线等材料,采取挂线法以剖开瘘管或窦道的一种治疗方法。其机制是利用挂线的紧箍力,阻滞气血、经络,使局部组织坏死,从而达到慢切开的治疗目的。

该疗法具有简便、经济,肛门功能损伤小,引流通畅等优点。源于我国传统治疗肛瘘的宝贵经验。《古今医统》记载:"药线日下,肠肌随生,辟处既补,水遂线流,疮口鹅管全消。"

1. 适应证

高位肛瘘、高位马蹄形瘘和低位肛瘘。

2. 器械准备

球头银丝、橡皮筋、丝线。

3. 操作步骤

(1)以球头银丝由肛瘘外口轻轻插入,以左手食指伸入肛管内引导,仔细寻找内口,使探针自内口穿出并拉出肛门外。

(2)在探针一端系一根带橡皮筋的丝线,然后将探针连同橡皮筋向外拔出,使橡皮筋贯通瘘道。

(3)切开瘘管内外口之间的皮肤、皮下组织,切除外口周围突出的瘢痕组织,拉紧橡皮筋。

(4)提起橡皮筋两端拉紧,合并一处,用止血钳紧贴皮肤切口夹住橡皮筋,于血管钳下方用7号丝线拉紧结扎,并嵌于切口内,除去止血钳。外用凡士林纱条压迫创口加敷料包扎。

4.注意事项

(1)找到内口的确切位置,不人为造成假道,是手术成功的关键。

(2)收紧橡皮筋前,切开内外口之间的皮肤、皮下组织、外括约肌皮下部,切除外口周围瘢痕组织,除能减轻疼痛外,还可缩短脱落时间。

(3)结扎橡皮筋时要根据需要适当收紧。如果希望延长脱落时间,第1次可以适当收紧,待第2次紧线。

(4)橡皮筋脱落后,注意正确换药,以确保伤口自基底部开始生长。换药时可用0.5%碘伏棉球擦洗伤口,以防止创面粘连导致假性愈合。

十、拖线疗法

拖线疗法是在继承顾氏外科大家顾伯华的经验基础上创立的一种中医外科治疗方法,拖线疗法以线代刀,具有疏通经络,活血祛瘀,调整局部气血的运行功能,能促使毒随脓泄,邪去而正复,从而促进组织缺损修复,可用于治疗临床各类窦瘘或存在空腔的疾病。

由于临床上复杂性瘘管或脓肿位置走行复杂且多弯曲,传统的药线疗法不能引流到位,若用挂线或手术将多处病灶挂开或切开,对组织破坏较大。运用拖线疗法结合冲洗和垫棉压迫疗法,可拔毒蚀管,提脓祛腐,加速愈合。

1.适应证

各类复杂性瘘管或脓肿疾病,如肛管直肠周围脓肿、复杂性肛瘘、藏毛窦等。

2.器械准备

主要器械包括:①医用丝线。②银质球头探针。③不锈钢硬刮匙。

3.操作步骤

(1)以银质球头探针自瘘管外口处探入,如外口暂时闭合可稍做切开,外口切开的大小以探入一食指为宜。

(2)若为瘘管则探明内口的位置后,将银质球头探针从内口穿出,贯通内外口,以刮匙清除内口及管道内的坏死组织,如管壁较厚者,可予以部分切除。若为脓肿且空腔较大者,可先在脓肿内口处做一放射状切口,再予脓腔最远端做辅助切口。

(3)将10股医用丝线(国产7号)系于银质球头探针尾部引入管道内,10股丝线两端打结,使之呈圆环状。使放置在瘘管或脓肿空腔内的丝线持松弛状态。对于管道过长者,可采用分段拖线的方法。

(4)检查手术区无出血点后,常规包扎固定。

4.术后创面处理

(1)术毕次日起每日早晚换药各1次。

(2)换药时采用生理盐水冲洗瘘管及脓腔;拭净瘘管、脓腔、创面及丝线上的脓腐组织;并用干燥的棉球吸干管道及创面的分泌物。

(3)将提脓祛腐药九一丹放在丝线上缓慢拖入瘘管内蚀管。拖线蚀管时间一般为7~10 d(视脓腐脱落的快慢而定)。

(4)待引流创面及丝线上无明显脓性分泌物后,采用"分批撤线法"撤除丝线。

(5)分批撤线方法:①基本原则:每2 d撤线1次。②分批撤线步骤:5、3、2(即第1次5股,第2次3股,第3次2股)。

(6)自撤线开始之日起,创面放置消毒纱布1/2块,周围配合"垫棉压迫法",至创面愈合。

十一、置管疗法

1. 适应证

置管疗法是外科常用的治疗方法。适用于高位单纯性肛瘘和高位复杂性肛瘘。

2. 禁忌证

高位肛瘘内口不在齿线处,高于齿线1 cm及以上。

3. 器械准备

各种规格和型号的引流管,常用的有"T"形管、花蕊形导尿管等。

4. 操作步骤

(1)手术操作:以银质球头探针自肛瘘外口处探入,左手食指放入肛管直肠内协助探查。探明内口的位置后,将银质球头探针从内口穿出,贯通内外口,将内口以下的黏膜及部分内外括约肌切开至肛缘,内口上方的瘘管或空腔,根据瘘管形状或空腔大小放置合适的引流管并在肛旁缝合固定。

(2)术后处理:术毕次日起每日早晚或便后换药,每日2次。换药前先做局部清洁,熏洗坐浴20 min,水温控制在35 ℃~40 ℃。生理盐水经引流管冲洗管腔。根据腔道大小和脓腐脱净速度,在术后10~14 d复查肛周MRI排除残腔积脓后可拔除引流管。拔管后适当配合负压吸引及垫棉疗法至创面愈合。

5. 注意事项

(1)置管粗细及形状:引流胶管的放置:如直瘘或弧形瘘选直型胶管(T管剪去上端部分),如为分叉状瘘(或马蹄形)选"T"形胶管,如成空腔状瘘选花蕊形导尿管。胶管的直径可选用1~28号,一般以可适度转动为度,以生理盐水或过氧化氢溶液、甲硝唑等药物冲洗,以引流通畅为好;在肛门外周将胶管与皮肤缝合固定,防止脱落。

(2)置管保留时间:一般冲洗引流10~14 d拔管,如瘘管过深或多次手术者,可放置时间略长。拔管前行MRI复查,明确有无残腔及脓液积聚情况。

十二、冲洗、灌注疗法

深部脓肿及复杂性瘘管术后创面多部位深、情况复杂,为保证引流充分彻底,防止积脓,可采用灌注、冲洗疗法。灌注冲洗法可以利用外界压力注入液体药物,通过液体的流动性达到使不规则和深部的空腔充分引流和治疗的目的。

1. 适应证

各类复杂性瘘管或存在较大空腔的脓肿疾病,通常与拖线法联合运用。

2. 器械准备

主要器械包括:①冲洗针头或输液头皮针;②医用20 mL注射器。

3. 操作步骤

(1)局部常规清创。

(2)将冲洗针头或剪去金属针头的输液头皮针(长约2 cm)与装有药液的20 mL注射器相

接,将其插入瘘管或脓肿的引流切口,将药液缓慢加压注入。

(3)根据脓肿和瘘管分泌物情况反复冲洗灌注药液,最后注入少量空气,利于残留的液体排出。

4. 操作注意事项

(1)冲洗针头插入创腔时,手法宜轻柔,切勿用力,推注药物时可适当加压。

(2)冲洗注入的药液剂量、种类等因人、因病而异。

(3)嘱患者治疗后适当站立和行走,保证残留药液能及时引流排出。

(4)注意疮面卫生,如疮面渗出较多时,宜勤换药,预防湿疮的形成。

十三、垫棉疗法

垫棉疗法是用棉花或纱布折叠成块以衬垫疮部的一种辅助疗法。它的作用,是借着加压的力量,能使溃疡的脓液不致下袋而潴留,或使过大的溃疡空腔皮肤与新肉得以粘合而达到愈合的目的。有关垫棉疗法之记载早在《外科正宗·痈疽内肉不合法》中即有明确描述。

1. 适应证

适用于溃疡脓出不畅有袋脓现象者,疮孔窦道形成脓水不易排尽者,或溃疡脓腐已尽,新肉已生,而皮肤与肌肉一时不能粘合者,以及采用拖线疗法治疗的存在空腔的瘘管或脓肿。

2. 材料准备

主要材料包括:①纱布、棉花若干;②医用宽胶布。

3. 操作步骤

(1)根据瘘管创腔或脓肿空腔大小,用适量棉花或纱布衬垫其表面。

(2)用 30 cm 长宽胶布加压将纱布或棉垫固定于皮肤上,将胶布叠加贴合保证固定到位。

(3)根据病灶位置,嘱患者适当坐压,保证到位,时间以每次 30 min 为宜。

4. 注意事项

在急性炎症红肿热痛尚未消退时,不得应用本法,否则有促使炎症扩散之弊。如应用本法,未能取得预期效果之时,则宜采取扩创手术,使之引流通畅而逐渐愈合。

十四、药线疗法

药线疗法是最具特色的中医外治法的一种,是传统中医外科疮疡或窦瘘性疾患的主要手段。俗称纸捻或药捻,大多采用桑皮纸制作,也有用丝绵纸或拷贝纸等制作。

药线的类别有外粘药物及内裹药物两类。目前临床上大多应用外粘药物的药线。药线疗法通过将药线插入溃疡疮孔,借药物作用及药线之线形,使坏死组织附着于药线而使之引出,同时刺激窦瘘管壁,疏通经络,调整局部功能状态,恢复局部气血正常运行的整体环境,促使毒随脓泄,邪去而正复。既利于脓腐化脱,又有助于新肌生长,同时又不破坏正常组织修复进程的生理环境,促进创面生理性修复,有效地防治瘢痕形成,提高修复质量。具有操作方便、创伤轻、患者痛苦少、能自行更换、瘢痕小等优点,年迈、不能胜任手术的患者尤其适用。

1. 适应证

常用于疮口过深、过小,脓水不易排出的肛周窦瘘类疾病;有袋脓、空腔的窦瘘;慢性瘘管、窦道。对于体弱、年迈、不能胜任手术的患者尤其适用。

2. 禁忌证

病位深或走向弯曲的窦瘘;外端狭小或内端膨大成腔的窦瘘;有明确内口,感染灶存在的窦瘘;分支多的窦瘘,药线难以插入每个分支。

3. 器械准备

(1)药线制作:①将桑皮纸裁成大小不同五种规格;②左右手分别持桑皮纸的两头,两手方向相反搓 10 次,每次药线均在两指腹间旋转 360°,成绳状即可;③将桑皮纸绳对折,双手保持力的均衡,左手持两绳弯折处,右手持绳的顶端,双手方向相反搓绳 10 次,每次药线均在两指腹间旋转 360°,将其紧密结合成螺旋状;④将搓成的药线,双手方向相反地再对搓 5 次,每次药线均在两指腹间旋转 360°;⑤将药线自距桌面 15 cm 处垂直掷下,药线自桌面弹起 2～5 cm,即可初步判断药线是否合格;⑥搓成 1～5 号螺纹形药线,药线粗细如下:1 号药线(直径 2.6±0.2 mm,长度 11 cm),2 号药线(直径 2.2±0.3 mm,长度 6.5 cm),3 号药线(直径 1.7±0.1 mm,长度 5.5 cm),4 号药线(直径 1.3±0.2 mm,长度 3.5 cm),5 号药线(直径 1.2±0.3 mm,长度 2.7 cm)。

(2)药线消毒与存放:采用高压蒸汽消毒方式,保持干燥及阴凉的环境下存放。

(3)药物:外粘药线常与提脓祛腐的油膏及掺药配合使用,如红油膏、九一丹、八二丹。

4. 操作步骤

(1)窦瘘创面给予外科处理,使形成管道,并引流通畅。

(2)药线放置时沿腔隙及窦道的纵轴,无明显抵抗感及阻力,至腔底部。

(3)退出腔隙或窦道长度的 1/5(或 0.5 cm)。

(4)尾部留在疮口外 1 cm 左右,并呈分叉状,向疮口下方或侧方折放,胶布固定。

(5)每日根据引流出的脓腐情况,更换药线,每日 1～2 次,使创面保持引流通畅。

(6)待脓水干净,窦瘘长度小于 0.5 cm 时可停用药线。

5. 注意事项

(1)根据桑皮纸药线的弹性结合管腔的腔隙容积和管道走行,判断适合应用药线的窦瘘管腔容积及走行。弯曲度越接近 180°的管道,适合应用药线疗法引流,弯曲角度过小或过大的腔隙及窦道不适宜于药线疗法治疗。

(2)放置药线时沿腔隙或窦道的纵轴,无明显抵抗感及阻力,至腔底部后,退出腔隙或窦道长度的 1/5(或 0.5 cm)。尾部留在疮口外 1 cm 左右,并呈分叉状,向疮口下方或侧方折放,胶布充分固定,防止掉入腔隙或窦道内。

十五、结肠水(药)疗法

近年来,在临床医学上,人们开始应用结肠水(药)疗法(亦称洗肠法)对大肠肛门病进行治疗已取得一定的成效。

1. 适应证

习惯性便秘,慢性结肠炎,溃疡性结肠炎,肠无力,外科手术前(后)通便,肠镜检查前后的肠道清洗等。

2. 禁忌证

严重心脏病,肠道肿瘤,动脉瘤,严重贫血,人工肛门患者,严重内痔,肛管炎症,肛缘水肿,活动性出血,结肠、直肠术后 7 d 内患者和孕妇。

3. 术前准备

采用电脑大肠灌洗仪,由受过专业训练的洗肠师或医务人员进行操作。洗肠者先行心电图及胸片检查,排空膀胱。洗肠前应向患者介绍结肠水疗的原理、方法、过程及注意事项。并根据不同的疾病,选择不同的中药进行洗肠,以达到治疗目的。

4.洗肠方法

洗肠者取左侧卧位,双下肢半屈位,操作者以石蜡油润滑患者肛门,行肛门指诊明确肛管直肠无病变,并沿直肠走行方向将肛门导管轻轻插入肛内,深约 6 cm,连接肛导管的进水管弓出水管,开进水阀向肠道注水,每次 1.5～2 L 为宜,水温调节在 36 ℃～38 ℃,流速为 100 mL/min,进水压维持在 5～8 kPa,同时配合适当腹部按摩(按顺时针方向),当患者便意强烈时打开出水阀,同时按顺时针方向轻揉腹部,将水及大量粪便排出,至排出液无粪便时关出水阀继续注水。如此反复至无粪便排出。然后,经洗肠机从中药注入口灌注中药 150 mL,保留 15 min 后排出。每次水疗时间控制在 30～45 min。最后将剩下的 150 mL 注入,保留 3 h,7 d 为 1 次,4 次为 1 个疗程。

5.注意事项

(1)操作前检查水疗机工作状态是否正常,各管道是否通畅,有无折弯扭曲,参数设定是否正确。

(2)在插管前进行认真的直肠指诊,了解肛管直肠走行方向,排除直肠的占位性病变。肛门插管固定牢固,更换体位时避免不必要的损伤。

(3)插入肛器的进水口朝上,防止空气进入,肛器纵轴与患者肠道呈钝角,即肛器纵轴呈水平放置,以免堵塞肠腔出口,甚至损伤直肠前壁黏膜。

(4)注意水温、压力、流速的变化,尤其是压力,绝对不能超过水疗仪规定上限,否则有引起肠穿孔的危险。

(5)在水疗过程中应严密观察患者的面色、脉搏,排泄物的性质和数量,同时注意有无腹痛等情况,若患者出现胸闷、心慌、头晕、出冷汗等症状应立即停止水疗。

(6)严格无菌操作,一件水疗物品只能供一名患者使用,以免发生交叉感染。

十六、针灸疗法

针灸疗法是中医学的瑰宝,既可治病,又可防病,增强体质,用之得当可达到神奇的疗效。针灸疗法治疗肛肠病有着悠久的历史和丰富的经验,具有清热泻火、行气止痛、活血祛瘀、温经散寒、补益、增强免疫的功效。

对于治疗慢性结肠炎、痔疮、习惯性便秘、脱肛、腹痛、肛门术后疼痛、术后尿潴留等均有良好疗效。

1.体针疗法

对慢性结肠炎、痢疾、便秘、脱肛、腹痛、肛门术后疼痛等,常用足三里、长强、承山、百会、三阴交、中脘、肾俞、内关等穴;对于痔疮、肛裂急性期发作,针刺多选取长强、次髎等局部穴位,选配承山、大肠俞、二白等远处穴位,手法以泻法为主,起到清热泻火、疏通经络的作用;对于肛肠术后尿潴留常用足三里、中极、关元、气海、三阴交等穴。在手法上,实证常用泻法,虚证常用补法,虚实夹杂,则用半补半泻法。

2.耳针疗法

对便秘、便血、脱肛、肛门术后疼痛有较好疗效。常用大肠、直肠肛门、皮质下、神门、阿是穴等,一般用王不留行或六神丸以胶布固定压于耳穴点。

3. 灸法

灸法是用姜片放于穴位处,用陈艾点燃以刺激穴位达到治疗目的。目前,多用药物无烟灸条直接照烤穴位,对治疗尿潴留、慢性结肠炎、便秘、肛门肿痛、腹痛等病证疗效较好,常用穴位是足三里、三阴交、长强、中极、关元、气海、百会、中脘、肾俞等。

十七、推拿疗法

推拿又称按摩,古代称为"按跷""案杌""爪幕"等,现代随地区不同而有不同称谓,如北方称为"按摩",南方称为"推拿",中原一带则称为"推按"。推拿疗法是我国人民长期与疾病做斗争总结发展起来的具有独特疗效的防病治病、强身健体的方法。通过推拿可以使脏腑功能阴阳平衡协调,气血调顺,经络畅通,活血祛瘀,既可治病又可保健和强身防病。因此,该法不仅用于骨伤科,也广泛用于内、儿、骨伤各科和肛肠科。

(一)常见肛肠病的推拿治疗

1. 腹泻

腹泻又称泄泻,相当于西医的急、慢性肠炎。对其治疗,急性腹泻,固涩止泻;慢性腹泻,健脾和胃、温肾壮阳。推拿疗法对慢性肠炎、消化不良、胃肠功能紊乱、胃肠道过敏等慢性腹泻效果较好,对急性腹泻则应配合西药治疗为好。

(1)操作方法

1)患者仰卧位,双下肢屈曲,术者立于右侧。术者单手掌从脐上以脐为中心沿逆时针方向反复揉摩腹部,用力要柔和,以患者感舒适为度,持续操作5~6 min,使患者腹部有微热的感觉。对因暴饮暴食或饮食不洁而致的急性腹泻,揉摩腹部则以顺时针方向进行。用拇指或中指揉按腹部的中脘、天枢、气海、关元。每穴1~2 min,用力由轻而重,以患者耐受为度。揉按患者合谷、外关、内关、足三里、上巨虚、三阴交,每穴1~2 min,使患者感酸胀微痛为宜。

2)患者俯卧位,术者立于一侧。用手掌揉按背部督脉及两侧膀胱经,上下往返揉按2~3 min。用捏脊法,即用双手拇指与食指、中指相对分别拿捏尾骶部皮肤,随捏随提,双手交替捻动,并沿患者背部督脉由下而上反复操作3~4遍。用手掌横擦患者腰骶部,以骶部八髎穴和腰部肾俞、命门附近为主,揉擦3~4 min,使患者局部有透热的感觉。揉长强,用中指尖勾压于尾骨下方的长强穴,持续按揉2~4 min,然后,按揉脾俞、胃俞、大肠俞数遍。

(2)注意事项:腹泻患者应忌食肥甘厚味、生冷辛辣刺激性和不易消化的食物,严禁暴饮暴食。对急、慢性腹泻,首先要做好相关检查,明确诊断,排除器质性病变,再对症治疗。

2. 便秘

便秘为临床常见的一种症状,推拿治疗有一定疗效,再结合加强腹肌锻炼,养成良好的生活习惯,适当调整饮食结构,并对相应病症配合药物,将会取得良好疗效。

(1)操作方法。

1)患者仰卧,按摩者立于一侧。按摩者用手掌以肚脐为中心,按顺时针方向揉摩患者腹部5~8 min,用力要由轻而重,动作要柔和缓慢,或由慢到快,逐渐深达胃肠,以患者感舒适为度。用中指或拇指揉按中脘、下脘、神阙、气海、关元、天枢、足三里、三阴交,每穴1~2 min,用力先要轻柔。然后,根据患者耐受程度逐渐加大,动作不要粗暴。患者也可在排便时,自己用中指或拇指用力按揉双侧迎香穴,以感酸胀为宜,或按压腹部左侧的天枢穴以助排便。双手交替拿揉患者双侧合谷、外关、内关,用力适度,让患者感觉酸胀微痛即可。以拇指与食、中环指相对用力,分别在腹部由上而下拿捏和提弹腹筋。

推法,手掌着力由膻中垂直向下,沿任脉推至关元 3～5 遍,再用两手掌由内上斜向外下方分推腹肌 3～5 遍。震法,先用拇指和中指按压两侧天枢穴,快速震颤 1～2 min,再震颤建里和关元穴。指法,五指并拢,掌面着力,以脐为中心,快速轻柔拍击腹部。

2)患者俯卧位,按摩者立于一侧。用手掌揉按患者背部两侧膀胱经,用力要由轻到重,上下反复按摩 2～3 min。双手拇指按揉肾俞、大肠俞、胃俞、脾俞、命门,每穴按揉 1～2 min,再按摩足心涌泉穴 2～3 min 以患者有酸胀感为度。双手拇指或中指重按患者双下肢承山穴 1～2 min,以患者耐受为度。用手掌横擦患者腰骶部 3～5 min,使患者有透热感为度,并以骶部八髎为中心。用中指指尖勾压于尾骨下方长强穴,持续按揉 2～4 min。

(2)注意事项:在推拿按摩过程中,一定要注意动作和用力适度,不能使用暴力,避免发生意外损伤。对有严重高血压、心血管疾病患者应慎重。同时不可滥用泻药。

3.尿潴留

尿潴留又称癃闭,以排尿困难或小便闭塞不通为主症。推拿疗法是疏气机、利水道、通小便。

(1)操作方法。

1)患者仰卧位,按摩者立于一侧。以脐为中心,用手掌轻柔缓慢按顺时针方向摩小腹部 4～5 min,用中指或拇指以顺时针方向,由轻到重揉按气海、关元、中极各 1～2 min,用手掌轻柔揉摩患者大腿内侧 4～5 min 再按揉髀关、三阴交、足三里各 1～2 min,以患者感酸胀为度。

2)患者俯卧位,按摩者立于一侧,按摩者用手掌横擦患者腰骶部八髎穴,使患者有透热的感觉。

(2)注意事项:对尿潴留的按摩动作一定要轻柔、缓慢、有节律,严禁重力和粗暴,对于尿毒症患者不能用按摩法治疗。

4.小儿脱肛

小儿脱肛是一种常见的肛肠病,多因腹泻体虚、中气不足、气虚下陷和湿热积聚、热邪下迫所致。其治则为升提举陷,其中虚者益气举陷,实者清热举陷。

(1)操作方法:揉百会 50 次,摩腹 300 次,揉丹田 300 次,揉天枢 300 次,揉长强 300 次,捏脊 3 遍。气虚下陷者加补脾经 300 次,补肾经 300 次,补大肠经 300 次,推三关 300 次,推上七节骨 300 次;湿热下迫者加清大肠经 300 次,清肺经 300 次,推六腑 50 次,推下七节骨 300 次。每次便后将脱出部分复位,同时揉长强穴。

(2)注意事项:养成良好的生活习惯,保持大便通畅,防止便秘和腹泻。大便时避免蹲位,婴儿便时应在大腿伸直位大便,可坐儿童应取坐位排便。

(二)慢性胃肠病的自我保健按摩

对于慢性胃肠病患者,一方面应积极治疗,另一方面可根据身体状况选择适宜的运动方式,加强锻炼提高身体素质,同时养成良好的饮食和生活习惯,对控制病症的发展和促进疾病的痊愈均有良好的效果。而通过对腹部的自我保健按摩则可促进血液循环,增强胃肠蠕动,改善消化功能,对调整胃肠的功能有着良好的功效。

1.腹部按摩

(1)揉胃脘:先用右手全掌紧贴胃脘部的中脘穴附近,作顺时针方向揉摩约 100 次。

(2)揉脐:右手放在脐部,作顺时针方向揉摩 100 次。

(3)揉腹：用右手掌贴于腹部，左手掌放右手背上，以脐为中心，作顺时针方向揉摩整个腹部100次，然后，左右手交换上下，再逆时针按摩腹部100次。

(4)擦肋与少腹：用两手掌紧贴两侧肋部，作前后来回擦动30次，动作要快，适当用力（有胃下垂者不宜）；然后两手分开手指紧贴脐旁（天枢穴上下），做上下往返擦动30次（胃下垂者不宜）。

2.穴位按摩

(1)腹部穴位按摩：先用右手拇指点按中脘，然后两手拇指分别点按两侧天枢，最后点按关元。用力缓缓向下点按到不能再按的深度，然后，慢慢抬起算1次，点按5次。

(2)四肢穴位按摩：双手拇指按揉双侧足三里30次，然后右手拇指按于左手掌中按揉20次，再交换按右手掌中20次。

(三)注意事项

按摩时不可过饱或过饥，并要排空小便，有急性炎症、肿瘤、高热、出血时不宜按摩。按摩要量力而行，持之以恒，同时还要养成良好卫生、饮食、生活习惯和增加适合自己的体育锻炼项目，如太极拳、气功等。

十八、生物反馈疗法

生物反馈疗法是由美国心理学家米勒在20世纪60年代始创的，在大量动物实验基础上，证明了人的意识可以随意调节自主神经系统所控制的内脏、腺体，提出了自主神经系统的操作条件反射理论，奠定了生物反馈治疗内脏疾病的理论基础。生物反馈的定义（biofeed back，BF）：运用现代科学技术，将人们正常意识不到的身体生物信号如肌电、脑电、皮温、心率、血压等转变为可以被人觉察到的信号，如视觉、听觉信号，让患者根据这些信号，学会在一定的范围内通过意识调控内脏器官的活动，纠正偏离正常范围的内脏活动的治疗和训练方法。分为血压生物反馈，心率生物反馈，手指温度生物反馈，脑电图生物反馈，肌电生物反馈等。盆底肌电生物反馈技术是指在肌电生物反馈仪指导下的生物反馈训练技术，对肛直肠动力异常所致的便秘、大便失禁、肛门疼痛等具有较好的治疗效果；该技术可以改善盆底肌的耐受力、压力及肌电活动异常等而达到治疗目的，国内外报道有较高的成功率和很低的复发率。其作为一种常规方法逐渐取代了外科手术及药物治疗。

1.适应证

功能性出口梗阻性便秘、功能性大便失禁、慢性盆底痛等。

2.禁忌证

器质性、继发性、药源性因素引起的便秘、失禁、盆底疼痛患者；严重精神疾患；认知能力差的患者。

3.治疗方法

(1)功能性出口梗阻性便秘治疗方法：主要采用压力介导的生物反馈和肌电图生物反馈。①压力介导的生物反馈：利用气囊或肛门括约肌探头等各种传感器分别测定直肠、肛门内括约肌和肛门外括约肌的压力，同时利用气囊模拟粪块，让患者模拟排便，并不断调整压力，通过生物放大器和与之相连的计算机了解肛门内外括约肌的压力，肛门直肠反射振幅及压力等。让患者在观测指标同时，向其解释异常指标的变化，教会患者协调肛门内外括约肌的运动，并不断调整以达到正常，最终在无仪器帮助下也能做到正常地排便。②肌电图生物反馈：是最常用的生物反馈方式。利用肛管电极和体表电极监测排便动作时肛门外括约肌和盆底肌、腹肌的运动状况,通过计算机显示耻骨直肠肌和肛门内、外括约肌的活动。患者通过观察这些肌电指标,学会识别正常与异常的肌肉收缩舒张活动,在排便时正确收缩和放松肛门及腹部肌肉,最终掌握正确的排便动作,达到治疗目的。

(2)功能性大便失禁治疗方法:主要有以下三种。①协调训练:协调肛门外括约肌和盆底肌的收缩,多增强肛门外括约肌力量。②感觉训练:部分大便失禁患者直肠感觉的敏感性降低、感觉延迟,利用气囊或水囊生物反馈训练患者直肠感觉的敏感性,在训练中逐步减少气囊和水囊的体积,训练厚重的感觉能力。让患者感觉容量变化,对直肠扩张器反应并收缩肛门括约肌,达到治疗目的。③对既有先天性障碍又有感觉障碍的患者:将上述两种方法结合起来共同训练。

(3)慢性盆底痛治疗方法:主要也是压力介导的生物反馈和肌电图反馈技术。

从20世纪90年代以来,各种生物反馈治疗便秘的研究资料显示,这种治疗方法的效果是令人满意的,成功率达到73%～76%。对功能性大便失禁的治疗,有效率达75%。对肛门直肠痛的治疗报道不一,有效率在34%～91.6%。

4.临床研究新进展

Glazer评估方法在1997年由Glazer和Marinsff提出的,它为盆底肌肉活动的测量提供一种固定的秩序,也为正常人及伴有盆底肌肉功能障碍的人提供一种描述表面肌电的数据库。原理:表面肌电信号(SEMG)是神经肌肉系统在进行随意性和非随意性活动时的生物电变化,经表面电极引导、放大、显示和启示所获得的一维电压时间序列信号,与传统的针式肌电图相比,表面肌电信号探测空间较大,重复性好,是非创伤性操作,为临床研究和基础研究提供了一种无创、动态、实时的评估方法。人们可以根据评估结果,设定不同的治疗模式。目前常用的是:肌电触发电刺激+Kegel模板训练模式。

(1)肌电触发电刺激:当患者努力尝试做一动作,就会发出自己的SEMG,当信号达到或超过所设定的阈值时,反馈仪就会发出电刺激帮助患者完成这个动作。经过反复的训练,促使患者加大肌肉收缩意识,以引发进一步的肌肉刺激,向中枢神经系统提供了大量的输入冲动,使大脑中枢逐渐恢复对病理状态的盆底肌神经肌肉的控制。

(2)Kegel模式:这种训练方法是在20世纪40年代由Kegel医师首先提出的,最早主要是治疗女性的压力性尿失禁。利用生物反馈仪的Kegel模式加强训练,能帮助患者改善盆底肌的耐力及抗疲劳性,同时加强盆底肌肉收缩强度。

目前,尚缺乏规范的治疗方案,每个盆底生物反馈治疗中心的治疗方法和疗程差异较大。美国梅奥医院(Mayo Clinic)采用短期强化治疗方案为,每日训练3次,每次45 min,每周5 d,2周为1个疗程。医院训练结束后,患者自行购买家用训练器,根据方案训练并定期随访。南京中医药大学附属第三医院全国肛肠中心采用肌电触发刺激反馈和单纯模板训练反馈进行院内训练,每日1次,每次30～60 min,每周5次,10次为1个疗程,1～2个疗程后,采用家庭训练并定期随访。

第五章　关节与运动损伤

第一节　膝关节半月板损伤

膝关节半月板损伤是膝关节的常见疾患。半月板位于胫骨关节面上,有内侧和外侧半月形状骨。内侧半月板呈"C"形,前角附着于前十字韧带附着点之前,后角附着于胫骨髁间隆起和后十字韧带附着点之间,其外缘中部与内侧副韧带紧密相连。外侧半月板呈"O"形,其前角附着于前十字韧带附着点之前,后角附着于内侧半月板后角之前,其外缘与外侧副韧带不相连,其活动度较内侧半月板为大。

一、病因与发病机制

(一)发病原因

当膝关节伸屈时,半月板一般不随膝关节的运动而移动。膝关节做内旋或外旋运动时,半月板才有轻微的移动。而当膝关节处于半屈曲、小腿内旋或外旋位时,半月板即被挤住而不能运动。若动作突然,力量很大,超过了半月板纤维软骨或其周缘的纤维组织的耐力时,即会发生撕裂。长期的挤压磨损可引起退变,也容易造成撕裂。半月板异常松动,关节韧带损伤后不稳定,或肥胖,体重过大等原因,都是半月板易受损伤的因素。

(二)发病机制

膝半月板为纤维软骨组织,呈周缘厚、内缘薄的楔形,平面观为半月形,充填于股骨髁与胫骨髁之间。内、外侧半月板在四周及前、后角均有坚固的附着点(仅外侧有腘肌腱相隔),可依靠其本身的弹性及附着缘使其在移位后,再回到原位。因此,半月板有增强膝关节稳定的作用。当膝关节伸屈时,股骨髁在半月板上滑动。伸时推动半月板向前,屈时向后。膝关节旋转时,半月板与股骨内、外髁一致活动,其旋转发生在半月板与胫骨平台之间,一侧半月板向前,一侧半月板向后。而当膝关节处于半屈曲,小腿内旋或外旋位时,半月板即被挤住而不能运动。如此时突然伸直或进一步旋转,半月板本身的纤维软骨或其周缘的纤维组织所承受的拉力超过其本身的耐力时,即会发生撕裂。长期蹲位或跪位劳动者,在屈膝位小腿外旋,内侧半月板后移,后角被挤压于两髁之间,前角则受到牵拉。长期的挤压磨损可引起退变,容易造成撕裂。半月板异常松动,关节韧带损伤后不稳定,或肥胖、体重过大等原因,都是半月板易受损伤的因素。Groh根据病因将半月板损伤分为四种类型:①自发性撕裂(原发退行性变),多为蹲位或跪位职业者,在长期磨损造成退行性变的基础上发生撕裂。②创伤性新鲜撕裂最常见,活动多的年轻人发生率高,往往是纵裂或边缘撕裂。③创伤性撕裂的晚期病变(继发退行性变),在初次微小损伤(如不完全的边缘撕裂)愈合不良等基础上局部退变,或因继续的机械作用使原损伤扩大,以后在轻微的外伤下又发生新的、造成明显症状的撕裂。④关节韧带损伤后的晚期病变(假性原发退行性变),当韧带损伤后,关节不稳定,增加了半月板的负担和遭受损伤的机会。内侧半月板后角的损伤多为继发于前内侧不稳定的退变,而前外侧不稳定则易使外侧半月板发生同样的病变。由于半月板本身无血运,只在周缘有血循环,因此仅边缘撕裂有可能愈合。破裂的半月板不但失去了其协助稳定关节的作用,而且反会干扰膝关节的正常运动,甚至造成交锁。破裂的半月板与股骨髁、胫骨髁之间长期磨损,终将导致创伤性关节炎。

二、临床表现

(一)症状

1.疼痛性质

半月板无感觉神经末梢,症状多来自关节囊的损伤及刺激,或关节活动时的机械干扰。因此,疼痛往往发生在运动的某种体位,而且体位改变后疼痛即可能消失。疼痛部位在两侧关节间隙,部位申诉不清,或整个关节内疼痛者,很少是半月板损伤。

2.交锁症状

当运动中,股骨髁突入半月板之破裂处而又不能解脱时,可突然造成膝关节伸屈障碍,尤其是伸直受阻,形成交锁。放松肌肉,改变体位,自主或被动旋转伸屈后,交锁多可解脱。

(二)体征

1.压痛

在髌韧带与侧副韧带之间,沿关节间隙有固定而限局的压痛,在患者伸膝的过程中检查压痛有时更为明显。

2.旋转挤压试验

被动旋转、屈伸膝关节,以诱发疼痛、弹响及弹跳感。由于损伤部位及类型的不同,同一旋转体位的挤压诱发出来的体征可以反映不同侧的损伤。

3.阿氏(Apley)试验

在俯卧位旋转挤压膝关节诱发疼痛。

4.肌肉萎缩

肌肉萎缩以股四头肌最为明显。

三、检查

1.压痛部位

压痛的部位一般即为病变的部位,对半月板损伤的诊断及确定其损伤部位均有重要意义。检查时将膝置于半屈曲位,在膝关节内侧和外侧间隙,沿胫骨髁的上缘(即半月板的边缘部),用拇指由前往后逐点按压,在半月板损伤处有固定压痛。

2.麦氏(M cmurray)试验(回旋挤压试验)

患者仰卧,检查者一手握小腿踝部,另一手扶住膝部将髋与膝尽量屈曲,然后使小腿外展、外旋和外展、内旋,或内收、外旋,逐渐伸直。出现疼痛或响声即为阳性,根据疼痛和响声部位确定损伤的部位。

3.强力过伸或过屈试验

将膝关节强力被动过伸或过屈,如半月板前部损伤,过伸可引起疼痛;如半月板后部损伤,过屈可引起疼痛。

4.侧压试验

膝伸直位,强力被动内收或外展膝部,如有半月板损伤,患侧关节间隙处因受挤压引起疼痛。

5.单腿下蹲试验

用单腿持重从站立位逐渐下蹲,再从下蹲位站起,健侧正常,患侧下蹲或站起到一定位置时,因损伤的半月板受挤压,可引起关节间隙处疼痛,甚至不能下蹲或站起。

6.重力试验

患者取侧卧位,抬起下肢做膝关节主动屈伸活动,患侧关节间隙向下时,因损伤的半月板受挤压而引起疼痛。反之,患侧关节间隙向上时,则无疼痛。

7.研磨试验

患者取俯卧位,膝关节屈曲,检查者双手握住踝部将小腿下压,同时做内外旋活动。损伤的半月板因受挤压和研磨而引起疼痛。反之,如将小腿向上提,再做内外旋活动,则无疼痛。

8.X线检查

拍照X线正侧位片,虽不能显示出半月板损伤情况,但可排除其他骨关节疾患。膝关节造影术对诊断意义不大,且可增加患者痛苦,不宜使用。

9.膝关节镜检查

通过关节镜可以直接观察半月板损伤的部位、类型和关节内其他结构的情况,有助于疑难病例的诊断。

四、诊断与鉴别诊断

(一)诊断

对半月板损伤的诊断,主要依据病史及临床检查,多数患者有外伤史,患侧关节间隙有固定性疼痛及压痛,结合各项检查综合分析,多数能做出正确诊断。对严重创伤患者,要注意检查有无合并侧副韧带和十字韧带损伤。

1.受伤史

多数患者都有较确切的外伤史。

2.疼痛

半月板受伤时合并有滑膜伤,因而疼痛较重,特别是在伤侧。

3.关节肿胀

关节肿胀由积血、积液而造成。

4.响声

关节活动时伤侧可有清脆的响声。

5.关节绞锁

关节绞锁即关节在活动时突然被卡住,这是由于破碎的半月板卡在股骨髁与胫骨平台间而造成的。

6.股四头肌萎缩

股四头肌萎缩一般出现在慢性病例中。

(二)鉴别诊断

本病诊断时应和其他膝关节疾病鉴别,如关节内肿瘤、髌骨软化症等。在现代医疗条件下可通过X线片、CT片及关节镜协助确诊。X线片可除外其他膝关节疾病,关节充气造影、CT可确定半月板损伤的部位。

另外，本病还需与半月板变性进行鉴别：半月板变性或撕裂的共同表现是半月板内出现异常信号，二者的鉴别是确定异常信号是否累及关节面，MRI 诊断的 Ⅰ 级、Ⅱ 级信号，关节镜下不能发现，因关节镜看不到半月板的内部，只能看到半月板表面，而 MRI 对半月板变性能明确诊断。Ⅰ、Ⅱ 级信号为半月板变性，一般需保守治疗，而 Ⅲ 级信号为半月板撕裂，需手术治疗。MRI 在半月板诊断中的作用，无疑给骨科医生提供了确实可靠的影像学依据，有条件时应在关节镜术前常规做 MRI 检查。

五、治疗

不伴有韧带损伤的急性半月板损伤患者应该使用外固定护具，膝关节固定器，或使用石膏夹板。在最初受伤和治疗之后 24 h 的时间里应重新检查患者，以排除隐匿性韧带损伤。如果疼痛剧烈，这些不伴有相关韧带损伤的半月板撕裂的患者应避免负重。

持续固定不应超过 2~4 d，以便尽早地开始股四头肌功能练习。对于轻微的损伤以上方案是合适的，但当有严重积液或不稳定存在时，有必要请矫形外科医生指导治疗。存在慢性症状的患者，当患者自述有交锁、打软腿或摩擦感，都需矫形外科医生会诊。

对于能承重行走的患者，伤后 24~48 h 开始肿胀的患者、肿胀轻微者或膝关节能全幅度活动的患者，非手术治疗可能会更有效。外周型半月板损伤的患者非手术治疗同样好，因为半月板周边部分能够提供良好的血供。保守治疗 3 周后，症状改善不明显，可能会需要手术治疗。

关节镜手术指征包括：①持续的症状，影响日常活动。②阳性半月板损伤查体结果。③保守治疗没有肯定的效果。缺乏膝关节疼痛的其他原因。依据半月板损伤的大小、部位、类型，外科医生可以行修复、切除或让其自行愈合。

半月板手术修复能够保持其在膝关节减震时的重要作用。通常具有以下特点的半月板撕裂伤可以手术修复：①损伤在从半月板与关节囊结合处不超 3 mm 处。②发生在半月板体部轻微的撕裂。③贯通的可移动的半月板损伤。④一个完整的垂直纵向撕裂>10 mm，如果手术修复不可行，提倡半月板部分切除。稳定的垂直纵向半月板损伤，65% 患者无须治疗会自然地痊愈。

交锁的膝关节半月板撕裂伤应在损伤 24 h 内解除。患者膝关节弯曲 90°，小腿悬挂在桌子边缘，这样可以使膝关节复位。重力将胫骨股骨分离，关节内局部注射麻醉药将帮助减少疼痛。上述体位休息一会儿后，沿大腿轴线小心牵引，轻度旋转胫骨，通常会解除交锁。在轻柔的尝试后，如果不成功，应用后托夹板固定。在强力解锁还原之前，强烈建议会诊咨询。因为急性交锁膝关节解锁的操作可能进一步地损伤所累及的半月板。

第二节 强直性脊柱炎

强直性脊柱炎（ankylosing sporidylitis，AS）是一种主要侵犯脊柱，并可不同程度地累及骶髂关节和周围关节的慢性进行性炎性疾病。AS 的特点为腰、颈、胸段脊柱关节和韧带以及骶骶关节的炎症和骨化,髋关节常常受累,其他周围关节也可出现炎症。本病一般类风湿因子呈阴性,故与 Reiter 综合征、银屑病关节炎、肠病性关节炎等统属血清阴性脊柱病。

一、病因

(一)病因病理

AS 的病因目前尚未完全阐明,近年来,分子模拟学说(molecular mimicry)从不同的角度全面地解释了发病的各个环节,流行病学调查结合免疫遗传研究发现,HLA-B27 在强直性脊柱炎患者中的阳性率高达 90% 以上,证明 AS 与遗传有关,大多数学者认为其与遗传、感染、免疫、环境因素等有关。

1. 遗传

遗传因素在 AS 的发病中具有重要作用,据流行病学调查,AS 患者 HLA-B27 阳性率高达 90%~96%,而普通人群 HLA-B27 阳性率 4%~9%;HLA-B27 阳性者 AS 发病率为 10%~20%,而普通人群发病率为 1%~2%,相差约 100 倍;有报道,AS 患者一级亲属患 AS 的危险性比一般人高出 20~40 倍,国内调查 AS 患者一级亲属患病率为 24.2%,比正常人群高出 120 倍,HLA-B27 阳性健康者,亲属发生 AS 的概率远比 HLA-B27 阳性 AS 患者亲属低,所有这些均说明,HLA-B27 在 AS 发病中是一个重要的因素,但是应当看到,一方面 HLA-B27 阳性者并不全部都发生脊柱关节病,另一方面,有 5%~20% 的脊柱关节病患者检测 HLA-B27 呈阴性,提示除遗传因素外,还有其他因素影响 AS 的发病。因此,HLA-B27 在 AS 表达中是一个重要的遗传因素,但并不是影响本病的唯一因素,有几种假设可以解释 HLA-B27 与脊柱关节病的关系:

(1)HLA-B27 充当一种感染因子的受体部位。

(2)HLA-B27 是免疫应答基因的标志物,决定对环境激发因素的易感性。

(3)HLA-B27 可与外来抗原发生交叉反应,从而诱导产生对外来抗原的耐受性。

(4)HLA-B27 增强中性粒细胞活动性。

借助单克隆抗体,细胞毒性淋巴细胞,免疫电泳及限制片段长度多形态法,目前已确定 HLA-B27 约有 7 种或 8 种亚型,HLA-B27 阳性的健康者与脊柱病患者可能有遗传差别,例如,所有 HLA-B27 阳性个体都有一个恒定的 HLA-B27M1 抗原决定簇,针对此抗原决定簇的抗体可与 HLA-B27 发生交叉反应,多数 HLA-B27 分子还有 M2 抗原决定簇,HLA-B27M2 阴性分子似乎比其他 HLA-B27 亚型与 AS 有更强的联系,尤其是亚洲人,HLA-B27M2 阳性亚型可能对 Reiter 综合征的易感性增强;现已证明,HLA-B27M1 与 M2 两种抗原决定簇和致关节炎因子,如克雷白杆菌、志贺杆菌和耶尔森菌能发生交叉反应,反应低下者似乎多表现为 AS,反应增强者则发展为反应性关节炎或 Reiter 综合征。

2. 感染

近年来的研究提示,AS 发病率可能与感染有关,发现 AS 患者在 AS 活动期中肠道肺炎克雷白杆菌的携带率及血清中针对该菌的 IgA 型抗体滴度均较对照组高,且与病情活动呈正相关,有人提出克雷白杆菌属与 HLA-B27 可能有抗原残基间交叉反应或有共同结构,如 HLA-B27宿主抗原(残基 72~77)与肺炎克雷白杆菌(残基 188~193)共有同源性氨基酸序列,其他革兰阴性菌是否具有同样序列则不清楚,免疫化学分析发现,HLA-B27 阳性 Reiter 综合征患者约 50% 血清中有抗体与这种合成的肽序列结合,HLA-B27 阳性 AS 患者有 29%,

而对照组仅有5%,据统计,83%的男性AS患者合并前列腺炎,有的学者发现约6%的溃疡性结肠炎患者合并AS,其他报道也证实,AS患者中溃疡性结肠炎和局限性肠炎的发生率较普通人群高许多,故推测AS可能与感染有关。

3. 其他

有人发现,60%AS的患者血清补体水平增高,大部分病例有IgA型类风湿因子,血清C_4和IgA水平显著增高,血清中有循环免疫复合物,但抗原性质未确定,以上现象提示,免疫机制参与本病的发病,创伤、内分泌、代谢障碍和变态反应等亦被疑为发病因素,总之,目前本病病因未明,尚无一种学说能完满解释AS的全部表现,很可能在遗传因素的基础上受环境因素(包括感染)等多方面因素的影响而致病。

(二)病理

本病早期的组织病理特征与类风湿关节炎不同,其基本病理变化为肌腱、韧带骨附着点病变,也可发生一定程度的滑膜炎症,常以骶髂关节发病最早,以后可发生关节粘连,纤维性和骨性强直,组织学改变为关节囊、肌腱、韧带的慢性炎症,伴有淋巴细胞、浆细胞浸润,这些炎性细胞成团分布于较小的滑膜血管周围,邻近的骨组织内也可有慢性炎性病灶,但其炎性病灶与滑膜的病变过程无关,本病与类风湿关节炎病理改变的不同点是,关节和关节旁组织、韧带、椎间盘和环状纤维组织有明显钙化趋势,本病的周围关节滑膜炎组织学改变与类风湿关节炎也不尽相同,其滑膜炎浆细胞以IgG型和IgA型为主,滑液中淋巴细胞较多,并可见到吞噬了变性多核细胞的巨噬细胞,滑膜炎症很少有广泛侵蚀性和畸形改变。

骶髂关节炎是强直性脊柱炎的病理标志,也常是其最早的病理表现之一,骶髂关节炎的早期病理变化包括软骨下肉芽组织形成,组织学上可见滑膜增生和淋巴样细胞及浆细胞聚集,淋巴样滤泡形成以及含有IgG,IgA和IgM的浆细胞,骨骼的侵蚀和软骨的破坏随之发生,然后逐渐被退变的纤维软骨替代,最终发生骨性强直,脊柱的最初损害是椎间盘纤维环和椎骨边缘连接处的肉芽组织形成,纤维环外层可能最终被骨替代,形成韧带骨赘,进一步发展将形成X线所见的竹节样脊柱,脊柱的其他损伤包括弥散性骨质疏松,邻近椎间盘边缘的椎体破坏,椎体方形变及椎间盘硬化,其他脊柱关节病也可观察到相似的中轴关节病理学改变。

强直性脊柱炎的周围关节病理显示滑膜增生,淋巴样浸润和血管翳形成,但没有类风湿关节炎常见的滑膜绒毛增殖、纤维原沉积和溃疡形成;在强直性脊柱炎,软骨下肉芽组织增生常引起软骨破坏,其他慢性脊柱关节病也可见到相似的滑膜病理,但赖特综合征的早期病变则突出表现为更显著的多形核白细胞浸润。

肌腱端炎是脊柱关节病的另一病理标志,是在韧带或肌腱附着于骨的部位发生的炎症,在强直性脊柱炎常发生于脊柱和骨盆周围,最终可能导致骨化,在其他脊柱关节病则以外周如跟腱附着于跟骨的部位更常见。最新的研究表明,强直性脊柱炎的软骨破坏主要从软骨下骨,肌腱与骨结合部的炎症开始逐步向软骨发展(由内向外),而类风湿关节炎则主要由滑膜炎开始,逐步出现软骨及软骨下骨的破坏(由外向内发展)。

二、临床表现

1. 临床概况

25年前发现的HLA-B27与强直性脊柱炎和脊柱关节病之间的关系,拓宽了我们对这类疾病总的认识,这类疾病以肌腱端炎,指/趾炎或少关节炎起病,部分病例可发展成骶髂关节炎和脊柱炎，伴有或不伴有急性前葡萄膜炎或皮肤黏膜损害等关节外表现，肌腱起始端炎症，发生在足跖底筋膜炎和（或）跟骨骨膜炎及跟腱炎可引起足后跟疼痛，胫骨结节和其他部位炎症，而在临床往往缺少明显的炎性肠病，银屑病或肠道或泌尿生殖道的感染，肌腱端部位受到淋巴细胞、浆细胞和多形核白细胞浸润；其附近的骨髓腔也出现水肿和受到浸润，强直性脊柱炎的显著特点是，其中轴肌端炎和滑膜炎的高发生率，且最终导致骶髂关节和脊柱的纤维化和晚期的骨性强直。

虽然所有强直性脊柱炎患者均有不同程度的骶髂关节受累，临床上真正出现脊柱完全融合者并不多见；骶髂关节炎引起的炎性腰痛，呈隐匿性，很难定位，并感到臀部深处疼痛，起病初，疼痛往往是单侧和间歇性的，几个月后逐渐变成双侧和持续性，并且下腰椎部位也出现疼痛，典型的症状是固定某一姿势的时间较长或早晨醒来时症状加重（"晨僵"），而躯体活动或热水浴可改善症状；肌腱端炎，是脊柱关节病的主要特征，炎症起源于受累关节的韧带或关节囊附着于骨的部位、关节韧带附近以及滑膜、软骨和软骨下骨，脊柱关节病的滑膜炎常常与临床上未发现的肌腱端炎有关，至少在某些关节，这种滑膜炎只是一种继发炎症。

由于胸肋骨连接部位、棘突、髂骨嵴、坐骨结节和跟骨部位的肌腱端炎，引起的关节外或关节附近的骨压痛是这类疾病的早期特点，只有极个别患者没有或只有很轻微的腰背部症状，而其他患者可能仅仅是抱怨腰背发僵，肌肉疼痛和肌腱触痛，寒冷或潮湿使症状加重，而这部分患者常常被误诊为纤维肌痛综合征；疾病早期，有些患者还会出现厌食，疲乏或低热等轻微的全身症状，尤其是幼年起病的患者更容易出现这些症状，肋软骨和肋椎、肋椎骨横突关节部位的肌腱端炎可引起胸痛，由于这种胸痛，随咳嗽或打喷嚏加重，易被误诊是胸膜炎所致。

男女发病之比为（7～10）：1，起病多为15～30岁的男性，儿童及40岁以上者少见。强直性脊柱炎一直被认为是主要见于男性的疾病，解放军总医院20世纪80年代报道男女之比为10.6:1；现在研究提示，该病男女之比为（2～3）：1，对男女强直性脊柱炎患病率的差异至今尚乏满意的解释，职业，妊娠对本病均无大影响，而性激素的作用亦尚不肯定。

一般认为女性发病比男性晚，北京协和医院报道女性平均发病年龄26.8岁，比男性发病平均年龄20.8岁迟6年。女性强直性脊柱炎的另一特点是外周关节炎，尤其膝关节受累发生率高于男性，北京协和医院200例分析外周关节炎受累发生率女性略高，为57％比48％，与汕头大学医学院报道相似。另外，女性耻骨联合受累比男性多见，但中轴关节受累相对少见且症状轻，因而常常误诊为其他风湿性疾病。在病情严重性方面，一般认为女性病情较轻，预后较好。注意女性强直性脊柱炎和男性的差异，不但有助于临床诊断和鉴别诊断，对深入研究本病也是有益的线索。

多数患者起病隐匿，早期症状为上背部、臀部及髋部呈间歇性钝痛，有僵硬感或坐骨神经痛，开始疼痛为间歇性，而且较轻，随着病情发展，在数月或数年之后可出现持续性疼痛，甚至为较严重的疼痛，有时疼痛可发生于背部较高部位，肩关节及其周围，但不久就可出现下背部症状，患者常感晨起时和工作1d后症状较重，其他时间则较轻，天气寒冷和潮湿时症状恶化，经服水杨酸制剂和局部热敷后又可缓解，还有些患者首先出现原因不明的虹膜炎，数年或数月后才出现强直性脊柱炎的典型表现。

此种起病方式儿童多于成人，偶尔也可以掌筋膜炎或跟腱炎引起的足跟痛为早期症状，全身症状有疲劳、不适、体重减轻和低热，强直性脊柱炎是一种系统性疾病，既有关节病变表现，也有关节外表现。

2. 关节炎表现

其可累及任何关节,但以脊柱关节受累为多。

(1)骶髂关节炎多数患者首先出现骶髂关节受累症状,个别患者也可首先出现较高位脊柱关节炎症状,表现为下背部强直和疼痛,常放射到一侧或两侧臀部,偶尔放射到大腿,进一步可发展至膝关节背侧,甚至可扩展至膝关节以下;由于骶髂关节局部炎症,下肢伸直抬高征一般都呈阴性,直接按压病变关节或使患侧下肢伸直,可诱发疼痛,在病程早期就可出现下背部运动受限和轻度骶髂关节椎旁肌痉挛,用手指按压耻骨联合、髂骨嵴、坐骨结节也可诱发疼痛;骶髂关节受累呈对称性,耻骨联合也可受累,患者可固定为某一姿势。

(2)腰椎关节炎:虽然骶髂关节和腰椎关节同时受累,但多数患者背部疼痛不适和运动功能障碍是由腰椎关节病变所引起的,开始背部出现弥散性疼痛,以后则逐渐集中于腰部,有时可出现严重腰部强直,而使患者害怕弯腰、直立和转身,因为这些动作可以引起严重疼痛,脊柱强直可能是由于腰部骨突关节炎引起椎旁肌肉痉挛而造成的,查体腰部骨突关节可有触痛,椎旁肌肉明显痉挛,腰部脊柱变直,运动受限,腰部正常生理弯曲消失。

(3)胸部关节炎:脊柱炎进行性上行性发展,胸椎关节也可受累,此时患者有上背部疼痛,胸痛及胸廓扩张运动受限感,这些症状有的患者可在病程早期就出现,但多数患者是在起病6年之后才出现。胸痛一般于吸气时出现,胸廓扩张受限主要是由于肋椎体关节、胸骨柄—胸骨体关节、肋骨与肋软骨接合处,以及胸锁关节受累而引起,胸廓扩张受限可致呼吸困难,尤其在运动时更易出现。肺功能测定多数患者无明显改变,这是由于膈肌运动幅度增强代偿了胸廓扩张受限之故。用手指触压胸骨柄—胸骨体关节、肋骨与肋软骨接合处及所有胸椎均可诱发触痛。随着病情发展,可出现明显脊柱后凸,胸廓活动受限。

(4)颈椎关节炎:少数患者可仅以颈椎关节炎为早期表现,病情进行性发展,可出现严重的颈椎后凸或侧凸,最后头部可呈固定性前屈位,后屈、旋转和侧屈时,可部分或完全受限,空间视野范围明显变小;颈椎病变所致的疼痛可仅限于颈部,也可沿颈旁结构放射到头部,颈部肌群开始严重痉挛,最后可发生萎缩,根性疼痛而牵涉到头和手臂;由于整个脊柱强直和骨质疏松,很易因外伤而发生骨折,尤以颈部为常见,一旦发生颈部外伤性骨折则可造成截瘫。

(5)周围关节炎:1/3 以上的患者可有肩关节、髋关节受累,这样就进一步加重了患者的致残后果,关节疼痛往往较轻,而关节运动受限却很明显,例如不能梳头或下蹲困难等;随着病情的发展,可发生软骨变性,关节周围结构纤维化,最后形成关节强直;病程早期,关节运动受限主要是由关节周围肌肉痉挛所造成,髋关节挛缩,膝关节代偿性屈曲,可使患者呈前躬腰屈曲姿势,而出现鸭步状态,由于脊柱关节广泛性病变,还可造成扁平胸和严重驼背。

强直性脊柱炎晚期,由于炎症已基本消失,所以关节无疼痛,而以脊柱固定和强直为主要表现,颈椎固定性前倾,脊柱后凸,胸廓常固定在呼气状态,腰椎生理弯曲丧失,髋关节和膝关节严重屈曲挛缩,站立时双目凝视地面,身体重心前移,个别患者可严重致残,长期卧床,生活不能自理。

3. 关节外表现

强直性脊柱炎还可出现许多关节外表现,这些表现可以是原发性的,但多数为继发性,少数患者也可发生于脊柱炎之前数月到数年,有些病例关节外表现可与其他疾病相互重叠,例如主动脉炎,既可发生强直性脊柱炎,也可见于瑞特综合征,故强直性脊柱炎可与瑞特综合征重叠;足跟痛是银屑病性关节炎、瑞特综合征、强直性脊柱炎的共同特征,而且这三种患者的

HLA-B27阳性率都很高,提示这三种疾病可以互相重叠。

(1)心脏病变:尸解发现,约1/4的患者有升主动脉根部异常,但是由于主动脉和主动脉瓣炎症所造成的主动脉瓣关闭不全,多见于病程长、有周围关节炎和全身症状(发热和贫血)明显的患者,故临床上只有5%的患者出现心脏症状,多数患者没有自觉症状,仅查体时在胸骨左缘主动脉瓣第2听诊区可听到有较弱的舒张期音,临床上以主动脉瓣关闭不全、心脏扩大及传导异常比较常见,偶尔也可发生完全性房室传导阻滞或伴有阿—斯综合征发作。主动脉炎随着病情的发展,可发生心绞痛,病程后期还可以出现充血性心力衰竭,强直性脊柱炎除可并发主动脉炎之外,还可合并心包炎、心肌炎及结节性多动脉炎。

(2)肺部病变:由于膈肌运动可以代偿呼吸功能,故虽然吸气时胸廓扩张受限,但是很少出现呼吸困难,有些患者也可在出现关节症状之后几年而出现咳嗽、咳痰、呼吸困难和咯血等症状。肺部摄片可见两肺上野有点片状致密阴影,部分患者可出现纤维化,还有一部分患者出现空洞,并有曲霉菌寄生,痰培养可培养出曲霉菌,可伴有真菌瘤形成,晚期患者胸廓扩张受限,肺活量明显下降。

(3)虹膜炎:约1/4的患者可有反复发作性虹膜炎,而且病程越长越易发生。虹膜炎为非肉芽肿性前葡萄膜炎,一般为单侧性,眼部病变与脊柱炎的严重度及病情活动性有关,多见于有周围关节炎或以前有尿路感染史者,若不经治疗,可引起青光眼或失明,个别患者眼部症状可发生在关节症状出现之前。

(4)神经系统病变:强直性脊柱炎神经系统的病变多由于脊柱强直和严重的骨质疏松,即使轻度外伤也易招致脊柱骨折和颈椎脱位而引起的脊髓压迫,造成不同程度的截瘫,根性疼痛或知觉减退,以及运动障碍等,尤以颈椎骨折,是病死率最高的并发症;发生在腰椎,则可压迫马尾神经,可成为慢性进行性马尾综合征,因脊柱椎间盘纤维环骨化,黄韧带、后纵韧带的骨化可造成椎管狭窄,但有的文献记载,脊髓造影并不见椎管狭窄或压迫性表现,而可见腰骶蛛网膜憩室,其原因不清,可能为慢性蛛网膜炎所致,部分患者的初发症状即表现为下肢疼痛而误诊为坐骨神经痛和椎间盘突出症。

(5)泌尿系统病变:主要表现为肾淀粉样变性和IgA肾病,其发生率与类风湿关节炎相似,可以出现蛋白尿,少数患者可因尿毒症而死亡。前列腺炎的发病率也较普通人群高。

(6)全身症状:全身症状一般较轻微,少数人有低热、疲劳和体重下降,个别患者可出现贫血,少数急性发病者也可有高热,四肢关节受累较重者血沉和C-反应蛋白均可升高。

(7)耳部病变:据文献记载,强直性脊柱炎的患者中约有29%发生慢性中耳炎,为正常人的4倍,强直性脊柱炎合并慢性中耳炎的患者多见于合并有其他关节外病变的患者。

4.特殊体征

(1)反映骶髂关节炎症和损伤的试验:如"4"字试验阳性,骶髂关节分离试验阳性或骶髂关节压迫试验阳性等。

(2)脊柱活动受限的体征:如Schober试验阳性,侧弯受限,枕墙试验阳性。

单靠完全伸膝时以手指触地的能力不能用来评估脊柱的活动度,因为良好的髋关节功能可以代偿腰椎运动的明显受限,而Schober试验就能较准确地反映腰椎前屈运动受限的程度,随着疾病的发展,腰椎前凸会逐渐丧失。

直接按压发炎的骶髂关节常会引起疼痛,通过以下检查有时亦可引起骶髂关节疼痛:仰卧位时压迫患者两侧髂骨翼;最大程度屈曲一侧髋关节,同时尽量外展另一侧髋关节(Gaenslen

试验);最大程度屈曲,外展和外旋髋关节("4"字试验或 Patrick 试验);患者侧卧位时压迫其骨盆;或在俯卧位时直接压迫其骶骨,部分患者可无上述任何体征,一方面因为骶髂关节有强大坚固的韧带包围,运动度很小,另一方面在疾病晚期,炎症已被纤维或骨性强直所替代。

(3)平第4肋胸围测量,深吸气和深呼气末相差少于2.5 cm。

三、检查

血常规可大致正常,部分患者可有正细胞低色素性贫血和白细胞增多,多数患者在早期或活动期血沉增速,后期则血沉正常,血沉增速有助于对临床和X线表现可疑的患者进行诊断,尿常规当肾脏发生淀粉样变病时,可出现蛋白尿。

1.血液生化检查

白细胞计数正常或升高,淋巴细胞比例稍加,少数患者有轻度贫血(正细胞低色素性),血沉可增快,但与疾病活动性相关性不大,而C反应蛋白则较有意义,人血清蛋白减少,α_1 和 γ 球蛋白增加,约50%患者碱性磷酸酶升高,血清肌酸磷酸激酶也常升高。

2.免疫学检查

类风湿因子阳性率不高,血清IgA可有轻-中度升高,并与AS病情活动有关,伴有外周关节受累者可有IgG,IgM升高,有人报道AS患者可有血清补体C_3,C_4升高,抗肽聚糖抗体,抗果蝇93000抗体,抗肺炎克雷白杆菌固氮酶还原酶抗体等抗体水平增高,抗组蛋白3亚单位抗体与患者虹膜炎密切相关,HLA分型检查90%左右的患者HLA-B27阳性。

3.微生物学检查

AS患者大便肺炎克雷白杆菌的检出率高于正常人。

4.HLA-B27检测

HLA-B27检测对强直性脊柱炎的诊断有一定的帮助,但绝大部分的患者只有通过病史,体征和X线检查才能做出诊断,尽管该试验对某些种族来说,对诊断有很高的敏感性,但对有腰痛的强直性脊柱炎的患者来说,它并不作为常规检查,也不作为诊断和排除诊断的筛选试验,其临床用途很大程度上取决于检测的背景。

5.强直性脊柱炎的X线检查

(1)骶髂关节改变:这是诊断本病的主要依据,可以这样说,一张正常的骶髂关节X线片几乎可以排除本病的诊断,早期骶髂关节的X线片改变比腰椎更具有特点,更容易识别,一般地说,骶髂关节可有三期改变:①早期:关节边缘模糊,并稍致密,关节间隙加宽;②中期:关节间隙狭窄,关节边缘骨质腐蚀与致密增生交错,呈锯齿状;③晚期:关节间隙消失,有骨小梁通过,呈骨性融合。但目前仍有学者沿用1966年纽约放射学标准,将强直性脊柱炎的骶髂关节炎分为五级:0级为正常;Ⅰ级为可疑;Ⅱ级为轻度异常;Ⅲ级为明显异常;Ⅳ级为严重异常,关节完全强直。

(2)脊柱改变:病变发展到中、晚期可见到:①韧带骨赘(即椎间盘纤维环骨化)形成,甚至呈竹节状脊柱融合;②方形椎;③普遍骨质疏松;④关节突关节的腐蚀、狭窄、骨性强直。⑤椎旁韧带骨化,以黄韧带、棘间韧带和椎间纤维环的骨化最常见(晚期呈竹节样脊柱);⑥脊柱畸形,包括:腰椎和颈椎前凸消失或后凸。胸椎生理性后凸加大,驼背畸形多发生在腰段和下胸段。⑦椎间盘、椎弓和椎体的疲劳性骨折和寰枢椎半脱位。

(3)髋膝关节改变:髋关节受累常为双侧,早期骨质疏松,闭孔缩小,关节囊膨胀;中期可见关节间隙狭窄,关节边缘囊性改变或髋臼外缘和股骨头边缘骨质增生(韧带骨赘形成);晚期见关节间隙消失,有骨小梁通过,关节呈骨性强直。

(4)肌腱附着点的改变:多为双侧性,早期见骨质浸润致密和表面腐蚀,晚期可见韧带骨赘形成。

原发性 AS 和继发于炎症性肠病,Reiter 综合征,银屑病关节炎等的伴发脊柱炎,X 线表现类似,但后者为非对称性骶髂关节炎伴脊柱不规则的跳跃性病变表现,可资鉴别。

脊椎外关节的其他 X 线表现,肩关节也可有骨质疏松,轻度侵蚀性破坏病变,关节间隙变窄,关节面破坏,最后呈骨性强直。在韧带、肌腱、滑囊附着处可出现骨炎和骨膜炎,最多见于跟骨、坐骨结节、髂骨嵴等,其他周围关节亦可发生类似的 X 线变化。

早期 X 线检查阴性时,可行放射性核素扫描,CT 和 MRI 检查,以发现早期对称性骶髂关节病变,但必须指出,一般简便的后前位 X 线片足可诊断本病。

6.强直性脊柱炎的 CT,MRI 和造影检查

X 线片对较为典型的骶髂关节炎诊断较易,但对早期骶髂关节炎诊断比较困难,容易漏诊。骶髂关节 CT 或 MRI 检查敏感性高,可早期发现骶髂关节病变,CT 能较满意地显示骶髂关节间隙及关节面骨质,发现 X 线片不能显示的轻微关节面骨侵蚀及软骨下囊性变等,尤其是对临床高度疑诊而 X 线表现正常或可疑者;MRI 能直接显示关节软骨,对早期发现骶髂关节软骨改变以及对骶髂关节炎的病情估计和疗效判定较 CT 更优越;发射型电子计算机断层扫描(ECT)放射性核素扫描缺乏特异性,尤其是 ^{99m}锝-亚甲基二磷酸盐(^{99m}Tc-MDP)骨扫描,放射性核素在骶髂关节附近非特异性浓集,易造成假阳性,因此对骶髂关节炎的诊断意义不大,但有学者认为,单光子发射电子计算机断层成像(SPECT)骨扫描可能对 AS 的诊断也有帮助,椎管造影适用于下肢有神经障碍的患者,并有助于手术时进行彻底减压。

四、诊断与鉴别诊断

(一)诊断

1.病史特点

根据病史,有下列表现时应考虑炎症性脊柱病:

(1)腰背部不适隐约性出现。

(2)年龄<40 岁。

(3)持续 3 个月以上。

(4)清晨时僵硬。

(5)活动后症状有所改善。

有上述病史,X 线片有骶髂关节炎征象,即证实为脊柱病;进一步排除银屑病、炎症性肠病或 Reiter 综合征关节炎,即可做出原发性 AS 的诊断,而不要等到脊柱明显强直时才明确诊断。

2.常用的 AS 临床诊断标准

(1)罗马标准(1963 年)

1)腰痛和腰僵 3 个月以上,休息也不缓解。

2)胸部疼痛和僵硬感。

3)腰椎活动受限。

4)胸廓扩张活动受限。

5)虹膜炎的历史,现象或后遗症。

有双侧骶髂关节炎加上以上临床标准之一,即可认为强直性脊柱炎存在。

(2)纽约标准(1984年修订)

1)各方面的腰椎活动受限(前屈,后伸,侧屈)。

2)胸腰段或腰椎过去痛过,现在仍痛。

3)在第4肋间测量,胸廓扩张活动度等于或小于2.5 cm。

肯定性脊柱炎成立:3~4度双侧骶髂关节炎,加上至少一条临床指标;3~4度单侧或2度双侧骶髂关节炎加上第1或第2,第3个临床指标。可能性脊柱炎成立:仅有3~4度双侧骶髂关节炎而无临床指标。以上两个诊断标准都强调了腰痛、腰椎活动受限、胸痛、胸廓活动受限和骶髂关节炎在诊断上的重要性,掌握上述要点,本病是不难诊断的;青年男性出现腰僵,腰痛休息后不能缓解者,应怀疑本病,需及时拍摄高质量的骨盆正位X线片;不少学者认为,有腰痛加双侧骶髂关节炎(X线表现),即可诊为本病。

(二)鉴别诊断

1.腰骶关节劳损

慢性腰骶关节劳损为持续性、弥散性腰痛,以腰骶部最重,脊椎活动不受限,X线无特殊改变;急性腰骶关节劳损,疼痛因活动而加重,休息后可缓解。

2.骨关节炎

常发生于老年人,特征为骨骼及软骨变性、肥厚、滑膜增厚,受损关节以负重的脊柱和膝关节等较常见,累及脊椎者常以慢性腰背痛为主要症状,与AS易混淆;但本病不发生关节强直及肌肉萎缩,无全身症状,X线表现为骨赘生成和椎间隙变窄。

3.Forestier病(老年性关节强直性骨肥厚)

脊椎亦发生连续性骨赘,类似AS的脊椎竹节样变,但骶髂关节正常,椎间的小关节不受侵犯。

4.结核性脊椎炎

临床症状与AS相似,但X线检查可资鉴别,结核性脊柱炎时,脊椎边缘模糊不清,椎间隙变窄,前楔形变,无韧带钙化,有时有脊椎旁结核脓肿阴影存在,骶髂关节为单侧受累。

5.类风湿性关节炎

现已确认AS不是RA的一种特殊类型,两者有许多不同点可资鉴别,RA女性多见,通常先侵犯手足小关节,且呈双侧对称性,骶髂关节一般不受累,如侵犯脊柱,多只侵犯颈椎,且无椎旁韧带钙化,有类风湿皮下结节,血清RF常阳性,HLA-B27抗原常阴性。

6.肠病性关节病

溃疡性结肠炎,局限性肠炎或肠原性脂肪代谢障碍(Whipple)都可发生脊柱炎,且肠病性关节病受累关节和X线改变与AS相似而不易区别,因此需要寻找肠道症状和体征,以资鉴别。溃疡性结肠炎的结肠黏膜溃疡、水肿及血性腹泻;局限性肠炎的腹痛,营养障碍及瘘管形成;Whipple病的脂肪泻,急剧消瘦等,都有助于原发性疾病的诊断,肠病性关节病HLA-B27阳性性率低,Crohn病患者肠灌注液IgG增高,而AS患者肠灌液中IgG基本正常。

7.Reiter综合征和银屑病关节炎

两病均可发生脊柱炎和骶髂关节炎,但脊柱炎一般发生较晚、较轻,椎旁组织钙化少,韧带骨赘以非边缘型为主(纤维环外纤维组织钙化),在相邻两椎体间形成部分性骨桥与 AS 的竹节样脊柱不同,骶髂关节炎一般为单侧性或双侧非对称损害,银屑病关节炎则有皮肤银屑病损害等可代鉴别。

8.肿瘤

肿瘤亦可引起进行性疼痛,需做全面检查,明确诊断,以免误诊。

五、治疗

(一)治疗

强直性脊柱炎虽无特效治疗方法,但早期治疗可缓解疼痛和减轻脊柱强直,抑制症状发展,预防畸形,后期治疗在于矫正畸形和治疗并发症。若为早期患者,应嘱其不要总是卧床休息,而要尽可能背靠椅子挺直背坐着,必要时可根据情况挺直腰站立,要睡硬板床,不垫枕头,以免脊柱和颈椎变形,本病同其他炎症性疾病一样,应适当休息,休息期间要进行适当活动,散步,绝不要整天卧床,夜间睡觉时,可用镇静剂,以促使睡眠。

1.治疗原则

强直性脊柱炎的治疗目的是减缓疼痛和僵硬感。有研究表明,强直性脊柱炎患者患病 20 年后,85%以上患者每天仍有疼痛和僵硬感,超过 60%患者需服用药物治疗,患者的教育对成功的治疗至关重要,患者必须了解,尽管疼痛和僵硬感,通过适当的非类固醇类抗炎药治疗会得到很好控制,但定期做治疗性体育锻炼对减少或防止畸形和残废是最重要的治疗方法;患者必须直立行走,定期做背部的伸展运动,睡硬板床并去枕平卧,最好是仰卧或伸背俯卧,避免卷曲侧卧,劝告患者戒烟,定期做深呼吸运动以维持正常的胸扩展度,游泳是强直性脊柱炎患者最好的运动方式,戴上潜水镜和通气管能使颈部明显屈曲畸形的患者做自由泳运动,虽然经常性的身体锻炼和 NSAID 药物方案成功地治疗了大多数强直性脊柱炎患者,仍有部分患者需要服用缓解病情的抗风湿药物。

心脏并发症可能需行动脉瓣置换或植入起搏器,肺尖纤维化虽不容易处理,但很少需要手术切除,颈椎受累可导致颈部各种运动明显受限,但寰枕和寰枢关节不会完全强直,还可允许一定程度的头部旋转和点头动作,特殊的宽视野镜对这样的患者很有用,同样,特殊的多棱镜可增加由于严重驼背行走时不能向前看的患者的视野,在极个别病情发展至晚期的患者,手术治疗很有帮助,全髋置换术可产生良好的效果,能部分或完全纠正患者因严重髋关节病变引起的残废,椎体楔形骨切除可用于有严重驼背患者,但要承担相对较高的偏瘫的风险,强直性脊柱炎的强直性骨质疏松非常容易引起骨折,即使是相对轻的外伤,包括患者回忆不起来的外伤也是如此,骨折线常是横贯性的,颈椎是最容易发生骨折的部位,常在颈$_5$至颈$_6$或颈$_6$至颈$_7$水平,且不容易被 X 线检查发现,磁共振成像对发现骨折有帮助,在任何晚期的强直性脊柱炎患者,一旦其主诉轻伤后有颈痛或胸痛,就要注意排除骨折,骨折可能引起脊柱椎间盘炎(椎间盘椎体破坏)和假关节形成,据报道强直性脊柱炎患者脊柱椎间盘炎的发生率是 5%~6%,最常见的部位是胸$_1$-腰$_1$,但脊柱椎间盘炎可在没有外伤的情况下自发形成,有一半的患者无症状,一些患者需要卧床休息,局部制动,而不是锻炼,以助于形成纤维化和融合,这可能是少数需用支架固定的例子之一。

2.药物治疗

(1)非类固醇抗炎药物(NSAID):目前治疗强直性脊柱炎的主要药物仍是 NSAID,无论是急性发病还是在慢性病程中,都可用 NSAID 来改善脊柱或是外周关节疾病的症状,所有 NSAID 均可减缓疼痛(后背痛,骶髂关节痛,外周关节炎引发的疼痛和间或出现的足跟痛)和僵硬感,尚未证实 NSAID 对骨性强直的进展过程有何种影响,NSAID 的主要问题仍是胃肠道不良反应和肾脏损伤,需要研制不良反应更小的新药,有一项研究评估了塞来昔布对强直性脊柱炎的短期疗效,在这项随机的安慰剂对照研究中,246 个活动期的强直性脊柱炎患者分别服用了安慰剂(n=76),塞来昔布(n=80)100 mg,每天 2 次或酮洛芬(酮基布洛芬)(n=90)100 mg,每天 2 次,6 周后塞来昔布和酮洛芬组的疼痛和功能状态改善均明显优于安慰剂组,塞来昔布组略优于酮洛芬组。

(2)糖皮质激素:口服皮质激素在强直性脊柱炎的长期治疗中毫无价值,因其不良反应大,且不能阻止强直性脊柱炎的病程。顽固性肌腱端病和持续性滑膜炎可能对局部皮质激素治疗反应好;眼前葡萄膜炎,可以通过扩瞳和以激素点眼得到较好控制,对难治性虹膜炎可能需要全身用激素或免疫抑制剂治疗;对外周关节炎可行关节腔内注射糖皮质激素治疗,同样,对那些顽固性的骶髂关节痛患者,CT 引导下的骶髂关节内注射类固醇激素技术上可行,在一项历时 6 个月的开放性双盲—安慰剂对照的研究中,10 例有明确骶髂关节炎症(其中有 3 例是双侧疼痛)参与了研究,强直性脊柱炎患者分为两组,其中一组骶髂关节内注射 1.5 mL 长效激素(相当于 62.5 mg 泼尼松),对照组注射同体积生理盐水作为对照,分别由医生和患者进行双盲评价(采用 V 强直性脊柱炎 10 cm 记分法),结果表明,药物起效时间是 1~15 d,其中 8/13 个患者在前 3 d 内起效,注射第一个月后,85%的药物组患者取得了良好的疗效,第六个月,58%的患者骶髂关节症状仍保持缓解,疼痛指数下降了 33%($P<0.05$),该试验中,单足跳是临床特点中长期改善最为明显的,该研究表明,骶髂关节局部注射类固醇激素有良好耐受性和疗效,与对照组相比,治疗组的各项观察指标均明显改善,类似足跟痛样的肌腱端病也可局部注射类固醇激素来进行治疗,近年来国内也有一些类似的报道,对强直性脊柱炎患者有较好的疗效。

(3)缓解病情药物:通常情况下,很少用缓解病情药治疗强直性脊柱炎,当 NSAID 治疗不能满意地控制病情,患者对 NSAID 耐受性较差,或者当患者出现了如关节外症状等严重情况时,才考虑应用缓解病情药。

1)柳氮磺吡啶(柳氮磺胺吡啶)(SSZ 或 SASP):自 1984 年以来,SSZ 在全世界广泛用于治疗强直性脊柱炎,其基本原理在于强直性脊柱炎患者有回肠炎症以及强直性脊柱炎和炎性肠病(克罗恩病和溃疡性结肠炎)有相关性,对应用 SSZ 治疗强直性脊柱炎的疗效的荟萃分析结果显示,SSZ(1.0g,每天 2 次)对强直性脊柱炎患者的晨僵时间、程度及腰痛程度以及血清 IgG 水平的改善优于安慰剂,对磺胺类过敏者不一定不能服用本药,到目前为止,只有 SSZ 被证实治疗强直性脊柱炎有效,且该药主要对患者的外周关节有效,但对脊柱和肌腱端病无效或效果不佳,而其他治疗药物(青霉胺、抗疟药以及金制剂)都没能证实可使强直性脊柱炎患者受益。

2)甲氨蝶呤:一种叶酸拮抗剂,广泛用于治疗 RA,最近的两项开放性研究评估了甲氨蝶呤对顽固性强直性脊柱炎患者的疗效,一项历时 3 年的研究发现,17 例强直性脊柱炎患者对甲氨蝶呤治疗反应良好,仅外周关节炎和虹膜睫状体炎无变化,重要的是,影像学检查未发现强直性脊柱炎患者脊柱和骶髂关节有加重趋势;另一项研究历时 1 年,观察了甲氨蝶呤对 34 例有脊柱病变强直性脊柱炎患者的疗效,其中 53%的患者临床症状有改善,并减少了

NSAID 剂量,ESR 降低,特别是外周关节炎症状明显改善,但脊柱症状没有变化,需进行安慰剂对照试验来确定甲氨蝶呤对强直性脊柱炎的疗效。

3) 帕米磷酸盐(Pamidronate):帕米磷酸盐是一种二膦酸盐类药物,有抑制骨再吸收作用,常用来治疗代谢性骨病(如 Paget's 病,转移性的骨病和高钙血症)及多发性骨髓瘤,最近的研究发现它还可抑制 IL-1,肿瘤坏死因子-α 和 IL-6 等细胞因子产生并且可以抑制关节炎动物模型的炎症反应。最近的一项开放性研究评估了该药对顽固性强直性脊柱炎的疗效,16 例患者分成两个剂量组,第一组有 8 例患者,每月静脉注射 1 次 30 mg 帕米磷酸盐,持续 3 个月,随后 3 个月内,每月再静脉注射 1 次 60 mg;第 2 组 8 例患者,则只给予每月 1 次 60 mg 静脉注射治疗,连续 3 个月,最后评估该药物对疾病活动性及患者功能等临床指标 BASDAI,BASFI 和实验室炎症指标(ESR),第 1 组中,上述指标均有显著改善,第 2 组中,只有对髋关节和脊柱活动度的量化评估的 BASMI 有一定改善,第 1 组血沉进行性下降,到第 6 月评估点止,下降最显著,因此,该研究表明帕米磷酸盐有抗炎作用,可改善活动性强直性脊柱炎的脊柱症状,但这是一项无对照研究,上述研究者接着又采用双盲对照试验比较了另外 38 例强直性脊柱炎患者,每月给予 60 mg 帕米磷酸盐和 10 mg(其作用等同于安慰剂)的差异,研究进行了 6 个月,结果显示 60 mg 剂量组临床和功能指数均大大改善,而其炎症指标(ESR,CRP)却无显著变化,该研究结果肯定了先前的研究结果,帕米磷酸盐能使活动性强直性脊柱炎患者受益。

4) 抗肿瘤坏死因子-α 单克隆抗体:肿瘤坏死因子-α 在免疫反应中具有介导炎症和免疫调节作用,其效应包括激活淋巴细胞,释放其他细胞因子(如 IL-1,IL-6),前列腺素和金属蛋白酶;也可以促进血管形成和调节黏附分子作用,在强直性脊柱炎患者骶髂关节活检组织中,发现大量肿瘤坏死因子-αmRNA 表达说明肿瘤坏死因子-α 参与了强直性脊柱炎的发病机制,强直性脊柱炎患者血清中肿瘤坏死因子-α 水平高于非炎性腰痛患者,此外,强直性脊柱炎和脊柱关节病患者具有的亚临床肠道炎性病变和克罗恩病相似,而抗肿瘤坏死因子-α 治疗对克罗恩病有效,因此,抗肿瘤坏死因子-α 治疗对强直性脊柱炎同样奏效。

已用于治疗强直性脊柱炎的抗肿瘤坏死因子-α 药物有单克隆抗体(Infliximab),它是一种人/鼠 IgG1κ 同型链上的嵌合性中和单克隆抗体,有两项开放性试验研究评价了该药对强直性脊柱炎的疗效,第一个试验验证了该药对 11 例有严重疾病活动性的难治性强直性脊柱炎患者的疗效,患者分别在第 0,2 和 6 周静脉输注 Infliximab,剂量为 4 mg/kg,结果表明,参试患者在疾病活动性、功能和疼痛记分(BASDAI,BASFI,BASMI)和生活质量方面,均有显著改善,血清炎症标记物(ESR,CRP 和 IL-6 水平)显著降低,该研究还采用磁共振(MRI)来了解脊柱炎症情况,患者入选时,5 例患者中的 3 例有脊柱炎性活动,经 3 次注射后的 6 周内,脊柱的动态 MRI 检查发现炎症有所减轻或无变化,21 例脊柱关节病患者参与了另一项试验,其中包括 10 例强直性脊柱炎,9 例银屑病关节炎和 2 例分类未定的脊柱关节病,分别采用与第一个试验同样的治疗、观察方案,最后,所有患者的脊柱、外周关节症状均得以改善,血清中炎症标记物也显著下降,第一次注射 3 d 后,就可观察到症状的改善并且一直持续 3 个月,本治疗耐受性好,无严重不良反应(仅在个别病例观察到了诸如头晕、头痛、疲劳、腹泻和心悸),两项试验均明确支持抗肿瘤坏死因子-α 治疗强直性脊柱炎非常有效,但这两项试验只是对抗肿瘤坏死因子-α 治疗短期疗效(3 个月时间)进行评价,没有设对照组,也未做随机化处理,仍需进行长期随访的大规模、双盲对照试验。

5) 沙利度胺(Thalidomide):沙利度胺有特异性免疫调节作用,它能抑制单核细胞产生肿瘤坏死因子-α，也能协同刺激 T 淋巴细胞、辅助 T 细胞应答，还可抑制血管形成和黏附分子活性，体外试验可抑制由脂多糖刺激的单核细胞产生 IL-12，因此，其免疫调节作用能够使其不仅有助于治疗多种疾病，如感染性疾病（麻风和 HIV 疾病）、恶性疾病（多发性骨髓瘤），而且也可以治疗炎性和自身免疫病（炎性肠病和 RA），肿瘤坏死因子-α 在感染性和自身免疫病的发病机制中起重要作用，因此治疗这些疾病的机制主要与其抑制肿瘤坏死因子-α 产生有关。

沙利度胺（反应停）对强直性脊柱炎的疗效在同时具有脊柱和外周关节疾病的 2 例严重的顽固性强直性脊柱炎患者身上得到了验证，患者的临床症状显著改善，与症状相平行的炎症参数（ESR 和 CRP 水平）下降，由于出现了白细胞减少症，沙利度胺剂量由 300 mg/d 减至 200 mg/d，国内观察表明，200 mg/d 沙利度胺对 19/24 例难治性强直性脊柱炎患者有效，主要通过调节致炎因子基因如肿瘤坏死因子-α，IL-1β，IL-6，MIP 等的表达而发挥作用，主要不良反应包括困倦、口苦、头皮屑增多和口干，未发现外周神经疾病和白细胞减少症，沙利度胺因其致畸性而受到关注，有生育能力的女性需采取严格的避孕措施。

6）阿米替林（Amitriptyline）：阿米替林是一个三环类抗抑郁药物，有 5-羟色胺和抗胆碱酯酶活性，主要有镇静、止痛和催眠作用。有研究证明，小剂量的阿米替林可用于治疗纤维肌痛、疲劳感，该药物本身并无抗炎作用，但却是小剂量 NSAID 治疗最好的辅助治疗方式；研究发现，疲劳是大多数强直性脊柱炎患者的主要症状，严重的疲劳感会导致强直性脊柱炎患者活动能力降低，引起晨僵感和疼痛加重并有明显的睡眠障碍，最近一项研究观察了小剂量阿米替林（30 mg/晚）对 100 例强直性脊柱炎患者的疗效，结果发现，与安慰剂组相比，阿米替林组所有的评估指标均得以明显改善，安慰剂组只有疼痛、晨僵和 BASFI 有所改善，阿米替林组睡眠得以改善患者的数量远远高于安慰剂组（分别是 66% 和 20%，$P<0.001$），结果证明，小剂量的阿米替林耐受性好并可显著改善睡眠状况，虽然阿米替林提高了强直性脊柱炎患者睡眠质量，但晨僵感并没有加重，事实上，患者的关节僵硬症状得到了显著改善，因此，阿米替林用于治疗强直性脊柱炎的最大优势在于它可促进睡眠的完整性，并由此减轻疲劳感。

3. 放射治疗

因放射治疗不良反应较大，容易引起白细胞下降和放射病，故目前较少应用，但应用小剂量多次照射，对缓解症状和延缓畸形发生的确有一定疗效。

4. 外科治疗

已发生关节畸形并达半年以上者，可根据具体情况手术治疗。

（1）肌腱松解术：对关节尚能活动，畸形是由于关节周围软组织挛缩造成的患者，常用肌腱切断术和肌腱延长术，必要时可再加用关节囊切除术及其他软组织松解术。

（2）骨关节手术：对关节强直是畸形造成的患者，可施行下列手术：①切骨矫形术：在近关节处切骨，然后将肢体置于功能位，此项手术最多用于髋关节畸形；矫正驼背畸形，可用脊椎切骨术，于腰$_3$ 与腰$_4$ 部位进行，手术先切断切除部位的棘突、椎板和关节突，然后以手法将脊柱压直，术后用接骨板内固定棘突，或嘱患者在石膏床上休息 6～8 周，有髋关节畸形者不宜采用脊椎切骨术。②关节融合术：若关节强直不够坚固，并在活动时产生疼痛，或关节畸形不能用上述方法矫正时，可考虑采用关节融合术。③关节成形术：双侧髋关节均发生强直时，应行双侧或单侧关节成形术，效果较为满意的是不锈钢帽成形术。

5. 并发症的治疗

（1）眼部治疗：为了预防虹膜炎发展为青光眼和失明，可局部或全身应用阿托品和糖皮质激素治疗。

(2)心脏病治疗:主动脉瓣关闭不全、充血性心力衰竭、心脏扩大、心脏传导阻滞的治疗与其他原因造成上述心脏异常的治疗相同,有手术指征时,可考虑手术治疗。

(3)肺部并发症治疗:并发细菌或真菌感染时,可应用有效的抗生素或抗真菌制剂。

(4)其他:当颈椎畸形压迫神经时,可手术切除骨板,解除压迫症状。

(二)预后

强直性脊柱炎的病程演变差异很大,其特征是自发缓解和加重交替出现,一般预后较好,有自限性,少数患者迅速骨损并在早期出现严重残疾,髋关节受累及颈椎完全强直。

轻型患者的存活期和一般人群无差别,然而,并发脊柱骨折,心血管系统受累,肾淀粉样变性以及其他严重并发症会使某些患者的生存期缩短;大多数患者的功能丧失发生在发病的头10年内,与外周关节炎、脊柱的X线变化和"竹节状脊柱"有关;病程大于20年者,80%的患者仍有疼痛与发僵,60%以上的患者需要药物治疗,约85%的患者预后较好,即使发生严重畸形或造成残废,经手术治疗仍能生活自理,少数患者有可能死于心力衰竭、尿毒症及颈椎骨折并发截瘫。

第三节 股骨头坏死

股骨头坏死是股骨头血供中断或受损,引起骨细胞及骨髓成分死亡及随后的修复,继而导致股骨头结构改变、股骨头塌陷、关节功能障碍的疾病。股骨头坏死(Osteonecrosis of the femoral head,ONFH)又称股骨头缺血性坏死(Avascularnecrosis,AVN),是骨科领域常见的难治性疾病。ONFH可分为创伤性和非创伤性两大类,前者主要是由股骨颈骨折、髋关节脱位等髋部外伤引起,后者在我国的主要原因为皮质类固醇的应用及酗酒。

一、病因与发病机制

股骨头坏死的病因多种多样(约60多种),比较复杂,难以全面系统地分类,这与发病机制不清有关。我们在长期的理论研究和临床诊治中归纳出了十多种常见的致病因素(如下所列)。虽然病因不同,但其共同的病理表现是股骨头缺血,比较一致公认的理论是血液供应受阻。

1.创伤导致股骨头坏死。如外力撞击引起股骨颈骨折、髋关节脱位、髋关节扭挫伤等。创伤是造成股骨头坏死的主要因素。但创伤性股骨头缺血坏死发生与否、范围大小,主要取决于血管破坏程度和侧支循环的代偿能力。无疑,由于各种外伤导致骨内血管或股骨头血管的破裂及扭曲或受压均可引起股骨头坏死。临床表现为痕迹骨折、头呈半脱位、下肢肌肉萎缩、跛行、负重疼痛加重等。

2.药物导致股骨头坏死。如因气管炎、哮喘、风湿、类风湿、颈肩腰腿痛、糖尿病、皮肤疾患等,而长期服用激素类药物。由于大量或长期使用激素,导致了激素在机体内的积蓄而发病,这是早期的一种说法。

近期认为股骨头坏死的发生与激素使用的种类、剂型、给药途径有直接关系,与激素的总量及时间并不成正比。但长期大量使用激素或日量过大,剂量增减突变也是发生股骨头坏死的原因之一。

激素性股骨头坏死双侧同时发病多见,且一半以上患者先一侧发病,经数月或数年后,另一侧才发病。临床表现为髋关节疼痛、水肿、头晕、胸闷、下肢功能受限等。

3. 乙醇刺激导致股骨头坏死。在各种可能引起股骨头坏死的病因中,慢性乙醇中毒是一个重要因素。由于长期大量的饮酒而造成乙醇在体内的蓄积,导致血脂增高和肝功能的损害。血脂的升高,造成了血液黏稠度的增高,血流速度减缓,使血液凝固性改变,因而可使血管堵塞、出血或脂肪栓塞,造成骨坏死。临床表现为酒后加重、行走鸭子步、心力衰竭、乏力、腹痛、恶心呕吐等。

4. 风、寒、湿导致股骨头坏死。临床表现为髋关节疼痛、寒湿为甚、下蹲困难等。

5. 肝肾亏虚导致股骨头坏死。表现为全身消瘦、面黄、阳痿、早泄、多梦、遗精、乏力等。

6. 骨质疏松导致骨坏死。临床表现为下肢酸软无力、疼痛、不能负重、易骨折。

7. 扁平髋导致骨坏死。临床表现为行走鸭子步、下肢短、肌肉萎缩,行 50 米左右疼痛逐渐加重,功能受限等。

8. 骨髓异常增生导致骨坏死。表现为患肢寒冷、酸痛、不能负重、易骨折等。

9. 骨结核合并骨坏死。表现为结核试验阳性、午后低烧、疼有定处、消瘦、盗汗、乏力等。

10. 手术后骨坏死。在临床中骨移植、血管移植三年后、骨血供应不足而发生骨坏死。

在以上诸多因素中,以局部创伤、滥用激素药、过量饮酒引起的股骨头坏死多见。其共同的核心问题是各种原因引起的股骨头的血液循环障碍,导致骨细胞缺血、变性、坏死。

二、临床表现

(一)症状

1. 疼痛

疼痛可为间歇性或持续性,行走活动后加重,有时为休息痛。疼痛多为针刺样、钝痛或酸痛不适等,常向腹股沟区、大腿内侧、臀后侧和膝内侧放射,并有该区麻木感。

2. 关节僵硬与活动受限

患髋关节屈伸不利、下蹲困难、不能久站、行走鸭子步。早期症状为外展、外旋活动受限明显。

3. 跛行

其为进行性短缩性跛行,由于髋痛及股骨头塌陷,或晚期出现髋关节半脱位所致。早期往往出现间歇性跛行,儿童患者则更为明显。

(二)体征

早期仅有局部压痛(股内收肌起点、腹股沟中点、缝匠肌起点、髋关节外侧粗隆、臀中肌为常见压痛点),"4"字试验及 Thomas 征均阳性。晚期髋关节各方向活动受限,肢体短缩,屈曲内收挛缩畸形,肌肉萎缩,患髋可出现半脱位体征,Trendelenburg 征阳性。

(三)股骨头坏死的分期

骨坏死的发生、演变和结局,有其规律性病理过程,即坏死发生—死骨被吸收—新骨形成。X 线表现不管坏死范围大小,单发或多发,都是这一过程的缩影。股骨头坏死的 X 线分期方法很多,但我们一般采用 Arlet,Ficat 和 Hageffard 的 5 期分法。

1. Ⅰ期(前放射线期)

此期约有 50% 的患者可出现轻微髋痛,负重时加重。查体:髋关节活动受限,以内旋活动受限最早出现,强力内旋时髋关节疼痛加重。X 线显示:可为阴性,也可见散在性骨质疏松或骨小梁界限模糊。

2. Ⅱ期(坏死形成,头变扁前期)

临床症状明显,且较Ⅰ期加重。X 光片显示:股骨头广泛骨质疏松,散在性硬化或囊性变,骨小梁紊乱、中断,部分坏死区,关节间隙正常。

3. Ⅲ期(移行期)

临床症状继续加重。X 光片显示:股骨头轻度变扁,塌陷在 2 mm 以内,关节间隙轻度变窄。

4. Ⅳ期(塌陷期)

临床症状较重。下肢功能明显受限,疼痛多缓解或消失,患肢肌肉萎缩。X 光片显示:股骨头外轮廓和骨小梁紊乱、中断,有半月征,塌陷大于 2 mm,有死骨形成,头变扁,关节间隙变窄。

5. Ⅴ期(骨关节炎期)

临床症状类似骨性关节炎表现,疼痛明显,关节活动范围严重受限。X 光片显示:股骨头塌陷,边缘增生,关节间隙融合或消失,髋关节半脱位。正确的诊断和分期,对决定治疗方法和治疗效果有密切的关系。早期发现或怀疑有骨坏死,可继续做磁共振(MRI)或 CT 扫描。但以上两种检查费用较高,故一般建议患者拍骨盆正位 X 线片即可,或加拍双侧髋部 X 线片,屈髋至 90°外展位髋关节片。

(四)股骨头坏死分类

股骨头坏死的分型根据坏死部位的范围大小和形状分为五类,具体如下。

(1)股骨头全部坏死,较少见,是指股骨头从关节边缘起全部坏死。头下型股骨颈骨折常常可以引起全头坏死。

(2)股骨头锥(楔)形坏死,最多见。正常股骨头分为中心持重区和内、外无压区。头中心锥形坏死即为持重区骨坏死。

(3)股骨头顶半月状坏死,发生率很高,骨坏死发生于股骨头的前上方,死骨呈半月状,髋关节蛙式外展位 X 线照片显示最为清楚。

(4)股骨头灶性骨坏死,是最轻的。这一类型一般不发生股骨头塌陷。

(5)股骨头核心性坏死。

三、检查

1. X 线表现

应拍摄髋关节的后前位、侧位或断层片,必要时拍摄双髋,以对照致密度。常在侧位和断层片上发现早期病变的重要征象。临床上可将 X 线表现分为 4 期。

Ⅰ期:软骨下溶解期。头外形正常,仅在某些区域(如负重区)软骨下出现囊性变或"新月征"。

Ⅱ期:头坏死期。头外形尚正常,在头的外方或外上方及中部可见密度增高区,周围有时出现硬化带。

Ⅲ期:头塌陷期。头部出现阶梯状塌陷或双峰征,软骨下有细微骨折线,负重区变扁,并有周围骨质疏松现象。

Ⅳ期:头脱位期。坏死区继续向内下方发展,头扁平、增生、肥大,可向外上方脱位,关节间隙狭窄,髋臼边缘增生硬化。

2.结合 X 线、CT、MRI、骨扫描及骨活检的 ARCO 分期

0期:骨活检结果与缺血性坏死一致,但其他所有检查均正常。

Ⅰ期:骨扫描阳性或 MRI 阳性或两者均阳性,依赖股骨头累及的位置,病变再分为内侧、中央及外侧。

Ⅰ$_A$:股骨头受累<15%。

Ⅰ$_B$:股骨头受累 15%～30%。

Ⅰ$_C$:股骨头受累>30%。

Ⅱ期:X 线片异常(股骨头斑点状表现、骨硬化、囊肿形成及骨质疏松),在 X 线片及 CT 片上无股骨头塌陷,骨扫描及 MRI 阳性,髋臼无改变,依赖股骨头受累的位置,病变细分为内侧、中央及外侧。

Ⅱ$_A$:股骨头受累<15%。

Ⅱ$_B$:股骨头受累 15%～30%。

Ⅱ$_C$:股骨头受累>30%。

Ⅲ期:新月征,依股骨头受累的位置,病变可细分为内侧、中央及外侧。

Ⅲ$_A$:新月征<15%或股骨头塌陷>2 mm。

Ⅲ$_B$:新月征 15%～30%或股骨头塌陷 2～4 mm。

Ⅲ$_C$:新月征>30%或股骨头塌陷>4 mm。

Ⅳ期:X 线示股骨头关节面变扁,关节间隙变窄,髋臼出现硬化、囊性变及边缘骨赘。

股骨头内受累范围以 MRI 确定,股骨头塌陷依赖正侧位 X 线片,新月征百分比是指新月征长度对股骨头关节面的长度比。

四、诊断与鉴别诊断

(一)诊断

1.诊断标准

(1)主要标准:①临床症状、体征和病史:以腹股沟和臀部、大腿部位为主关节痛,髋关节内旋活动受限,有髋部外伤史、皮质类固醇应用史、酗酒史。②X 线片改变:股骨头塌陷,不伴关节间隙变窄;股骨头内有分界的硬化带;软骨下骨有透 X 线带(新月征,软骨下骨折)。③核素扫描示股骨头内热区中有冷区。④股骨头 MRI 的 T_1 加权相呈带状低信号(带状类型)或 T_2 加权相有双线征。⑤骨活检显示骨小梁的骨细胞空陷窝多于 50%,且累及邻近多根骨小梁,有骨髓坏死。

(2)次要标准:①X 线片示股骨头塌陷伴关节间隙变窄,股骨头内有囊性变或斑点状硬化,股骨头外上部变扁。②核素骨扫描示冷区或热区。③MRI 示等质或异质低信号强度而无 T_1 相的带状类型。符合两条或两条以上主要标准可确诊。符合一条主要标准,或次要标准阳性数≥4(至少包括一种 X 线片阳性改变),则可能诊断。

2.各诊断方法要点

可通过询问病史、临床查体、X线摄片、磁共振成像（MRI）、核素扫描、计算机体层成像（CT）等方法对股骨头坏死进行诊断。

(1)临床诊断：应仔细询问病史，包括髋部外伤、应用皮质类固醇、饮酒或贫血史等。对临床症状要明确疼痛部位、性质、与负重的关系等。查体应包括髋关节旋转活动情况。股骨头坏死早期临床症状并不典型，内旋髋关节疼痛是最常见的症状。股骨头塌陷后，可出现髋关节活动范围受限。

体征：局部深压痛，内收肌止点压痛，部分患者轴叩痛可呈阳性。早期有髋关节疼痛、Thomas征、4字试验阳性；晚期有股骨头塌陷、髋关节脱位、Allis征及单腿独立试验征可呈阳性。其他体征还有外展、外旋受限或内旋活动受限，患肢可以缩短，肌肉萎缩，甚至有半脱位体征。伴有髋关节脱位者还可有 Nelaton 线上移，Bryant 三角底边小于 5 cm，Shenton 线不连续。

(2)X线摄片：X线片对早期（0、Ⅰ期）ONFH诊断困难，对Ⅱ期以上的病变则可显示阳性改变，如硬化带、透X线的囊性变、斑点状硬化、软骨下骨折及股骨头塌陷等。推荐取双髋后前位（正位）和蛙式侧位进行X线摄片，后者能更清楚显示股骨头坏死区的改变。

(3)MRI：典型ONFH的T_1加权相改变为股骨头残存骨骺线，临近或穿越骨骺线的蜿蜒带状低信号区以及低信号带包绕高信号区或混合信号区。T_2加权相可出现双线征（Double line sign）。专家建议的扫描序列为T_1及T_2加权，对可疑病灶可另加T_2抑脂或短T_1反转恢复（STIR）序列。一般采用冠状位与横断面扫描，为了更精确估计坏死体积，以及更清楚显示病灶，可另加矢状位扫描。钆增强 MRI 对早期 ONFH 检测特别有效。

(4)核素扫描：核素扫描诊断早期 ONFH 敏感性高而特异性低。采用^{99m}锝二磷酸盐扫描若出现热区中有冷区即可确诊。但单纯核素浓度（热区）则应与其他髋关节疾病鉴别。此检查可用于筛查病变及寻找多部位坏死灶。单光子发射体层成像（SPECT）可增强敏感性，但特异性仍不高。

(5)CT：对于Ⅱ、Ⅲ期病变，CT检查可清楚显示坏死灶的边界、面积、硬化带、病灶自行修复及软骨下骨等情况。CT显示软骨下骨折的清晰度与阳性率优于MRI及X线片，加用二维重建可显示股骨头冠状位整体情况。CT扫描有助于确定病灶及选择治疗方法。

(二)鉴别诊断

对具有类似的 X 线改变或 MRI 改变的病变，应注意鉴别。

1.具有类似 X 线改变疾病的鉴别诊断

(1)中、晚期骨关节炎：当关节间隙变窄，出现软骨下囊性变时可能会混淆，但其 CT 表现为硬化并有囊形变，MRI 改变以低信号为主，可据此鉴别。

(2)髋臼发育不良继发骨关节炎：股骨头包裹不全，髋臼线在股骨头外上部，关节间隙变窄、消失，骨硬化、囊变，髋臼对应区出现类似改变，与 ONFH 容易鉴别。

(3)强直性脊柱炎累及髋关节：常见于青少年男性，多为双侧骶髂关节受累，其特点为HLA-B27 阳性，股骨头保持圆形，但关节间隙变窄、消失甚至融合，故不难鉴别。部分患者长期应用皮质类固醇可合并 ONFH，股骨头可出现塌陷但往往不严重。

(4)类风湿关节炎：多见于女性，股骨头保持圆形，但关节间隙变窄、消失。常见股骨头关节面及髋臼骨侵蚀，鉴别不难。

2.具有类似 MRI 改变疾病的鉴别诊断

(1)暂时性骨质疏松征(ITOH):可见于中年男女性患者,属暂时性疼痛性骨髓水肿。X 线片示股骨头、颈甚至转子部骨量减少。MRI 可见 T_1 加权相均匀低信号, T_2 加权相高信号,范围可至股骨颈及转子部,无带状低信号,可与 ONFH 鉴别。此病可在 3~6 个月内痊愈。

(2)软骨下不全骨折:多见于 60 岁以上老年患者,无明显外伤史,表现突然发作的髋部疼痛,不能行走,关节活动受限。X 线片示股骨头外上部稍变扁,MRI 的 T_1 及 T_2 加权相显示软骨下低信号线,周围骨髓水肿,T_2 抑脂相显示片状高信号。

(3)色素沉着绒毛结节性滑膜炎:多发于膝关节,髋关节受累少见。累及髋关节的特点为:青少年发病,髋部轻中度痛伴有跛行,早、中期关节活动轻度受限。CT 及 X 线摄片可显示股骨头、颈或髋臼皮质骨侵蚀,关节间隙轻、中度变窄。MRI 示广泛滑膜肥厚,低或中度信号均匀分布。

(4)股骨头挫伤:多见于中年有髋关节外伤史患者,表现为髋部痛及跛行。MRI 位于股骨头内的 T_1 加权相中等强度信号、T_2 加权相高信号,内侧较多。

(5)滑膜疝洼(synovial herniation pit):此为滑膜组织增生侵入股骨颈部皮质的良性病变,MRI 示 T_1 加权相低信号、T_2 加权相高信号的小型圆形病灶,多侵蚀股骨颈上部皮质,通常无症状。

五、治疗

目前尚无一种方法能治愈不同类型、不同分期及不同坏死体积的 ONFH。制订合理的治疗方案应综合考虑分期、坏死体积、关节功能以及患者年龄、职业等。股骨头坏死的非手术治疗,要注意非手术治疗 ONFH 的疗效尚难预料。

(一)保护性负重

学术界对于该方法能否减少股骨头塌陷仍有争论。使用双拐可有效减少疼痛,但不提倡使用轮椅。

(二)药物治疗

适用于早期(0、Ⅰ、Ⅱ期)ONFH,可采用非类固醇消炎止痛剂,针对高凝低纤溶状态可用低分子肝素及相应中药治疗,阿仑膦酸钠等可防止股骨头塌陷,扩血管药物也有一定疗效。

(三)物理治疗

包括体外震波、高频电场、高压氧、磁疗等,对缓解疼痛、促进骨修复有益。

(四)股骨头坏死的手术治疗

多数 ONFH 患者会面临手术治疗,手术包括保留患者自身股骨头手术和人工髋关节置换术两大类。保留股骨头手术包括髓芯减压术、植骨术、截骨术等,适用于 ARCO Ⅰ、Ⅱ期和Ⅲ期早期,坏死体积在 15% 以上的 ONFH 患者。如果方法适当,可避免或推迟行人工关节置换术。

1.股骨头髓芯减压术(Core decompression)

建议采用直径约 3 mm 细针,在透视引导下多处钻孔。可配合进行自体骨髓细胞移植、骨形态发生蛋白(BMP)植入等。此疗法不应在晚期(Ⅲ、Ⅳ期)使用。

2.带血管自体骨移植

应用较多的有带血管腓骨移植、带血管髂骨移植等,适用于Ⅱ、Ⅲ期 ONFH,如应用恰当,疗效较好。但此类手术可能导致供区并发症，并且手术创伤大、手术时间长、疗效差别大。

3.不带血管骨移植

应用较多的有经股骨转子减压植骨术、经股骨头颈灯泡状减压植骨术等。植骨方法包括压紧植骨、支撑植骨等。应用的植骨材料包括自体皮松质骨、异体骨、骨替代材料。此类手术适用于Ⅱ期和Ⅲ期早期的ONFH，如果应用恰当，中期疗效较好。

4.截骨术

将坏死区移出股骨头负重区，将未坏死区移入负重区。应用于临床的截骨术包括内翻或外翻截骨、经股骨转子旋转截骨术等。该方法适用于坏死体积中等的Ⅱ期或Ⅲ期早、中期的ONFH。此术式会为以后进行人工关节置换术带来较大技术难度。

5.人工关节置换术

股骨头一旦塌陷较重（Ⅲ期晚、Ⅳ期、Ⅴ期），出现关节功能或疼痛较重，应选择人工关节置换术。对50岁以下患者，可选用表面置换，此类手术能为日后翻修术保留更多的骨质，但各有其适应证、技术要求和并发症，应慎重选择。

人工关节置换术对晚期ONFH有肯定疗效，一般认为，非骨水泥型或混合型假体的中、长期疗效优于骨水泥型假体。股骨头坏死的人工关节置换有别于其他疾病的关节置换术，要注意一些相关问题：①患者长期应用皮质类固醇，或有基础病需继续治疗，故感染率升高。②长期不负重、骨质疏松等原因导致假体易穿入髋臼。③曾行保留股骨头手术，会带来各种技术困难。另外还有死骨清除骨水泥填充股骨头重建术。

另外，学术界对无症状的ONFH治疗存在争议，有研究认为对坏死体积大（>30%）、坏死位于负重区的ONFH应积极治疗，不应等待症状出现。

不同分期股骨头坏死的治疗选择：

对于0期非创伤性ONFH，如果一侧确诊，对侧高度怀疑0期，宜严密观察，建议每6个月进行MRI随访。

Ⅰ、Ⅱ期ONFH如果属于无症状、非负重区、病灶面积15%者，应积极进行保留关节手术或药物等治疗。

Ⅲ$_A$、Ⅲ$_B$期ONFH可采用各种植骨术、有限表面置换术治疗，症状轻者可保守治疗。

Ⅲ$_C$、Ⅳ期ONFH患者中，如果症状轻、年龄小，可选择保留关节手术，其他患者可选择表面置换、全髋关节置换术。

第四节　股骨颈骨折

由股骨头下至股骨颈基底部之间的骨折称为股骨颈骨折，为老年人最常见的骨折之一。与其他骨折相比，股骨颈骨折具有一些明显的特点，一是患者平均年龄在60岁以上，部分人在伤前即可能患有高血压、心脏病、糖尿病或偏瘫等全身疾患，伤后常卧床不起，较易发生肺炎、压疮和静脉炎等并发症，因而其死亡常较一般骨折患者为高；二是由于功能解剖上的特点，骨折部位常承受较大的剪应力，影响骨折复位或复位后的稳定性，从而影响内固定的效果，尽管内固定方式屡经改变，骨折不愈合率仍较一般为高，为10%～20%；三是股骨头血供的特殊性，骨折时易使主要供血来源阻断，不但影响骨折愈合，且有可能发生股骨头缺血坏死及塌陷的不良后果，发生率为20%～40%。

一、病因及发病机制

(一)病因

造成老年人发生骨折有2个基本因素，多是由于骨强度下降或骨质疏松；双量子密度仪证实股骨颈部张力骨小梁变细，数量减少甚至消失，最后压力骨小梁数目也减少，加之股骨颈上区滋养血管孔密布。据200根成人股骨颈上区观察测量平均 14.6 ± 0.22 个，标准差为3.1，均可使股骨颈生物力学结构削弱，使股骨颈脆弱。另外，因老年人髋周肌群退变，反应迟钝，不能有效地抵消髋部有害应力，加之髋部受到应力较大(体重2～6倍)，局部应力复杂多变，因此不需要多大的暴力，如平地滑倒、由床上跌下、或下肢突然扭转，甚至在无明显外伤的情况下都可以发生骨折。而青壮年股骨颈骨折，往往由于严重损伤如车祸或高处跌落致伤，偶有因过度过久负重劳动或行走，逐渐发生骨折者，称之为疲劳骨折。而青壮年股骨颈骨折，往往由于严重损伤所致。另外，股骨头的血运情况也是造成骨折不愈合和股骨头坏死的原因之一。

(二)发病机制

股骨颈骨折多发生于老年人，女性发生率高于男性。由于老年人多有不同程度的骨质疏松，而女性活动相对较男性少，由于生理代谢的原因骨质疏松发生较早，故即便受伤不重，也会发生骨折。Atkin(1984)研究发现84%的股骨颈骨折患者，有不同程度的骨质疏松，Barth等人给股骨颈骨折患者做人工关节置换术时，取下股骨内侧皮质进行组织学观察，与对照组相比，发现骨单位明显减少，哈弗管变宽。

Frangakis研究了老年女性股骨颈骨折与骨质疏松的关系，认为在65岁女性中，50%的骨骼矿物质含量低于骨折临界值。在85岁女性中，100%的骨骼矿物质含量低于骨折临界值。目前普遍认为，尽管不是唯一的因素，骨质疏松是引起股骨颈骨折的重要因素，甚至有些学者认为，可以将老年人股骨颈骨折看作为病理骨折。

大多数老年人股骨颈骨折创伤较轻微，年轻人股骨颈骨折则多为严重创伤所致。Kocher认为损伤机制可分为2种：①跌倒时大粗隆受到直接撞击。②肢体外旋。在第2种机制中，股骨头由于前关节囊及髂股韧带牵拉而相对固定，股骨头向后旋转，后侧皮质撞击髋臼而造成颈部骨折。此种情况下，常发生后外侧骨皮质粉碎。年轻人中造成股骨颈骨折的暴力多较严重，暴力沿股骨干直接向上传导，常伴软组织损伤，骨折也常发生粉碎。

二、临床表现

(一)症状

老年人跌倒后诉髋部疼痛，不敢站立和走路，应想到股骨颈骨折的可能。

(二)体征

1. 畸形

患肢多有轻度屈髋屈膝及外旋畸形。

2. 疼痛

髋部除有自发疼痛外，移动患肢时疼痛更为明显。在患肢足跟部或大粗隆部叩打时，髋部也感疼痛,在腹股沟韧带中点下方常有压痛。

3.肿胀

股骨颈骨折多系囊内骨折,骨折后出血不多,又有关节外丰厚肌群的包围,因此,外观上局部不易看到肿胀。

4.功能障碍

移位骨折患者在伤后就不能坐起或站立,但也有一些无移位的线状骨折或嵌插骨折病例,在伤后仍能走路或骑自行车。对这些患者要特别注意。不要因遗漏诊断使无移位稳定骨折变成移位的不稳定骨折。患肢短缩,在移位骨折,远端受肌群牵引而向上移位,因而患肢变短。

5.患侧大粗隆升高

其表现在:①大粗隆在髂—坐骨结节连线(Nelaton 线)之上。②大粗隆与髂前上棘间的水平距离缩短,短于健侧。

(三)分类方法

股骨颈骨折分类方法有多种,概括起来可分为 3 类:根据骨折的解剖部位;骨折线的方向;骨折移位程度。

1.按解剖部位分型

许多作者曾根据骨折的解剖部位将股骨颈骨折分为 3 型:头下型、经颈型和基底型。其中头下型和经颈型属于关节囊内骨折,而基底型则属于关节囊外骨折。头下型是指位于股骨颈中部的骨折,基底型是指位于股骨颈基底部与粗隆间的骨折。Klenerman,Garden 等人认为在 X 线片上由于投照角度不同,很难区分头下型与经颈型。Klenerman,Marcuson 及 Banks 均认为单纯的经颈型骨折极为罕见。由于经颈型骨折发生率很低,各型 X 线表现受投照角度影响很大,目前此类分型已很少应用。

2.按骨折线方向分型(Pauwels 分型)

1935 年,Pauwels 根据股骨颈骨折线的方向将股骨颈骨折分为 3 型:Ⅰ型骨折线与水平线夹角为 30°;Ⅱ型骨折线与水平线夹角为 50°;Ⅲ型骨折线与水平线夹角为 70°。Pauwels 认为,夹角越大,即骨折线越垂直,骨折端受到剪式应力,骨折越不稳定,不愈合率随之增加。该分型存在两个问题,第一,投照 X 线片时股骨颈与 X 线片必须平行,这在临床上难以做到。患者由于疼痛等原因,在摄 X 线片时骨盆常发生倾斜,而骨折线方向便会改变。同一股骨颈骨折,由于骨盆倾斜程度的不同,在 X 线片上可以表现出自 Pauwels Ⅰ型至 Pauwels Ⅲ型的不同结果。第二,Pauwels 分型与股骨颈骨折不愈合及股骨头缺血坏死无明显对应关系。Boyd、George、Salvatore 等人发现在 140 例 Pauwels Ⅰ型患者中不愈合率为 0,股骨头缺血坏死率为 13%。295 例 Pauwels Ⅱ型的患者中不愈合率为 12%,股骨头缺血坏死率为 33%。在 92 例 Pauwels Ⅲ型的患者中,不愈合率仅为 8%,股骨头缺血坏死率为 30%。由于 Pauwels 分型受 X 线投照影响较大,与骨折不愈合率及股骨头缺血坏死率缺乏对应关系,目前较少应用。

3.骨折移位程度分型(Garden 分型)

Garden 根据骨折移位程度,将股骨颈骨折分为 4 型。Ⅰ型不全骨折,股骨颈下方骨小梁完整,该型包括所谓"外展嵌插型骨折";Ⅱ型完全骨折,但无移位;Ⅲ型完全骨折,部分移位,该型骨折 X 线片上可以看到骨折远端上移、外旋,股骨头常后倾,骨折端尚有部分接触;Ⅳ型完全骨折,完全移位,该型骨折 X 线片上表现为骨折端完全无接触,而股骨头与髋臼相对关系正常。Garden 分型中自Ⅰ型至Ⅳ型,股骨颈骨折严重程度递增,而不愈合率与股骨头缺血坏死率也随之增加。Garden分型在国际上已被广泛应用。Frandsen等人对100例股骨颈骨折分别请8位医生进行Garden分型,结果发现,8位医生分型后的相互符合率只有22%。对于移位与否的争议占33%。由此可见,Garden分型中移位的判断与主观因素有密切关系。Eliasson等人(1988)建议将股骨颈骨折简单地分为无移位型(Garden Ⅰ、Ⅱ型)及移位型(Garden Ⅲ、Ⅳ型)。

4. AO分型

AO将股骨颈骨折归类为股骨近端骨折中的B型。

B1型:头上型,轻度移位。①嵌插,外翻15°;②嵌插,外翻<15°;③无嵌插。

B2型:经颈型。①经颈部基底;②颈中部,内收;③颈中部,剪切。

B3型:头下型,移位。①中度移位,内收外旋;②中度移位,垂直外旋;③明显移位。

三、检查

最后确诊需要髋正侧位X线检查,尤其对线状骨折或嵌插骨折更为重要。X线检查作为骨折的分类和治疗上的参考也不可缺少。应提起注意的是有些无移位的骨折在伤后立即拍摄的X线片上可以看不见骨折线,当时可行CT、MRI检查,或者等2～3周后,因骨折处部分骨质发生吸收现象,骨折线才清楚地显示出来。因此,凡在临床上怀疑股骨颈骨折的,虽X线片上暂时未见骨折线,仍应按嵌插骨折处理,3周后再拍片复查。另一种易漏诊的情况是多发损伤,此时常发生于青年人,由于股骨干骨折等一些明显损伤掩盖了股骨颈骨折,因此对于这种患者一定要注意髋部检查。

在检查方面,查体可发现患侧大粗隆升高,表现在:大粗隆在髂—坐骨结节连线之上;大粗隆与髂前上棘间的水平距离缩短,短于健侧。X线照片能明确诊断。特别是髋坐关节正、侧位片,可确定骨折类型、部位、移位情况以及治疗方法的选择。

本病的辅助检查多利用X线检查,按股骨颈骨折部的形态分为嵌入型和错位型骨折。这两型股骨颈骨折的骨折线可表现为致密线和(或)透亮线。致密骨折线表示两骨折端的骨小梁有重叠嵌插,而透亮骨折线则意味着两骨折端有分离。

嵌入型股骨颈骨折无明显错位,通常股骨颈可见模糊的致密骨折线,局部骨小梁中断,局部骨皮质出现小的成角或凹陷,股骨干的外旋畸形不明显。此型骨折属较稳定性骨折。由于骨折发生时外力作用的不同,股骨头可发生不同程度的内收、外旋、前倾或后倾的成角畸形。如出现嵌入端成角畸形较明显,或骨折线的斜度较大,骨折端部分有分离,或股骨干外旋明显时,提示骨折不稳定。错位型股骨颈骨折较常见,亦称为内收型股骨颈骨折。两折端出现旋转和错位。股骨头向后倾,骨折端向前成角,股骨干外旋向上错位,骨折线分离明显。

四、诊断与鉴别诊断

(一)诊断

明显外伤史,患肢疼痛,活动受限。X线片可确定骨折部位及移位情况。股骨颈骨折不愈合在临床上表现为患部疼痛,患肢无力和不敢负重。在X线上则有下列表现。

1. 骨折线清晰可见。

2. 骨折线两边骨质内有囊性改变。

3. 有的患者,骨折线虽看不见,但在连续照片过程中,股骨颈继续吸收变短,以致三翼钉向内突入髋臼或尾部向外退出。

4. 股骨头逐渐变位,股骨颈内倾角逐渐增加。

(二)鉴别诊断

在鉴别诊断方面,本病最主要是要与股骨粗隆间骨折相鉴别。

股骨粗隆间骨折和股骨颈骨折的受伤姿势、临床表现大致相同,两者容易混淆,应注意鉴别诊断,一般说来,粗隆间骨折因局部血运丰富、肿胀、瘀斑明显,疼痛亦较剧烈,都比股骨颈骨折严重;前者的压痛点多在大粗隆部,后者的压痛点多在腹股沟韧带中点的外下方。X线片可帮助鉴别。

五、治疗

稳定的嵌插型骨折即Garden Ⅰ、Ⅱ型骨折或Pauwels角小于30°者,可根据情况给予非手术疗法,如外展位牵引或穿用"⊥"形鞋保持伤肢于外展、中立位等。但由于患者多为老年人,为避免长期卧床所引起的各种并发症,也可考虑做闭合复位内固定。移位型股骨颈骨折的治疗可采用以下方法:

(一)牵引复位

采用胫骨结节骨牵引(1/7体重),在1~2 d内使骨折复位。牵引的方向一般为屈曲、外展各30°,如有向后成角,可在髋伸直位做外展牵引。同时应做全身检查排除严重的伴发病和伴发损伤。经床边摄片证实骨折已复位后尽早做内固定术。

(二)闭合复位内固定

对术前已通过牵引使骨折复位的患者,可在麻醉后以骨科牵引手术床保持伤肢于外展、内旋位,在透视或摄片指导下做内固定。应避免在术时做强力手法复位,以免进一步损伤股骨头血供。股骨颈骨折的内固定方法大致分以下几类。

1. 单钉固定

其以三翼钉为代表。三翼钉内固定曾是治疗股骨颈骨折的常用方法,但由于安放过程中损失骨量较大,且单钉固定较难同时对抗股骨颈内侧的压应力和外侧的张应力,现在已较少应用。有人采用单根较粗大的加压螺钉做内固定,该钉的螺纹部分必须全部留在近侧骨折段,不能越过骨折线,否则将失去加压作用。

2. 滑动式钉板固定

它由固定钉与侧方的带套筒钢板组成。优点是有利于保持骨折端的紧密接触,更常用于股骨转子间骨折。

3. 多钉固定

此法一般采用3枚钉,针径较细,总体积小于单钉,故对骨的损伤较小。多钉固定可以通过合理布局,分别承担不同应力和防止旋转。为防止钉的滑移,以使用表面有螺纹的钢钉为好。亦可采用粗型螺纹钉,该钉表面有螺纹,外径4 mm,使用时在套管保护下,用手摇钻经0.5 cm的软组织戳孔钻入。套管以不锈钢制成,内径4.2 mm,长5~7 cm。术时将套管套在钉的前部仅留钉尖外露,待螺纹钉钻入后,再将套管由尾端退出,以避免螺纹钉钻入时周围的肌肉或筋膜纤维卷缠于钉身。手术在X线监视下进行,第1枚螺纹钉(远侧钉)的进钉点一般在大转子顶点下10 cm,钉与股骨干纵轴成145°~160°,紧贴骨折部内侧皮质达到股骨头距关节缘0.5 cm处。在该钉之近侧每隔1~1.5 cm相继钻入第2、第3枚螺纹钉,其中一枚偏向股骨颈的外上侧以对抗张应力,另一枚交叉安放以更好地对抗旋转。术后患肢以"⊥"形鞋保持在外展、中立位,术后1周患者即可用双拐下地活动。拔钉时,可用摇钻或特制的小头拔钉器夹住钉尾后旋转拔出。此外,近年来亦有人主张采用空心加压螺纹钉技术,因操作简易,尤适用于年迈病例。

治疗方法选择:新鲜股骨颈骨折的治疗主要依据骨折部位考虑其治疗方法。股骨颈基底骨折:不完全骨折及外展嵌插骨折,可采用皮肤牵引或骨牵引。股骨颈中段骨折:可行单钉、多针或加压内固定。股骨颈头下型骨折:此类愈合困难,常发生坏死,对65岁以上老年人多施行人工关节置换。

对此年龄以下者,宜选择多枚针或加压钉内固定。儿童股骨颈骨折:儿童股骨颈的主要血供来自髓内动脉。用4枚2 mm克氏针,经皮穿针内固定,损伤较少,术后髋人字石膏固定12周。并密切观察有无股骨头坏死发生。

股方肌蒂骨瓣移植术:术前先行胫骨结节骨牵引1周,以松解挛缩的髋周肌肉和矫正骨折移位。手术暴露股骨颈和股骨头,将骨折复位,沿股骨颈长轴凿一骨槽,将带股方肌蒂的骨瓣嵌插在股骨颈的骨槽内,在股骨大粗隆以下的股骨外侧,直视下插入加压钉或多枚针固定。带旋髂深血管蒂的髂骨瓣转位移植治疗股骨颈骨折:可用于青壮年新鲜股骨颈骨折。手术显露股动脉,直接在腹股沟韧带下找寻旋髂深血管。以此血管束为中心,设计取6.0 cm×1.5 cm×1.5 cm全层骨块,用盐水纱布包绕骨块待用。

(三)肌蒂或血管蒂骨瓣移植

对中青年新鲜股骨颈骨折、陈旧性股骨颈骨折不愈合但骨折部尚无明显吸收的患者可选用各种类型的骨瓣移植加内固定,常用的如股方肌骨瓣移植、带旋髂血管的髂骨瓣移植等。

(四)髋关节置换术

1. 人工股骨头置换术的手术指征

(1)老年人不稳定的头下型股骨颈骨折。

(2)闭合复位失败。

(3)股骨颈病理性骨折。

(4)陈旧性股骨颈骨折不连或股骨头缺血性坏死。

(5)股骨颈和股骨头明显骨质疏松,内固定难以保持稳定。

2. 注意事项

(1)严格手术适应证:对上述5种病例行人工股骨头置换术,失败率相当高,此时应选择骨水泥型人工股骨头。

(2)手术按要求进行:对年迈体弱者,可选择侧后方髋关节入路,有经验的医师多可在半小时左右完成手术,但术中注意切勿伤及坐骨神经。为加强股骨头的稳定性,亦可采用赤松功也所设计的大粗隆钢丝固定加强的术式。

(3)必要时可行全髋关节置换术:如髋臼侧也有病损,如原发或继发性骨关节炎、患者年龄小于55岁且活动度较大者,应选择全髋关节置换术。

第五节 类风湿性关节炎

类风湿关节炎(rheumatoid arthritis,RA)是一种以慢性侵蚀性关节炎为特征的全身性自身免疫病。类风湿关节炎的病变特点为滑膜炎,以及由此造成的关节软骨和骨质破坏,最终导致关节畸形。如果不经过正规治疗,约75%的患者在3年内出现残疾。类风湿关节炎分布于世界各地,在不同人群中的患病率为0.18%~1.07%,其发病具有一定的种族差异,印第安人高于白种人,白种人高于亚洲黄种人。在我国的总患者数逾500万。类风湿关节炎在各年龄中皆可发病,高峰年龄在30~50岁,一般女性发病多于男性。

一、病因与发病机制

(一)发病原因

病因尚未完全明确。类风湿性关节炎是一个与环境、细菌、病毒、遗传、性激素及神经精神状态等因素密切相关的疾病。

1.细菌因素

实验研究表明A组链球菌及菌壁有肽聚糖(peptidoglycan)可能为RA发病的一个持续的刺激原,A组链球菌长期存在于体内成为持续的抗原,刺激机体产生抗体,发生免疫病理损伤而致病。支原体所制造的关节炎动物模型与人的RA相似,但不产生人的RA所特有的类风湿因子(RF)。在RA患者的关节液和滑膜组织中从未发现过细菌或菌体抗原物质,提示细菌可能与RA的起病有关,但缺乏直接证据。

2.病毒因素

RA与病毒,特别是EB病毒的关系是国内外学者注意的问题之一。研究表明,EB病毒感染所致的关节炎与RA不同,RA患者对EB病毒比正常人有强烈的反应性。在RA患者血清和滑膜液中出现持续高度的抗EB病毒—胞膜抗原抗体,但到目前为止在RA患者血清中一直未发现EB病毒核抗原或壳体抗原抗体。

3.遗传因素

本病在某些家族中发病率较高,在人群调查中,发现人类白细胞抗原(HLA)-DR4与RF阳性患者有关。HLA研究发现DW4与RA的发病有关,患者中70%HLA-DW4阳性,患者具有该点的易感基因,因此遗传可能在发病中起重要作用。

4.性激素

研究表明RA发病率男女之比为1:(2~4),妊娠期病情减轻,服避孕药的女性发病减少。动物模型显示LEW/n雌鼠对关节炎的敏感性高,雄性发病率低,雄鼠经阉割或用β-雌二醇处理后,发生关节炎的情况与雌鼠一样,说明性激素在RA发病中起一定作用。

寒冷、潮湿、疲劳、营养不良、创伤、精神因素等,常为本病的诱发因素,但多数患者患前常无明显诱因可查。

(二)发病机制

发病机制尚未完全明确,认为RA是一种自身免疫性疾病已被普遍承认。具有HLA-DR4和DW4型抗原者,对外界环境条件、病毒、细菌、神经精神及内分泌因素的刺激具有较高的敏感性,当侵袭机体时,改变了HLA的抗原决定簇,使具有HLA的有核细胞成为免疫抑制的靶子。由于 HLA 基因产生可携带 T 细胞抗原受体和免疫相关抗原的特性,当外界刺激因子被巨噬细胞识别时,便产生 T 细胞激活及一系列免疫介质的释放,因而产生免疫反应。

细胞间的相互作用使 B 细胞和浆细胞过度激活产生大量免疫球蛋白和类风湿因子(RF)的结果,导致免疫复合物形成,并沉积在滑膜组织上,同时激活补体,产生多种过敏毒素(C3a 和 C5a 趋化因子)。局部由单核细胞、巨噬细胞产生的因子如 IL-1、肿瘤坏死因子-a 和白三烯 B_4,能刺激多形核白细胞移行进入滑膜。局部产生前列腺素 E_2 的扩血管作用也能促进炎症细胞进入炎症部位,能吞噬免疫复合物及释放溶酶体,包括中性蛋白酶和胶原酶,破坏胶原弹力纤维,使滑膜表面及关节软骨受损。RF 还可见于浸润滑膜的闪光细胞,增生的淋巴滤泡及滑膜细胞内,同时也能见到 IgG-RF 复合物,故即使感染因素不存在,仍能不断产生 RF,使病变反应发作成为慢性炎症。

RF 滑膜的特征是存在若干由活性淋巴细胞、巨噬细胞和其他细胞所分泌的产物,这些细胞活性物质包括多种因子:T 淋巴细胞分泌出如白介素Ⅱ(IL-2)、IL-6、粒细胞—巨噬细胞刺激因子(GM-CSF)、肿瘤坏死因子-a、变异生长因子-β;来源于激活巨噬细胞的因子包括 IL-1、肿瘤坏死因子-a、IL-6、GM-CSF、巨噬细胞 CSF、血小板衍生的生长因子;由滑膜中其他细胞(成纤维细胞和内长细胞)所分泌的活性物质包括 IL-1、IL-6、GM-CSF 和巨噬细胞 CSF。这些细胞活性物质能说明类风湿性滑膜炎的许多特性,包括滑膜组织的炎症、滑膜的增生、软骨和骨的损害,以及 RA 的全身。细胞活性物质 IL-1 和肿瘤坏死因子,能激活原位软骨细胞,产生胶原酶和蛋白分解酶破坏局部软骨。

RF 包括 IgG、IgA、IgM,在全身病变的发生上起重要作用,其中 IgG-RF 本身兼有抗原和抗体两种结合部位,可以自身形成双体或多体。含 IgG 的免疫复合物沉积于滑膜组织中,刺激滑膜产生 IgM、IgA 型 RA。IgG-RF 又可和含有 IgG 的免疫复合物结合、其激活补体能力较单纯含 IgG 的免疫复合物更大。

二、临床表现

(一)关节表现

RA 是对称性多关节炎,主要侵犯小关节,以双手指掌关节最多,其次是腕、膝、足关节、肘、踝、肩等关节。关节肿胀、疼痛和僵硬。关于僵硬以晨起明显,活动后减轻,称为晨僵,这是因为睡眠时关节不活动,水肿聚集于炎性关节内所致,当关节和肌肉活动时,水肿液及炎性产物被淋巴管及微静脉吸收入血循环,故僵硬消失。RA 的另一个特点是一对关节的炎症尚未完全消退,而另一对关节又出现炎症,这不同于风湿热的游走性关节炎。

1. 手部关节

手部的关节是本病侵犯最多也是最早的关节,主要侵犯近端指关节,指掌关节几乎同时受累。由于关节肿胀,以致手指呈梭形畸形,常为两手对称性,疼痛明显,屈伸困难,关节有明显压痛。急性炎症消退以后,关节仍呈梭形变型,皮肤色素沉着,手指无力,握力明显降低。长期的慢性关节炎症,由于前列腺素等使骨细胞活化可引起关节周围骨质疏松。长期的慢性炎症使肌肉挛缩变短,造成远端指关节及指掌关节屈曲,近端指关节伸直,形成鹅颈样畸形、花束样畸形或呈钩状畸形。

2. 腕关节

几乎所有的 RA 最终总会侵犯腕关节,表现为疼痛和压痛。由于反复的滑膜炎及肌炎,使腕关节滑膜增殖,关节腔内压力增加,酶的释放使韧带、肌腱、关节盘破坏,可引起尺骨移位,关节腔内可有骨及软骨破坏的碎片。关节腔消失可压迫正中神经引起腕管综合征,出现腕及手指疼痛无力,拇指、食指及中指掌侧感觉障碍,并有刺痛或灼痛,尤以夜间为甚。

3. 肩关节和肘关节

进展的 RA 几乎都有肩关节受累,关节内滑膜及滑囊及附近肌群均可受累,表现为关节疼痛、活动受限、肌肉萎缩,穿衣梳头困难;严重者可发生旋转环撕裂、肌腱撕裂以及关节半脱位等,肘关节受累虽亦常见,但症状较轻,易被漏诊。

4. 膝关节

膝关节是 RA 最多见的大关节炎,进展型 RA 几乎都有膝关节受损,由于它是负重关节,所以早期就有明显的疼痛和肿胀,关节内滑膜炎症和细胞增殖明显,当滑膜渗出液达到 5 mL 时即出现膝盖骨下缘凹陷消失,同时由于股四头肌萎缩,以致关节不能完全伸直,呈屈曲状态。X 线可见膝关节破坏、关节软骨增厚及增生性骨膜炎,可使半月板软骨及十字韧带破坏。

5. 其他关节

颈椎、胸锁关节、踝及足部关节、颞颌关节、环杓关节、髋关节等均可受累而引起相应的病变,但这些关节单独发生病变者很少,往往合并其他关节炎症同时存在,因此,对诊断一般不会造成贻误。

6. 骨和肌炎

RA 关节末端的骨质,由于受滑膜炎的侵袭,早期即可能产生破坏和骨质疏松,甚至长骨的远端关节部位亦可出现脱钙,因而易产生骨折。除关节周围的肌肉有疼痛及压痛外,肌肉无力亦是类风湿性关节炎的常见表现。其原因除可能由于关节疼痛的神经反射外,RA 本身亦可引起肌肉变性和细胞浸润的炎症改变,但为非特异性改变。

(二)关节外表现

因 RA 为结缔组织病,其基本病理为血管炎,因此关节外表现应视为 RA 的一部分,而不能认为是 RA 的并发症,而且,RA 的关节病变只能致残,而关节外的表现则是其死亡的原因。

1. 类风湿结节

RA 结节为位于皮下的软性无定形可活动或固定于骨膜的橡皮样小块物,大小不等,直径数毫米至数厘米,一般仅数个、无自觉症状,多见于关节隆突部及经常受压处,如肘关节的鹰嘴突、头枕部及手足伸肌腱、屈肌腱及跟腱上。RA 结节本身并不造成损害,它的出现多反映病情活动及关节炎较重,伴有较高效价的类风湿因子。RA 结节的发生率为 20%~25%,积极治疗可短期内消失。

2. 血管炎

类风湿性血管炎可分为皮肤性血管炎和弥散性血管炎两大类。

(1)皮肤性血管炎:皮肤血管炎可有两种情况,一种为指端甲床或腹侧裂片样出血或褐色梗死,此属白细胞碎裂性血管炎,良性,多不提示有严重系统性血管炎。数月后坏疽痊愈,指尖组织丧失而遗留瘢痕。另一种为小或中动脉严重坏死性血管炎,与结节性多脉炎病理改变相同,可引起肢体甚至大面积破溃坏死,伴有发热等全身症状,预后严重,需积极治疗。

(2)系统性血管炎:即弥散性血管炎。实际上 RA 的关节外表现,大多数是由血管炎的病理基础决定的。RA 性血管炎为全血管炎,血管各层都有单核细胞浸润,活动期有纤维蛋白样坏死。内膜增殖可导致血栓形成。血管炎可发生全身各系统而引起相应的临床表现,神经营养小血管炎可引起多发性不对称性神经炎,一侧肢体远端感觉障碍、麻木、灼痛,甚至脚下垂,上肢可发生腕下垂。

脑部弥散性血管炎可出现脑血管意外。心脏冠状动脉炎可出现心肌梗死,肠道血管炎可出现肠出血、肠穿孔等并发症。系统性血管炎多发生于病情较重,关节表现明显、类风湿因子效价高的活动性患者,大多伴有发热、白细胞增高、贫血、血中补体降低、冷球蛋白增加,因此,尽管RA系统性血管症状复杂,但不易给诊断造成困难。

3.心脏病变

心脏损伤可表现为心包、心肌、心内膜及瓣膜环的病变。①心脏类风湿性肉芽肿:肉芽肿侵犯主动脉根部可引起主动脉狭窄,侵犯主动脉环可引起主动脉瓣关闭不全,侵犯二尖瓣环可引起二尖瓣关闭不全或狭窄,超声心动图有特征性改变。肉芽肿发生在心室间隔则可引起完全性房室传导阻滞,严重者可发生阿—斯综合征。②局灶性心肌炎:一般无临床症状,但如发生弥散性心肌炎,可出现心力衰竭。③慢性心内膜炎及心瓣膜纤维化:可出现相应杂音,瓣膜纤维化可导致瓣膜关闭不全。④心包炎:多数无临床症状,而于尸检发现,但亦可出现临床症状的心包炎及心包积液、典型心包液糖量减少、乳酸脱氢酶增高、免疫球蛋白增高及补体降低。

4.肺及胸膜病变

(1)结节性肺病:早期常无临床症状,但X线片上可见肺部小结节,可单发或多发,后者常融合成1~2 cm的结节阴影,与其他肺部结节病不易区别,但血检类风湿因子多属阳性。结节可发生感染,形成空洞,发生咳嗽、咯血和胸腔积液。

(2)弥散性肺间质纤维化:多发生在晚期患者,出现咳嗽、呼吸困难、气促及右心衰竭,X线片可见肺部弥散性蜂窝状阴影,预后不良。病理特征为细支气管及肺泡纤维化。

(3)胸膜炎:尸检并发胸膜炎相当常见,但大多临床上没有症状。有症状者可出现胸痛、胸膜摩擦音。可以发生中至大量胸腔积液,胸水中白细胞多在 $5\,000/mL(5\times10^6/L)$ 以下,糖量降低,乳酸脱氢酶升高,胸水中免疫复合物及类风湿因子阳性。胸膜活检可见类风湿结节。

5.肾脏损害

多数认为RA引起肾脏损害为并发淀粉样病变、干燥综合征或混合性结缔组织病、金制剂及青霉胺治疗可引起膜性肾病,止痛剂可引起间质性肾炎、甚至出现急性肾衰竭及肾乳头坏死。但近来认为,既然RA是结缔组织病,其本身引起肾小球肾炎也是可能的。

6.淀粉样变

RA引起淀粉样变发病率为0.4%~0.5%,晚期可达20%~60%。继发性淀粉样变可侵犯肾、肝、脾及肾上腺,其中以肾脏发生率最高,可出现肾病综合征,表现大量蛋白尿、水肿等。亦可引起肾间质病变及肾小管酸中毒。

7.Felty综合征

这是RA的一种严重类型,典型的表现为RA、脾大及中性粒细胞减少三联征。大多同时有淋巴结肿大、贫血、血小板减少、发热及体重减轻,患者多反复感染。98%患者类风湿因子阳性。其发生机制尚不清楚。

8.不显性关节外表现

由于RA是以关节炎为突出表现的全身性结缔组织病,因此,体内许多器官都可受损伤,包括胃肠道、中枢神经系统、甲状腺、眼部及血液系统均可出现相应血管炎性表现,但发生率较低,且不会单独出现,因此,尽管复杂多变,一般不致造成诊断困难。

(三)成人 Still 病

这是成人 RA 的特殊类型,小儿多见,称 Still 病,表现为反复高热、皮疹(红斑或丘疹)、淋巴结肿大、肝脾大,虽可有关节炎,但多不明显,血中白细胞增高,但中毒症状不明显,但有人称此病为"变应性亚败血症",然而此名词尚未得到统一。此病诊断困难,故有人认为虽有类风湿表现,但应从类风湿病中分离出来,因其发病机制为高度变态反应为主。其预后虽较良好,然而病程凶险亦有治疗不当死亡者。

三、检查

1. 常规检查

(1) 血常规:约 30% 的类风湿关节炎患者合并贫血,多为正细胞正色素性贫血。病情活动期血小板升高。少数情况下有白细胞降低,如 Felty 综合征。

(2) 急性时相反应物:大多数类风湿关节炎患者在活动期血沉增快及 C-反应蛋白升高,病情缓解时可恢复正常。

2. 自身抗体

(1) 类风湿因子(RF):75%~85% 的患者血清类风湿因子阳性,并与病情和关节外表现相关。

(2) 抗瓜氨酸化蛋白抗体(ACPA):抗瓜氨酸化蛋白抗体是一类针对含有瓜氨酸化表位的自身抗体的总称,对类风湿关节炎的诊断具有很高的敏感性和特异性,并与类风湿关节炎的病情和预后密切相关。

3. 滑液检查

类风湿关节炎患者的关节液一般呈炎性特点,白细胞总数可达 $(2\sim6)\times10^9/L$,细胞分类以中性粒细胞为主。

4. 影像学检查

(1) X 线检查:早期 X 线表现为关节周围软组织肿胀及关节附近骨质疏松;随病情进展可出现关节面破坏、关节间隙狭窄、关节融合或脱位。

(2) 磁共振成像检查(MRI):磁共振成像在显示关节病变方面优于 X 线片,近年已越来越多地应用到类风湿关节炎的诊断中。磁共振成像可显示关节炎性反应初期出现的滑膜增厚、骨髓水肿和轻度关节面侵蚀,有益于类风湿关节炎的早期诊断。

(3) 超声:高频超声能清晰显示关节腔、关节滑膜、滑囊、关节腔积液、关节软骨厚度及形态等,彩色多普勒血流显像(CDFI)和彩色多普勒能量图(CDE)能直观地检测关节组织内血流的分布,反映滑膜增生的情况,并具有很高的敏感性。超声检查还可以动态判断关节积液量的多少和距体表的距离,用以指导关节穿刺及治疗。

四、诊断与鉴别诊断

(一)诊断

典型病例的诊断一般不难,但在早期,尤以单关节炎开始的及 X 线改变尚不明显时,需随访观察方能确诊。

国际上沿用美国风湿病学学会 1985 年诊断标准,该标准于 1987 年进行了修订,删除了损伤性检查和特异性较差的关节疼痛和压痛,对晨僵和关节肿胀的要求更加严格。

1. 典型的类风湿关节炎

此类型诊断要求具备下列标准中的 7 项,其中标准 1～5 的关节症状或体征必须持续至少 6 周。

(1)早晨起床时有关节僵硬感。

(2)至少 1 个关节活动时有疼痛或压痛。

(3)至少 1 个关节有肿胀(不仅增生,软组织增厚或积液)。

(4)至少有另 1 个关节肿胀(2 个关节受累症状的间歇期不超过 3 个月)。

(5)两侧相同关节对称性肿胀(近侧指间关节、掌指关节、跖趾关节可有症状,但不是绝对对称)。

(6)皮下结节。

(7)类风湿关节炎的典型 X 线改变,不仅有退行性改变,而且至少包括受累关节周围骨质的脱钙。

(8)凝集试验阳性,在两个不同实验室采用任何方法的类风湿因子检测结果为阳性,并且正常对照组的阳性率不得大于 5%。

(9)滑液中有极少量的黏蛋白沉淀(液体混浊,含有碎屑;滑液炎性渗液含白细胞数超过 $2\times10^9/L$,没有结晶)。

(10)具有下列 3 种或 3 种以上滑膜特有的组织学改变:显著的绒毛肥厚;滑膜表面细胞增生;慢性炎性细胞浸润,有形成淋巴样结节的倾向;表面和腔隙中纤维蛋白沉积及细胞坏死灶。

(11)结节的特异性组织学改变:有中心区细胞坏死的肉芽肿,外面包绕增殖的单核细胞"栅栏",外周有纤维包绕和慢性炎性细胞浸润。

2. 可明确诊断的类风湿关节炎

获此诊断的病例,需要具备上述标准中的 5 项,其中标准 1～5 项的关节症状、体征必须持续至少 6 周。

3. 拟诊类风湿关节炎

做出这一诊断需要具备上述标准中的 3 项,其中至少有标准 1～5 关节症状中的 1 项,体征至少有 1 项要持续 6 周以上。

4. 怀疑有类风湿关节炎可能

应具备下列标准中的 2 项,而且关节症状持续时间至少 3 周。

(1)晨僵。

(2)触痛或活动时疼痛。

(3)关节肿胀史或所见。

(4)皮下结节。

(5)血细胞沉降率或 C 反应蛋白升高。

(6)虹膜炎(除儿童类风湿关节炎外,此项标准的价值不大)。

(二)鉴别诊断

本病尚须与下列疾病相鉴别。

1. 增生性骨关节炎

发病年龄多在 40 岁以上,无全身疾病。关节局部无红肿现象,受损关节以负重的膝、脊柱等较常见,无游走现象,肌肉萎缩和关节畸形边缘呈唇样增生或骨疣形成,血沉正常,RF

阴性。

2. 风湿性关节炎

本病尤易与类风湿性关节炎起病时相混淆，下列各点可资鉴别：①起病一般急骤，有咽痛、发热和白细胞增高。②以四肢大关节受累多见，为游走性关节肿痛，关节症状消失后无永久性损害。③常同时发生心肌炎。④血清抗链球菌溶血素"O"、链激酶及抗透明质酸酶均为阳性，而 RF 阴性。⑤水杨酸制剂疗效常迅速而显著。

3. 结核性关节炎

类风湿性关节炎限于单关节或少数关节时应与本病鉴别。本病可伴有其他部位结核病变，如脊椎结核常有椎旁脓肿，两个以上关节同时发病者较少见。X 线检查早期不易区别，若有骨质局限性破坏或有椎旁脓肿阴影，有助诊断。关节腔渗液做结核菌培养常阳性。抗结核治疗有效。

4. 银屑病性关节炎

关节反应与类风湿关节炎相似，也常累及小关节及大关节，但在患者身体上可观察到银屑病的皮损（经皮肤科医生证实）。

5. 其他结缔组织疾病（兼有多发性关节炎者）

(1) 系统性红斑狼疮与早期类风湿性关节炎不易区别，前者多发生于青年女性，也可发生近端指间关节和掌指关节滑膜炎，但关节症状不重，一般无软骨和骨质破坏，全身症状明显，有多脏器损害。典型者面部出现蝶形或盘状红斑。狼疮细胞、抗 ds-DNA 抗体、Sm 抗体、狼疮带试验阳性均有助于诊断。

(2) 硬皮病，好发于 20～50 岁女性，早期水肿阶段表现的对称性手僵硬、指、膝关节疼痛以及关节滑膜炎引起的周围软组织肿胀，易与 RA 混淆。本病早期为自限性，往往数周后突然肿胀消失，出现雷诺现象，有利诊断。硬化萎缩期表现皮肤硬化，呈"苦笑状"面容则易鉴别。

(3) 混合结缔组织病临床症状与 RA 相似，但有高滴定度颗粒型荧光抗核抗体、高滴度抗可溶性核糖核蛋白（RNP）抗体阳性，而 Sm 抗体阴性。

(4) 皮肌炎的肌肉疼痛和水肿并不限于关节附近，心、肾病变也多见，而关节病损则少见。ANA(＋)，抗 PM-1 抗体，抗 JO-1 抗体阳性。

6. 痛风

早期症状与类风湿关节炎相似，尤其是小关节的炎性反应。但本病以男性为多发，且血尿酸含量明显增高，其发作与饮食成分密切相关。

五、治疗

类风湿性关节炎目前尚无特异疗法，治疗的目的是保持关节活动和协调功能，在不同的病期采用不同的疗法，没有一个一成不变的方案。治疗原则是：①抗炎止痛，减轻症状；②控制和减轻病情活动，防止或减少骨关节破坏；③最大限度保持关节功能；④尽量维持患者正常生活和劳动能力。

（一）一般治疗

在急性期由于关节明显肿痛，必需卧床休息。症状基本控制后才能逐渐适度活动。但在急性期后，为了防止关节僵硬和肌肉萎缩，应逐渐增加活动锻炼，包括主动和被动活动，并与理疗相结合。饮食应含丰富的蛋白质及维生素，增加营养。

(二)西药治疗

西药治疗包括二类药,一类为非特异性的对症治疗,另一类为改变病情的抗风湿药。

1. 消炎镇痛类药物

这类药物主要是通过抑制前列腺素起到解除急性期疼痛和炎症。小剂量只有止痛作用,大剂量则有抗炎作用。必需指出,这类药用量目前国内的教科书上甚至药典上所规定的剂量都偏小,起不到抗炎作用,近年来国内大多数风湿病专家都主张采用大剂量,个体化。非甾体消炎镇痛药种类很多,实际上大同小异,可根据自己的经验选用。消炎镇痛药长期使用并不能改变病情进展,徒然增加不良反应,因此不应长期使用。

(1)吲哚美辛:具有消炎、镇痛及解热作用。常用量为每次 25 mg,每天 2~3 次,必要时可增加到 100~150 mg/d,于进餐时、饭后服,其主要不良反应有恶心、呕吐、头痛、皮疹、粒细胞减少,少数人可以肝功有影响,长期服对肾脏有损害,使用中应密切观察。

(2)布洛芬及优布芬:能消除僵硬及疼痛,改善握力和关节屈伸,用量为每次 0.2~0.4 g,每天 3 次,饭后服,不良反应较小。优布芬作用与布洛芬相同,但作用较强,不良反应更少,用量为每次 50 mg,每天 3 次。

(3)吡罗昔康:为目前较好的长效抗风湿药,疗效略强于吲哚美辛,用量小,作用迅速而持久,用量为 20 mg/d,1 次服,不良反应少。

2. 肾上腺糖皮质激素

此类药物用于治疗 RA 在控制症状方面有显著疗效,但同样不能改变病情进展,因此不是病因治疗,因此,对多数病例,它不是首选药,且长期使用不良反应多,应严格控制适应证。下列情况为肾上腺糖皮质激素适应证:①严重活动的 RA 伴发热等全身症状。②严重血管炎、心脏损害、肺胸膜急性损害及眼部并发症。③严重关节炎用其他药物无效。④作为用免疫抑制剂过渡使用。此类药物使用多主张小剂量,以泼尼松每天 2 次,每次 5~10 mg。

3. 改变病情的抗风湿药

(1)金制剂:金制剂治疗 RA 的机制尚未完全清楚,可能为干扰细胞的生化反应,对 RA 的关节疼痛及晨僵有明显的改善,血沉、类风湿因子及 C 反应蛋白有下降,有效率 70%~80%,而完全缓解率 20%~30%。由于见效较慢,目前多主张作为维持治疗,常用的金制剂为硫代苹果酸金钠及硫代葡萄糖酸金,剂量为最初 2~3 次,每次 10~25 mg,以后每次 50 mg,皆为每周注射 1 次,直至发生疗效(一般总量达到 1.0 g 左右),以后改为维持量 50 mg,每月 1 次。总剂量达 1.0 g 仍无进步者可不必使用。不良反应主要为皮疹,甚至剥脱炎皮炎、口炎、蛋白尿、血尿、白细胞及血小板减少。

(2)青霉胺:治疗 RA 的机制有:①离解 19S-IgM 和 67S-IgG 相结合的类风湿因子。②抑制免疫反应,稳定溶酶体膜。③阻断可溶性胶原纤维形成不溶性胶原纤维。一般认为该药疗效比金剂为高,但需 1~3 个月才能见效,所以该药应与控制症状的药合用。目前主张从小剂量开始,逐渐增加剂量,疗效不减低而不良反应减少。开始为每次 125 mg,每天 2 次,每月增加 125 mg/d,直至每天总量达到 500~750 mg,以 6 个月为一个疗效。其不良反应有皮疹、骨髓抑制、肾脏损害,特别注意可引起急性肾衰竭及膜性肾病。

4. 免疫调节剂

这类药中常用的有环磷酰胺、苯丁酸氮芥、甲氨蝶呤、硫唑嘌呤、雷公藤等免疫抑制剂及胸腺素、转移因子等免疫促进剂。

(1)氨甲蝶呤：亦属细胞毒药，对此药评价不一，国外近年来应用较环磷酰胺广泛，认为见效较快（4~6周），不良反应并不比环磷酰胺高，而远期无致癌作用。一般用量为7.5~15 mg，每周1次，口服或肌内注射皆可。不良反应有恶心、呕吐、口腔炎、脱发、白细胞及血小板减少等，长期使用要注意肺纤维化、肝坏死可能。

(2)环磷酰胺：此药除通过烷基化不同细胞起作用外，对免疫系统各阶段都有影响，减少辅助性T细胞，对B细胞有抑制作用，因而使体液免疫降低，亦有报告认为对抑制性T细胞有抑制作用而使细胞免疫增强，此药国内使用较多，剂量为100 mg每天1次口服或隔日静脉注射0.2 g，总剂量为4~6 g。主要不良反应有白细胞减少、脱发、胃肠道反应（恶心、呕吐），因此用药时应保持尿量1 500 mL/d以上，否则尿中浓度过高对尿路黏膜有刺激作用，甚至引起出血性膀胱炎。

(3)雷公藤总苷：为草药雷公藤的半提纯品，据体外试验，该药有抑制单核细胞产生前列腺素E的作用，这可能是其具有抗炎作用的机制。对患者及体外试验都能抑制单核细胞产生免疫球蛋白及类风湿因子，常用量为每次20 mg，每天3次。对生殖系统有抑制作用。主要不良反应有胃痛、腹泻、皮疹、白细胞及血小板降低，本药对骨髓有抑制作用，统计137例用雷公藤总苷病例，经骨穿证实6例出现再生障碍性贫血，但停药后逐渐恢复。然而由于此药毒性大、RA患者最好不用此药，可用其他药物（中药代替）或作为第四类药物选用。

5.其他

其他一些细胞毒药亦可用于RA治疗，较常用的有硫唑嘌呤、苯丁酸氮芥、氯喹以及环孢霉素A，这些药未必比前述药疗效好，且不良反应亦很高，故使用不多。

细胞毒药均有较多不良反应，使用时应严格掌握以下适应证。

(1)有严重的关节外表现，如血管炎、肺纤维化及多发性类风湿结节。

(2)常用药物无效而多关节炎症状明显。

(3)伴高丙球血症、抗核抗体阳性及类风湿因子强阳性。

(4)类固醇激素撤药困难，此类药一般见效均较慢，2~3周后才能见效，故主张与糖皮质激素联合使用，且选择毒性低、价格低的药物。

6.免疫调节剂

这类药主要促进细胞免疫、纠正免疫紊乱，单独应用疗效不肯定，一般与其他抗风湿药联合用，常用的药物有左旋咪唑、胸腺素、转移因子等。

(三)其他疗法

周身淋巴结照射、血浆置换等亦有报道用于顽固或严重的RA。但因疗效并不确切，而且价格昂贵，故很少应用。晚期已有关节畸形者，可做手术矫正。

(四)预后

一般说来早期给予积极的综合性治疗，恢复大多较好。起病急的优于起病缓者，男性较女性为好，仅累及少数关节而全身症状轻微者，或累及关节不属对称分布者，往往病程短暂，有10%~20%患者因治疗不及时而成残废。本病不直接引起死亡，但严重晚期病例可死于继发感染。

第六章 眼科疾病

第一节 眼球钝挫伤

眼球钝挫伤是由机械性钝力引起。砖石、拳头、球类、爆炸的冲击波等是钝挫伤的常见原因。除在打击部位产生直接损伤外,钝力在眼内和眼球壁传递,可引起多处间接损伤。

一、外伤性前房出血

挫伤引起的前房出血是由于角膜缘组织的伸展,赤道部巩膜扩张,晶状体虹膜隔后移,以及急性眼压升高,结果撕裂近前房角的血管组织所致。大多数前房出血来自于虹膜动脉大环以及分布在睫状体的睫状后长动脉和睫状前动脉分支所组成的睫状肌动脉环及其毛细血管网。只有15%的前房出血是由于虹膜血管破裂、睫状体分离或虹膜根部离断所致。

(一)诊断

1.临床表现

(1)询问受伤经过:根据受伤时间可以确定原发性、继发性或进行性前房出血。根据致伤物的性质及方向考虑有无眼球后段损伤或眼球破裂伤。

(2)症状:有无视力障碍、伤眼胀痛。有无血液从眼内流出。

(3)既往史:询问伤者的既往眼病史(如有无青光眼、虹膜睫状体炎、视网膜血管性疾病等),手术外伤史,有无全身性疾病(如血液病、糖尿病、高血压等)。

(4)诊疗经过。

2.体格检查

(1)视力:少量前房出血不影响视力,当出血量较大或伤及眼球后段时可致视力下降。

(2)眼部检查:注意眼睑皮肤有无青紫、淤血,结膜有无充血水肿,角膜透明度,房角有无后退,前房出血的液平高度、颜色,以及是否凝血,虹膜有无撕裂或根部离断,瞳孔形状,以及晶体位置有无异常。注意观察玻璃体有无积血,有无视网膜挫伤或视网膜脱离。条件许可,定期做非接触式眼压计或压平式眼压计检查。前房出血量多或血块堵塞房角时眼压会增高,如伴有巩膜破裂者,眼压可降低。

(3)眼球探查:如果前房出血量多,眼压低,结膜下有浓密出血时应做眼球探查术。

(4)血生化检查:了解有无肝肾功能及糖代谢系统的异常。

(5)凝血功能检查:检查出凝血时间、凝血酶原、毛细血管脆性,以及血小板计数,以排除血液系统的疾患。

(6)前房角镜检查:出血吸收后应行房角镜检查了解有无房角异常。

(7)超声波检查:了解有无晶状体、眼球后段损伤。

(8)ERG、VEP检查:了解有无视网膜及视神经损伤。

(9)UBM结合光谱分析:从形态与功能两方面全面评价前房积血状况。

（二）临床类型

1. 按受伤种类分类

分为眼球挫伤、穿通伤或破裂伤所致前房出血。

2. 根据外伤性前房出血的血液来源分类

①虹膜括约肌或虹膜基质损伤；②虹膜根部离断；③睫状体表面损伤、睫状体分离；④血管异常或新生血管破裂；⑤玻璃体积血溢入前房。

3. 根据外伤性前房出血发生的时间分类

①原发性前房出血：即受伤当时发生的出血。原发性前房出血不论多少，均能较快吸收，其原因有三：一是虹膜组织能自动收缩，停止出血；二是血管内压力能与眼内压达到平衡；三是前房出血能与房水混合，防止血液凝结，帮助血液溶解吸收；②继发性前房出血：伤后2～5 d或在原发性出血基础上发生的再次或多次出血。

4. 根据外伤性前房出血量，按Oksala分类法分为三级

①前房出血量约为前房容积的1/3，到达瞳孔下缘之下者为一级；②前房出血量占据前房容积的1/2，超过瞳孔下缘之下者为二级；③前房出血量占据前房容积的1/2以上，甚至充满整个前房者为三级。

5. 按外伤性前房出血持续时间分类

①急性新鲜出血，伤后7 d以内；②亚急性陈旧出血，伤后7～14 d；③慢性迁延性出血，超过14天。

（三）鉴别诊断

（1）全身疾病引起的前房出血：较易见于白血病、霍奇金淋巴瘤、镰刀状细胞贫血症。外伤常为诱因，通过详细询问全身病史及进行相关实验室检查即可鉴别。

（2）虹膜新生血管引起的前房出血：常有视网膜中央静脉阻塞、糖尿病视网膜病变等病的眼底改变，根据病史及眼底检查可鉴别。

（3）视网膜母细胞瘤引起的前房出血：婴幼儿患者偶有之。

（四）并发症

（1）继发性青光眼：多见于继发性前房出血。血凝块堵塞房角、虹膜前后粘连以及血影细胞阻塞小梁网可致眼压升高。

（2）角膜血染：角膜内皮细胞受损、高眼压和出血多三种因素相互作用引起。角膜内皮细胞受损但眼压不高者也可发生角膜血染。红细胞碎片及其产物（血红蛋白）经损伤的内皮细胞进入角膜基质层，被基质内的细胞或游走细胞吞噬吸收，血红蛋白变成含铁血黄素。表现为角膜基质呈棕黄色，中央呈盘状混浊，以后渐变为黄白色，长期不消退。

（3）血眼症：前房积血发生时间过久，红细胞色素破裂，整个眼球组织呈慢性退行性改变。表现为伤眼反复发炎、疼痛、畏光。在虹膜、睫状体及房角有充满胆固醇结晶及巨噬细胞的肉芽组织增生。

（4）虹膜周边前粘连、虹膜后粘连、瞳孔膜闭：当合并有慢性炎症时可以出现。

（五）治疗

1. 一般治疗

患者双眼包扎、半卧位休息。

2. 药物治疗

(1) 镇静剂：口服镇静剂有助于减少患者的烦躁,防止继发性出血。

(2) 止血药及促进积血吸收药：如氨基己酸(50～100 mg/kg,每 4 h 1 次,共 5 日)、氨甲苯酸和氨甲环酸、卡巴克洛(肌内注射 10 mg,每日 2 次)、生地四物汤加田三七粉、云南白药等。必要时可以用巴曲酶。尿激酶 50～1000 U 溶于 0.5 mL 蒸馏水中球结膜下注射(有出血倾向者禁用)。

(3) 睫状肌麻痹剂：前房积血采用散瞳或缩瞳至今尚存在争议,可不扩瞳、不缩瞳,有虹膜刺激症状时,及时散瞳。

(4) 糖皮质激素：疗效不确切,机制尚待进一步研究。Yasuna 发现伤后立即口服皮质激素,连续 5 日,可以减少充血,降低前房出血的发生率,可予伤眼点皮质激素眼药水。

(5) 降眼压药物：前房积血较多,若 24 h 无吸收征象,为预防视神经损害及角膜血染,可应用降眼压药物,如甘露醇、乙酰唑胺等。

3. 手术治疗

(1) 手术适应证：当药物治疗无效并出现下列情况时应采用手术治疗。① 眼压≥60 mmHg(7.98 kPa),降眼压治疗持续 3 d 不降;眼压≥50 mmHg(6.65 kPa),持续 5 d 不降;眼压≥45 mmHg(6.07 kPa)持续 7 d 不降;眼压＞35 mmHg(4.75 kPa)持续 14 d 不降;原合并有青光眼或缺血性视神经病变者尤应尽早手术治疗;② 一旦发生角膜血染早期体征,或角膜内皮细胞功能障碍者,立即手术治疗;③ 近全前房积血,眼压＞25 mmHg(3.3 kPa)持续 5 d 的患者应进行手术,以防角膜血染;④ 前房内较大凝血块持续存在超过 10 d,房角周边粘连或全前房积血持续 5 d 没有吸收,应手术清除积血;⑤ 发生血影细胞性青光眼。

(2) 术前准备：① 术前应用药物充分控制患眼眼压及炎症;② 使用抗纤溶药物减少再出血及术中出血;③ 无开放伤口的患眼常规进行超声波检查,了解晶状体和眼后段的病理改变;④ 还应做 ERG 和 VEP 检查,确定视网膜及视神经受损的程度。

(3) 手术方案

1) 前房穿刺术：适用于前房内无血凝块的前房积血。术者一手用镊子固定眼球,另一手用前房穿刺刀在颞下象限的角膜缘内 1 mm 的周边角膜做 3 mm 全层切口,用虹膜复位器轻压切口后唇,缓慢放出前房内的血液。术毕向前房内注入少量过滤或灭菌的空气以重新形成前房,减少再出血。切口可不缝合。

2) 前房冲洗或注吸术：适用于部分血块形成的前房出血。直接在角膜缘内 1 mm 做一 3 mm 长的透明角膜切口,用冲洗针头沿周边前房注入平衡盐溶液(BSS)溶液,同时轻压切口后唇,待部分积血被清除,能看清虹膜和针头后,一边移动针头一边冲洗,直至血液和血块冲洗干净。也可分别在鼻上和颞上象限做两个不等大的角膜缘内透明角膜切口,小切口做灌注口,大切口放出血液和血块。缝合较大的角膜切口。注吸同时,可向前房内注入尿激酶溶解血凝块。采用新鲜配制的尿激酶 1 000 U 溶于 1 mL0.9%氯化钠注射液中,向前房注入 0.3 mL,每 3 min 冲洗 1 次。

3) 血块压出法：适用于凝血块已牢固凝缩在前房,单纯冲洗不易除去者。此时可按白内障手术方式做长达 120°～160°的大切口清除前房积血。

4) 前房积血机动切除法：在鼻上或颞上的周边透明角膜内做 3 mm 的全层切口,前部玻璃体切割头进入前房切除血块。注意避免误伤虹膜和晶状体。

5)睫状体透热凝固:适用于有出血点的前房反复积血。
4.术后处理
(1)术毕,结膜下注射庆大霉素20000 U、地塞米松2.5 mg,涂抗生素眼膏,包扎双眼。
(2)术后全身应用抗生素、糖皮质激素及止血剂,每日换药时滴短效散瞳剂,活动瞳孔,防止后粘连。积血吸收,视力恢复正常且无并发症者可视为治愈。

(六)后续治疗

出院后2~3日复查1次,以后定期复查。伤后2~4周应行房角、眼底检查。若存在发生房角退缩性青光眼的因素,需每年复查1次。角膜血染2~3年后,波及基质层的后1/3无任何吸收征象且严重影响视力者,可做穿透性角膜移植。

二、虹膜裂伤及瞳孔异常

(一)诊断

1.临床表现
询问受伤时间和受伤后的诊治经过。观察有无视力障碍、单眼复视、眼痛、眼胀、畏光等。
2.体格检查
(1)视力:患者可出现不同程度视力下降,虹膜根部离断范围较大者,可有单眼复视、畏光。
(2)眼部检查:注意观察前房深浅,前房有无积血,瞳孔形态,直接和间接对光反应,有无虹膜根部离断及离断的范围,有无玻璃体从虹膜离断处疝至前房。常规眼底检查及眼压测定。
(3)B超:当前房积血较多时,了解有无晶体脱位、玻璃体积血以及视网膜脱离等。
(4)前房角镜检查:了解有无房角损伤。范围很小的离断只有在前房角镜下才看出。
(5)UBM或前部OCT检查:探测前房、房角、睫状体有无解剖结构的异常。

(二)临床分型

1.瞳孔括约肌撕裂伤
这类损伤一般都很小,但比较常见,根据撕裂部位分为以下几种。
(1)位于虹膜基质前层,上皮层保持完整:虹膜虽有小的缺损,但瞳孔边缘完整,瞳孔反应正常。
(2)裂伤在虹膜后层,包括色素上皮层和瞳孔括约肌:由于肌肉上的毛细血管受伤破裂,常合并有前房出血,瞳孔永久性散大。
(3)裂伤为虹膜全层:裂隙灯下容易看见。瞳孔功能仅受伤处减弱,其余保持正常。
2.虹膜根部离断
虹膜根部离断多见于严重的钝挫伤或爆炸伤,薄弱的虹膜根部自睫状体离断称虹膜根部离断。由于眼球受压时,扩大的角膜巩膜环与因括约肌收缩而被拉伸的虹膜,可使虹膜组织变得很薄而房水被挤向前房周边区,迫使虹膜根部后退,导致虹膜与睫状体分离。在裂隙灯或前房角镜下,虹膜周边部可以看到一个新月形黑色裂缝,或者一个破绽,通过离断处能看到晶状体周边部或睫状突,甚至有玻璃体疝出。瞳孔呈"D"字形,离断区域大时可发生单眼复视。由于常伴有前房出血,出血量多时,可掩盖征象,待前房积血吸收时,才显露离断部位和范围。
3.外伤性无虹膜
外伤性无虹膜指虹膜根部与睫状体连接处360°完全分离。见于严重的钝挫伤。大多数伤员因此而视力丧失。少数可保存少许视力,患者有严重畏光,前房充满血液,前房出血吸收后见少量虹膜可以仍附着在睫状体,前房角镜下脱离的虹膜有的退缩至前房角,有的完全脱离,脱入玻璃体内。可伴有晶状体脱位,玻璃体积血和视网膜脱离,甚至眼球破裂伤。

(三)鉴别诊断

一般患者有明确外伤史,较易确诊。病史较久者需与下列疾病相鉴别。

(1)先天性无虹膜症:出生后即发现,多呈双侧性,伴有其他先天异常。

(2)虹膜角膜内皮综合征:多为单侧性瞳孔异位、进行性虹膜萎缩,虹膜裂孔形成,进行性横跨房角并延伸到 Schwalbe 线或超越 Schwalbe 线的广泛周边前粘连,角膜内皮异常、继发性青光眼,根据这些特征与病史,易鉴别。

(四)治疗

一般瞳孔缘撕裂、虹膜根部离断发生在上方由于眼睑遮盖或范围小、无自觉症状者,不需特殊处理。瞳孔撕裂伤造成永久性瞳孔散大和较大范围的虹膜根部离断而引起畏光、复视者需手术治疗。无虹膜,严重畏光者,可佩戴有小孔的有色角膜接触镜或行白内障手术时,安装带虹膜隔的人工晶体。

1. 非手术治疗

(1)1%阿托品扩瞳。

(2)伤眼滴糖皮质激素眼药水和眼膏或非甾体抗炎眼药水。

2. 手术治疗

(1)虹膜撕裂伤缝合术

1)适应证:有较大的瞳孔括约肌撕裂伤,影响视力、产生畏光或影响外观者,需要良好的晶状体虹膜隔建立,如玻璃体腔需填充硅油者。

2)术前准备:按内眼手术原则进行。

3)手术方法:先在适于缝针通过瞳孔括约肌撕裂边缘的角膜缘作前房穿刺,前房内注入黏弹剂,用一细长带 10-0 聚丙烯线的缝针,由穿刺口进入前房,通过瞳孔撕裂伤的两侧边缘后,由对侧角膜缘穿出,从前房将缝线从穿刺口钩出,打结。于角膜缘处拉紧缝线两端,线结自然滑入前房收紧于虹膜面,同样方法再打 3 个平结,将眼内剪或前房穿刺刀伸入前房,剪断线结。角膜穿刺口缝合 1 针。

4)术后处理:术后每日换药,用短效扩瞳剂点眼,活动瞳孔,以防止后粘连;全身和局部应用抗生素及皮质类固醇预防感染,减轻术后反应,角膜穿刺口缝线可于术后 1 个月拆线。

(2)虹膜根部离断复位术

1)适应证:伤后 2~3 周虹膜根部离断范围较大,有明显畏光、复视,甚至离断的虹膜遮盖瞳孔区,前房出血已吸收者,应手术治疗。

2)术前准备:按内眼手术原则进行。术前 1 h,静脉滴注 20%甘露醇降眼压。

3)手术方法:采用结节缝合法或褥式缝合法修复离断的虹膜。术中注意避免损伤晶状体。

4)术后处理:同虹膜撕裂修复术。

三、睫状体挫伤

(一)诊断

1. 临床表现

询问受伤时间及致伤物性质,出现症状的时间,有无前房出血史,或其他眼病史及其诊疗经过。

2.体格检查

(1)视力:密切观察视力改变。如前房角后退性青光眼患者,早期无视力变化,晚期出现不可逆视力下降。

(2)眼部检查:①前房深度;②前房角有无改变;③虹膜、睫状体的位置形态变化;④眼底的变化;⑤定期检测眼压,睫状体挫伤可引起继发性青光眼,眼压升高,也可因睫状体水肿,房水分泌减少而眼压下降。

(3)视野:如睫状体挫伤继发青光眼,可表现为旁中心暗点,弓形暗点等青光眼视野改变。

(4)GDX检查:在患者的追踪观察过程中,GDX可较灵敏地显示早期青光眼的改变,利于早诊断、早治疗。

(5)UBM或眼前段OCT检查:可以显示前房、后房及房角结构,对房角损伤的诊断及预后评估起着重要作用。

(二)临床类型

1.前房角后退

当眼球挫伤时,由前方来的外力将房水压向前房角,向无晶状体支撑的周边虹膜冲击,钝挫伤的力量波及睫状体的前面,睫状体撕裂,导致环状肌及放射状肌纤维与纵行肌纤维的分离,纵行肌仍附着于巩膜突上,环状肌、放射状肌纤维及虹膜根部均挛缩后退,前房角变宽,周边前房加深,称为前房角后退。

临床将睫状体撕裂、前房角后退分为三度:①一度后退:虹膜末卷及睫状体带撕裂,为轻度撕裂;②二度后退:睫状肌撕裂,睫状体带变宽,为中度撕裂;③三度后退:睫状肌撕裂加深,前房角明显增宽,为重度撕裂。小范围房角后退对眼部可无明显影响,当房角后退超过180°圆周时,可发展成外伤性开角型青光眼。据统计,在挫伤后合并有前房出血的伤眼中,45%~94%有房角后退,青光眼的发生率为7%左右,房角后退性青光眼主要发生在外伤后1年之内和10年以上这两个时期。早期眼压升高的机制可能是由于小梁水肿,房水渗透性降低或睫状肌自巩膜突分离后造成房水外流受阻,后期则可能是由于钝挫伤后数年小梁组织增生或退行性变性所致的小梁间隙及巩膜静脉窦的闭塞。

2.睫状体脱离

眼球钝挫伤时,整个睫状肌从巩膜突处脱离,同时向后移位,称为睫状体脱离,临床表现主要表现为以下几点。

(1)悬韧带松弛,晶状体变凸,位置前移而呈现近视,调节力下降。

(2)角膜受眼睑压迫和眼外肌的牵拉,出现散光。

(3)伤眼的眼压下降。

(4)前房变浅甚至消失。

(5)虹膜睫状体反应性炎症。

(6)眼底视盘充血水肿,视网膜静脉扩张,后极部视网膜水肿,黄斑呈放射状皱褶。赤道部视网膜正常。

(7)前房角镜检查,可见睫状体向中心及向后脱离退缩,露出白色的巩膜内面附有色素沉着。

(8)可伴有虹膜根部离断、瞳孔散大、晶状体脱位,或有白内障形成。

(三)鉴别诊断

(1)前房角后退与睫状体脱离的鉴别:通过前房深度,前房角镜检查,眼压测量,眼底改变等,两者可鉴别。

(2)房角后退性继发青光眼与原发性开角型青光眼:前者多为单眼发病且有外伤史,前房角镜、UBM 检查有助于鉴别诊断。

(四)治疗

前房角后退,具有发生青光眼可能性的伤眼定期观察眼压、眼底和视野,继发青光眼者的治疗原则与原发性开角型青光眼相似。睫状体脱离手术复位。

(1)发生房角后退性青光眼者,采用药物或手术治疗控制眼压。

(2)睫状体脱离者行睫状体脱离缝合术。

1)术前准备:术前除进行必要的一般检查外,还须做前房角镜检查,确定睫状体脱离的部位和范围,如果前房浅,影响前房角检查时,亦可在手术台上先用 BSS 加深前房,再用手术显微镜上的裂隙灯和消毒的前房角镜观察。

2)手术方法:于睫状体脱离所在的方位,做以穹窿为基底的结膜瓣,角膜缘后 3 mm 做巩膜板层 1/2 切开,向前分离,做一角膜缘为基底的巩膜瓣,切口长度应超过睫状体脱离两侧各 1~2 个时钟位,切透角膜缘后的深层巩膜(切穿长度不宜超过 2 个时钟位,以免暴露过多的睫状体),切穿巩膜后,即有透明液体流出,待透明液体排出后用 10-0 尼龙线依次穿过深层巩膜切口前唇、睫状体组织、巩膜后唇。间断缝合,每针间隔约 2 mm。在深层巩膜切口前沿做一排冷凝,每点-60℃:15 s。间断缝合巩膜,缝合球结膜,术毕球结膜下注射庆大霉素20000 U,地塞米松 2.5 mg。

3)术后处理:①全身应用抗生素和皮质类固醇 3~5 d;②对发生一过性高眼压者,对症处理;③术后每天换药,1%阿托品,抗生素眼液点眼,涂皮质类固醇眼膏。前房深浅、眼压恢复正常,前房角镜检查睫状体复位者,视为治愈。局部点抗生素眼液、眼膏两周。

(3)后续治疗:合并有脉络膜脱离、玻璃体积血或视网膜脱离等患者应继续治疗。

四、外伤性脉络膜脱离

因眼球挫伤致睫状体脱离,房水进入脉络膜上腔而产生低眼压,急性低眼压易使脉络膜血管失去支持而扩张,同时,血管内压与眼压之间压差增大,毛细血管渗漏的液体进入脉络膜上腔,造成脉络膜与巩膜之间的分离为外伤性脉络膜脱离。多发生于赤道部前方。

(一)诊断

1.临床表现

(1)询问受伤经过:详细询问受伤时间、致伤物性质及作用力方向。

(2)伴随症状:有无视力下降、视网膜脱离及眼球穿孔伤等。

(3)既往有无眼部炎症、手术外伤史及其他全身疾病史。

2.体格检查

(1)视力:包括裸眼视力和矫正视力,通常受伤后视力明显下降。

(2)眼部检查:仔细检查角膜有无内皮皱褶及沉着物角膜后(KP),有无房水闪光、混浊、渗出,虹膜有无根部离断、睫状体有无脱离,注意瞳孔大小及瞳孔缘的缺裂,晶状体有无脱位、缺失、囊膜破裂、皮质及后囊混浊。眼底详查脉络膜脱离的部位、范围、形态、隆起度,玻璃体有无积血,视网膜有无脱离。

(3)眼压:发生脉络膜脱离后眼压通常偏低。

(4)巩膜透照法检查:可用于鉴别脉络膜脱离与脉络膜肿瘤。脉络膜脱离透光正常,脉络膜肿瘤则透照眼底无红光反射。

(5)三面镜检查:直观显示脉络膜脱离范围与程度,特别是不易发现的环状脱离。

(6)B超:显示脉络膜脱离范围,了解是否有眼球后段其他损伤。

(7)荧光素眼底血管造影:可与脉络膜肿瘤相鉴别,如脉络膜瘤多呈糊状荧光渗漏,其中有色素遮蔽荧光,后期呈强荧光。

(8)CT、MRI检查:主要与脉络膜肿瘤鉴别,如脉络膜恶性黑细胞瘤在CT和MRI上都能清晰地显示肿块,MRI检查时在T_1或相应的T_1加权像中,肿块呈中到高信号,在T_2加权像中肿块为低信号。

(二)临床分型

(1)伴有深前房的脉络膜脱离,偶尔发生在伴有玻璃体损害或丢失的眼后段外伤。眼压低,为前脉络膜血管淤滞而产生渗透压改变的指征。

(2)由出血产生的脉络膜脱离,可能是后睫状长动脉的破裂所致,通常发生在动脉进入脉络膜上腔入口处。

(3)如果外伤造成严重的脉络膜组织破坏,则脉络膜脱离可能是炎症渗出的结果。

(三)鉴别诊断

1.脉络膜肿瘤

脉络膜肿瘤多占据一个或多个象限,呈单个局部隆起,不呈叶状,眼压正常或增高。眼底血管荧光造影、B超、CT、MRI影像学检查可明确诊断。

2.视网膜脱离

脱离的视网膜呈青灰色,波浪或球形隆起,可见裂孔,若合并脉络膜脱离眼压则极低。

(四)治疗

一般脉络膜脱离数日内可自行吸收,无须手术处理,若合并炎症或长期不吸收者可手术放出脉络膜上腔液体,促进脉络膜复位。

1.药物治疗

局部或全身应用糖皮质激素,降低脉络膜血管的渗透压,促进脉络膜复位,扩瞳。

2.手术治疗

长期不吸收者,可经巩膜放出脉络膜上腔液体,恢复眼压和脉络膜毛细血管内血压之间的平衡,恢复脉络膜正常解剖结构。

3.术后处理

术后局部或全身应用抗生素、糖皮质激素,扩瞳,每日换药,检查视力、前房深度、眼底、眼压,复查眼部B超。

五、视网膜震荡与挫伤

(一)诊断

1.临床表现

(1)询问受伤经过和眼部外伤史和眼底病史:受伤时间、致伤物性质及作用力方向、距离。

(2)自觉症状:有无视力减退,视物变形,视野缺损。

2.体格检查

(1)视力:有不同程度视力下降。

(2)眼部检查:重点查视乳头颜色、边界,视网膜有无水肿及水肿范围,有无渗出和出血,黄斑中心反光是否存在,有无类似樱桃红样改变,脉络膜有无裂伤。

3.辅助检查

(1)眼底血管荧光造影:伤后早期的荧光造影可能出现轻度的弱荧光,这是因为视网膜水肿遮蔽部分荧光所致,如有视网膜色素上皮屏障的破坏,造影后期在视网膜的深层出现荧光渗漏,色素上皮变性和萎缩区可呈透见荧光。

(2)视觉电生理检查:伤后1周内进行视觉电生理检查对鉴别诊断和判断预后有较大价值。视网膜挫伤的ERG的a波和b波有较大幅度的下降,在1周内恢复缓慢,必要时伤后2周复查ERG,部分患者受伤一段时间后,眼底检查、荧光造影、ERG检查无阳性发现,但视力恢复不理想,可行mfERG检查,该检查能灵敏反应局部视网膜功能受损程度。

(二)临床类型

1.视网膜震荡

钝挫伤后后极部视网膜产生轻度灰白色混浊,一般无视网膜出血,视力损伤轻微,伤后数天内,水肿吸收,眼底恢复正常,视力恢复,眼底血管荧光造影无视网膜色素上皮屏障破坏,无荧光渗漏。ERGa、b波振幅下降。

2.视网膜挫伤

钝挫伤后重度的视网膜乳白色混浊,多伴有眼底出血,水肿范围也较大。黄斑部类似樱桃红样改变,中心视力明显下降。伤后1~2周的视网膜水肿吸收后,在损伤后区出现永久性的组织损伤,眼底可见脱色素区或色素紊乱,中心视力不能恢复,病变是不可逆的。荧光造影时发现有视网膜色素上皮屏障的破坏而出现荧光渗漏。ERG检查a波和b波有较大幅度下降。

(三)鉴别诊断

视网膜中央动脉阻塞:无外伤史。为无痛性急性视力下降甚至丧失。眼底检查表现为后极部视网膜水肿,动脉细,管径粗细不均匀甚至呈串珠状,黄斑区呈樱桃红样改变。荧光造影可显示视网膜阻塞支动脉充盈时间延长甚至无灌注。

(四)治疗

1.一般治疗

对于视网膜挫伤,药物治疗的有效性仍未肯定,可应用糖皮质激素、血管扩张剂、维生素类药物治疗。

视力回升,视网膜水肿消退,视网膜出血吸收者视为治愈。定期复查视力和视网膜水肿、出血吸收的情况。伤后两周,复查ERG检查。

2.后续治疗

继续治疗眼部其他损伤。

六、外伤性视网膜脱离

外伤性视网膜脱离多因挫伤形成的视网膜裂孔或锯齿缘离断所致,常在伤后立即发生或数周至数个月后发生。

（一）诊断

1. 临床表现

（1）发病经过：详细询问眼部及头部外伤史，受伤时间、致伤物性质及作用方向。

（2）自觉症状：有无视力减退、眼前黑影漂浮感、视物变形、闪光感，以及黑幕遮挡感等。

（3）既往有无眼部手术外伤史，屈光不正及类似疾病的家族史。

2. 体格检查

（1）视力及屈光状态：仔细检查裸眼视力、矫正视力，视力低下者应行光感、光定位检查。

（2）眼部检查：①视网膜脱离的部位、范围、形态、隆起度；②视网膜变性区的部位、范围、类型和脱离与裂孔的关系；③视网膜活动度，有无固定皱褶和部位、范围；④裂孔的数目、形态、大小和部位，裂孔是否有盖，裂孔边缘是否卷曲、翻转，与玻璃体有无粘连、牵拉；⑤裂孔周围是否有出血、血管以及色素沉着；⑥玻璃体有无液化、后脱离、积血，有无机化条索等。

（3）眼压：视网膜脱离通常眼压较低，手术成功后眼压可恢复正常。

（4）对侧眼检查：应仔细检查对侧眼，以便发现有无视网膜变性、脱离、裂孔。必要时可为患眼提供诊断和鉴别诊断的依据。

3. 辅助检查

（1）房角检查：挫伤性视网膜脱离常合并房角后退。房角镜检查可观察房角有无后退及粘连。

（2）B超：了解视网膜脱离的范围与大小，排除玻璃体积血、机化与牵引。

（3）视野：术前、术后均进行视野检查，可以预测视网膜脱离的部位与范围，并可用于评估预后。术后视网膜复位后中心视力不一定提高，但能改善视野。

（4）眼底血管荧光造影：清晰显示视网膜脱离的部位、范围以及裂孔形状与大小。作为治疗前、后评估疗效的一种手段。

（5）ERG与VEP客观判断视网膜、视神经功能，评估预后。

（6）充分扩瞳后应用检眼镜、前置镜、裂隙灯三面镜由后极部向周边或由周边向后极部仔细寻找视网膜变性区和裂孔，观察视网膜脱离情况，为手术或激光治疗提供依据。

（二）临床类型

1. 锯齿缘离断引起视网膜脱离

锯齿缘离断引起视网膜脱离最常见。部位多位于鼻上和颞下象限。赤道部在受到冲击时的扩张和对玻璃体基部的牵拉可能是形成的原因。病情进展缓慢，多于数月或数年后偶然发现。其症状轻重与脱离的位置和范围密切相关。可伴有视物模糊、复视、漂浮感、闪光感。若视网膜脱离扩至赤道后，可出现视野缺损；波及黄斑部时则视力严重下降。

2. 外伤性孔源性视网膜脱离

外伤性孔源性视网膜脱离较锯齿缘离断更易更快发生视网膜脱离。视网膜脱离形状是由视网膜裂孔位置、后部玻璃体是否脱离，以及裂孔处视网膜玻璃体牵引所决定。

3. 巨大裂孔性视网膜脱离

巨大裂孔性视网膜脱离指视网膜裂孔范围达眼球圆周90°或90°以上者，多伴有玻璃体液化、视网膜变性。巨大裂孔常发生在玻璃体基底部边缘，呈环形，也可呈发射状向后发展。巨大裂孔性视网膜脱离发展快、范围大、多累及黄斑；有时可伴有玻璃体后孔、后脱离；视网膜有时翻转、遮盖视神经盘及黄斑。

(三)鉴别诊断

(1)脉络膜肿瘤:视网膜脱离部位及形态固定,无波动态。根据病史及其他症状、体征可鉴别诊断。

(2)玻璃体积血机化:机化物无视网膜血管,范围多不规则。B超及彩色多普勒检查有助于鉴别诊断。

(四)治疗

减少玻璃体对视网膜牵引,早期封闭裂孔,促使视网膜解剖复位。锯齿缘离断后视网膜脱离术后疗效较好,1次手术复位率为85%,巨大裂孔视网膜脱离手术后多数达解剖复位。视功能的恢复取决于视网膜膜损伤部位、程度与范围以及时间。

1. 手术时机

一旦发现视网膜脱离伴有裂孔,应尽早手术,以免产生新的并发症。

2. 手术方案

(1)锯齿缘断离后视网膜脱离:对于发病时间短、范围小的脱离,可以考虑冷凝或激光治疗;如范围较大,需手术治疗者,采用巩膜扣带术及冷凝放液术,若视网膜脱离时间较长或锯齿缘离断范围较大,伴有玻璃体增生改变,则需联合玻璃体手术。

(2)巨大裂孔视网膜脱离:90°范围的裂孔,玻璃体无明显改变,裂孔后唇无翻转或蜷缩,仅为PVR-B级以内者,可采用巩膜扣带术及冷凝放液术,必要时行眼内气体填充术;除上述情况外,必须进行玻璃体视网膜手术,需行硅油或膨胀气体填塞。

3. 术后处理

(1)体位:根据手术方式决定。如为外路视网膜手术,术后一般采用平卧位,双眼包扎;上方裂孔,玻璃体腔内注入气体者,应取坐位或半卧位;对后极部巨大裂孔或复杂性视网膜脱离患者,行玻璃体切除联合硅油或膨胀气体填充者,应取俯卧位。

(2)术后每天换药,术后检查视力及眼压、前房深浅,密切注意有无出血、感染,以及视网膜复位和裂孔封闭情况。

(3)术后全身和局部予抗生素和糖皮质激素,并根据术后检查对症处理。一般术后7~10 d出院。术后避免剧烈运动和重体力劳动以防再次脱离和玻璃体积血。术后1个月可恢复力所能及的工作。如出现眼前闪光感,应立即到医院散瞳做眼底检查。根据复查时情况决定取硅油的时间。出院后每1周到1个月复查1~2次,直至4~6次,以后每半年至1年复查1次。术后3~6个月可验光配镜。

七、眼球破裂伤

眼球受钝力打击使眼压突然升高,可在撞击部位或远离撞击点的部位发生眼球破裂。大多数眼球破裂发生在眼球赤道部或赤道部以前,常见的部位在角巩膜缘。10%~20%发生在眼球赤道部以后。据统计,眼球破裂伤最多见部位是颞上象限,其次是鼻上象限。

(一)诊断

1. 临床表现

(1)致伤经过:详细询问受伤时间,致伤物性质,如飞溅的石块、各样劳动工具、拳头木棍等击伤眼球,甚至跌跤时碰伤眼球,均可引起眼球破裂。

(2)自觉症状:有无伤后疼痛,视力下降,眼球运动受限,是否合并全身其他部位的损伤,有无昏迷史。

(3)诊疗经过:伤后经过何种急诊处理及初步诊断和检查。

2.体格检查

(1)视力:大多数患者视力非常低下。

(2)眼部检查:有无严重的结膜充血及水肿,球结膜下出血,如有结膜下大量出血应警惕眼球破裂的可能。仔细检查前房深度,角膜是否变形,前房出血程度,眼压,是否有异常眼球运动。

(3)全身情况检查:注意头颅、神经系统、重要脏器有无损伤。

3.辅助检查

(1)B超:常用B超检查位于巩膜后部或侧壁的破口,显示为眼球失去正常形态,眼球壁的强回声带连续性中断,出现无回声间隙。

(2)眼部CT或MRI能清晰地显示眼球结构及眶骨有无骨折。

(二)临床类型

1.直接性眼球破裂伤

当眼球受到钝力打击时,在直接打击的部位引起破裂。多发生于角巩膜缘。位于角巩膜缘的破裂伤有眼内容物脱出,伤口明显,眼球变形。

2.间接性眼球破裂伤

发生在远离撞击点部位的眼球裂伤。临床表现有视力骤降,大多数在光感以下甚至视力丧失,严重的结膜充血与水肿,浓密的球结膜下出血;巩膜一旦裂开,眼球立即减压,球结膜几乎不发生破裂。前房加深,前房内大量出血,眼球变形,眼压低,巩膜伤口内有血块及内容物嵌顿,部分巩膜破裂的位置靠后或位于直肌止端稍后的破裂伤,因球结膜完整,或被球结膜下出血掩盖,以及直肌掩盖,临床上较难发现眼球破裂,称之为隐匿性眼球破裂。易引起漏诊和误诊。

(三)治疗

在临床上怀疑有巩膜破裂者,应立即手术探查。眼球破裂伤应尽可能精心修复,若术中发现眼内容流失过多,特别是视网膜损伤过重的无光感眼,眼球外形恢复确实无望者,为预防交感性眼炎的发生,可考虑摘除伤眼眼球。如伤口无污染,可同期行义眼座植入术。以修复眼球破裂伤口,恢复眼球形状或摘除眼球的结膜伤口愈合为治愈。

1.眼球探查术

沿角膜缘全周剪开球结膜和筋膜,循眼球壁各部位进行探查。不能因找到一个破裂口而满足,应提防有多处破裂伤的可能。注意探查直肌止端后的部位,以免漏诊。

2.眼球破裂伤修复术

(1)玻璃体脱出的处理:全周剪开球结膜及球筋膜彻底暴露巩膜伤口,发现一个处理一个。脱出的玻璃体应用吸血海绵或棉签黏住,用剪刀剪除,注意不要压伤口,以防玻璃体进一步脱出。亦可用玻璃体切割器切除脱出的玻璃体。避免损伤视网膜,注意纳视网膜。

(2)缝合角巩膜伤口:先缝合角巩膜缘,10-0尼龙线间断缝合角膜,8-0尼龙线间断缝合巩膜。

(3)恢复玻璃体腔容积:由伤口对侧的睫状体平坦部刺入玻璃体腔,注入BSS,或无菌空气、膨胀性气体以恢复玻璃腔容积。

(4)伤口处冷凝:可在巩膜伤口附近冷凝,但对此处理有不同意见。

(5)预防性巩膜扣带术:如为锯齿缘前的巩膜裂伤,伴有明显的玻璃体脱出和牵引,或锯齿缘的巩膜破裂伤,为预防牵拉性视网膜脱离,常进行巩膜环扎术。

3.术后处理

(1)一般处理

1)全身予抗生素和皮质类固醇5~7 d。

2)止血。

3)每天换药,局部点抗生素和皮质类固醇眼药水和眼膏,扩瞳。

(2)并发症处理

1)外伤性视网膜脱离,如角巩膜伤口已缝合。眼部条件许可的话,可行闭合式后部玻璃体切割术,往往取得意想不到的治疗效果。

2)交感性眼炎或术后伤眼反复发作的色素膜炎,全身予皮质类固醇,可考虑行伤眼眼球摘除术。局部或全身续用抗生素或皮质类固醇1~2周。定期复查。健眼不适随诊,以防交感性眼炎。

第二节 白内障

晶状体能将光线准确聚焦于视网膜,并通过调节作用看清远、近物体,这都是在晶状体保持高度透明性的基础上实现的。任何先天性或者后天性的因素,例如遗传、代谢异常、外伤、辐射、中毒、营养障碍等,引起晶状体透明度降低或者颜色改变所导致的光学质量下降的退行性改变称为白内障(cataract),颜色改变也称为白内障是美国眼科临床指南新增定义。并不是晶状体的任何混浊都会严重影响视力,世界卫生组织(WHO)从群体防盲治盲的角度出发,将晶状体混浊且矫正视力低于0.5者称为临床意义的白内障。

白内障是全球第一位致盲眼病,在全球共4 000万~4 500万盲人中,因白内障致盲者占46%。随着全球人口的老龄化,白内障的发病率以及患者总数都在不断上升。我国目前就有白内障患者670多万,需要手术治疗,每年新增的白内障患者约130万。白内障的防治任重道远。

一、晶状体特性

可见光(波长400~700nm)透过晶状体到达眼内成像,而波长小于400 nm的紫外线则被角膜以及晶状体吸收,随着年龄增长,这一吸收率增大。晶状体内相对稳定的离子、水分和pH水平保证了晶状体的透明性,此外,晶状体蛋白的有序排列对晶状体的透明性也很重要。

1.折射(屈光)

当光线从具有某一屈光指数的一种物质进入具有不同屈光指数的另一种物质时,光线变得弯曲,称为折射。角膜和晶状体的前表面是发生折射的主要部位,使外界平行光线能聚焦在视网膜成像。从晶状体皮质到核,屈光指数逐渐增大(从1.386~1.41),这是由于从皮质到核,蛋白含量(主要是晶状体蛋白,约占90%)逐渐增加的缘故。

2.调节

晶状体具有改变其对光线的聚焦程度,以看清远近不同的物体的作用,这一过程称为调节。调节是由晶状体和睫状体共同完成的。视远物时,睫状体内睫状肌松弛,悬韧带使晶状体囊保持张力,晶状体变得扁平,远处物体自然成像于视网膜中心凹;视近物时,睫状肌向前、向内收缩,悬韧带松弛,晶状体前表面曲度增加(后表面曲度不变),将光线聚焦于视网膜。晶状体的调节能力即调节幅度以屈光度(diopter,D)为单位。相应的,睫状体的调节能力以睫状肌屈光度(myodiopter)为单位。

3.晶状体对年龄的改变

晶状体的重量和体积在人的一生中都不停增加,在前20年尤其明显,这种改变是通过晶状体上皮细胞增生、分化成纤维并向核挤压的结果。从出生时的65 mg,晶状体的重量可增加到1岁时的125 mg和90岁时的260 mg,而直径可由出生时的5 mm增加到20岁时的9~10 mm。随着年龄的增加,晶状体上皮细胞变得扁平,核也变得扁平,胞体内电子致密小体、空泡和细胞骨架成分增多,而晶状体纤维细胞膜和细胞骨架蛋白的数量则因为降解的增加而下降,例如MIP26细胞膜上胆固醇、磷脂的比例随年龄的增加而增加,因而膜的流动性下降,这种变化在晶状体核中最为明显,与核密度的增加密切相关。

人的一生中晶状体的调节幅度随年龄增加而下降,10岁时为13~14 D,40岁时为6 D,60岁时则降为0。这种改变与晶状体囊膜弹性下降、晶状体核硬度增加、前囊膜的曲率半径减小使睫状肌对其曲率改变有限、非调节状态悬韧带张力减小、晶状体前表面至角膜的距离变小等因素有关。而晶状体厚度增加和前表面弯曲度的减小可以引起近视改变。

二、白内障的病因

白内障的发病机制较为复杂,是机体内外各种因素对晶状体长期综合作用的结果。晶状体处于眼内液体环境中,任何影响眼内环境的因素,如老化、遗传、代谢异常、外伤、辐射、中毒、局部营养障碍,以及某些全身代谢性或免疫性疾病,都可以直接或间接破坏晶状体的组织结构、干扰其正常代谢而使晶状体混浊。流行病学研究表明,紫外线照射、糖尿病、高血压、心血管疾病、机体外伤、过量饮酒及吸烟等均与白内障的形成有关。

三、白内障的分类

1.按病因分类

按病因分为年龄相关性、外伤性、并发性、代谢性、中毒性、辐射性、发育性和后发性白内障等。

2.按发病时间分类

按发病时间分为先天性和后天获得性内内障。

3.按晶状体混浊形态分类

按晶状体混浊形态分为点状、冠状和绕核性白内障等。

4.按晶状体混浊部位分类

按晶状体混浊部位分为皮质性、核性和囊膜下白内障等。

5.按晶状体混浊程度分类

按晶状体混浊程度分为初发期、未成熟期、成熟期和过熟期。

四、白内障的临床表现

1.症状

(1)视力下降:这是白内障最明显也是最重要的症状。晶状体周边部的轻度混浊可不影响视力,而在中央部的混浊,虽然可能范围较小、程度较轻,但也可以严重影响视力。特别在强光下,瞳孔收缩,进入眼内的光线减少,此时视力反而不如弱光下。晶状体混浊明显时,视力可下降到仅有光感。

(2)对比敏感度下降:白内障患者在高空间频率上的对比敏感度下降尤为明显。

(3)屈光改变:核性白内障因晶状体核屈光指数增加,晶状体屈光力增强,产生核性近视,原有的老视减轻。若晶状体内部混浊程度不一,也可产生晶状体性散光。

(4)单眼复视或多视:晶状体内混浊或水隙形成,使晶状体各部分屈光力不均一,类似棱镜的作用,产生单眼复视或多视。

(5)眩光:晶状体混浊使进入眼内的光线散射所致。

(6)色觉改变:混浊晶状体对光谱中位于蓝光端的光线吸收增强,使患者对这些光的色觉敏感度下降。晶状体核颜色的改变也可使患眼产生相同的色觉改变。

(7)视野缺损:晶状体混浊使白内障患者视野产生不同程度的缺损。

2.体征

晶状体混浊可在肉眼、聚光灯或裂隙灯显微镜下观察并定量。不同类型的白内障具有其特征性的混浊表现。当晶状体混浊局限于周边部时,需散瞳后才能看到。

3.晶状体混浊分类

晶状体混浊分类方法Ⅱ(LOCSⅡ)是美国国立眼科研究所资助的一项分类方法,用于活体白内障分类以判断晶状体混浊的范围和程度,广泛应用于白内障研究、流行病学调查和药物疗效评价等。其方法是将瞳孔充分散大,采用裂隙灯照相和后照法,区别晶状体混浊的类型和范围,即核性(N)、皮质性(C)和后囊下(P)混浊,记录相应的等级。

4.晶状体核硬度分级

标准晶状体核硬度的准确评价对白内障超声乳化吸除术选择适应证和手术方式有重要意义。临床上,根据核的颜色进行分级,最常用的为 Emery 核硬度分级标准。该标准将核硬度分为以下 5 级。

Ⅰ度:透明,无核,软性。

Ⅱ度:核呈黄白色或黄色,软核。

Ⅲ度:核呈深黄色,中等硬度核。

Ⅳ度:核呈棕色或琥珀色,硬核。

Ⅴ度:核呈棕褐色或黑色,极硬核。

五、白内障的治疗

(一)白内障药物治疗

多年来,人们对白内障的病因和发生机制进行了大量研究,针对不同的病因学说应用不同的药物治疗白内障。尽管目前在世界范围内有近 40 多种抗白内障的药物在临床上广泛使用,但其疗效均不十分确切。

1. 辅助营养类药物

发生白内障的晶状体多有游离氨基酸、某些微量元素(如钙、镁、钾、硒等),以及多种维生素营养障碍。治疗药物包括一些无机盐配方、游离氨基酸配方和维生素C、B族维生素等。

2. 醌型学说相关药物

老年性白内障患者晶状体内色氨酸、酪氨酸等代谢异常,产生醌型物质,可氧化损伤晶状体蛋白巯基而使晶状体混浊。吡诺克辛可阻止醌型物质的氧化作用。此类药物国产的有吡诺克辛滴眼液等。

3. 抗氧化损伤药物

抗氧化损伤药物包括谷胱甘肽等。

4. 醛糖还原酶抑制剂

醛糖还原酶抑制剂如苄达赖氨酸滴眼液,可用于治疗糖尿病性白内障和半乳糖血症白内障。

5. 中医中药

中医中药包括麝珠明目滴眼液、石斛夜光丸、障翳散和障眼明等。

(二)白内障手术治疗

至今药物治疗尚不能有效阻止或逆转晶状体混浊,因此,手术治疗仍然是各种白内障的主要治疗手段。

1. 手术适应证

既往认为白内障成熟期为手术最佳时期,现在由于手术技术及设备的进步,一般认为当视功能不再满足患者的需要,而且白内障手术有理由提供改善视力的可能时即可手术。白内障摘除也适用于晶状体混浊妨碍眼后节疾病的最佳治疗时,以及晶状体引起炎症(晶状体溶解、晶状体过敏反应)、前房角关闭和药物不能控制的闭角型青光眼。视功能包括中心近视力、中心中间视力、中心远视力、周边视力、视觉搜索功能、双眼视力、深度觉、对比敏感度、色觉、适应能力和视觉处理速度。另外,医生在确定手术前,必须考虑以下问题:①晶状体混浊程度是否与患者视力下降程度相一致;②晶状体混浊是否继发于其他系统疾病或眼部疾病;③若手术成功,患者是否可以获得理想的视力。

2. 联合手术和特殊情况

最近美国眼科临床指南对联合手术进行了一系列评估,并提出了相关适应证。

(1)白内障和青光眼手术:当患者既有白内障又有青光眼时,手术方式包括单独进行白内障摘除和人工晶状体植入术、眼外滤过术后进行白内障摘除和人工晶状体植入术、白内障手术后进行青光眼手术、白内障摘除和人工晶状体植入术联合眼外滤过术。决定何种手术方式取决于一系列因素,但是青光眼手术与白内障手术联合进行可以保护性地防止单独白内障手术后眼压升高,视力恢复更快,一次手术可以长期控制青光眼。

(2)白内障和角膜手术:裂隙灯显微镜检查发现角膜微囊样水肿或者角膜基质增厚和(或)中央角膜厚度超过 $600\mu m$ 和(或)通过镜面显微镜或显微照相获得的中央内皮细胞计数低于 800 个/ mm^2 都提示白内障术后角膜失代偿的可能性增加。在这些情况下,可以对患者施行白内障摘除、人工晶状体植入和穿透性角膜移植联合手术。

(3)白内障和玻璃体视网膜手术:在一些白内障和玻璃体视网膜疾病同时发生的患者,如果玻璃体视网膜手术是必要的,可考虑同时行白内障手术和人工晶状体植入术。即使是术前白内障没有降低视功能,仍可能要考虑摘除晶状体,因为玻璃体视网膜手术和(或)以眼内注气或硅油作为眼内填充物时,术后白内障常常会进展。这种联合手术的优点在于仅行一次手术和麻醉,可降低费用、缩短术后恢复时间。如果需进行玻璃体视网膜手术,应该仔细考虑人工晶状体的大小、材料以及形状。

3. 术前评估

以下评估和检查在白内障手术之前必须要做。

(1)患者病史(包括患者的视觉功能状态评估)。

(2)视力和屈光状态。

(3)外眼检查(眼睑、睫毛、泪器和眼眶)。

(4)眼位和眼球运动的检查。

(5)瞳孔功能的评估。

(6)眼压的测量。

(7)裂隙灯显微镜下检查眼前节。

(8)散瞳后检测晶状体、黄斑、周边部视网膜、视神经、玻璃体。

(9)对患者相关的精神状态和身体状态进行评估。

应告知患者,如果在最后一次检测和进行手术之间的时间里视觉症状发生了变化,应该和眼科医师联系。

4. 术前检查

(1)眼部检查:包括:①检查患者的视力、光感及光定位、红绿色觉;②裂隙灯、检眼镜检查,记录角膜、虹膜、前房、视网膜情况,以及晶状体混浊程度,排除眼部活动性炎症等病变。

(2)特殊检查:包括:①眼压;②角膜曲率以及眼轴长度测量,计算人工晶状体度数;③角膜内皮细胞、眼部B超等检查。

(3)全身检查:包括:①对高血压、糖尿病患者控制血压、血糖;②心、肺、肝、肾等脏器功能检查,确保可耐受手术,必要时请内科会诊。

(4)白内障术后视力预测:视力下降是白内障患者就医的主要原因,因此,白内障手术前进行术后视力预测是非常重要的。由于混浊的晶状体遮挡了对视网膜的直接观察,因此,必须采取一些检查方法对视网膜和黄斑的功能进行评估。

1)光定位检查:是判断视网膜是否正常的一种简单有效的检查,其方法是:要求患者向前直视,检查者在距患者约25 cm处的9个不同区域闪亮光源(一般为手电筒),要求患者指出光源的所在处,以观察患眼的光定位是否准确,当光定位不准确时,提示患眼的视网膜功能可能不正常。

2)视觉电生理检查:电生理包括视网膜电图(ERG)检查和视觉诱发电位(VEP)检查。ERG检查可反映视网膜视锥细胞功能、视杆细胞功能和混合功能,视网膜色素变性、视网膜循环障碍、视网膜脱离等患者ERG可见明显异常。VEP是由大脑皮质枕区对视觉刺激发生的一簇电信号,代表视神经节细胞以上的视信息传递状况,一般认为可作为客观视力检查方法。黄斑病变、青光眼和视神经疾病的患者,VEP可见明显异常。

3)激光干涉仪检查:激光干涉仪能够穿过混浊的晶状体在视网膜上形成二维单色干涉条纹,可测出人眼视力的分离值,患者能够分辨出条纹的能力与黄斑视功能密切相关。检测出的视力大致与术后视力相当,但有时可有差异。视网膜视力在0.03以下或仅有红光感预示术后视力不佳。

4）内视性图像检查：在一定的特殊条件下，眼睛也能看到眼睛本身的一些内部结构，临床上把这种在活体上看到的眼自身内部结构所形成的图像，称为内视性图像，又称为内视现象。

浦肯野现象又称为浦肯野血管影检查，是一种用于检查内视性图像的方法。检查时患眼向内注视，检查者在颞侧透过眼睑皮肤用一个小型光源做平行于角膜缘的上下移动。这时患者可以看到围绕中心注视区域周围的许多血管影和中心区域的许多小点，看到的小点越多，说明手术后患眼的视力越好。这种方法较为粗略，有一定的主观性。

5．术前准备

术前冲洗结膜囊和泪道，散瞳剂扩大瞳孔。

6．手术方法

1 000多年以前，我国以及印度等国家就有针拨术治疗白内障的记载。近200多年来白内障的手术技术得到了快速的发展。尤其近几十年内，显微手术和人工晶状体植入技术的开展应用，使白内障手术有了质的飞跃，成为现代眼科学中发展最新、最快的领域之一。

（1）白内障针拨术：用器械将混浊晶状体的悬韧带离断，使晶状体脱入玻璃体腔。因术后并发症较多，故除部分不发达地区仍有少数应用外，此术式已基本被淘汰。

（2）白内障囊内摘出术（ICCE）：是将混浊晶状体完整摘出的手术，曾经是白内障摘除的常用手术。手术操作简单，肉眼下可完成，手术设备及技巧要求不高。术后瞳孔区透明，不发生后发性白内障。但手术需在大切口下完成，玻璃体脱出发生率高，易造成玻璃体疝而引起青光眼、角膜内皮损伤、黄斑囊样水肿和视网膜脱离等并发症。在我国，不具备白内障囊外摘出术条件的地区和单位尚在应用此术式。

（3）白内障囊外摘出术（ECCE）：是将混浊的晶状体核和皮质摘出而保留后囊膜的术式，目前是我国的白内障主导手术。手术需在显微镜下完成，对术者手术技巧要求较高。因为完整保留了后囊膜，减少了对眼内结构的干扰和破坏，防止了玻璃体脱出及其引起的并发症，同时为顺利植入后房型人工晶状体创造了条件。术中保留的后囊膜术后易发生混浊，形成后发性白内障。

（4）超声乳化白内障吸除术：是应用超声能量将混浊晶状体核和皮质乳化后吸除、保留晶状体后囊的手术方法。超声乳化技术自20世纪60年代问世以来，发展迅速，配合折叠式人工晶状体的应用，技术趋于成熟。目前在美国，90％以上的白内障手术是通过超声乳化完成的，在我国也有日益推广的趋势。超声乳化技术将白内障手术切口缩小到3 mm甚至更小，术中植入折叠式人工晶状体，具有组织损伤小、切口不用缝合、手术时间短、视力恢复快、角膜散光小等优点，并可在表面麻醉下完成手术。

常规的超声乳化手术是指单手法超声乳化术或经典的双手配合劈核的超声乳化术。即超声乳化头由钛金属乳化针头和软性硅胶套管组成，集灌注、乳化和抽吸功能于一体，左手在操作过程中不起作用或仅在劈核过程中起辅助作用。随着超声乳化技术的发展，近年来出现了微切口双手超声乳化术，该技术将白内障手术切口缩小至1~1.2 mm，自微小主切口伸入无套管乳化针头完成晶状体核的超声乳化吸除，自侧切口伸入灌注式晶状体核劈开器，在提供眼内灌注液的同时辅助劈核、碎核及乳化抽吸。微切口双手超声乳化术的最大优点是进一步缩小了手术切口，大大减少了术后角膜散光。但微切口同时使进入前房灌注液体的量受到限制，易影响术中前房的稳定性。目前又出现一种微切口同轴超声乳化术，该术式在传统同轴超声乳化术的基础上,将主切口缩小至 2 mm 以下,不仅具备微切口手术的优点,且术中前房稳定、操控性好。

(5)激光乳化白内障吸除术:是新近发展起来的一项手术技术,应用激光对混浊的晶状体核和皮质进行切割,然后吸除。目前已有 Nd:YAG 激光、Nd:YLF 激光、Er:YAG 激光等激光乳化仪的研制,并已初步应用于临床。激光乳化白内障同样可以在小切口下完成,与超声乳化相比,尚具有切口更小、对眼内组织损伤更少、更安全有效等优点。

(6)人工晶状体植入术:Ⅰ期(白内障摘除后立即进行)或Ⅱ期植入人工晶状体用于矫正无晶状体眼或屈光不正。人工晶状体按植入眼内的位置主要可分为前房型和后房型两种;按其制造材料可分为硬质和软性(可折叠)两种,均为高分子聚合物,具有良好的光学物理性能和组织相容性。折叠式人工晶状体可通过 3 mm 左右的小切口植入眼内,通过"记忆"恢复形状,因此手术切口较植入硬质人工晶状体减小一半。最近又有可通过 1.6 mm 的微切口植入的人工晶状体问世。

7. 手术并发症

白内障手术并发症可发生在术中或术后的任何阶段,术后第 1 d 对患者进行仔细的检查是非常必要的,复查时间通常为术后 1 周、1 个月和 3 个月。近 20 年来,随着显微手术的普遍开展和手术方式的改进,已大大减少了白内障手术的并发症。

(1)术中并发症

1)浅前房或无前房:在白内障囊外摘除术或超声乳化吸除术中,由于前房灌注量不足、切口过大而漏水、眼球受外力积压或玻璃体内压升高,都可能使前房变浅甚至消失。前房变浅使眼内手术操作十分困难,并极易损伤角膜内皮等眼内组织。

2)眼内组织损伤:因眼内前房空间有限,操作不慎易损伤眼内其他组织。角膜内皮可被器械、晶状体或人工晶状体进出眼内时直接损伤,也可因灌注过猛或灌注液成分不合适而损伤;器械或人工晶状体进入角膜基质层与后弹力层之间会导致角膜后弹力层脱离。这两种损伤均会引起角膜混浊,严重者可导致大疱性角膜病变。虹膜损伤可引起前房积血。

3)出血:术中的前房积血常为切口处血液的渗入、虹膜根部离断等。视网膜血管也可能破裂出血引起玻璃体积血,可见于视网膜裂孔形成而使横越裂孔表面的血管断裂,或由于视网膜血管的异常或病变。

暴发性出血主要是因为睫状后短动脉或睫状后长动脉、脉络膜静脉的破裂,大量而迅猛的出血可导致眼内容物包括虹膜、晶状体、玻璃体,甚至视网膜和脉络膜脱出到眼外,这是白内障术中最严重的并发症。

4)后囊膜破裂:菲薄的后囊膜在术中易破裂。裂口大者易致玻璃体脱出,或晶状体核和(或)皮质经裂口坠入玻璃体腔。

(2)术后并发症

1)出血:术后前房积血多发生于术后 1 周内,大多数来源于切口或虹膜血管出血。玻璃体积血常因糖尿病、视网膜裂孔或继发于低眼压。迟发性脉络膜出血较少见。

2)眼压升高:白内障术后一般有短暂的眼压升高,24 h 可下降至正常。若眼压持续升高,则形成青光眼。眼压升高的原因包括:出血、晶状体皮质残留、炎症反应、瞳孔阻滞、黏弹剂残留或术前已存在的青光眼。特殊情况下,由于房水向后倒流并阻滞于玻璃体内,虹膜隔前移导致前房角关闭,引起恶性青光眼(又名睫状环阻滞性青光眼)。

3)眼内炎:是白内障术后最严重的并发症,最常见的感染源为手术野和手术器械、术后滴眼液等。根据病原体的致病性不同及病程长短,眼内炎可呈现急性或慢性表现。一般的临床表现包括眼痛、视力下降、球结膜水肿、睫状充血、前房积脓和玻璃体混浊等。

4)慢性葡萄膜炎:与毒力较低的细菌如丙酸痤疮杆菌、表皮葡萄球菌等感染或术前即存在的慢性葡萄膜炎有关。部分患者尚可由对人工晶状体的反应所致。

5)后囊膜混浊:即后发性白内障,术后数月即可发生。

6)角膜散光:角巩膜缘的切开和缝合不可避免地使角膜的表面完整性受到破坏,引起散光。手术切口的位置、形态、长度、缝合的类型和缝线的松紧等都影响散光的大小。

7)视网膜光毒性损伤:手术显微镜强光的长时间照射会导致视网膜色素上皮细胞的光损伤。患者术后出现视力下降、中心暗点或旁中心暗点。

8)黄斑囊样水肿(CME):又称 lrvine-Gass 综合征。发病机制尚不确切,相关因素包括伴有前列腺素释放的炎症、玻璃体黄斑牵引、暂时性或长期的术后低眼压等。

(3)人工晶状体植入术后并发症

1)瞳孔纤维蛋白渗出:术后的葡萄膜炎症反应致纤维蛋白渗出,沉积于人工晶状体表面,可引起视力下降、瞳孔阻滞,后者尚可致眼压升高。

2)人工晶状体位置异常:包括瞳孔夹持、瞳孔偏位等。

3)前房型人工晶状体植入后可因损伤前房角和角膜内皮引起继发性青光眼和角膜内皮失代偿。

4)人工晶状体屈光度误差:由于人工晶状体制造、术前患眼测量和计算中的误差或错误所致。

8.无晶状体眼的屈光矫正

白内障摘除术后或晶状体脱位、先天阙如等致无晶状体眼,外界平行光线只能聚焦于角膜顶点后 31 mm,成为高度远视。矫正的方法包括以下几种。

(1)人工晶状体:这是目前为止矫正无晶状体眼的最佳方法,可应用于单眼或双眼。人工晶状体植入后可迅速恢复视力,具有物像放大倍率小、周边视野正常等优点。但通常用的人工晶状体无调节能力,不能适应人眼可同时视远、视近的要求。为了解决这一问题,许多新型的人工晶状体在不断实践和研究中。

1)多焦点人工晶状体:是近年来出现的新型人工晶状体,由于它的独特设计,入射光线通过后可以产生远、近两个或多个焦点,一个用于视远,一个用于视近,有效地解决了人工晶状体无调节力的问题。其不足之处是植入后对比敏感度有所下降,可以引起眩光、光晕、分辨力低等不适症状。

2)可调节性人工晶状体:是根据眼的生理性调节而设计的一类新型人工晶状体,它通过特殊设计的晶状体袢,依靠睫状肌收缩导致人工晶状体前移而获得一定的调节力。但其调节幅度较小,与理想的可调节人工晶状体还有较大差距。

3)注入式人工晶状体:目前尚处于动物实验阶段。其原理是尽量保留晶状体囊膜完整,将混浊的晶状体从囊袋内去除后,注入透明的替代物,依照囊袋的形态固化成有弹性的晶状体形态,达到能为患者提供良好的远、近视力功能的目的。注入式人工晶状体最接近人体的生理自然,是人工晶状体研制的方向。

(2)眼镜:高度数(+11 D~+14 D)的凸透镜是长期以来矫正无晶状体眼的主要方法,因其经济简单,无须手术且易于更换,故仍有部分患者使用。凸透镜有 25%～30%的放大率,用以矫正单侧的无晶状体眼时双眼物像不能融合而产生复视;使用它来矫正双侧的无晶状体眼,则会出现视物变形、视野变小、球面差等,故不是最理想的矫正方法。

(3)角膜接触镜:物像放大率为 7%～12%,可用于单眼无晶状体眼,无环形暗点和球面差,周边视野正常。但对老年人和婴幼儿而言,取、戴不便,且使用不当易造成角膜感染等。

(4)其他方法:人们尝试应用屈光性手术来矫正无晶状体眼,包括角膜镜片术、角膜磨削术和角膜表层镜片术等。因存在角膜植片来源和加工等问题,目前应用尚不多。

第七章 耳鼻喉科疾病

第一节 中耳炎

一、急性化脓性中耳炎

急性化脓性中耳炎是致病菌直接侵入中耳引起的中耳黏膜及骨膜的急性化脓性炎症。病变范围包括鼓室、鼓窦、咽鼓管，并可延及乳突，引发急性乳突炎（acute mastoiditis）。

(一)病因

病原菌多为溶血性链球菌、金黄色葡萄球菌和肺炎球菌。其次为流感杆菌、大肠杆菌、非溶血性链球菌和变形杆菌等。

(二)病理

根据病理变化的进展，本病可分三期。

1. 感染期（早期）

咽鼓管、鼓室、乳突黏膜及骨膜充血肿胀。血浆、纤维蛋白、红细胞及多形核白细胞渗出，鼓室黏膜增厚，纤毛脱落，杯状细胞增多。鼓室内炎性渗出物聚集，致鼓室内液体增多，压力升高，鼓膜膨隆。

2. 化脓期

随病变进展，鼓室内积液渐成脓性。随鼓室压力的增加，鼓膜外突，使鼓膜毛细血管受压，造成局部贫血及小静脉血栓形成。因血栓性静脉炎，使鼓膜局部坏死溃破，出现穿孔、脓液外泄。

3. 恢复期或融合期（并发症期）

鼓膜穿孔、脓液外泄时，若治疗得当，局部引流通畅，炎症可逐渐消退。鼓膜恢复正常，部分穿孔可自行愈合。若治疗不当，或因致病菌毒力太强及患者抵抗力下降，化脓病变由鼓室波及乳突全部气房，又因充血肥厚的黏膜阻塞鼓窦入口，妨碍乳突充分引流。乳突气房内充满水肿肉芽性黏膜及脓性分泌物。由于乳突内压力增高，使气房骨隔及周围骨逐渐吸收，形成融合性乳突炎，并可向周围扩展引起并发症。

(三)临床表现

1. 全身症状

表现轻重不一。可有畏寒、发热，精神不振，食欲缺乏。小儿症状较重，常有高热惊厥、呕吐、腹泻等消化道症状。耳流脓一旦出现，体温即逐渐下降，全身症状明显减轻。

2. 局部症状

在早期表现为耳堵，随即耳痛。耳痛表现为耳深部搏动性跳痛或刺痛，可向同侧头部和牙放射，吞咽或咳嗽时耳痛加重。患儿可烦躁不安、哭闹，双手抓耳挠腮，有耳鸣和听力下降，但常被耳痛掩盖。至化脓期一旦鼓膜穿孔，则耳痛顿减。可见耳溢脓，初为血水样，后为黏脓。

体温渐恢复至正常,若耳流脓后症状不缓解或缓解后发热及耳痛复又加重,则应警惕并发症的发生。

(四)体检

1. 耳镜检查

早期鼓膜松弛部充血,锤骨柄及紧张部周边可见放射状扩张的血管。鼓膜正常标志消失,鼓膜膨隆。鼓膜穿孔前,局部可出现小黄点。耳溢脓后,外耳道可见黏脓性分泌物,有臭味,擦净后由于鼓膜穿孔较小不易看清,仅看到穿孔处的鼓膜有闪烁搏动的亮点,随搏动有脓液从穿孔溢出。

2. 局部触诊

乳突部可有轻微压痛,鼓窦区较明显。

3. 听力检查

呈传导性聋。

(五)治疗

治疗原则是控制感染、通畅引流和病因治疗。

1. 全身治疗

注重于抗感染治疗。一经诊断,立即开始抗生素或其他抗感染药物治疗,务求彻底治愈。一般选用青霉素和头孢菌素类抗生素。若耳已溢脓,可取脓液做细菌培养加药敏,参照药敏结果选用敏感的抗生素。在应用抗生素时,注意足量、足时,切不要把耳流脓停止或不发热、不耳痛作为停药的标准。用药应在2周左右或耳流脓停止后5~7 d。另外给予0.5%~1%麻黄素滴鼻,以保持鼻腔通气和咽鼓管引流通畅。多饮水,注意休息。

2. 局部治疗

鼓膜穿孔前,用5%石碳酸甘油滴耳消炎止痛。鼓膜穿孔后禁用,因一则妨碍穿孔处脓液引流,二则该药遇脓液后释放石碳酸,可腐蚀鼓室黏膜和鼓膜。若全身症状重,耳不流脓但鼓膜外突明显,或鼓膜穿孔大小引流不畅,可行鼓膜切开术以利引流,预防并发症的发生。鼓膜穿孔后先用3%双氧水彻底清洗外耳道脓液。用水剂抗生素溶液如0.25%~1%氯霉素、0.3%氧氟沙星等滴耳,滴耳时要注意正确的方法。当脓液减少,炎症逐渐消退时,可改用酊剂滴耳,如3%硼酸乙醇、2%氯霉素乙醇等。炎症完全消退后,鼓膜穿孔多自行愈合。穿孔愈合一周后,应做咽鼓管吹张及鼓膜按摩,以防听骨链粘连。若鼓膜穿孔较大不能自行愈合者,应选择合适方式行鼓膜修补术。

3. 病因治疗

消除易上呼吸道感染因素,积极治疗鼻及咽部慢性疾病。如鼻窦炎、咽炎、扁桃体炎等。

二、慢性化脓性中耳炎

慢性化脓性中耳炎系中耳黏膜、骨膜或深达骨质的慢性化脓性炎症,常与慢性乳突炎并存。临床上以长期持续或间歇流脓,鼓膜穿孔及听力下降为特点。一般认为急性中耳炎6~8周未愈则示病变已转为慢性。

(一)病因

1. 急性化脓性中耳炎延误治疗或治疗不当而迁延为慢性。

2. 鼻及咽部感染病灶,如慢性鼻窦炎、慢性扁桃体炎、腺样体肥大等,常为本病的重要诱因。

3.儿童急性传染病所并发的急性中耳炎，因病变重，可造成骨质或听骨坏死，不易治愈而转为慢性。

4.乳突气化不良时，发生急性中耳炎易演变为慢性，但许多学者则认为，乳突气化不良是中耳炎的结果，而非病因。

5.全身性慢性疾病，如贫血、肺结核等可诱发本病。本病常为两种以上化脓性细菌的混合感染，病程中感染的细菌可有改变。致病菌以变形杆菌、绿脓杆菌、金黄色葡萄球菌、大肠杆菌较为常见。

（二）病理

中耳黏膜感染后，病变轻者，黏膜单纯水肿、充血，圆细胞浸润，炎症控制后可恢复正常。随着慢性炎症的发展，主要病变见于黏膜下层，淋巴细胞聚集，浆细胞增加和大部分上皮纤毛脱落，血管扩张，组织水肿，有新生毛细血管和成纤维细胞增生，鼓室黏膜及其基底膜增厚。部分鼓室黏膜上皮变为鳞状上皮，病变严重时部分上皮破坏，局部产生肉芽组织，此种组织常为炎症侵及骨质的征象。骨炎区黏膜日久可变为息肉，此为结缔组织增生变化，为多发性或单发性，可来自鼓膜穿孔边缘、听骨、上鼓室、鼓窦入口及鼓室盖等处。若细菌毒力强、炎症重且病程长者，病变常超出黏膜之外，侵及骨壁而引起骨坏死，局部有破骨细胞腐蚀，使骨细胞死亡及消失。后期可见破骨细胞与成骨细胞并存。有时感染的毒性产物可被吸收，或炎症通过圆窗膜、镫骨前庭关节的环状韧带或骨迷路瘘管的骨内膜进入耳蜗，引起耳蜗功能损害，临床表现为感音神经性聋。胆脂瘤或称角质瘤，为一非真性肿瘤，其特点为中耳腔内存在表层角化的复层鳞状上皮，衬于囊性结构的内面，不断角化脱屑，堆积于囊内而成胆脂瘤。临床上胆脂瘤可分先天性和后天性两种类型，前者较罕见。中耳胆脂瘤的特征为中耳腔内存在高度增殖的角化鳞状上皮和邻近的骨破坏。

（三）临床表现

根据病理及临床表现，慢性化脓性中耳炎可分三型，此三型无明显阶段性区分，可两型同时并存。

1.单纯型

单纯型多于反复发作的上呼吸道感染时出现耳流脓。常为间歇性，量多少不定。脓为黏液性或黏液脓性，无臭味。

2.骨疡型

骨疡型又称坏死型或肉芽型，多由急性坏死性中耳炎迁延而来，致病菌毒力较强，多为葡萄球菌或厌氧链球菌。此型特点为：耳流脓多为持续性，脓黏稠且有臭味，偶见脓液中混有血丝，为肉芽出血所致。

3.胆脂瘤型

此型特点为长期持续流脓，脓量多少不等，有特殊恶臭。一般有较重的传导性聋，晚期可为混合性聋。但有时可因中耳内胆脂瘤连接中断的听骨链，而使听力无明显下降。

（四）体检

1.单纯型

检查时见鼓膜穿孔位于紧张部，大小不一，中央性穿孔，穿孔大时锤骨柄可暴露或被腐蚀。急性炎症时，残余鼓膜及鼓室黏膜可充血水肿，静止期黏膜呈淡粉红色，光滑润泽，无肉芽。此型多为轻度至中度传导性聋。

2.骨疡型

检查时见鼓膜紧张部大穿孔或边缘性穿孔,自穿孔可见鼓室内有肉芽或息肉,或有长蒂息肉自穿孔处脱出而堵塞于外耳道,严重影响引流。听力检查可有较重传导性聋。此型称危险型,易发生并发症。

3.胆脂瘤型

检查时可见鼓膜为松弛部或紧张部后上边缘性穿孔,穿孔内可见灰白色鳞屑状或豆渣样物,味奇臭。穿孔有时为痂皮所覆盖,检查时须去除痂皮,以防漏诊。此型亦称危险型,易发生并发症。慢性化脓性中耳炎不仅影响中耳也可影响内耳功能而致混合性聋。其感音神经性聋有以下特征:可发生于任何频率,但高频更明显;与年龄密切相关,随年龄的增长,患耳骨导阈值升高;高频骨导阈值随病变范围的扩大而升高。

(五)影像诊断

1.X线检查

常用有颞骨侧位、轴位及伦氏Ⅱ位片。

(1)颞骨侧位:①劳氏(Law)位:此片内、外,中耳结构重迭较多,主要观察乳突气房、天盖、乙状窦板及脑膜横窦角。②许氏(Schweller)位:本片外耳道与鼓室重迭,可观察上鼓室、鼓窦的大部分、锤骨头的一部分、鼓窦入口、鼓室盖、乙状窦板、岩部、颧根及下颌骨关节突等。

(2)颞骨轴位:梅氏(Mayer)位:此片主要显示鼓窦、鼓窦入口及外耳道,还可观察乙状窦板、乳突的浅层及深层气房,常作为伦氏位的补充摄片位置。

(3)伦氏(Runtstrom)Ⅱ位:此片能较好地显示外耳道、听骨、鼓室、鼓窦入口、鼓窦及其周围结构,包括乙状窦壁。重要的是,它能发现早期胆脂瘤的骨破坏。慢性化脓性中耳炎的乳突X线大多表现为硬化型或板障型,病变的不同分型其X线表现亦不相同。单纯型中耳炎的乳突X线多为硬化型,气房结构消失,但鼓窦无扩大,听骨可完整或有破坏。胆脂瘤型则在有胆脂瘤的部位出现边缘清晰、锐利、有致密白色硬化带围绕的透明区。如有乙状窦板或鼓室盖骨破坏时,可出现局部骨质缺损,连续线中断。在鼓窦及乳突部的胆脂瘤空洞中可清晰见到骨迷路影。骨疡型一般破坏范围较胆脂瘤小,且骨破坏区边缘不整齐,常有听骨破坏。

2.CT扫描

对胆脂瘤型中耳炎尚有一定的参考价值,但不应作为术前常规检查。

(六)实验室诊断

1.纯音听阈

可了解病变部位及损害程度,如单纯鼓膜穿孔时,一般气导损失在40～45 dB之内,如气导损失达60 dB以上,说明听骨全失或仅残存镫骨底板,如镫骨固定可有骨导下降,出现Carhart切迹(即骨导在2 000 Hz处下降)。

2.假鼓膜试验(贴补试验)

用甘油棉片或纸片封闭鼓膜穿孔,恢复中耳原来的扩音作用及保护圆窗的音屏作用。如听骨链及两窗正常,骨导听力正常或接近正常,则贴补试验后气骨导差距应缩短到15 dB以内。如贴补试验后听力无改进或下降,一般表示听骨链中断。

3.瘘管试验

用Singer耳镜向外耳道内交替加压和减压,若出现眼震或眩晕,则为试验结果阳性。但阴性时亦不能完全排除瘘管的存在,肉芽或胆脂瘤可覆盖瘘管,出现假阴性结果。

(七)治疗

治疗原则为消除病因、控制感染、清除病灶、通畅引流、尽可能恢复听功能。单纯型以保守治疗为主,骨疡型和胆脂瘤型则以手术治疗为主。

1. 保守治疗

(1)病因治疗:积极治疗上呼吸道病灶性疾病,如慢性扁桃体炎、慢性化脓性鼻窦炎等。

(2)药物治疗:近年来临床治疗注意了中耳脓液的细菌培养,发现主要致病菌为变形杆菌、金黄色葡萄球菌、大肠杆菌等,厌氧菌感染亦渐受重视。慢性化脓性中耳炎往往是需氧菌和厌氧菌的混合感染,治疗时应予以注意。局部用药有:①抗菌消炎剂:0.25%～0.5%氯霉素溶液、10%磺胺噻唑溶液、5%氯霉素甘油、1%黄连素溶液、3%洁霉素液、4%硼酸乙醇等。②抗生素与激素混合类:复方氯霉素液、多黏菌素与氢化可的松混合剂等。③粉剂:1%～2%碘硼酸粉合剂、1:4的氯霉素硼酸合剂、三黄粉等。④干耳剂:4%硼酸醇、1%氯霉素硼酸甘油酊等。局部用药应注意以下几点:用氨基糖苷类抗生素滴耳剂可引起内耳中毒,应忌用;耳内脓液较多时,应先以3%双氧水清洁外耳道,无脓后再滴药;局部用药同样可产生耐药性,故必要时应更换;滴用水剂、酊剂和油剂,以置换法最好。滴药时患耳朝上,滴入药液后,用手指按压耳屏数次,促使药液经鼓膜穿孔流入中耳。

(3)其他疗法:①吸引法:用16～18号钝头弯针接吸引器,在直视下进行抽吸,如脓液较黏稠,可滴入耳内抗生素稀释液后再抽吸,直至耳内脓液彻底清除为止。②高负压疗法:适应证以单纯型慢性化脓性中耳炎和上鼓室胆脂瘤为主。治疗中负压最高安全限度为80.0 kPa(600 mmHg)。

2. 手术治疗

胆脂瘤型、骨疡型和保守治疗无效的单纯型化脓性中耳炎,均应考虑手术治疗。手术方式应根据病变范围及听力情况分别选择鼓室成形术、乳突根治术或改良乳突根治术。随着手术设备和手术操作水平的不断提高,鼓室成形术的适应证也明显放宽。慢性流脓不是手术的禁忌证,局部病灶不除尽则难以干耳,可在有脓的情况下施行联合进路鼓室成形术(即完壁式鼓室成形术)。此种术式要求乳突"轮廓化"(亦称骨骼化),即用电钻磨除全部乳突气房,彻底去除病灶及入侵的鳞状上皮,否则有复发之忧,然后同期施行听骨链重建。二期鼓室成形术,即在某些情况下,如不允许一期完成去除病灶和听力重建时,需分二期完成。一期去病灶(完壁式或开放式),造就一个含气中耳腔,6～8个月后进行二期手术,即听骨链重建术。

第二节 鼻息肉

鼻息肉(nasalpolyp)是鼻—鼻窦黏膜的慢性疾病,以极度水肿的鼻黏膜在中鼻道形成息肉为临床特征。它是由于鼻黏膜长期炎性反应引起组织水肿的结果。由于病因的多元性和明显的术后复发倾向,故在鼻科疾病中占有重要地位。发病多在中年以上,男性多于女性,除囊性纤维化病外,幼儿极少发生。好发于中鼻甲游离缘、筛窦、筛泡、筛骨钩突、半月裂孔及上颌窦口等处。可分为水肿型（黏液型）、血管型（出血型）、纤维型、囊肿型等数种，一般常见者为水肿型或混合出现。发病率占 1%～4%。但在支气管哮喘、阿司匹林耐受不良、变态性真菌性鼻窦炎及囊性纤维化患者中，发病率可在 15% 以上。近年提出鼻息肉病（nasal polyposis）的概念，但临床上鼻息肉和鼻息肉病尚无明确的区分标准。

一、病因病理

（一）病因

引起本病的病因仍不清楚。现多认为上呼吸道慢性感染、变态反应，是引起鼻息肉的主要原因。

1. 慢性感染

Woakes(1885)最早提出筛窦反复感染使黏膜发生坏死性炎症，最终导致筛窦息肉，至今仍有许多人同意这一观点。因为在感染性炎症过程中释放出的细菌毒素和炎性介质，可使黏膜内淋巴引流不畅，静脉瘀血，小血管扩张，渗出增加，黏膜水肿，细菌毒素也引起支配血管的神经末梢受损而使血管进一步扩张，加重渗出。长期存在水肿的黏膜，屏障作用减弱，又可产生反复感染性炎性反应，黏膜水肿又进一步加重，最后促使息肉形成。StieRNA 证实，封闭动物上颌窦窦口，然后向窦内引入致病菌，结果发现窦内黏膜有息肉生成。此外，在某些先天性呼吸黏膜异常（如囊性纤维化、不动纤毛综合征）所致的反复呼吸道感染患者中，也常有鼻息肉的发生。在这类鼻息肉组织中可见较多嗜中性粒细胞，但临床观察应用抗生素治疗鼻息肉收效甚微。尽管 X 线显示鼻息肉患者多有鼻窦黏膜增厚的"鼻窦炎"征象，但鼻窦灌洗液中很少见有脓细胞和细菌。因此认为感染可能促进息肉生长，但不是息肉发生的必备条件。

2. 变态反应

Kern 和 Schenck(1933)基于临床统计资料分析认为，鼻息肉是变态反应的结果。因为他们发现在哮喘、枯草热（季节性鼻炎）等呼吸道变态反应性疾病中，鼻息肉有较高的发病率，而在呼吸道感染性疾病中（肺脓肿，支气管扩张和肺结核）则极少见。后来的许多研究都支持这一观点，主要根据是：①鼻息肉组织含有高水平组胺（Bumsted 1979；董震 1983）。②鼻息肉组织内有大量嗜酸细胞浸润和脱颗粒肥大细胞（Friedman，1989；Drake-Lee 等，1984、1987）。③鼻肉组织中有 IgE 生成细胞，息肉液体中 IgE 水平高于血清（Drakee-Lee,1984）。④以特异性变应原激发鼻息肉组织，可使其释放与 IgE 介导的变态反应相同的化学介质（Kaliner 等，1973）。⑤与鼻黏膜相比，鼻息肉组织中花生四烯酸代谢明显增高，使产生大量白细胞三烯、炎性细胞趋化因子等（Jung，1987）。上述事实提示，鼻黏膜局部发生 IgE 介导的变态反应，释放大量的组织胺、白细胞三烯和炎性细胞趋化因子，这些化学介质可使局部血管扩张、渗出增加、组织水肿、腺体增生、嗜酸细胞浸润，嗜酸细胞又可释放主要碱性蛋白（MBP）等细胞毒物质，使小血管壁神经末梢破坏，更有利于小血管扩张，渗出增加。这种发生于局部的变态反应，很难用常规变应原皮肤试验或血清学试验查出来，因为特异性 IgE 主要存在于息肉囊液内（Jones 等,1987；Frenkiel 等,1985）。董震(1983)曾发现部分鼻息肉患者血清中 IgG 免疫复合物水平与息肉液体 IgG 含量呈正相关，但此类患者息肉液体 IgG 含量相对较低。小川(1986)和 Small(1986)发现息肉液体中有高水平 IgE 免疫复合物。据此推测Ⅲ型变态反应（免疫复合物型）可能是鼻息肉的形成机制之一，但 Jankowski(1989)通过免疫荧光法并未发现息肉组织中小血管周围和上皮内有免疫复合物沉着。

另有一些学者根据大样本的临床资料和实验室分析,对鼻息肉形成过程中变态反应的作用持有异议。Caplin 等(1971)的 3000 名特异性个体中,鼻息肉发生率为 0.5%。Settipane 等(1977)在 6 037 名哮喘和鼻炎患者中发现,变应原皮肤试验阳性者,鼻息肉发病率为 5%,而皮试阴性者发病率为 12%。Drake-lee(1984)调查剑桥 Addenbrooke 医院近 2 年连续入院的 200 名鼻息肉患者,结果未发现患者的病史特点、变应原皮试及血清 IgE 检查等方面与变态反应有关。此外,易患变态反应疾病的儿童患者,极少有鼻息肉的发生。Jan-Kowski 等(1989)用免疫组织化学方法虽发现息肉组织中有大量嗜酸细胞浸润,却未能证实与变态反应有何关系,息肉组织内 IgE 生成细胞极少。因此他认为,只有清楚嗜酸细胞在息肉组织中的浸润机制,才能了解鼻息肉形成的原因。

赵秀杰等(1995)运用免疫组织化学方法在鼻息肉组织内发现大量雌二醇受体阳性细胞,且与肥大细胞的数量和分布相关,但与性别无关。已知雌二醇可增强肥大细胞释放组胺的能力,故雌二醇受体阳性细胞的存在,提示了雌二醇对息肉的形成可能有一定作用。

Petruson 等(1988)发现鼻息肉组织内含有高浓度的胰岛素样生长因子(IGF)。据此推测在封闭的鼻窦内,由于窦黏膜感染性或变态反应性炎性反应的刺激,使黏膜内的巨噬细胞释放 IGF-1 并积蓄在黏膜内,可长时间刺激黏膜增殖。当增殖的黏膜充满窦腔时,便从窦口突入鼻腔。这种长期存在的生长性刺激与局部炎性反应是导致息肉形成的重要因素。

综上所述,鼻息肉是多种因素作用的结果。起主要作用的因素可因条件而异,但都引起局部黏膜的炎性反应。嗜酸细胞浸润和脱颗粒肥大细胞、组织极度水肿,构成了鼻息肉的病理学基础。

(二)病理

鼻息肉为一高度水肿的疏松结缔组织,组织间隙明显扩大。光学显微镜下可见组织中有嗜酸细胞、中性白细胞和淋巴细胞浸润,尚可见有浆细胞、肥大细胞等。电子显微镜下可看到鼻息肉组织中的血管和腺体均无神经支配,失神经支配的腺体扩张,血管通透性增高。这种病理变化更易促进息肉的发展。

二、临床表现

(一)症状

1. 持续性鼻塞,嗅觉减退,闭塞性鼻音,睡眠打鼾和张口呼吸。
2. 可有流涕,头痛,耳鸣、耳闷和听力减退。
3. 黏液性息肉,颇似剥皮葡萄状或鲜荔枝肉状,表面光滑半透明,呈粉红色,有细蒂多来自中鼻道,触之柔软活动。
4. 出血性息肉(较少)表面光滑,充血,触之软而易出血。
5. 纤维性息肉呈灰白色,表面光滑,触之较实不易出血。
6. 多发性息肉常来自筛窦,单个息肉多从上颌窦内长出,坠入后鼻孔称"后鼻孔息肉"。
7. 鼻息肉增多变大,长期不予治疗,可致鼻背增宽形成"蛙鼻"。

(二)体征

病史长,息肉体积大,可引起鼻外形改变。鼻梁增宽扁平,两侧鼻背隆起,即所谓"蛙形鼻"。息肉若突出前鼻孔,因受空气、尘埃刺激,前鼻孔处的鼻肉表面呈淡红色。在鼻腔内可见息肉为圆形、表面光滑、质软、灰白色囊性肿物,其蒂部在中鼻道内。Johansen 等(1993)提出描述息肉大小的记分方法:息肉体积小,仅引起轻度鼻塞,未达到下鼻甲上缘者记 1 分;引起较明显鼻塞,息肉大小位于下鼻甲上下缘之间记 2 分;引起鼻腔完全阻塞,息肉前端已达下鼻甲下缘以下者记 3 分。

(三)分类

鼻息肉由高度水肿的鼻黏膜构成。常将鼻息肉分成三种病理类型:水肿型、腺泡型和纤维型。前两型主要是炎性细胞浸润、血管渗出增多、腺体分泌旺盛的结果,后者则源于纤维母细胞和胶原纤维增生。Kakoi 等(1987)认为前两型是鼻黏膜组织反应的活跃表现,而后者为组织反应的终末阶段。其完整的病变变化规律是:圆细胞浸润于鼻窦黏膜,固有层水肿,进一步引起黏膜局限性突起,并有腺体在局部增生。突起的黏膜由于固有层水肿逐渐加重,可经窦口膨入鼻腔并继续生长。此为活跃阶段,其中有的可演变为纤维型即终末阶段。

患者就诊时多有较长时间的鼻病病史。起初感觉鼻内似有擤不出的鼻涕,系鼻腔上半部被息肉堵塞所致。夜晚可出现明显鼻塞而致张口呼吸,久而久之可继发慢性咽炎。鼻塞多为持续性,血管收缩剂滴鼻无明显疗效,这是因为鼻肉很少有血管分布的缘故。又由于息肉无神经分布,故患者很少打喷嚏。但若鼻黏膜有变态反应性炎症时,也可出现喷嚏、清涕等症状。鼻息肉病时的分泌物多为浆黏液性,若并发感染可有脓性分泌物。继续生长变大的息肉不仅使鼻塞明显加重,且可引起头昏或头痛,可能为鼻窦受累的缘故。鼻窦受累可有两种情况:一是源于鼻息肉的同一病变,一是息肉阻碍鼻窦引流的继发性病变。前者是鼻窦黏膜增生性水肿肥厚,即所谓增生性鼻窦炎,鼻息肉并发鼻窦炎多属此种。抗生素对此类鼻窦炎无效,皮质类固醇制剂则可对其有不同程度的改善。后者继发感染可并发化脓性鼻窦炎。鼻息肉患者多有嗅觉减退以至缺失。巨大息肉若阻塞后鼻孔,甚至突入鼻咽部,尚可引起听力下降等耳部症状,系耳咽管咽口受压所致。

少数巨大息肉尚可引起侵袭性并发症。生长较快、体积巨大的息肉,可借助其机械性挤压破坏鼻窦窦壁或鼻腔顶壁,继之侵犯眼眶、额窦、前颅窝、蝶窦和中颅窝等。如 Kaufman 等(1989)报告一例鼻息肉充满鼻腔,并通过蝶窦进入颅内脑下垂体窝和脑底池,也侵犯眼眶,同时压迫海绵窦。患者表现为眼肌麻痹、眼球突出和视野损失。

(四)其他

由于鼻黏膜是整个呼吸道黏膜的一部分,而且鼻与气道之间存在鼻肺反射,故鼻黏膜病变可借助某种机制与呼吸道其他疾病相关联。

1. 支气管哮喘

大量临床资料统计发现,鼻息肉患者有较高哮喘发病率。Moleney 等(1977)综合文献发病率为 2.9%~72%,而哮喘患者有鼻息肉者为 23%~42%。Jantt-Alanko(1989)在 85 名鼻息肉患者中发现 34 人患哮喘(40%)。最早注意到鼻息肉与哮喘有关的是 Voltolini(1871),以后 Vander Veer(1920)报告鼻息肉手术可加重哮喘状态,随即引起人们对二者关系的重视,但确切机制不清。Robison(1962)在研究中发现,用气囊压迫上颌窦黏膜可诱发哮喘发作,故认为鼻肺反射参与这一机制。二者组织学改变类似,均为黏膜水肿和嗜酸细胞浸润。

2. 呼吸道黏膜先天性异常

这类疾病包括囊性纤维化和不动纤毛综合征。其中囊性纤维化患者并发鼻息肉者较多。儿童患者息肉发生率为 7%~28%(Schwachman,1962;Schramm,1980),有报告成人患者可达 48%(di Sant'agnese 等,1979)。囊性纤维化为遗传病,主要发生在白种人,北美与欧洲人较多见,亚洲人极少。该病主要累及腺体黏液分泌细胞,可使其分泌旺盛,分泌物黏稠,因而患者呼吸道常被大量黏稠的分泌物阻塞而导致反复感染、肺炎、肺脓肿或支气管扩张、肺纤维化等。儿童患者汗液内钠、氯含量高于正常3~4倍是其特点,成人则可发现十二指肠液缺乏胰蛋白酶。这种呼吸道上皮的先天性异常导致的反复感染可能与息肉形成有关。

3.高血压病

Granstrom(1990)调查了224名鼻息肉患者,发现其中78名(34.7%)患有高血压,这类患者鼻息肉病史均在10年以上。其认为,就像睡眠呼吸困难综合征一样,鼻息肉引起的长期息塞可促发高血压。

三、诊断检查

1.持续性鼻塞,嗅觉减退。可单发或多发,单侧或双侧,多数为多发性及双侧性。

2.检查见鼻腔内有一个或多个表面光滑、灰色、半透明肿物,如荔枝肉状,触之柔软、可移动。一般不易出血,但亦可见表面充血。触之易出血者,称出血性息肉。息肉生长过大时,外鼻可发生畸形,鼻梁变宽而膨大形成"蛙鼻"。悬垂于后鼻孔的单发性息肉,称后鼻孔息肉(choanal polyp)。后鼻孔息肉有时通过前鼻孔不易看到,检查时须先将鼻黏膜加以收缩,并行后鼻镜检查。

3.鼻内镜和后鼻镜检查以明确息肉的部位和范围。

4.X线、CT扫描显示鼻腔软组织影像,同时受累各鼻窦密度增高。

四、鉴别诊断

对新生儿或幼儿的单侧鼻内新生物,应首先考虑脑膜—脑膨出等先天性疾病,不可擅自取活检。对成年人鼻腔息肉,应注意与下列疾病鉴别。

1.与鼻咽纤维血管瘤、鼻腔内翻性乳头状瘤鉴别

鼻腔内翻性乳头状瘤多发生于一侧鼻腔,手术时易出血,有术后复发及恶变倾向。病理检查可明确诊断。

鼻咽纤维血管瘤基底广,多在鼻腔后段及鼻咽部,偏于一侧,不能移动。表面可见血管,色灰白或淡红,触之较硬,易出血,有鼻塞、鼻出血史,多见于男性青少年。

2.鼻腔恶性肿瘤

凡单侧进行性鼻塞,反复少量鼻出血或有血性脓涕且臭、外鼻变形、面部麻木、剧烈偏头痛、一侧鼻腔内有新生物等临床表现时,必须施行活检以明确诊断。

3.鼻中隔黏膜肥厚或中鼻甲肥大

呈息肉样变者均可被误诊为鼻息肉。前者表面颜色较红,基底较宽而不易活动,触诊时较硬。

4.脑膜—脑膨出

多发于新生儿或幼儿,鼻面部包块,肿物单一,无蒂,多位于鼻腔顶、嗅沟或鼻中隔后上部,表面光滑,触之柔软,有弹性,不能移动。在患儿啼哭或颈静脉压升高时肿物增大。X线额部断层可确诊。

5.与并发症鉴别

(1)支气管哮喘:大量临床资料表明,鼻息肉病患者中20%~30%伴有哮喘或哮喘病史。早年曾认为与鼻肺反射有关,近年则认为二者均系呼吸道黏膜嗜酸性粒细胞增多性炎性反应,

推测鼻息肉组织产生的 IL-5 及其他细胞因子作用所致。如此类患者再有阿司匹林耐受不良，则为阿司匹林耐受不良三联征或 Widal 三联征。

(2)鼻窦炎增生性鼻窦病(HSD)：中鼻道与鼻窦黏膜连续或因窦口阻塞，易有鼻窦炎的发生。窦黏膜水肿增厚，如继发感染，可有化脓性炎症。而 HSD 主要表现为窦黏膜有较多嗜酸性粒细胞、浆细胞浸润和伴有腺体增生。

(3)分泌性上耳炎：当息肉体积增大，或并发鼻窦炎时，通过对咽鼓管咽口压迫或炎性刺激，可导致咽鼓管功能障碍，发生分泌性中耳炎。

五、治疗

(一)治疗原则

1. 对初诊患者，如息肉较大，严重影响鼻功能，应先行外科治疗；息肉较小，鼻塞症状较轻者，可行内科治疗，1 个月后疗效不佳者再行手术治疗。

2. 对伴有鼻窦感染者，宜先抗感染，或行鼻息肉摘除，以利开放鼻窦引流。

3. 对复发性鼻息肉，应行筛窦切除术，术后鼻内应用皮质类固醇 1～2 年。

(二)治疗方法

1. 内科疗法

由于鼻息肉是鼻呼吸道黏膜长期炎性反应的结果，故可用肾上腺皮质激素治疗。皮质激素不仅可使息肉体积变小，甚至消失，而且手术后应用还可延迟或防止息肉复发。皮质激素的应用有全身和鼻内两种给药途径。如果无皮质激素应用禁忌证，全身应用适合下列情况：①息肉体积较大，手术时器械引入鼻腔较为不便。②初诊病例，患者愿意接受内科治疗。方法是每日口服泼尼松 30 mg，连服 7 d，以后每日递减 5 mg，整个疗程不超过 2 周。这种短期突击疗法在临床上不会引起明显全身性不良反应。一般经上法治疗，息肉体积均可明显缩小。

鼻内局部应用皮质激素的优点是既可避免皮质激素全身不良反应，又可保持药物在局部的有效浓度。局部应用适用于：①初诊时息肉体积较小，未超越中鼻甲下缘者。②口服泼尼松后反应较好，患者愿意继续内科治疗者。③手术摘除后为防复发者。肾上腺皮质激素鼻内应用的剂型以气雾剂最普遍，因使用方便，患者无须取一定的体位。此外，还有滴鼻剂，使用时要求患者采取正确滴鼻体位，但药剂制备工艺简单、成本低廉是其优点。鼻内应用的皮质激素主要为二丙酸氯地米松、Flunisolide 和 Budesonide。这类皮质激素的特点是不易被鼻黏膜吸收入血而产生全身不良反应。Johansen 对 Budesonide 的气雾剂和滴鼻剂治疗鼻息肉的疗效进行对比，结果两种剂型疗效相同。应用 0.1% 醋酸曲安缩松滴鼻剂也取得较好疗效。下述情况可显著影响鼻内用药的疗效：①鼻息肉过大，药液无法进入鼻内，此时应先行手术治疗，然后再行鼻内给药以预防复发。②同时存在鼻和鼻窦的混合感染，此时应行抗生素治疗或鼻窦清理术。③息肉本身处于活跃阶段，生长过快，此时可以行皮质类固醇的突击性全身应用疗法。

2. 手术治疗

对鼻腔大部或完全被堵塞，严重影响生理功能者，应先行手术治疗。术前应对患者进行全身检查，如患有心血管疾病、哮喘发作期等，应待病情稳定后再行手术。

(1)单纯鼻息肉切除术：用于根蒂清除，以前无鼻息肉切除术史者。在局麻下，以鼻息肉圈套器套住息肉根蒂部，勒紧后自鼻内向外用力急速拉出，使息肉连同根蒂一并摘除。如有根蒂残留，可将其钳取干净。拉出息肉有时可使筛窦开放，此时若筛内黏膜已息肉样变，应同时行鼻内筛窦切除术。

(2)鼻内筛窦切除术:主要适用于筛窦黏膜已为息肉组织所替代,有多次鼻息肉切除术史者。术中充分开放筛房,将窦内息肉完全摘除。手术彻底可明显降低息肉复发率。近年来开展的鼻内镜鼻窦外科手术,为筛窦切除术提供了一种精细、准确和有效的方法,使鼻息肉术后的复发率明显降低。文献报告可使复发率降到20%以下。

六、预防

1. 本病大多为各种鼻病的继发症或并发症,故要积极治疗各种原发鼻病。
2. 工作生活环境应保持空气新鲜。
3. 平时在鼻腔少用薄荷、冰片制剂。
4. 忌辛辣、酒类等刺激性食品。
5. 鼻腔清洗介入疗法。

第三节 鼻咽癌

发生于鼻咽黏膜的恶性肿瘤。中国的广东、广西、福建、湖南等地为多发区,男多于女。发病年龄大多为中年人,亦有青少年患病者。病因与种族易感性(黄种人较白种人患病多)、遗传因素及EB病毒感染等有关。鼻咽癌是一种侵入性很强的肿瘤,早期侵犯深部结构。鼻咽部因扩散的方式不同而引发不同的症候群:上行型(A型)扩展、下行型(D型)转移、上下行型(AD型)蔓延。

一、病因

1. 遗传因素

本病具有一定的种族易感性和家族聚集性,并与免疫遗传标记有关。患者的白细胞抗原HLA的A_2、BW_{46}、A_{11}、B_{17}发生频率较高;A_2和B_{17}连锁不平衡,B_{17}和B_{27}多同时出现;染色体非整倍体、二倍体和超二倍体发生频率及畸变率均较高,并出现各种异常染色体,自发性姐妹染色单体互换率增高,在EB病毒相关抗体VCA-IgA阳性者尤为明显。如居住在其他国家的中国南方人后代仍保持着较高的鼻咽癌发病率,这提示鼻咽癌可能是遗传性疾病。

2. 病毒因素

主要为EB病毒,20世纪70年代以来发现EB病毒与鼻咽癌有密切关系。在大部分角化鳞状细胞癌和几乎所有未分化的鳞状细胞癌都有EBV的存在。全世界大部分人在儿童时期均感染过EBV,但只有少部分人成年后有鼻咽癌的发生。EBV致病机制尚不完全清楚。机体免疫系统对EBV感染的控制作用及EBV逃避机体免疫应答的机制,是研究的重点。机体免疫系统对EBV感染的控制作用主要通过细胞免疫来实现,近几年研究表明,EBV不仅能感染B淋巴细胞,还能感染T和(或)NK细胞,并产生大量的细胞因子I。

3. 环境因素

很多致癌化学物质如亚硝酸胺类、多环芳烃类及微量元素镍等与该病的发病均有一定关系。在广东调查发现,鼻咽癌高发区的大米和水中的微量元素镍的含量较低发区高,在鼻咽癌患者的头发中镍的含量亦较低发区高。动物实验表明:镍能促进亚硝胺诱发鼻咽癌。生活中易接触甲醛的人群也容易患鼻咽癌。也有报道说,食用咸鱼及腌制食物是中国南方鼻咽癌高危因素,且与食咸鱼的年龄、食用的期限额度及烹调方法也有关。在动物试验中,发现维生素A缺乏、性激素缺乏等可能改变鼻咽黏膜对致癌物质的敏感性。

二、临床表现

首发症状常为鼻阻塞和咽鼓管阻塞。中耳积液、鼻涕带血或鼻出血亦是常见症状。癌症扩散可引起颈淋巴结肿大。

1. 出血

鼻咽癌早期即有易出血倾向,最常见者为吸鼻后痰中带血,或擤出带血鼻涕。开始出现少量血丝,时有时无,常被误诊为呼吸道炎症,未予重视,及至出血量较多时,病变常已进入晚期。

2. 鼻部症状

肿瘤阻塞后鼻孔,出现鼻塞,多为单侧性,瘤体增大时可能两侧受阻。

3. 耳部症状

肿瘤堵塞或压迫咽鼓管咽口,可引起该侧耳鸣、耳闷塞感及听力减退,或伴有鼓室积液。

4. 颈淋巴结肿大

早期可出现颈淋巴结转移,首先常发生在颈深淋巴结上群,即位于乳突尖下方或胸锁乳突肌上段前缘处的淋巴结。开始出现在一侧,继发展为双侧肿块无痛、质较硬、活动度差,迅速增大并固定。其后,相继累及颈侧中、下群淋巴结,并相互融合成巨大肿块。

5. 头痛

常因肿瘤破坏颅底,在颅内蔓延累及三叉神经而引起。疼痛偏于病侧的颞、顶部或枕部,早期为间歇性,部位不固定,晚期则为持续性剧痛,部位固定。

6. 脑神经症状

肿瘤经破裂孔进入颅内,常先侵犯第Ⅴ及第Ⅵ脑神经,继可累及第Ⅳ、Ⅲ及Ⅱ脑神经。除头痛外,还可出现面部麻木、复视、视物模糊、睑下垂、眼外肌麻痹,甚至眼球固定或失明。肿大的颈深部淋巴结也可能压迫穿出颅底的第Ⅸ、Ⅹ、Ⅺ及Ⅻ脑神经,出现软腭麻痹、吞咽困难、声嘶、伸舌偏斜等。

7. 远处转移

晚期,肿瘤可转移至身体其他部位,如肺、肝、骨骼等处而出现相应症状。

三、检查

1. 前鼻孔镜检查

鼻黏膜收敛后,经前鼻孔镜可窥到后鼻孔和鼻咽部,能发现侵入或邻近鼻孔的癌肿。

2. 间接鼻咽镜检查

间接鼻咽镜检查方法简便、实用。应依次检查鼻咽的各壁,注意鼻咽顶后壁及两侧咽隐窝,要两侧相应部位对照观察,凡两侧不对称的黏膜下隆起或孤立性结节更应引起注意。

3. 纤维鼻咽镜检查

进行纤维鼻咽镜检查可先用1%麻黄素溶液收敛鼻腔黏膜扩张鼻道。再用1%地卡因溶液表面麻醉鼻道,然后将纤维镜从鼻腔插入,一面观察,一面向前推进,直到鼻咽腔。本法简便、镜子固定好,但后鼻孔和顶前壁观察不满意。

4. 颈部活检

对已经鼻咽活检未能确诊的病例可进行颈部肿块活检。一般均可在局麻下进行,术时应选择最早出现的硬实淋巴结,争取连包膜整个摘出。如切除活检确有困难,可在肿块处做楔形切取活检,切取组织时须有一定深度,并切忌挤压。术毕时术野不宜做过紧过密的缝合。

组织病理学检查,在有肿块处或怀疑有肿瘤区咬取组织,受累淋巴结也应取出进行病理学诊断。鳞状细胞癌胞体大,细胞间桥可见,故细胞边界清楚;胞质多,嗜酸性,部分角化;核明显,染色深,核异形性大,核分裂可见。在癌巢中心部分细胞角化,形成角化珠。根据角化程度或角化珠多少以及细胞间桥的数量可将鳞状细胞癌分为高度、中度和低分化3类。鼻咽、口咽鳞状细胞癌的特殊类型为淋巴上皮瘤,分化差,甚至在原发灶以前可能已侵犯眼眶,发生淋巴转移。有时原发灶很小,定位活检困难,多数盲目活检可能揭示原发灶。1/3 的患者有一定程度的颅底破坏,多数脑神经受损,最先为展神经损害,以后其他神经瘫痪。淋巴上皮瘤又分为:

(1) Regaud 型:细胞大、分化差,核呈圆形或椭圆形,空泡状,核分裂多的癌细胞呈条索或小梁状分布在丰富的淋巴基质中。

(2) Schmincke 型:类似于网状细胞退行性变的癌细胞,呈小巢或团状分散在淋巴基质中。

这两型缺乏角化,故诊断困难。但电子显微镜见细胞质内有张力原丝和细胞间桥粒连接,Keratin 染色阳性可证实来自上皮。

5. 细针穿刺抽吸

这是一种简便易行、安全高效的肿瘤诊断方法,近年来较为推崇。对疑有颈部淋巴结转移者可首先使用细针穿刺取得细胞。具体方法如下:

(1) 鼻咽肿物穿刺:用7号长针头接于注射器上。口咽部麻醉后,在间接鼻咽镜下将针头刺入肿瘤实质内,抽取注射器使成负压,可在肿瘤内往返活动两次,将抽出物涂于玻片上做细胞学检查。

(2) 颈部肿块的细针穿刺:用7号或9号针头接于10 mL注射器上。局部皮肤消毒后,选择穿刺点,沿肿瘤长轴方向进针,抽吸注射器并使针头在肿块内往返活动2~3次,取出后将抽吸物做细胞学或病理学检查。

6. EB 病毒血清学检测

目前普遍应用的是以免疫酶法检测 EB 病毒的 VCA-IgA 和 EA-IgA 抗体滴度。前者敏感度较高,准确性较低;而后者恰与之相反。故对疑及鼻咽癌者宜同时进行两种抗体的检测,这对早期诊断有一定帮助。对 IgA/VCA 滴度≥1∶40 和(或) IgA/EA 滴度≥1∶5 的病例,即使鼻咽部未见异常,亦应在鼻咽癌好发部位取脱落细胞或活体组织检查。如一时仍未确诊,应定期随诊,必要时须做多次切片检查。

7. 鼻咽侧位片、颅底片及 CT 检查

每例患者均应常规做鼻咽侧位照片和颅底照片。疑及鼻旁窦、中耳或其他部位有侵犯者,应同时做相应的摄片检查。有条件的单位应做 CT 扫描了解局部扩展情况,特别需要掌握的是咽旁间隙的浸润范围。这对于确定临床分期以及制定治疗方案都极为重要。鼻咽侧位片,见顶后壁软组织弥散增厚或局部突出。颅底位片,若颅底骨质受侵犯,见边缘不规则的溶骨性缺损或孔道扩大。CT 扫描分辨率高,能清楚地显示软组织密度的肿块影及骨质破坏区,鼻咽旁各间隙病变的范围,眼眶、各鼻窦、翼腭窝和海绵窦受累的情况。CT 检查对放射治疗的设计、手术方式选择和随访观察意义重大,应作为常规检查。

8. B 超检查

B 超检查已在鼻咽癌诊断和治疗中广泛应用,方法简便,无损伤性,患者乐意接受。在鼻咽癌病例主要用于肝脏、颈、腹膜后和盆腔淋巴结的检查,了解有无肝转移和淋巴结密度、有无囊性等。

9. 磁共振成像检查

由于磁共振成象(MRI)可清楚显示头颅各层次、脑沟、脑回、灰质、白质和脑室、脑脊液管道、血管等,用 SE 法显示 T_1、T_2 延长高强度图像可以诊断鼻咽癌、上额窦癌等,并显示肿瘤与周围组织关系。

进行 EB 病毒相关抗体的检查可以了解疾病发生及发展状况。

四、诊断与鉴别诊断

(一)诊断

首先在于思想重视,遇有上述症状者,应仔细检查鼻咽。对可疑病例须及时施行活检,必要时可重复进行。活检取材有经鼻腔和经口腔二种方法。细胞学涂片检查可发现早期溃疡浸润病变。由于鼻咽癌患者 EB 病毒抗体远较其他恶性肿瘤及正常人高,病毒壳抗原-免疫球蛋白 A(VCA-IgA)抗体测定已渐被用为普查筛选本病及治疗后随访监视的手段。

(二)鉴别诊断

临床上,鼻咽癌可能被误诊为颈淋巴结核、何杰金氏病、三叉神经痛、非化脓性中耳炎等病,应注意鉴别。应与鼻咽结核、鼻咽部恶性淋巴瘤相鉴别,鉴别依据为病理活检结果。

五、治疗

本病以放射治疗为主,应用 ^{60}Co 或电子加速器做外照射。放疗前后可辅以中医辨证治疗、化疗、免疫治疗等,以提高疗效,改善全身情况和减轻放射反应。35%以上的患者至少存活 5 年以上。

1. 鼻咽局部和颈部采用放射治疗,放射量 70~80 Gy。鼻咽部残余病变可加用腔内照射。

2. 放疗后复发病例可采用再次放疗。对鼻咽部局部复发灶可采用经硬腭、颞下窝入路的局部病灶切除。颈部淋巴结复发灶也可选用颈淋巴结切除或改良式颈淋巴结廓清术。

3. 作为放疗或手术治疗后的辅助性化疗及有远隔转移灶的患者可选用全身联合化疗方案。

(1)COMF 方案:CTX 500 mg,静脉注射,第 1 和 8 d;VCR 1 mg,静脉注射,第 1 和 8 d;氟尿嘧啶 750 mg,静脉注射,第 1 d;MTX(甲氨蝶呤)50 mg,静脉注射,第 8 d。每 4 周重复一次,不良反应小,疗效较好。

(2)PO 方案:PDD(顺铂)每天 20 mg,静脉注射,第 1~5 d;VCR(长春赫碱)1 mg/d,静脉注射,第 6~7 d;每隔 1 周重复 1 次,2 次为 1 个疗程;此法有效率为 59%。

(3)AVCC 方案:ADM(阿霉素)25 mg/m²,静脉注射;CTX(环磷酰胺)500 mg/m²,静脉注射;CCNU(环己亚硝脲,又名罗氮芥)50 mg/m²,口服。每 4 周一次。

有下述几种情况的鼻咽癌可行手术切除。

(1)手术适合于放疗后残留的孤立性鼻咽病灶或颈部转移淋巴结。

(2)对放疗不敏感的肿瘤,如腺癌。

(3)放疗无效的颈部局限性肿块。

(4)若肿瘤较大或持续存在则须手术治疗。

六、预防

(1)尽可能地避免接触污染较重的外界空气环境。因为鼻咽部是外界空气进入肺部的必经之路,有害的气体进入肺部之前首先侵害鼻咽部。

(2)戒掉烟酒。

(3)注意饮食结构,不要偏食,要多吃蔬菜、水果等含有大量维生素的食物。少吃或不吃咸鱼、腌肉等。

第八章 龋病

龋病,是牙齿在以细菌为主的多因素影响下,牙体硬组织发生慢性进行性破坏的疾病。

一、龋病的病因

1. 细菌和菌斑

主要致龋的细菌是变形链球菌,其次是乳酸杆菌和某些放线菌菌株。菌斑是牙面菌斑的总称,发生于龈缘上方的称龈上菌斑,发生于龈缘下方的称龈下菌斑。菌斑是未矿化的细菌性沉积物,由黏性基质(主要为唾液糖蛋白和细菌胞外聚合物)和嵌入其中的细菌构成。菌斑的固体成分为糖类、蛋白质、脂肪及钙、磷、氟等无机成分。牙菌斑是细菌赖以生存的微生态环境。

2. 饮食

精致的糖类,可使口腔中的变形链球菌产生有机酸,使牙齿脱钙,形成龋洞。糖类中蔗糖的致龋性最强。

3. 宿主的牙齿

牙齿发育和矿化不良、组织疏松、牙齿的沟裂、牙列拥挤、重叠、错位等容易造成嵌塞,滞留食物残渣、菌斑附着,易致龋病的发生。

4. 宿主的唾液

唾液除能冲洗牙面外,唾液中的溶菌酶还能抑制细菌,唾液中的钙、磷、氟等元素与牙釉质发生离子交换,使牙齿再矿化。所以唾液分泌减少,可导致口干综合征,也是诱发龋病的因素之一。

5. 全身健康状况

内分泌障碍、营养不良、结核病、糖尿病患者的龋病率可增高。

二、龋病的诊断

可通过视诊、探诊、温度试验、照 X 线片等方法进行诊断。

(一)视诊

(1)观察牙面有无黑褐色改变和失去光泽的白垩色斑点,有无窝洞形成。

(2)疑有邻面龋时,可从咬合面观察邻近边缘嵴有无变暗的黑晕出现。

(二)探诊

1. 内容

(1)利用尖头探针探测龋损部位有无粗糙、勾拉或插入的感觉。

(2)探测洞底或牙颈部的龋洞是否变软、酸痛或过敏,有无剧烈探痛。

(3)探测龋洞部位、深度、大小、有无穿髓孔等,检查龋洞深浅,有无探痛。

2. 注意事项

检查时动作宜轻柔,应结合问诊情况。

(1)若初步判定为活髓牙的深龋时,不可贸然深探,以免探穿牙髓,引起剧痛,增加患者痛苦。

(2)对已充填牙面可检查边缘是否密合,有无继发性龋;邻面及牙龈下方可疑部位应仔细探测,以免漏诊。

(3)邻面的早期龋损,探针不易进入,可用牙线自咬合面滑向牙间隙,然后自颈部拉出,检查牙线有无变毛或撕断的情况。如有,则可能有龋病病变。

(三)牙髓活力试验

正常牙髓对温度变化和电流刺激有一定耐受性,20℃～50℃牙髓无感觉变化,10℃～20℃冷水和50℃～60℃热水一般也不引起牙痛,低于10℃的冷刺激和高于60℃的热刺激可引起牙髓反应。

牙髓有炎症时,其疼痛阈值发生改变。急性炎症时在正常范围内的温度可以引起疼痛感受,但炎症发展到一定阶段时,低冷刺激反应使其缓解。牙髓接近坏死状态时,感觉可能变得迟钝。医生可用冷、热等刺激进行检查,亦可使用电活力测定。

(四)X线检查

隐匿性龋、邻面龋、继发龋、龈下龋等在临床上难以发现的龋病,此时,可用X线片进行检查。龋病在X线片上显示透射影像。为了检查龋洞的深度及其与牙髓腔的关系,也要借助于X线检查。

(五)透照

用光导纤维装置进行,对检查前牙邻面龋洞非常有效,可直接看出龋损部位和病变的深度、范围。

(六)内镜

可直接看出龋损部位及病变范围并由计算机显示器显示出来,患者亦可以看到,能有效地避免医疗纠纷。

三、龋病的诊断要点

临床上最常使用的诊断标准系按病变深度分类进行,现介绍如下。

(一)浅龋

浅龋位于牙冠部时,一般均为釉质龋或早期釉质龋,但若发生于牙颈部时,则是牙骨质龋和(或)牙本质龋,亦有从开始就是牙本质龋者。

位于牙冠的浅龋又可分为窝沟龋和平滑面龋。窝沟龋早期表现为龋损部位色泽变黑,进一步仔细观察可发现黑色色素沉着区下方为龋白斑,呈白垩色改变。用探针检查时有粗糙感或能钩住探针尖端。

平滑牙面上的早期浅龋一般呈白色点或斑,随着时间延长和龋损继续发展,可变为黄褐色或褐色斑点。邻面的平滑面龋早期不易察觉,用探针或牙线仔细检查,配合X线片可能做出早期诊断。

浅龋位于釉质内,患者一般无主观症状,遭受外界的物理和化学刺激如冷、热、酸、甜刺激时亦无明显反应。早期诊断疑为浅龋时,可定期追踪复查或借助于其他诊断手段,如用荧光显示法检查,即以一种氯化物染料涂布牙面,让其浸透2～3 min,后用清水洗净,紫外光照射局部,龋损部位发出的荧光有助于早期诊断。此外,还可采用显微放射摄影方法、氩离子激光照射法帮助诊断。最常用的常规诊断方法是 X 线片检查,有利于发现隐蔽部位的龋损。

(二)中龋

龋病进展到牙本质线层时为中龋,由于牙本质中所含无机物较釉质少,而有机物较多,在构造上又有很多小管,有利于细菌入侵,因此龋病进展较快,容易形成龋洞。牙本质因脱矿而软化,随色素侵入而变色,呈黄褐或深褐色,同时出现主观症状。

中龋时,患者对酸甜饮食敏感,过冷过热饮食也能产生酸痛感觉,冷刺激尤为显著,但刺激去除后症状立即消失。龋洞中除有病变的牙本质外,还有食物残渣、细菌等。由于个体反应的差异,有的患者可完全没有主观症状。颈部牙本质龋的症状较为明显,这是由于该部位距牙髓较近之故。中龋时,牙髓组织受到激惹,可产生保护性反应,形成修复性牙本质。它能在一定程度上阻止病变发展。

(三)深龋

龋病进展到牙本质深层时为深龋,临床上可见很深的龋洞,易于探查到。但位于邻面的深龋洞以及有些隐匿性龋洞,外观仅略有色泽改变,洞口很小而病变进展很深,临床检查较难发现,应结合患者主观症状,仔细探查。必要时,需在处理过程中除去无基釉质,然后再进行诊断。若深龋洞洞口开放,则常有食物嵌入洞中,食物压迫使牙髓内部压力增加,产生疼痛。遇冷、热和化学刺激时,产生的疼痛较中龋时更加剧烈。

四、龋病的鉴别诊断

(一)浅龋

应与釉质钙化不全,釉质发育不全和氟牙症相鉴别。

(1)釉质钙化不全:亦表现有白垩状损害,但其表面光洁,同时,白垩状损害可出现在牙面任何部位,而浅龋有一定的好发部位。

(2)釉质发育不全:是牙发育过程中,成釉质的某一部分受到损害所致,可造成釉质表面不同程度的实质性缺陷,甚至牙冠缺损。釉质发育不全时,也有变黄或变褐的情况,但探诊时,损害局部硬而光滑,病变呈对称性,这些特征均有别于浅龋。

(3)氟牙症:又称斑釉症,受损牙面呈白垩色至深褐色,患牙为对称性分布,地区流行情况是与浅龋相鉴别的重要参考因素。

(二)中龋

因中龋有典型的临床特征,诊断并不困难,临床也无类似病变需进行鉴别。

(三)深龋

应注意与可复性牙髓炎和慢性牙髓炎相鉴别。

1. 可复性牙髓炎

鉴别依据主要是牙髓活力测试的反应。温度测试时,可复性牙髓炎会出现短暂的"一过性"疼痛,去除刺激后,疼痛持续片刻即消失。深龋患牙,只要刺激不进入龋洞就不会出现激发痛。临床难以鉴别时,可先行安抚、观察,然后再酌情处理。

2. 慢性闭锁性牙髓炎

慢性闭锁性牙髓炎有自发性隐痛或有急性发作史,晚期患牙有叩诊不适。机械去腐或洞底探查反应迟钝,牙髓活力测试迟钝或出现迟缓性反应。深龋无叩诊不适感,牙髓活力测试反应正常,去净腐质后探查洞底极其敏感。

五、龋病的治疗

(一)隔湿技术

1.适应证

需进行牙体牙髓病治疗的患牙。

2.操作程序及方法

(1)棉卷隔离法:用消毒棉卷置于患牙颊(唇)侧前庭沟处和(或)舌侧口底以隔离患牙。

(2)橡皮障隔离法:用橡皮障隔离的方法有多种,常用以下方法:①选择合适大小的橡皮障;②根据患牙的位置,比照打孔标记板,用打孔器在橡皮障上打出对应牙齿大小的孔径;③选择规格合适的橡皮障夹,使橡皮障夹弓穿过圆孔;④用橡皮障夹钳撑开橡皮障夹,将橡皮障圆孔对准患牙套入,直到牙颈部;⑤安装橡皮障架,固定和支撑橡皮障;⑥在患者口腔内和隔离区均需用吸涎器。

3.注意事项

(1)简易隔离法中应尽可能将棉卷置于大唾液腺导管开口处。

(2)简易隔离法有时可加用吸涎器。

(3)橡皮障隔离法需要四手操作和吸涎器。

(4)使用橡皮障时,不能阻塞患者鼻部呼吸。

(5)吸涎器管勿紧贴黏膜,以避免损伤黏膜和使管口封闭。

(二)窝洞预备技术

1.适应证

多数需进行牙体充填治疗的龋洞。

2.操作程序及方法

(1)设计窝洞:根据 Black 窝洞分类方法进行设计。Black 窝洞分类是目前国际上普遍采用的窝洞分类法,包括以下几类。

1)Ⅰ类洞:为发生在所有牙面发育点隙裂沟的龋损所备成的窝洞。包括磨牙和前磨牙的𬌗面洞、上前牙腭面洞、下磨牙颊面咬合 2/3 的颊面洞和颊咬合面洞、上磨牙腭面咬合 2/3 的腭面洞和腭咬合面洞。

2)Ⅱ类洞:为发生于后牙邻面的龋损所备的窝洞。包括磨牙和前磨牙的邻面洞、邻咬合面洞、邻颊面洞、邻舌面洞和邻咬合邻洞。

3)Ⅲ类洞:为前牙邻面未累及切角的龋损所备成的窝洞。包括切牙和尖牙的邻面洞、邻舌面洞和邻唇面洞。

4)Ⅳ类洞:为前牙邻面累及切角的龋损所备成的窝洞。包括切牙和尖牙的邻切洞。

5)Ⅴ类洞:所有牙的颊(唇)舌面颈 1/3 处的龋损所备成的窝洞。包括前牙和后牙颊舌面的颈 1/3 处洞。

6)Ⅵ类洞:发生在前牙切嵴和后牙牙尖等自洁区的龋损所备成的窝洞。此类洞多见于有发育缺陷的牙。

(2)开扩洞口及进入病变区:病变较为隐蔽的龋洞,应首先开扩洞口,使视野清楚,便于操作。

(3)去除大部分病变组织:用挖匙和(或)慢速球钻去除龋洞内大部分龋坏组织,洞底处的少量软化牙本质根据不同情况而定。

(4)设计和预备洞的外形:窝洞的外形要求包括所有病变部分并尽量保留健康牙体组织。其基本要求为以下几种。

1)以病变为基础设计外形。

2)洞缘必须扩展到健康的牙体组织。

3)外形线尽量避开牙尖和嵴等承受咬合力的部位。

4)外形线呈圆缓曲线,以减少应力集中,也利于材料的填充。

5)邻面的颊舌洞缘应位于接触区以外,以利于清洁和防止继发龋。

(5)建立抗力形:根据抗力形预备原则,建立抗力形。抗力形是使修复体和余留牙结构获得足够抗力,在承受正常咬合力时不折裂的形状。

3. 主要抗力形

(1)洞深:窝洞必须要有一定深度,使修复体有足够厚度,从而具有一定强度。洞底必须建立在牙本质上。一般洞要求在釉质牙本质界下 $0.2\sim 0.5$ mm,但根据窝洞的部位和修复材料的不同,洞深也不一样。

(2)盒状洞形:底平、侧壁平直与洞底垂直,点、线角圆钝的盒状洞形是最基本的抗力形,它使咬合力均匀分布,避免产生应力集中。

(3)阶梯的预备:双面洞的咬合面洞底与邻面洞的轴壁应形成阶梯,髓壁与轴壁相交形成的轴髓线角应圆钝,邻面的龈壁应与牙长轴垂直,并要有一定深度,一般不得<1 mm。从而分散咬合力和保护牙髓。

(4)去除无基釉和避免形成无基釉:无基釉缺乏牙本质支持,在承受咬合力时易折裂,除前牙外,一般情况下都应去除所有无基釉。同时,窝洞预备时侧壁应与釉柱方向一致,防止形成无基釉。

(5)薄壁弱尖的处理:薄壁弱尖是牙的脆弱部分,应酌情降低高度,减少咬合力负担,防止折裂。

(6)预备固位形:固位形是防止修复体在侧向或垂直方向力量作用下移位、脱落的形状。主要固位形如下。

1)侧壁固位:最基本的固位形,即有足够深度,呈底平壁直的盒状洞形。

2)倒凹固位:倒凹是在洞底的侧髓线角或点角处平洞底向侧壁牙本质做出的潜入小凹,充填体突入倒凹,形成洞底略大于洞口的形态,从而防止充填体与洞底呈垂直方向的脱位。倒凹一般做在牙尖的下方。

3)鸠尾固位:多用于双面洞,借助于峡部的扣锁作用防止充填体从洞底呈水平的方向脱位。

鸠尾预备的要求包括:①鸠尾大小与邻面缺损大小相匹配,使修复体受力时保持平衡;②鸠尾要有一定深度,特别在峡部,以获得足够抗力;③鸠尾预备时,应沿𬌗面的窝沟扩展,避让牙尖、嵴和髓角;④鸠尾峡的宽度一般在后牙为所在颊舌尖间距的 1/4~1/3,前牙为邻面洞舌方宽度 1/3~1/2。

(7)预备辅助固位形:根据窝洞的情况决定并预备辅助固位形。辅助固位形包括邻面的固位沟、龈壁的固位槽等。

(8)修整窝洞壁:检查洞侧壁龋坏是否已完全去净,洞底残存的少量龋坏是否完全去净;抗力形和固位形是否符合要求;洞外形是否圆钝,洞缘釉柱是否与釉柱排列方向一致。

(9)清理窝洞:彻底清洗窝洞,除去窝洞内所有碎片和残屑,检查有无残存感染牙本质、无基釉及任何不利于修复的情况。

注意事项如下。

1)备洞时,应在用气雾冷却的情况下间断操作。

2)备洞时,不能向髓腔方向加压,以防止意外穿髓。

3)不能为了增加修复体的强度而过度加深窝洞,降低牙的抗力。

4)抗力形和固位形的设计应综合考虑窝洞的部位、大小、窝洞涉及的牙面数、咬合力的大小和不同的修复材料而定;抗力形和固位形可同时预备。

5)应先垫底后再做倒凹。

(三)衬洞及垫底

1. 衬洞

(1)适应证

1)近髓的窝洞。

2)洞不深但达牙本质层,使用对牙髓有刺激性的修复材料时。

3)洞不深但达牙本质层,患牙对外界刺激敏感,需隔绝刺激时。

(2)操作程序及方法

1)窝洞隔湿、干燥。

2)取适量调拌好的洞衬剂置于窝洞底部,使均匀薄层,其厚度一般<0.5 mm。

3)去除窝洞侧壁上的多余洞衬剂。

(3)注意事项

1)常用的洞衬剂有氢氧化钙及其制剂、玻璃离子黏固粉和氧化锌丁香油酚黏固粉。

2)不同的洞衬剂性能不同,应根据情况选用。

2. 垫底

(1)适应证

1)近髓或达牙本质中层的窝洞。

2)洞底不平的窝洞。

3)牙髓治疗术后的窝洞。

(2)操作程序及方法

1)窝洞隔湿、干燥。

2)取适量调拌好的垫底材料置于窝洞底部,要求垫平。

3)去除洞侧壁上的多余垫底材料。

(3)注意事项

1)常用的垫底材料有氧化锌丁香油酚黏固剂、磷酸锌黏固剂、聚羧酸锌黏固剂及玻璃离子黏固剂。

2)不同的垫底材料性能不同,应根据情况选用。

3)深的窝洞需垫双层,一般第一层垫氧化锌丁香油酚黏固剂或氢氧化钙糊剂,第二层垫磷酸锌黏固剂,若用聚羧酸锌黏固剂或玻璃离子黏固剂也可垫一层,但近髓时仍需氢氧化钙糊剂垫底。

4)垫底部位只限于咬合面髓壁和邻面轴壁,垫底后洞形应符合窝洞预备的基本原则。

(四)牙髓活力测试

1. 适应证

需了解牙髓状态的各种牙体牙髓疾病。

2. 操作程序及方法

(1)温度测试

1)向患者详细说明检查方法及其可能的反应,取得患者的充分合作。

2)隔湿。

3)用冷空气、冷水、冰棒或热水、热牙胶先检查患牙对侧或邻近的1~2颗正常牙,再检查患牙。

4)大多数情况下温度测试法的检查部位在牙的颊(唇)面颈1/3处。

(2)电活力测试

1)隔湿。

2)使用牙髓活力测试器检查正常牙及患牙对电刺激的反应。目前常用笔式测试器,其上标有不同刻度,检查时,将检查头置于牙面,有反应时令患者举手示意。使用前参看产品说明。

注意事项:①患者在检查前不能使用麻醉剂或止痛剂等。②注意不要损伤牙周和黏膜组织,尤其是热试法时。③外伤3个月以内的患牙不能使用。④根尖发育未完全形成的年轻恒牙不能使用。⑤温度测试法诱导患牙出现激发痛且延续时,才有明确的诊断价值。

(五)再矿化治疗

1. 适应证

(1)光滑面早期釉质龋,即龋斑(白垩斑或褐斑)。

(2)龋易感者可作预防用。

2. 禁忌证

已形成龋洞的患牙。

3. 操作程序及方法

(1)配置再矿化漱口液,每日含漱,每日3次,每次3~5 min。

(2)局部应用:隔湿、干燥牙面,将浸有药液的棉球置于患处,每次放置3~5 min,反复3~4次。

4. 注意事项

(1)术前视口腔卫生情况做牙周洁治或龋病治疗。

(2)勿吞服大量矿化液。

(六)银汞合金修复术

1. 适应证

(1)后牙Ⅰ类、Ⅱ类窝洞。

(2)后牙Ⅴ类窝洞。

(3)大面积缺损时配合附加固位钉的修复。

(4)冠修复前的牙体充填。

(5)对美观要求不高的患者的尖牙远、中邻面洞,龋坏未累及唇面者;偶尔也用于下前牙邻面洞。

2.禁忌证

对银汞合金过敏者。

3.操作程序及方法

(1)备洞、隔湿、干燥。

(2)将汞与银合金粉按比例调制成银汞合金或使用配制好的银汞胶囊。

(3)后牙邻咬合双面洞应安放成形片和楔子。

(4)填充材料。用银汞合金输送器将调制好的银汞合金少量、分次送入窝洞内,填压时先将点、线角及倒凹、固位沟处压紧。

双面洞一般先填充邻面洞部分,后填颌面洞。要求层层加压,层层压紧,同时剔除余汞,直至充填的银汞合金略高于洞缘。

(5)雕刻成形。用雕刻器除去咬合面及边缘嵴多余银汞合金充填物,取出楔子和成形片夹,进行外形雕刻,恢复其功能外形。

(6)调整咬合。除去银汞合金充填物上出现的亮点。

(7)用银汞合金磨光器磨光充填体表面。

(8)如条件许可,充填后24 h复诊,打磨抛光充填体表面。

4.注意事项

(1)银汞合金充填完成后,24 h内勿用修复牙咬物。

(2)注意银汞合金充填前进行牙髓保护。

(七)复合树脂修复术

1.适应证

(1)前牙Ⅰ类、Ⅲ类、Ⅳ类窝洞的修复。

(2)前牙和后牙Ⅴ类窝洞的修复。

(3)可用后牙修复树脂修复后牙承受咬合力小的Ⅰ类、Ⅱ类及Ⅵ类窝洞。

(4)形态或色泽异常牙的美容修复。

(5)大面积龋坏的修复。

(6)冠修复前牙体充填。

2.操作程序及方法

(1)牙体预备:洞型制备时,不要求底平壁直,但点、线角要圆钝,倒凹呈圆弧形,洞缘釉质壁应制成短斜面;美齿修复时,釉质短斜面范围视修复要求决定。

(2)清洗:清洗窝洞、隔湿。

(3)护髓:洞深达牙本质层的窝洞应衬洞和(或)垫底。

(4)色度选择:在自然光下比色,选择合适色度的复合树脂。

(5)牙面处理:用30%~50%磷酸处理洞缘釉质壁、釉质短斜面及垫底表面1 min,处理时间也可按厂家说明进行,用水彻底冲洗后,吹干牙面,可见牙面呈白垩色。

(6)涂布黏结剂:用小棉球或小刷子蘸黏结剂均匀涂布整个洞壁,光照10~20 s。

(7)充填复合树脂:将材料分次填入窝洞,分层固化,每次光照40~60 s。

(8)修整外形:树脂完全固化后,用石尖或金刚砂针修整外形。

(9)调整咬合:充填后应用咬合纸检查咬合情况,调磨高点。

(10)打磨抛光:依次用粗、细砂片打磨,橡皮轮或细绒轮蘸打磨膏抛光。

3.注意事项

(1)注意勿用洞漆和含酚类物质的材料,以免影响树脂的聚合。

(2)注意前牙美容修复和切角缺损修复的患牙不能咬物。

(3)化学固化型复合树脂的修复方法基本同前,待其自然固化后再行相应处理。

(八)玻璃离子材料修复术

1.适应证

(1)前牙Ⅲ类、Ⅴ类窝洞。

(2)根面龋的修复。

(3)乳牙各类窝洞的修复。

2.操作程序及方法

(1)牙体预备:窝洞的点、线角应圆钝,不必强求固位形。

(2)清洗窝洞、隔湿:除洞底极近髓的深洞需先用氢氧化钙衬洞外,一般不需垫底。

(3)牙面处理:一般多用弱酸处理牙面,用水充分清洗干净。

(4)涂布黏结剂:均匀涂布黏结剂。

(5)充填材料:将调拌好的充填材料从窝洞的一侧送入窝洞,以排除空气,防止气泡形成,分层光照固化,直至窝洞充填满。

3.注意事项

玻璃离子材料包括玻璃离子体和复合体,根据固化形式分为光固化型和化学固化型。化学固化型同光固化型玻璃离子黏结剂的修复方法基本相同。

(九)牙体组织大面积缺损修复术

1.适应证

(1)承受较大咬合力的牙体大面积缺损或龋坏。

(2)缺损或龋坏范围大,难以预备固位形。

(3)全冠修复的银汞合金核或树脂核。

2.操作程序及方法

(1)牙体预备:遵循窝洞预备原则,并要尽可能利用存留的牙体组织预备抗力形和固位形。

(2)钉道预备:根据缺损范围、部位及承受咬合力的大小,确定同位钉的数目、直径及钉道位置后,用与钉配套的麻花钻制作钉道。一般缺一个牙尖用 1 个钉,边缘嵴缺损用 2 个钉,后牙全冠缺损用 4~5 个钉;后牙多选用直径大的,前牙选直径小的;钉道位置应在轴角区釉牙本质界处的牙本质中,距釉质牙本质界至少 0.5~1.0 mm,同时不能太靠近洞侧壁,距洞壁至少 0.5 mm;钉道的方向应与牙表面平行,以防止侧壁穿通;钉道深度一般应在牙本质和修复体中各 2 mm。

(3)处理牙面和钉道:清洗、隔湿、干燥牙面和钉道。

(4)固位钉就位:若使用黏固钉,则在钉的表面和钉道内分别涂以少量黏结剂,然后将钉送入钉道,黏结使钉就位;若使用自攻自断螺纹钉,则用慢速手机将钉推进到钉道底,自行折断固位。

(5)垫底:近髓部分应做相应的垫底。

第九章 皮肤科疾病的治疗

第一节 接触性皮炎

接触性皮炎是指接触某些外界刺激物或致敏物后在皮肤、黏膜接触部位所发生的炎症反应。本病以发病前有接触某种物质史和皮疹单一为临床特点。长期反复接触某种致敏物质，可使皮炎呈慢性过程。

一、病因病理

（一）病因

引起本病的原因很多，按其发病机制可分为两类。

1. 原发性刺激

接触的物质本身具有强烈的刺激性或毒性，任何人接触该物后均可发生皮炎。皮肤炎症的轻重和发病快慢与接触物的刺激性、浓度和接触时间的长短有密切关系。如接触强酸或强碱等化学物质后常引起急性皮炎。

2. 变态反应

由敏感个体接触变应原引起的接触性皮炎为迟发型变态反应。变应原与皮肤接触，皮肤朗格汉斯细胞处理变应原后将其呈递给区域淋巴结的T淋巴细胞，T淋巴细胞活化形成致敏T淋巴细胞。当致敏的个体再次接触致敏因子时在接触部位引发炎症反应。引起接触性皮炎的接触物有许多种类，可分为动物性、植物性和化学性三大类。

(1) 动物性：动物的皮毛及毒素、昆虫的毒毛，如斑蝥、毛虫等。

(2) 植物性：漆树、生漆、荨麻、除虫菊等。

(3) 化学性：主要有金属及制品，如镍、铬等。

(4) 日常生活用品：如化妆品、香料、香脂、染发剂、唇膏、油彩等。

(5) 外用药物：汞制剂、清凉油、中药药膏、磺胺制剂、抗生素软膏、橡皮膏，以及某些合成药内的赋形剂、防腐剂、抗氧化剂等。

（二）组织病理

表皮细胞间和(或)细胞内水肿，细胞核固缩和空泡形成，甚至坏死。真皮浅层高度水肿，血管扩张，真皮血管周围单核细胞、中性粒细胞或多形核白细胞浸润。水疱形成多在表皮下。

二、临床表现

一般起病较急，在接触部位发生境界清楚的红斑、丘疹、丘疱疹，严重时红肿明显并出现水疱或大疱，疱壁紧张，内容澄清，水疱破后为糜烂面，严重者可发生表皮剥脱，甚至发生组织坏死。皮炎发生的部位及范围与接触物一致。皮炎发生于组织疏松部位如眼睑、口唇、包皮、阴囊等处，则肿胀明显而境界不清楚。若长期反复接触，则呈慢性湿疹样变，皮损呈轻度浸润、增厚及苔藓样变。

接触物为气体、粉尘，则皮炎呈弥散性而无一定的鲜明界限，但多在身体暴露的部位，如两手背及面部。

自觉症状大多有瘙痒和烧灼感或胀痛感，少数严重病例可有全身反应，如发热、畏寒、恶心及头痛等。

本病的病程有自限性，一般去除病因后，经适当处理，1～2周痊愈。遗留暂时性色素沉着。反复接触或处理不当，可转为亚急性或慢性皮炎，呈红褐色苔藓样变或湿疹样改变。

三、实验室检查

1. 皮肤斑贴试验

可疑致敏因子阳性斑贴试验，可明确诊断，但不宜在急性期进行，以免加重病情和出现激惹反应。

2. 常规检查

皮损面积大，炎症重者，血、尿常规可能有一些非特异性的异常改变。

四、诊断及鉴别诊断

（一）诊断要点

根据病史和皮损特征，皮损常局限于接触部位，有一定形态，境界清楚，有特殊的接触史，去除接触物，并经适当处理后皮损很快消退。斑贴试验阳性可明确诊断。

（二）鉴别诊断

本病尚应与急性湿疹(见湿疹部分)、颜面丹毒鉴别。

颜面丹毒有明显红、肿、热、痛及压痛，伴畏寒、发热、头痛等全身症状，血液中白细胞数增多，中性粒细胞比例增高。

五、治疗

治疗原则：应寻找病因，脱离接触物，积极对症治疗；中医治则宜清热解毒利湿。

1. 全身治疗

一般用抗组胺药，有止痒、抗感染作用。对重症泛发性病例可短期口服糖皮质激素。如伴有继发感染应加相应的抗生素。

(1)抗组胺类药：可选择2～3种联合应用。扑尔敏、赛庚啶、多虑平等睡前服用。无嗜睡作用的H_1受体拮抗剂包括氯雷他定、西替利嗪、阿司咪唑等，每次10 mg，每日1次。

(2)其他抗过敏药：可用于较重病例。10%葡萄糖酸钙溶液10 mL，每日1次，静脉缓推。

(3)糖皮质激素：用于皮损较重或广泛时可短期应用。口服强的松，每日30～50 mg，也可静脉滴注氢化可的松，每日100～200 mg；或地塞米松，每日10～15 mg，症状控制后可较快地减量，不必长期维持。

(4)抗生素：继发感染者使用。

2. 局部治疗

外用药以消炎、止痒、预防感染为主。根据临床表现，按局部外用药治疗原则，急性期皮损仅红斑、丘疹、水疱，无渗液时，用炉甘石洗剂；渗液多时可用2%～3%硼酸溶液，或复方醋酸铝溶液湿敷；有继发感染者用1∶8 000高锰酸钾溶液或1∶1 000雷夫奴尔冷湿敷；若有大疱者可常规消毒,抽疱液后再予上述处理。亚急性期,皮损红肿减轻,渗液减少,可外涂30%～50%氧化锌油、氧化锌糊剂或糖皮质激素霜。慢性皮炎有浸润、增厚时用焦油类糊剂、糖皮质激素软膏或霜剂,有感染时加入抗生素如新霉素、杆菌肽等。

六、预防与调摄

1. 不宜用热水或肥皂水洗涤或摩擦,禁用刺激性强的止痒药物,或慎用易致敏药物,以免引起多价或交叉过敏。

2. 多饮水,并给予易消化的饮食,忌食辛辣、油腻、鱼腥等食物。

3. 愈后应尽量避免接触致病因素,以防复发。

4. 发病与职业有关者,应改进工序及操作过程,加强防护措施。

第二节 特应性皮炎

特应性皮炎(AD)又称遗传过敏性皮炎、异位性皮炎或异位性湿疹,是一种与遗传过敏体质有关的慢性皮肤炎症性疾病。其特征是皮肤瘙痒、皮疹多形性并有渗出倾向,在不同年龄阶段有不同的临床表现。患者常伴有哮喘、过敏性鼻炎及IgE增高等。

一、病因病理

病因尚不十分明确,一般认为与遗传因素、免疫因素以及环境因素相互作用有关。

1. 遗传学说

本病发病率占人群的0.1%～0.5%,家庭遗传倾向明显。根据流行病学调查,小儿发病与父母过敏素质明显相关。约70%患者有家族遗传过敏史。AD患者发生鱼鳞病、斑秃、白癜风等病比普通人多。患者本人及家族成员往往有异位性皮炎、哮喘、过敏性鼻炎、过敏性结膜炎、荨麻疹、血管性水肿等变态反应性病史。

2. 免疫异常学说

(1) 患者血清IgE水平增高。患者Th_2细胞在皮损组织中显著增高,产生IL-4和IL-5,导致IgE增高和外周血及组织中嗜酸性粒细胞增多。

(2) 在患者外周血中,单核细胞可产生大量前列腺素E_2(PGE_2),后者可直接加强B淋巴细胞产生IgE。

(3) 皮肤朗格汉斯细胞异常,选择性活化Th细胞转化成Th_2细胞表型。

(4) 高亲和力IgE受体突变,这种突变的遗传来自母方而非父方,其突变结果导致有变应性素质的子女。该高亲和力IgE受体存在于肥大细胞、单核细胞和朗格汉斯细胞中,并在调节IgE介导的过敏反应炎症方面起重要作用。

3. 环境因素影响

环境变应原(如尘螨、花粉等)可影响特应性皮炎的发作。变应原皮试可引起湿疹样皮肤反应。

二、临床表现

本病的临床表现多种多样，其炎症可由急性到慢性，反复发作，剧烈瘙痒。皮疹在不同年龄阶段有不同表现。

1. 婴儿期

以往又称婴儿湿疹。大约 60% 的病例都在 1 岁以内发病，通常在出生 2 个月以后。初为颊面部红斑、瘙痒，继而在红斑基础上出现针头大丘疹、丘疱疹，密集成片。由于搔抓、摩擦，很快形成糜烂、渗出性损害和结痂等。皮疹迅速扩展到其他部位，包括头皮、额部、颈、腕、四肢屈侧等。渗出性损害最常见于婴儿。皮疹多形性，界限不清，由于搔抓，可出现继发性损害及感染。病情时轻时重，某些食品或环境因素可使病情加重。一般在 2 岁以内逐渐好转、痊愈。

2. 儿童期

多在婴儿期缓解 1~2 年后，自 4 岁左右开始加重，少数婴儿期延续发生。皮损累及四肢伸侧或屈侧，常限于肘窝、腘窝等处，其次为眼睑、颜面部，皮损潮红，渗出现象较婴儿期轻，丘疹暗红，伴有抓破等皮肤损伤，久之，皮疹肥厚呈苔藓样变。少数可呈结节性痒疹样损害，为黄豆大小、角化明显的隆起性坚硬结节，正常皮色或暗褐色，表面粗糙，散布于四肢伸侧，附近淋巴结可肿大。

3. 成人期

指 12 岁以后青少年及成人阶段的特应性皮炎，可以从儿童期发展而来或直接发生。皮损为苔藓样变，或呈急性、亚急性湿疹样损害，好发于肘窝、腘窝、四肢、躯干。除上述症状外，皮疹常为泛发性干燥丘疹，或局限性苔藓化斑块。抓后有血痂、鳞屑及色素沉着，较少渗出。皮肤广泛受累和苔藓化，可形成"播散性神经性皮炎"改变。60%~70% 可伴有支气管哮喘或过敏性鼻炎史。

三、实验室检查

1. 血液学和血清学检查

外周血嗜酸性粒细胞增多。T 淋巴细胞（尤其是 Ts）减少。血清 IgE 含量明显增高。

2. 皮肤试验

对某些变应原（如真菌、花粉、毛屑）的速发型过敏反应常呈阳性。用结核菌素、念珠菌素等做皮内试验（迟发型过敏反应），常为阴性或弱阳性。

3. 皮肤白色划痕试验

用钝器划皮肤，皮肤出现白色划痕，正常人则为红色。

四、诊断及鉴别诊断

婴儿期和儿童期皮疹多见于面部及四肢伸侧或肘及腘窝，呈红斑、丘疹及渗出等多形性损害；青年和成年的损害为肢体屈侧或伸侧的苔藓样变，皮疹瘙痒剧烈，呈慢性复发性过程。确定患儿是否具有"异位性"素质，对 AD 的诊断有重要意义，主要依据为：个人或家族有遗传过敏史（哮喘、过敏性鼻炎、遗传过敏性皮炎）、IgE 抗体测定和某些药理性试验。本病应与婴儿脂溢性皮炎、过敏性接触性皮炎相鉴别。

五、治疗

治疗原则：内用药与外用药相结合，与急性、亚急性和慢性湿疹的治疗用药相同。

1.全身治疗

(1)抗组胺类药:主要起镇静止痒作用。常用扑尔敏 4 mg,每日 3 次。

(2)抗生素:对皮损广泛且有糜烂、渗液的病例,即使没有明显细菌感染的表现,也应适当给予抗生素治疗。如红霉素 250 mg,每日 4 次。

(3)糖皮质激素:原则上不用于一般病例,但异位性哮喘例外。对严重病例可短期(2~3 周)使用。

2.局部治疗

(1)糖皮质激素:用于炎症较重但无明显糜烂、渗液的皮损。在疗程中适当更换品种,起初用强效的,以尽快控制症状,数日后逐渐换成中、低效的。对不同部位的皮损,在品种选择方面也应注意。皮损面积广泛者,尤其是婴幼儿,宜选用作用较弱或低浓度的制剂。

(2)抗生素:用于感染的皮损,常与糖皮质激素乳膏并用。

(3)焦油类:煤焦油、糠馏油糊剂等对 AD 有效,单独外涂或与糖皮质激素制剂并用。

六、预防与调摄

1.发病期间忌辛辣、酒类等。对鱼、虾等易诱发本病的食物,应注意食用后及停用后的效果,但无须盲目忌口。

2.保持皮肤清洁,避免过度洗烫、肥皂及各种有害因子的刺激。

3.治疗全身性疾病,发现病灶应积极清除。

第三节 皮肌炎

皮肌炎(DM)是一种主要累及皮肤、肌肉的炎症性自身免疫性结缔组织病。若皮肤未受累者称多发性肌炎(PM)。

一、病因病理

(一)病因

尚不明确,一般认为与自身免疫、感染变态反应有关。

1.自身免疫

本病与红斑狼疮有着许多共同的临床症状、免疫学异常及病理学改变。提示皮肌炎的发生与自身免疫有一定的关系。在细胞免疫方面,皮肌炎患者的淋巴细胞与人胚细胞共同培养时,能产生一种对肌细胞有毒的淋巴因子。血中淋巴细胞与人胚胎纤维细胞一起培养,可使后者受损。值得注意的是成人患者 10% 可发生恶性肿瘤,有的学者认为肿瘤细胞能作为自身抗原而刺激机体产生各种抗体,肿瘤细胞可能与肌纤维、腱鞘及血管等有交叉抗原性,故产生交叉免疫反应导致本病。其依据是:①从患者有恶性肿瘤者用其提取液做皮内试验,出现阳性反应;②血液中可测出抗肿瘤抗体;③患者在合理治疗肿瘤后皮肌炎症状消失,而肿瘤复发后皮肌炎症状加重。

2.感染变态反应

在小儿皮肌炎患者中,发病前有上呼吸道感染史,抗"O"值增高,用抗生素合并糖皮质激素治疗可获较好疗效。病毒感染与本病的关系尚待进一步研究。

此外,代谢障碍、内分泌障碍等也与皮肌炎的发病有一定关系。

(二)组织病理

主要病理改变为局灶性或弥散性的肌纤维颗粒及空泡变性、肌纤维肿胀、横纹消失,组织可见肌肉纤维化和萎缩。皮损处有表皮萎缩,基底细胞液化变性,真皮上层水肿,黏蛋白沉着,胶原纤维肿胀,血管扩张及管周淋巴细胞浸润。

二、临床表现

临床症状突出表现为皮肤和肌肉症状两方面,皮肤损害多先于肌肉症状数天、数周,甚至数月出现。

(一)皮肤损害

皮疹常为成人皮肌炎患者就诊的原因;皮损与肌无力有时可同时发生,有时则无任何关系。

(1)典型皮损为双上眼睑为中心的持久性水肿性紫红色斑,可扩展至额、颧、颊、耳前(后)、颈及上胸部。

(2)Gotron征,手指关节以及肘膝关节侧面可见散在扁平的紫红色鳞屑性丘疹。Gotron征和面部、颈部及上胸部"V"字区红斑,也具有相当的特征性。

(3)甲周皮肤潮红,伴甲周围皮肤毛细血管扩张和瘀点。有的常有皮肤异色、弥散性红斑、网状青斑及稀疏脱发,约有1/3患者有雷诺征。皮损可轻可重,约30%皮肌炎患者以皮损为首发症状。部分患者对光敏感。

(二)肌肉症状

初起时主要临床表现是对称性近端肌无力,也可同时伴有皮损。

(1)四肢近端横纹肌(股四头肌、三角肌)软弱无力常为本病的早期症状。

(2)对称性四肢近心端肌肉进行性乏力、疼痛、触痛为特征性肌肉症状。

(3)体格检查所见早期为肌肉肿胀,以后出现进行性肌萎缩。

(4)其他。颈肌受累,则抬头困难。咽喉及食管肌肉受累可出现吞咽受阻、咀嚼无力,进流食时发呛。眼肌受累可出现复视,颜面肌肉受累可出现面具脸。若膈肌、肋间肌和心肌受累,可出现呼吸困难、胸闷、心悸,传导阻滞及心电图改变,甚至可发生窒息或心力衰竭。肺部可发生5%~10%有弥散性间质纤维化,咽部肌肉受累可导致吸入性肺炎。尸检发现约1/4患者有心肌炎。

(三)全身症状

常见的全身症状有不规则发热、关节痛、倦怠、体重减轻,少数患者可有肝脾大、淋巴结肿大。儿童皮肌炎主要症状有皮疹和肌肉无力,但其特点为:①常伴有血管炎,出现消化道出血、胃肠黏膜坏死、胃肠穿孔或视网膜血管炎等表现;②起病急骤,肌肉肿痛明显;③后期多发生皮下和肌钙化、肌萎缩。恶性肿瘤相关DM约占DM总数的10%,所患恶性肿瘤多为肺癌、乳腺癌、宫颈癌、胃癌、鼻咽癌、肝癌及淋巴瘤等。有报告40岁以上患者合并肿瘤者达20%~50%。

三、实验室检查

(一)血清肌酶

血清中肌酶增高,如肌酸磷酸激酶(CPK)、醛缩酶(ALD)、谷草转氨酶(GOT)及乳酸脱氢酶(LDH)等。其中 CPK、ALD 的改变与症状活动与否有较平行的关系。

(二)肌电图

显示为肌源性萎缩相肌电图。在皮肌炎诊断上用以证明为肌源性,而不是神经源性病变。

(三)其他

(1)自身抗体:抗 JO-1 抗体特异性强,PM 患者阳性率可达 30%,DM 为 10%。
(2)尿肌酸(尿/24 h):正常为 0~200 mg,当 DM 时肌酸代谢障碍,故尿肌酸明显增高,严重时高达每日 1 200 mg;尿肌酸是观察疾病活动性的指标。
(3)血沉:常增高。

四、诊断及鉴别诊断

根据典型皮疹和肌肉症状即可确诊,必要时测定血清肌酶、尿肌酸及肌电图、肌活检以协助诊断。皮疹应与日光性皮炎、接触性皮炎、SLE 等相鉴别。肌肉损害需与肌营养不良症、重症肌无力症相鉴别。

五、治疗

治疗原则:急性期应重用糖皮质激素或免疫抑制剂,配合应用蛋白合成剂及给予支持治疗;缓解期调节免疫,并继续给予高蛋白和富含维生素的饮食。小儿皮肌炎在用糖皮质激素的同时,应配合抗生素治疗。

1. 糖皮质激素

目前仍为治疗本病的首选药物,治疗应早期、足量,减量要稳妥。急性期以强的松为例,每日 1~1.5 mg/kg,待病情稳定后逐渐减量。若能配合能量合剂治疗则效果更好。

2. 免疫抑制剂

对糖皮质激素疗效不够理想的患者,可配合免疫抑制剂治疗。如甲氨蝶呤(MTX),每周 1 次口服,20~30 mg;或每周静脉点滴 1~2 次,每次 10~25 mg。环磷酰胺及中药雷公藤也有一定疗效。

3. 蛋白同化剂

给予丙酸睾丸酮 50~100 mg,或苯丙酸诺龙 25 mg,肌内注射,每周 2 次。可给维生素 E 口服,每次 50 mg,每日 3 次。

六、预防与调摄

(1)去除感染病灶。
(2)检查有无并发恶性肿瘤,特别是中年以上患者。
(3)急性期患者应卧床休息,给予高蛋白和富含维生素的饮食。

第十章 特殊原因烧伤

电烧伤、化学烧伤、凝固汽油烧伤、瓦斯爆炸烧伤、放射性烧伤、热压伤等在致伤机制、病理生理及临床治疗等方面各有其特点,与热力烧伤有明显的不同,故统称为特殊原因烧伤。

第一节 电烧伤

随着电能在工业及日常生活中日益广泛地应用,电烧伤的发生率亦越来越高,其中以男性青壮年居多,致伤部位以四肢居多,致残率高。其发生可能与缺乏安全意识、违章操作和意外事故等有关。国内一般以 36 V 以下电压为安全电压,而国外则将 24 V 作为安全电压,12 V 以下为绝对安全电压。

一、电烧伤定义和分类

电流引起人体的损伤总称为电损伤(electrical injury)。因其最显著特征是人体皮肤、皮下组织及深层肌肉、血管、神经、骨关节以及内脏等组织可因电热效应造成广泛深层的烧伤,因此多数学者称为电烧伤。由于电流作用于机体方式不同,电损伤可分为以下类型。

1. 电击伤

电击伤即俗称"触电"或"电击"。人体在触电一刹那,神经系统会受到强烈刺激,特别是电流通过头部,可造成晕厥、神志丧失、肌肉痉挛和抽搐,甚至呼吸、心脏搏动暂停等呼吸、循环及神经系统等全身症状,类似于"电休克"样表现,而无明显的局部皮肤组织毁损。

2. 电弧(电火花)烧伤

电弧产生高强度闪光热能(电热效应)造成的机体组织高温烧伤。由于电流没有通过机体,无入口、出口组织毁损,类似热烧伤。以浅度烧伤为主,较少发生Ⅲ度烧伤,且多在面、颈、胸和上肢等暴露部位,但常合并电弧光造成的角膜损伤。

3. 接触型电烧伤

(1)直接接触型电烧伤:人体与电源直接接触,电流通过人体,在入口及出口处密集而造成高温烧伤。常发生在人体先接触电路,再突然通电,或人体直接倒伏在电路上。

跨步高压电烧伤则由于室外高压电线断落坠地接触地面,并有强大电流流入大地。以落点为中心,在直径 8~10 m 同心圆范围内,形成中心处电压高而外围电压低区域。如人误入此区域,由于两足接触地面的电压高低电位差不同,电流经两足通过机体发生电烧伤。触电后患者常昏倒在地,造成背部成为电流出口,导致脊髓神经损伤,甚至截瘫。当人发觉有跨步电烧伤时,应迅速双足并拢或用一条腿跳跃离开危险区。

(2)击穿接触型电烧伤:又称高压电弧放电烧伤(high voltage electric arcing burn),指人体与高压电源之间引发高压电弧,电流通过被击穿的空气间隙流入人体,从而引起烧伤。20 世纪 90 年代初,有研究表明人体接近高压电源(小于或等于高压放电距离),而尚未直接接触,由于高电压强大电场感应作用,空气间隙发生放电击穿,在放电瞬间有电流通过人体,在电流入口及出口,产生强烈电弧放电引起组织损伤。

4. 真性电损伤

电流作用于人体,通过非电热效应产生的组织损伤。美国学者在20世纪80年代末研究表明,电流通过人体或人体在强大电场范围内可造成机体组织细胞蛋白质电离变性,尤其是在细胞膜上造成异常裂孔,形成渗漏、破裂、溶解、细胞变性、坏死。其中长形的肌肉及神经细胞较圆形结缔组织细胞对此损伤更为敏感,从而有助于解释触电后一些迟发的损伤机制,如肌肉渐进性坏死、迟发的神经麻痹和脊髓损伤等。

二、电烧伤的损伤机制

电流有直流和交流两种,它们对人体的损伤是不同的。触及直流电仅有温热感觉,而触及交流电危险性大,甚至对机体造成严重后果。电流对人体的损伤作用归纳起来有热效应、刺激效应和化学效应。目前对热效应认识较为清楚。

人体是电流的导体,不同的组织和器官的电阻不同,从小到大依次为血管、神经、肌肉、皮肤、脂肪、肌腱和骨组织。当电流通过人体时,热量的产生与电流强度、组织电阻和接触时间成正比。部分电流在皮肤组织内转化为热能,使皮肤凝固炭化;炭化的皮肤,电阻减小,电流进一步造成内部"烧伤"。电流对人体致伤作用有六种因素,即电流的种类、电压的高低、电流的强度、身体对电流的阻力、电流通过身体的途径和身体接触电流的时间。电流对人体损伤与电流密度的平方和通电时间成正比,因此,通过组织的电流强度(电流密度)决定了损伤的程度。由于皮肤下的深部组织结构起容量导体的作用,故深部组织的截面积大,电流强度相对小,而电流出入口处,截面积小,电流密度大,损伤重。但须注意触电面积过大时,可能导致人体死亡。电流致伤作用还和人体触电时功能状态有关。通常将1 000 V以下的称低电压;1 000 V以上称高电压,高电压易致组织严重损伤。

电流还可通过非热效应致伤。电流通过人体组织可使细胞"除极",电流通过脑部,使神志丧失,生命中枢受抑制,呼吸、心脏停搏;作用于心脏使传导阻滞,心脏停搏,呼吸肌、骨骼肌等强直痉挛。足量的电流可使神经细胞的纤维发生原发性变性反应,随后可发生继发性变性反应。直流电对细胞蛋白质还可产生电解作用,产生像放射性损伤的表现。电流或强电场对细胞膜尚有一种"电致微孔作用(electroporation)",使细胞膜上产生"微孔",膜通透性增大,形成渗漏、破裂、溶解、细胞器变性、坏死,其中长形肌肉及神经细胞较圆形结缔组织细胞对此类损伤更为敏感。

电烧伤可诱发机体生化反应。如电烧伤后激发细胞膜释放花生四烯酸,使花生四烯酸的代谢产物血栓素增多,促进了血管内血栓的形成;加上电烧伤对血管壁的破坏,发生进行性血管栓塞,扩大电烧伤对组织的损伤范围。并可通过神经反射、体液因素或组织破坏毒素等引起组织损伤,如人体触电后并发癔症、眼白内障、脊髓营养血管损伤等。

三、电烧伤的临床特点

(一)全身表现

主要是神经及心、血管和呼吸系统损伤,出现"电休克"表现。无论高电压或低电压触电患者,均可发生呼吸骤停、心室纤颤或因高处坠落导致颅脑损伤等。及时脱离电源,进行抢救,呼吸、心脏搏动可自行恢复。但仍可能因神经系统在触电刹那受到强烈刺激,大脑皮质处于抑制状态,失去正常调控,而自主神经系统处于亢奋状态;表现为意识不清,抽搐躁动,瞳孔缩小,呼吸急促而不规律,血压升高,脉搏缓慢有力或稍快等电休克表现。电休克的症状可持续数分钟、数小时而自然恢复;如伴有大面积烧伤,可出现血容量不足表现。电烧伤还可造成胃肠穿孔、横膈破裂、非结石性胆囊炎、胰腺炎、肝肾损伤等。

(二)电烧伤局部特点

1. 电烧伤的"入口"和"出口"呈立体形坛子状

出入口中心处的皮肤常被烧焦炭化,甚至皮肤被击穿裂开,深部组织坏死外露,成开放性创口。出入口处的皮肤烧伤主要为热烧伤,虽然烧伤严重,但烧伤范围较小;而深部组织因电阻小,电流导致的损伤远较皮肤烧伤范围广而深,其创面呈立体形坛子状,口小底大。

2. 电烧伤呈"多发性""跳跃性"和"节段性"分布

高压电流通过"入口"和"出口"进入和传出人体,在该处造成严重热烧伤。电刺激使肌肉收缩关节屈曲,造成关节远近端皮肤靠近形成二次性放电和电弧、电接触烧伤,这种创面多见于腕、肘、腋部等肢体的关节屈侧,常波及肌肉、肌腱和血管等组织;而在肢体非关节部位和关节伸侧仍保留健康的皮肤及深部组织。呈跨关节的"跳跃性""多发性"和"节段性"分布。

3. 血管损伤

血管内有电解质、电阻低,易为电流通过致血管损伤而发生栓塞,以延伸性血管内膜损伤为其特点。有研究提出血管损伤的 A、B、C 三段判别法:A 段为血管壁全层坏死,表现为肉眼可见的变性,管腔塌陷,血流停滞或血栓形成;B 段为血管壁部分坏死,表现为管壁水肿、红染、污秽,管腔淤胀,剥离时无痉挛收缩,剪断后喷血无力;显微镜下见内膜分离或有附壁小血栓;C 段为内膜损伤段,肉眼外观正常,剪断喷血良好,但血管内皮细胞有不同程度损伤,在此处做血管吻合易致血栓形成。一般认为术中剥离血管到肉眼观察完全正常,血管内膜平整光滑无损,再向近心端延伸 1~3 cm 较安全。

4. 电组织烧伤范围和严重程度参差不齐

身体各组织的导电性和电阻不同,电流通过人体各种组织时产生的热量与该组织电阻大小和电流强度的平方成正比。因此,电烧伤"出入口"皮肤烧伤程度最重,但范围较局限;肌肉组织烧伤范围较皮肤广泛,呈"夹心状";而血管和神经电阻更小,损伤范围更广泛。因此,电烧伤除皮肤坏死界限较明确外,其深部的肌腱、肌肉、血管、神经等烧伤范围和严重程度呈参差不齐的复杂分布状态。

5. 电烧伤的原发性和继发性坏死

电烧伤时由于电弧高热引起的组织坏死常被看为原发性坏死。而机体触电后引起的一些受损组织,伤后虽未坏死,处于间生态,尤其是肌肉组织,由于血管进行性栓塞,发生继发性坏死;深部组织如神经、肌腱等由于暴露和感染也可发生继发性坏死。原发性坏死为不可逆性损害,而多数的继发性坏死,经早期及时处理可防止或减少坏死的发生。

四、电烧伤的治疗

(一)早期处理

1. 现场急救

急救须争分夺秒,当机立断。立即切断电源;有心脏搏动、呼吸骤停者,立即施行心肺复苏术,人工呼吸至少坚持 4 h 以上,并尽早气管插管;有室性纤维颤动时给予电复律。注意患者瞳孔扩大时,并不意味脑死亡。早期复苏患者可能反复出现心律失常,宜行 ICU 监护。

2. 了解伤情,处理合并伤

了解病史,明确电源出入口、接触时间和高处坠落等情况,注意患者有无颅脑损伤、内脏损伤、骨折、气胸和吸入性损伤等,并及时处理危及生命的合并伤。

3. 抗感染

电烧伤深部组织损伤、坏死多,有利于细菌(尤其是厌氧菌)繁殖。可应用大剂量青霉素、甲硝唑等预防感染,直到坏死组织清除。常规用破伤风抗毒素和类毒素预防破伤风。

4. 液体复苏

电烧伤组织损害是一"立体"的概念,电烧伤常伴有深部组织的广泛坏死,液体丢失不可低估;且常伴有血红蛋白尿或肌红蛋白尿,液体复苏量应在一般烧伤的基础上根据具体情况予以增加或调整。一般输液量比体表热烧伤预计公式高 4 倍以上,每小时尿量维持在 50~100 mL。对有血(肌)红蛋白尿患者,在恢复血容量的同时,应用甘露醇利尿,可使每小时尿量达 200~300 mL,并酌情使用碳酸氢钠碱化尿液。但对电击伤患者,特别是出现过心脏停搏、心电图异常、伴有心肺功能不全、颅脑损伤者,输入量应全面权衡,严密监护;边输液边利尿,防止单位时间内或总输液过多,加重心脏负担。

(二)电烧伤的创面早期处理

1. 一般处理

电弧或电火花烧伤为体表的热损伤创面,处理与一般火焰烧伤相同。

2. 切开减张

电烧伤由于深部组织损伤,液体渗出多,筋膜下水肿明显,组织间压增大,血循环障碍,肢体远端血供受阻,发生更多的继发性肌肉坏死。因此,即使未形成焦痂,也应及早进行焦痂或深筋膜切开减张术,尽可能恢复肢体远端血供,减轻肌肉坏死。切开的创面开放,可用碘仿纱条或生物敷料覆盖。切开减张应做到手术尽早、松解彻底。如血供障碍超过 48~72 h,则松解已难收效;切开范围与深度要足够,达充分减张。诊治过程中注意肉眼所见肢体水肿程度并不能反映肌间隙内压力大小,外在的肿胀也影响肢体血管的搏动。肢体严重损伤表现为:①轻度或中度水肿;②触之紧张,发硬;③被动伸展手指或足部时疼痛;④挛缩;⑤扪触不到动脉搏动;⑥远端发绀;⑦毛细血管再充盈极差等。

3. 清创

清创时机:电烧伤严重者应先抗休克、处理并发症,术前为防止创面糜烂、感染和发生湿性坏疽、脓毒症,避免应用包扎疗法或油脂性外用药,创面采用暴露法,外涂磺胺嘧啶银等,使创面干燥,防止创面感染。待全身情况稳定后,应尽早及时清创,一般在伤后 1~10 d 施行手术。

清创原则:除净坏死变性的肌肉组织,尽量保持神经、肌腱连贯性和烧损的骨组织。①清创时探查、切除范围应超过皮肤坏死范围,首先彻底切除坏死创面组织和其周围深Ⅱ度烧伤创面组织,然后向远近两端,尤向肿胀的近心端延长切口,充分暴露烧损的深部组织;②对于肌肉组织,清创时要进行逐条追踪检查,尤要注意深部及骨周"夹心样"坏死肌肉,切除包括间生态组织在内的所有失去活性的组织,防止渐进性肌肉坏死;③对于肌腱、神经等少血组织,除非已坏死液化或炭化予以清除外,一般给予保留,尽量保持(包括部分变性、间生态神经、肌腱组织)其解剖结构完整和解剖连续性,以便在有良好血供皮瓣覆盖下,逐渐恢复其活力和功能,或便于日后的修复手术;④对首次清创结果及创面植皮能力有怀疑者,可先以异体(种)皮覆盖,待再次或多次清创后再用自体皮覆盖。

组织健康判断：①烧损的肌肉可根据肌肉的颜色、对刺激的收缩反应、切割时出血情况和亚甲蓝溶液组织染色加以判断。在止血带下坏死肌肉显红色，而健康肌肉显苍白色；未上止血带条件下情况相反，鲜红色的是健康肌肉，苍白暗红的则是变性的肌肉。或在术前48 h在焦痂下注射亚甲蓝溶液，行组织染色，坏死组织被染深蓝色，而活的肌肉可暂时染色后不显蓝色；②肌腱和神经等少血组织，烧伤后颜色改变不太显著，与健康神经和肌腱相比，烧伤的肌腱和神经失去原有光泽，呈灰白色；松止血带后，检查其伴随的微小血管，观察血液是否流通，有助于辨认；③烧损栓塞血管呈青紫色，管径膨大，血流停止，切开可见血栓或血液呈暗红色泥状，且血管内膜损伤远较肉眼观察到的血管壁损伤的范围大。

4.电烧伤创面治疗进展

经历了三个阶段和三种治疗方法即保守治疗，早期清创延期修复、早期清创一期修复治疗。

(1)保守治疗：20世纪50～60年代，多采取保守治疗，即先给予抗生素、破伤风抗毒素血清等；创面清洁后采用暴露疗法，以便随时观察创面情况，待坏死界限清楚后再行清创植皮。但常发生急性肾衰竭，筋膜间隙综合征，继发性血管破裂出血或栓塞致肢体坏死等。

(2)早期清创延期修复：20世纪60～70年代，为预防电烧伤后肾衰竭发生，提出对电烧伤要早期清创，探查并切除烧损的肌肉以保护肾脏，并逐渐开展了早期焦痂及筋膜切开减压和早期清创术，从而降低了电烧伤病死率。由于电烧伤早期区别健康和坏死肌肉组织困难，在初次清创时没有坏死、尚有活力的肌肉在随后的1～2 d后可能因血管栓塞出现渐进性坏死，且这种渐进性坏死过程可能持续10～12 d，往往需要2次或多次手术清创。术后应用抗生素溶液敷料或生物敷料（包括异体或异种皮）覆盖，直到坏死组织被完全清除，或创面已有肉芽组织形成，最后植皮或皮瓣修复。其优点是经反复清创，创面接受植皮或皮瓣移植条件较好；但其手术次数多，清创后创面不能立即愈合，肌腱、血管、神经和骨关节等暴露时间长，常因继发性感染而坏死，导致严重伤残。

(3)早期清创一期修复治疗：即早期创面清创后，施行一期皮瓣修复术。但早期清创时，因坏死组织与活组织界限不易区分，很难把烧损或坏死的组织，尤其是肌肉组织彻底清除干净；烧损变性处于间生态组织可能继续发生"渐进性"坏死，从而可能导致移植皮瓣下存在坏死组织而感染、液化，导致手术失败。

手术须注意以下几点：①进行组织健康判断，彻底清除坏死变性的肌肉组织。②术中应尽可能保留神经、肌腱的连贯性及烧损的骨组织。应用皮瓣覆盖，最大限度地保存、恢复和重建功能。③采用血循环丰富的轴型皮瓣或游离皮瓣修复。皮瓣的类型较多，根据创面情况，优先考虑邻位皮瓣、带蒂皮瓣(肌皮瓣)；某些创面大，创周条件限制，应用带蒂皮瓣修复困难时，而受皮区又有可供吻合的动脉和静脉时，可应用游离皮瓣(肌皮瓣)或游离大网膜覆盖创面。如在设计腹部皮瓣时，根据腹部血供来源和血管分布，保留蒂部轴型动脉，使皮瓣长宽比例可突破传统的1∶1，达到(2～3)∶1。游离皮瓣必须在血管健康部位施行，一般认为术中由损伤血管处向近心端逐渐修剪，至血管内膜平整光滑无损，再向近心端1 cm以上处吻合血管，手术成功率高。④皮瓣转移后于皮瓣下留置负压引流管和滴注细管，石膏妥善固定，避免蒂部扭曲，导致皮瓣血运障碍。⑤术后皮瓣下可滴注含利多卡因1 g，氯霉素(或其他抗生素)1 g，生理盐水1 000 mL的滴注复合液。依创面大小，决定每分钟滴数，一般每分钟5～10滴，如引流液清亮,则减少滴数,持续 2 d,即可停止滴注;无引流液时,观察 3 d 即可拔除负压引流管。

(三)几种特殊部位电烧伤的处理

1. 头颅电烧伤

(1)单纯头皮烧伤按一般烧伤处理,合并脑损伤时先行处理之。

(2)伤及颅骨外板或全层电烧伤:①在创面未感染前,切除坏死头皮,保留坏死颅骨(或仅去除少许外板表层),立即用皮瓣修复,首选局部皮瓣(包括多个邻位皮瓣、双蒂皮瓣等),较大创面可应用游离皮瓣、游离大网膜移植结合中厚皮片移植。②仅伤及外板时,可切除或咬除坏死骨板,皮瓣转移覆盖。③颅骨烧伤时间长,颅骨损伤,没有皮瓣移植条件时,则可沿用传统的颅骨钻孔法,孔距 0.5 cm,深达板障层(尽量保留颅骨内板),等肉芽形成后再游离植皮封闭创面。

(3)颅骨缺损时可在硬脑膜上植皮,或在脑组织肉芽创面上植皮,先封闭创面,以后再行骨缺损修复。

(4)硬脑膜下脓肿或出血者,及时引流和减压。

(5)颅骨坏死判断:清创时见颅骨骨面有光泽,呈淡黄色,提示颅骨外板有生机;若呈白色或灰色,提示颅骨外板坏死;若呈灰黑色焦炭色,提示颅骨全层坏死。当肉眼判断困难时可通过颅骨钻孔,见有无出血加以判断。

2. 颈部电烧伤

颈部软组织菲薄,两侧大血管集中,颈部血管管壁破坏可造成致命性大出血,是颈部电烧伤最大的危险。清创时如发现血管壁有可疑损伤,可考虑给予预防性结扎,尽早清除创口坏死组织并植皮或用皮瓣覆盖,入口在后颈部时易伤及脊髓而出现脊神经症状。

3. 手部电烧伤

在电烧伤发病部位中,手部电烧伤最为常见,且手部烧伤又以手指烧伤为主。手指由于截面积小,皮下组织少,流经的电流密度大,易发生炭化。手指电烧伤创面处理如下。

(1)Ⅱ度创面或小片Ⅲ度创面且未损伤肌腱和骨质者可行保守治疗。

(2)早期手术:在伤后 1 周内行切痂扩创,植皮或皮瓣修复。对于伤及肌腱、关节、骨质的创面,均需采用皮瓣修复,选择皮瓣顺序依次为同指皮瓣、同手皮瓣和远位皮瓣。多个手指损伤时清创后可并指缝合,以皮瓣覆盖,1 个月以后再行分指术,常用的是交臂皮瓣、胸部或腹部带蒂皮瓣。

(3)延迟手术:①对于近环行或环行创面,手指远端血运欠佳者,早期仅做焦痂切开减张或单纯焦痂切除(不做扩创),待血运改善,约 2 周,再行扩创手术,行植皮或皮瓣修复。②截指术,一般在 2 周后实施,以尽量保持手指长度,残端可用皮瓣覆盖。

手掌电烧伤创面处理:尽量采取早期手术,彻底清创后游离全厚皮移植,或用带蒂皮瓣、游离皮瓣修复。对于全身情况不允许早期行皮瓣移植者,可先行焦痂切除,异体皮覆盖;而入院较晚失去早期手术时机者,可延期肉芽创面植皮或皮瓣移植。

4. 腕部电烧伤

腕部创面水肿压迫血管常致手远端组织缺血性坏死,伤后创面需及早处理,并尽量维持屈拇及指浅、深层肌腱的连续性和正常滑动性,维护手部功能。

(1)焦痂切开减张,松解腕管和 Guyon 管:切口沿鱼际区内缘上 1/3 做弧形切开至腕横皱襞,然后折向尺侧至前臂下 1/3,打开腕管,使其充分减压,如全身条件不允许早期皮瓣修复,先用异体皮或油纱布覆盖创面，2～3 d 后再行清创修复术。

（2）彻底清创：彻底清除坏死组织至健康组织平面。切除坏死指浅层肌肌腱和指深屈肌的坏死肌肉，并应彻底切除坏死的或夹层坏死的斜前方肌，只保留指深屈肌腱的连续性和正中神经与尺神经。局部充分冲洗和使用抗生素，防止术后感染。

（3）重建血运：该手术的适应证是腕部烧伤而远端手部健存者。先切除损伤动脉，取自体大隐静脉行血管移植。双小腿大隐静脉可满足一侧腕部尺、桡动脉缺损。为避免移植静脉瓣阻碍血流，需逆向安置，即将大隐静脉近、远端分别与动脉的远、近端吻合。

（4）用游离皮瓣或腹部皮瓣覆盖创面。

5. 四肢电烧伤

（1）焦痂切开减张。

（2）早期清创，应用内固定或外固定等处理骨折、关节脱臼等，清除坏死组织，尽量保持正中神经、尺神经和桡神经连续性，并应用游离皮瓣、带蒂皮瓣、皮管修复。

（3）关节开放伤应及早清创后皮瓣修复，封闭关节腔；关节腔置引流管并注入敏感抗生素，控制感染；术后关节固定。

（4）长骨烧伤可早期皮瓣覆盖；或留待后期，将坏死骨质凿除，肉芽生长后植皮或皮瓣（管）修复。

（5）截肢。截肢要严格掌握适应证：①因循环障碍缺血坏死的肢体或经减张术后血循环仍继续恶化的肢体。②主要神经、肌肉已严重受损无法修复的毁损性破坏。③威胁生命的严重感染，特别是厌氧菌感染。截肢平面以能彻底清除坏死组织为标准，同时考虑有利于肢体长度的保留及假肢的安装。截肢面处理血管的平面要在肉眼见到正常血管以上 2～3 cm，以免残留不健康的血管，致日后发生截肢残端出血，残端要有足够的肌组织覆盖。

6. 胸部电烧伤

根据烧伤深度进行相应的处理。原则上勿使闭合性胸壁烧伤变成胸部开放伤，对穿透开放性胸壁烧伤先用抗生素纱布等填塞封闭开放气胸，并做闭式引流，恢复胸腔负压，使肺膨胀，而后再进行清创与胸壁缺损修复。

（1）未波及肋骨的电烧伤：清除坏死的皮肤和肌肉组织，移植大张中厚皮。术中避免损伤肋骨骨膜。如术中对创伤组织健康情况难以判断时可先用异体（种）皮覆盖，择期手术植皮。

（2）非穿透性波及胸壁全层的电烧伤：休克期后，将胸壁全层切除，皮瓣移植修复缺损，胸腔留置闭式引流管 48～72 h。

（3）穿透性胸壁全层的电烧伤：伤员全身情况允许，立即切除胸壁全层，局部皮瓣修复缺损，胸腔闭式引流。若伤员情况不允许立即手术，可切除胸壁坏死组织，简单缝合封闭胸腔，胸腔闭式引流后再择期处理。

（4）伤及胸腔脏器的电烧伤：如伤员情况允许，可部分切除受损的脏器，局部皮瓣修复胸壁缺损，胸腔闭式引流。若伤员情况不允许立即手术，可将胸壁缝合在损伤脏器的四周，封闭胸腔，闭式引流；损伤脏器外露，待坏死组织分离脱落肉芽组织形成后创面植皮。

（5）若胸壁缺损范围大，局部皮瓣难以修复，可用腹部游离皮瓣或大网膜轴型皮瓣修复胸壁缺损。

7. 腹部电烧伤

（1）单纯腹壁电烧伤：未伤及腹膜者，及早切除坏死组织，创口直接拉拢缝合或皮瓣、大张皮片移植修复。

（2）波及腹膜和全层腹壁电烧伤：腹膜坏死可予切除，缺损较局限者可用阔筋膜或铝合金网等修补，再用皮瓣覆盖；缺损较广泛时将大网膜固定于创缘并在其表面做游离植皮封闭腹腔。

（3）伤及腹腔脏器的电烧伤：并发内脏出血或穿孔者，在积极抗休克的同时，及时剖腹探查，根据脏器受损情况进行切除、吻合或修补，腹壁应用大网膜覆盖加皮肤移植，或皮瓣移植修复。

8.骨关节电烧伤

（1）一般应在3～10 d内行早期手术，彻底清除包括深Ⅱ度创面、间生态肌肉组织和坏死组织；应用皮瓣，尤其血管丰富的轴型动脉皮瓣覆盖；局部和全身应用抗生素；术后引流或负压吸引；短时间10～14 d制动。

（2）肌腱和韧带处理：去除感染、液化和完全坏死没有可能恢复的肌腱和关节韧带，而仅有部分坏死的肌腱和韧带，可部分剔除，尽量保持肌腱和韧带结构的完整性。

（3）血管处理：大动脉和静脉暴露部位以组织瓣覆盖，完全栓塞者给予切除结扎。

（4）关节囊处理：关节囊暴露、开放或部分坏死者，切除坏死部分，尽量缝合关节囊；无法缝合时，用肌瓣、肌皮瓣覆盖其缺损，关节囊注入敏感抗生素。

（5）关节部位合并骨坏死时，凿除坏死骨组织至出血为止，并用皮瓣覆盖。

9.会阴部电烧伤

男性烧伤可导致阴茎、阴囊及睾丸等电烧伤。

（1）阴囊皱褶多，血供丰富，深度烧伤可清创后直接缝合。

（2）阴茎烧伤伤及尿道时宜先行耻骨上膀胱造瘘术；阴茎龟头部深度电烧伤于脱痂后利用阴茎包皮下拉覆盖创面；阴茎体部分烧伤可利用包皮，或应用阴囊、会阴部或大腿内侧局部皮瓣修复；阴茎整体缺损时，待创面愈合后再行阴茎再造。

（3）睾丸坏死者可予切除。

女性伤员若大小阴唇深度烧伤，可及时清创植皮；或待肉芽创面形成后清创植皮；阴道口与尿道外口易发生粘连，需及时整形修复。

五、电烧伤并发症

1.急性肾功能不全

急性肾功能不全是电烧伤较常见并发症。主要原因有：①电流对肾脏的直接损害；②休克复苏补液不充分致肾血流量不足；③受损组织释放大量毒性物质、异常蛋白等，如血红蛋白或肌红蛋白，使肾脏受损。类似大量肌肉组织受损的"肢体挤压综合征"。

防治：一旦发生肾衰竭，病死率甚高，故首先要注意预防。①在体液渗出期，加强液体复苏，以维持较好的肾脏灌注量，并注意碱化尿液；②积极处理创面，以减少坏死组织毒素的影响；③如急性肾功能不全系肢体广泛肌肉坏死所致，及早截肢；④如诊断明确，及早透析。

2.厌氧菌感染

电烧伤深部组织坏死多，是厌氧菌繁殖的良好环境，易导致厌氧菌感染。主要为气性坏疽和破伤风。

防治：①伤后注射破伤风抗毒素。②及早清创，改善局部循环。清除失活、缺血和坏死组织;充分敞开引流深而不规则的伤口,筋膜下张力增加时进行减张;过氧化氢溶液冲洗创面。③选用抗生素时适当兼顾对厌氧菌有效的抗生素(如青霉素、甲硝唑等)。④怀疑气性坏疽时,进一步开放创面,行扩创术,彻底清除坏死组织,过氧化氢溶液或高锰酸钾溶液冲洗、湿敷。一旦诊断明确,即行高压氧治疗和全身支持治疗,必要时行截肢。⑤怀疑破伤风时,积极采取综合治疗措施,包括清除毒素来源,中和游离毒素,控制和解除痉挛,保持呼吸道通畅和防治并发症。

3. 创面出血

出血多发生于伤后 1~3 周或更长时期内。

防治:①肢体电烧伤后常规床旁备止血带。②早期清除创面坏死组织以减少感染的发生;清创时避免血管外露;血管烧损后应在健康组织部位进行结扎;对深度创面、截肢残端或清创时发现大血管(尤动脉)受损者要考虑预防性高位结扎。③一旦发现出血,立即上止血带或用手直接压迫,在出血近侧正常皮肤下健康组织内结扎血管。

4. 神经损伤

早期神经损伤可因电流的直接作用,常见于电流接触或通过部位,尺神经、桡神经与正中神经为受伤最常见的周围神经;后颈部或脊柱附近的损伤则可能损及脊神经而表现出截瘫或偏瘫。有时神经麻痹或缺损症状在伤后数天,甚至 1~1.5 年才出现,其发生机制尚不十分清楚。

5. 白内障

在颅脑和脑部电烧伤时,常并发白内障和视神经萎缩。一般在伤后 3~6 个月或迟至 1 年后发生。小的白内障可在 2~3 年后自行吸收,不能恢复者可予手术清除修复。

6. 胃肠穿孔

当电流进入腹腔时可导致小肠或结肠穿孔,有腹壁损伤时应予密切观察。一旦确诊,均需立即手术治疗。

7. 脑脓肿和脑脊液漏

颅骨全层烧伤和坏死时,或颅骨钻孔继发感染时,可并发脑脓肿。早期处理坏死颅骨,用皮瓣等修复,是有效预防措施;一旦发生,给予及时引流和减压。脑脊液漏常因蛛网膜下腔受损所致,宜局部和全身应用抗生素;在健康部位引流情况下,皮瓣修复漏口。

第二节 化学烧伤

随着化学工业和现代战争中化学武器的不断发展,各种化学物质导致的烧伤逐渐增多。化学烧伤占平时烧伤总数的 5‰~6‰,以工业生产、运输事故或人为伤害居多。常见的是酸、碱、磷烧伤。

一、化学烧伤特点

(1)化学烧伤主要通过化学物品对皮肤的化学作用(如组织蛋白变性坏死、脂肪皂化、氧化还原、脱水、腐蚀等)致伤。常合并有热效应。有时一种化学物质造成的烧伤可以是热力或化学烧伤,如汽油燃烧烧伤是热力烧伤,汽油浸泡烧伤则是化学烧伤。

(2)有些化学物品自创面、黏膜吸收后可引起全身中毒,导致多脏器的毒性损害。

(3)气相态或烟雾状化学品可造成吸入性损伤,一些挥发性化学物质经呼吸道排出,也能导致呼吸系统损伤。

(4)化学烧伤的严重程度与该物质的性质、浓度、接触时间、接触面积和急救处理时间密切相关。

(5)多数化学物质沾染皮肤后不易被迅速除净,能造成组织细胞的进行性损害,创面多有加深的过程,损伤初估易偏浅。一般酸损伤作用可持续 2 h,碱烧伤可达 12 h。

(6)液态的化学品烧伤有较高的眼部受损率。需及早检查角膜有无损伤。

二、化学烧伤的一般处理原则

(1)立即脱离现场,去除被化学品浸渍的衣服鞋袜,创面随即用大量流动的清洁水冲洗。除天气极寒冷外一般宜用冷水冲洗,强调现场即时进行,冲洗越早、时间越长,效果越好。冲洗至少要持续半小时,有条件者可在 2 h 以上。遇高浓度的酸碱或过多的石灰可先拭去部分化学物再行冲洗,并注意眼部化学烧伤的检查与冲洗。

(2)烧伤面积大于 20% 者,给予抗休克,抗感染等综合处理,但补液量适当多于同等面积的热力烧伤,并给予利尿药,促进毒物的排泄。

(3)尽早查明化学物品的特性,采用相应的急救措施。如氨水(稀氨溶液)等挥发性物质烧伤后,可能导致喉头水肿和痉挛,应及时预防性给予气管切开和插管。

(4)毒性大,腐蚀强的化学烧伤,如黄磷、氢氟酸等,在全身情况允许下,应尽早手术切(削)痂植皮,减少化学物品的吸收。

(5)根据化学物品的性质和病理损害特点,选用相应的解毒剂或拮抗药治疗。但一般酸碱烧伤只要充分清水冲洗,无需使用中和剂;如用中和剂,应注意减轻中和剂本身的化学损害作用以及中和反应的产热作用。

(6)多数无机化学物质目前尚缺乏有效的解毒药,处理主要是吸氧、输液、利尿,给予大量维生素 C、新鲜全血、必要的营养素支持、保护肝肾功能,勿选用对肝肾毒性大的药物,必要时可考虑血液透析。

三、常见的化学烧伤

(一)酸烧伤

主要为硫酸、硝酸、盐酸等无机酸,和腐蚀性强的石炭酸、氢氟酸等有机酸烧伤。

1. 强酸烧伤

多见于硫酸、硝酸和盐酸烧伤。主要致伤机制:①强酸接触皮肤后引起组织细胞脱水;②角质层蛋白质发生凝固坏死;③高浓度的硫酸和硝酸遇空气后分别形成三氧化硫和二氧化氮,吸入后可造成呼吸道的损伤;盐酸可呈氯化氢气态,引起气管支气管炎、喉痉挛和角膜溃疡。

创面特点:①创面有明显的烧灼样疼痛;其色泽因酸的种类而异,硫酸呈棕黑色,硝酸呈黄褐色,盐酸呈黄蓝色。②创面干燥,肿胀轻,边界清楚,浅度创面也少有水疱。③创面感染症状轻微,自然脱痂时间长,创面愈合缓慢。④深度创面愈合后瘢痕增生较一般热力烧伤突出。

⑤色泽深、痂皮厚硬、创面内陷者一般为深度烧伤;颜色浅、痂皮薄软、创面平或高于正常皮肤为浅度烧伤。

治疗:①抗休克、抗感染等全身综合治疗同一般热力烧伤。②伤后及时用大量清洁流动冷水冲洗创面,冲洗至少要持续半小时以上。③创面痂皮、焦痂完整者,宜用暴露疗法保痂;确定为Ⅲ度,或关节部位深Ⅱ度创面,可尽早切(削)痂植皮,减少瘢痕形成,保护关节功能。④消化道强酸烧伤后宜口服氢氧化铝凝胶、鸡蛋清和牛奶等中和剂;禁用碳酸氢钠,以免胃胀气和胃肠穿孔;禁行胃管洗胃或使用催吐剂;可口服泼尼松,减少纤维组织增生,预防消化道瘢痕狭窄。

2. 氢氟酸烧伤

氢氟酸是一种具有强烈腐蚀性和渗透性的有机酸。不仅能造成皮肤损伤,还可引起特殊的生物性损害,成人口服致死量为 20 mg/kg,烧伤面积>2%即能致死。氢氟酸生物学作用包括作为一种腐蚀剂作用于表面组织;其次,因氟离子具有强大的渗透力,可引起组织液化坏死、骨质脱钙和深部组织迟发性剧痛。

主要致伤机制:初始的脱水作用;由于低 pH 引起的烧伤;氟离子的结合作用。其损伤作用是进行性的,如不及时治疗,烧伤面积和深度将不断发展。由于神经除极作用,氢氟酸可引起深部组织剧烈疼痛;可迅速穿透皮肤或甲床到深部组织,引起组织液化、坏死和骨组织脱钙;氟离子吸收后,分布到组织器官和体液内,从而抑制多种酶活性;氟离子与钙结合而形成不溶性的氟化钙,使血钙降低,甚至引起低钙抽搐。

临床表现:①氢氟酸对皮肤的损伤程度与其浓度和作用时间密切相关。浓度<20%时,皮肤损伤轻微,外表正常或呈红色;浓度>20%时,表现为局部红斑伴中心坏死,皮肤红肿、疼痛,伴有水疱形成,水疱中充满脓性或干酪样物质,若不及时治疗,烧伤面积和深度将进行性发展;当浓度超过50%,可即刻造成组织坏死。②创面剧烈疼痛,疼痛具有迟发性、顽固性和剧烈性特点。疼痛出现的时间与化学品浓度有关,一般在伤后1~8 h 出现;而浓度大于50%,伤后可立即发生。③严重的氢氟酸烧伤可引起氟离子全身性中毒,主要为致命的低钙血症。在氢氟酸浓度>50%,烧伤面积>1%;或任何浓度的氢氟酸,烧伤面积在3%以上;或吸入浓度在60%以上时应注意低钙血症发生。氟化物中毒的临床表现有手足搐搦、嗜睡、呕吐、腹泻、流涎、出汗、心律失常、血钙降低、低氧血症、心电图示 Q-T 间期延长。④进行性的组织损伤,可腐蚀至骨组织;可迅速穿透到甲床、基质和指(趾)骨,引起指(趾)甲下的损伤。⑤局部注射钙剂有明显止痛和治疗作用。

治疗:①立即脱去污染的衣服或手套,并用大量清水冲洗创面,彻底清除腐皮或水疱,指(趾)甲下有浸润时,及时拔除指(趾)甲。②创面涂抹钙剂:可用氯化钙 60 g,硫酸镁 35 g,5%碳酸氢钠 250 mL,庆大霉素 8 万 U,1%利多卡因 10 mL,地塞米松 5 mg,等渗水盐水 250 mL混合后,行创面湿敷,每日 1~2 次,连续 3 d。也可用 10 g 碳酸钙片研成细末,加入 20 mL 水混合制成凝胶外用,4~8 h 更换 1 次。③钙剂局部或动脉注射:沿创周和创基注射 10%葡萄糖酸钙,或选择直接供应烧伤部位的动脉血管注射钙剂。④清创:凡深度烧伤者,均应早期手术,彻底扩创清除水疱、深部组织液化坏死灶,拔除受损的指(趾)甲。⑤钙离子直流电导入。⑥糖皮质激素外用。眼烧伤或深度烧伤者可口服给药。⑦眼部烧伤时用大量清洁水冲洗后,选用 1%葡萄糖酸钙眼液和泼尼松眼液滴眼,口服泼尼松类药物。⑧吸入性损伤者立即给予面罩或鼻导管吸氧,同时给予 3%葡萄糖酸钙雾化治疗,发生上呼吸道梗阻时立即行气管切开,必要时给予呼吸机治疗。⑨重症患者给予监护,通过口服或静脉补液,积极防治低钙血症和脏器损害。

3. 苯酚(石炭酸)烧伤

苯酚腐蚀性强,作用皮肤后引起脂肪溶解和蛋白质凝固,并可从皮肤或胃肠道黏膜吸入,其蒸气可从肺吸收入血循环,局部吸收与接触面积和时间成正比,重者可引起全身中毒。

临床表现:苯酚中毒主要表现为各种反射亢进、震颤、抽搐和肌肉痉挛;周围神经痛觉、触觉和温觉丧失;心律失常;红细胞中出现正铁血红蛋白和 Heinz 小体,谷胱甘肽含量降低,溶血,红细胞生成抑制,末梢血液中网织红细胞含量下降;血清胆红素升高、尿中出现蛋白和管型。苯酚烧伤创面早期呈白色,以后转为黄褐色;经常接触者可发生进行性发展的皮肤白斑,局部皮肤可失去痛觉,多见深Ⅱ度和Ⅲ度烧伤。

治疗:①伤后即用大量清洁冷水冲洗创面,冲洗后的创面再用 50% 聚乙烯乙二醇或聚丙烯乙二醇、甘油和肥皂擦拭,直至酚味从创面上完全消失。②已确定的深度创面应尽早手术切除。③适当增加补液量和碱性药物,一旦出现中毒症状时,应积极采取综合措施维护脏器功能。

4. 铬酸烧伤

铬酸及铬酸盐具有很强的毒性和腐蚀性,以 6 价铬毒性最大,烧伤后常合并有铬中毒,中小面积烧伤也可导致死亡。

临床表现:轻度铬酸中毒常表现有头昏、烦躁不安等精神症状,重症者发生昏迷;同时伴有呼吸困难和发绀;伤后早期尿中可出现各种管型、蛋白和血红蛋白,甚至发生少尿和尿毒症;铬离子刺激胃黏膜,可出现频繁恶心、呕吐、吞咽困难、消化道溃疡和出血。铬烧伤后创面剧烈疼痛,呈黄色,常形成口小、内腔大、可深达肌肉和骨骼的皮肤溃疡、难以愈合。气雾状的铬酸经鼻吸入可发生鼻黏膜溃疡,出血及鼻中隔穿孔。

治疗:①伤后迅速用大量清水冲洗创面,口鼻腔可用 2% 碳酸氢钠溶液漱洗。②彻底清除创面水疱及腐皮,并用 5% 硫代硫酸钠冲洗或湿敷,也可用维生素 C 及焦亚硫酸钠各 2 份、酒石酸 1 份、葡萄糖和氯化铵各 1 份制成合剂外用,以还原 6 价铬。③烧伤面积大于 10% 者,应尽早清创植皮。④全身中毒者立即吸氧,早期可应用甘露醇、依地酸钙钠、二硫基丙醇和维生素 C 等。依地酸钙钠 1g,3 次/天与 10% 硫代硫酸钠 20 mL,2 次/天交替静脉滴注;二硫基丙醇 100 mg,3 次/天肌内注射;维生素 C 5~6 g/d 静脉滴注,并间断使用脱水药和利尿药。⑤必要时输入新鲜血液,或进行换血疗法。⑥中毒严重者可考虑早期应用人工肾透析和体外循环换血,保护脏器功能。

5. 氢氰酸及氰化物烧伤

氰化物包括氰化钠、氰化钾、黄血盐、乙腈及丙烯腈等。在空气和组织中放出氰根(CN^-),遇水后生成氢氰酸,易挥发,可经皮肤、呼吸道和消化道吸收引起中毒,金属氰化物可释放热能造成皮肤烧伤。氰化物的毒性在于 CN^- 能迅速与氧化型细胞色素氧化酶 Fe^{3+} 结合,并阻止其被细胞色素还原为 Fe^{2+} 的还原型细胞色素氧化酶,从而使细胞色素氧化作用被抑制,造成"细胞窒息"。此时血液氧的饱和不受影响,血液仍呈鲜红色。呼吸中枢麻痹常为氰化物中毒的死亡原因。

临床表现:急性氰化物中毒在临床上一般可分为前驱期、呼吸困难期、痉挛期和麻痹期。大量吸入高浓度氰化物后可在 2~3 min 内出现呼吸停止,轻者也需要 2~3 d 症状逐步缓解。

由于氰化物毒性极大,作用快,即使对可疑有氰化物中毒者,必须立即进行紧急治疗。

治疗:急救处理采用亚硝酸盐、硫代硫酸钠联合疗法。其方法是立即吸入亚硝酸戊酯(0.2~0.6 mL)15~30 s,数分钟内可重复1~2次;缓慢静脉注射3%亚硝酸钠10~20 mL(注射速度2~3 mL/min);接着静脉注射25%~50%硫代硫酸钠25~50 mL。创面可用1:1 000高锰酸钾液冲洗,再用5%硫化铵温敷。其余处理同一般热力烧伤。

(二)碱烧伤

常见的碱烧伤包括腐蚀性极强的氢氧化钠、氢氧化钾、氧化钠、氧化钾,以及腐蚀性较弱的生石灰、氨水、水泥等。

1. 强碱烧伤

强碱又称苛性碱。致伤机制包括:①碱对组织的吸水作用,使局部细胞脱水。②碱离子与组织蛋白结合成可溶性碱性蛋白,具有很强的渗透和破坏作用,能导致创面进行性地加深。③皂化脂肪组织,皂化时产热,使创面加深。

临床表现:碱烧伤后的创面疼痛剧烈,呈黏滑或肥皂样变化,创面较湿,痂皮较软,创面有进行性加深特点,常为深Ⅱ度以上;创面易感染,并发创面脓毒症。

治疗:①早期长时间的清水冲洗,有条件者可达10 h以上,直至创面无滑腻感,或pH在7以下;创面pH在7以上,可用0.5%~5%醋酸、3%硼酸或10%枸橼酸中和湿敷创面,再用清水冲洗。②创面采取暴露疗法,以便观察深度变化。③深度烧伤或有明显进行性加深者宜行切痂植皮,并注意在植皮前反复多次清洗创基。

2. 石灰烧伤

生石灰(即氧化钙)遇水后生成氢氧化钙,并释放大量热,碱与热共同作用可造成深度烧伤。石灰烧伤的创面较干燥呈褐色,常残留有生石灰,清创时应先将创面上的生石灰用干纱布擦拭干净,再用大量清水长时间冲洗,以免石灰遇水后释放热。后续治疗与一般烧伤相同。

3. 氨水烧伤

氨是一种刺激性气体,极易挥发,吸入高浓度氨蒸气不仅可引起上呼吸道损伤,发生急性喉头水肿、痉挛,还可伤及下呼吸道,引起肺水肿。氨属弱碱性,与皮肤、黏膜较长时间接触可造成浅度烧伤。临床上以吸入性损伤多见。

治疗:首先注意有无合并吸入性损伤,发生呼吸困难、口鼻腔分泌物增多时,应立即行气管切开,严重者给予呼吸机辅助通气。氨水吸入性损伤后的5~7 d,气管内常有坏死组织脱落,应加强气管内清洁吸痰、灌洗,并配合变换体位、拍背等,以利于脱落的气管假膜排出。

4. 水泥烧伤

水泥含有氧化钙、氧化硅等,遇水后形成氢氧化钙等碱性物,可造成碱烧伤。接触水泥粉尘可引起刺激性皮炎和过敏性皮炎;高湿水泥(或粉尘或蒸气)可引起相互加重的热烧伤和碱烧伤,尚可导致吸入性损伤。

治疗:①首先拭干黏附于皮肤的水泥,并用大量流动清洁水冲洗创面。②创面处理原则同碱烧伤,注意及时清除水疱和腐皮,创面较深,及时切(削)痂植皮。③注意呼吸道损伤,及时给予预防和治疗

(三)磷烧伤

磷有广泛用途,战时的燃烧武器伤,磷为主要致伤因素。磷有黄磷(白磷)与赤磷。黄磷有剧毒,为蜡样固体,熔点为44.2 ℃,在空气中可自燃并发出大蒜味,不溶于水,但溶于脂肪。烧

伤主要由黄磷引起,常见为颗粒状磷粒烧伤,也可能为液态磷,液态磷易被吸收,危险性更大,常伴有中毒,使肝肾等重要器官受损。磷中毒的处理成为磷烧伤救治的重点。

磷致伤机制:①磷燃烧氧化及 P_2O_3、P_2O_5 遇水形成次磷酸和磷酸过程中释放大量热能,引起热力烧伤。②磷燃烧产生的 P_2O_3 和 P_2O_5 对皮肤和黏膜具有强烈刺激性和脱水、夺氧作用。③P_2O_3 和 P_2O_5 遇水形成的次磷酸和磷酸是有腐蚀性的,引起化学烧伤。④磷以烟雾或磷酸形式自创面、黏膜吸收,造成磷中毒。磷可抑制细胞的氧化过程,破坏细胞内多种酶的功能,影响细胞正常生理代谢,导致肝肾心肺等重要脏器的毒性损害。

临床表现:①磷烧伤患者早期可出现头痛、头晕和全身乏力等症状,一般在 3~5 d 消失。②许多伤员在伤后 2~4 d 出现黄疸、肝区疼痛、肝大、血红蛋白尿及各种管型,严重者可发生急性肝坏死(急性重型肝炎)和急性少尿型肾功能不全。可伴有低钙、高磷血症。心电图提示为 QT 间期延长,ST 段下降,心率慢或心律不齐。③有吸入性损伤时可出现呼吸急促伴有哮鸣音,两肺可闻及大量湿啰音,严重者可发生窒息。④磷烧伤是热及化学物质的复合烧伤,创面较深。Ⅱ度创面呈棕褐色,Ⅲ度创面呈黑色,创面边界清楚,剧痛,干燥无水疱,常伴有大蒜样臭味,创面随磷颗粒的分布呈点状或片状。

治疗:①立即灭火,脱去污染衣物,用大量流动清水冲洗创面及周围正常皮肤,最好将伤部浸入流动水中,以阻止磷颗粒继续燃烧。若现场缺水时,可用浸透的湿布包扎创面,禁用油质敷料包扎,以免磷溶解后被吸收。②尽快清除沾染创面上的磷颗粒。在暗室内磷颗粒闪光,可逐一清除。用 1%~2% 的硫酸铜溶液涂抹创面,使磷颗粒形成不能燃烧的黑色磷化铜,若创面不再产生白烟,则应停止使用以免发生铜中毒。也可用 2% 硫酸铜溶液加入适量的洗衣粉冲洗创面,创面冲洗后应予包扎。③无论烧伤面积大小,均应争取早期切痂,将深层污染的皮下组织或肌肉一同切除;磷弹烧伤者,术中尽量清除弹片;肢体烧伤严重者,为保生命,必要时可行截肢。④注重脏器功能的维护。有呼吸困难或肺水肿时,及时行气管切开,并应用解除气管和支气管痉挛的药物,如静脉注射氨茶碱、雾化吸入异丙肾上腺素等,必要时应用呼吸机辅助呼吸;有血红蛋白尿时,及早应用甘露醇等溶质性利尿药,维持尿量在 50~70 mL/h,并注意碱化尿液;有低钙血症、高磷血症时,可静脉注射 10% 葡萄糖酸钙 20~40 mL,每日 2~3 次;合理应用一些营养心肌和保护肝脏的药物。

(四)镁烧伤

镁在空气中能自燃,产生高温(1 900 ℃以上)。在凝固汽油弹加镁以增加杀伤力,是目前燃烧弹中常用的元素之一。镁与皮肤接触后,可穿透至深部组织,与体液反应生成氧化镁并释放出氢,临床上可见产气而似气性坏疽。镁在局部皮肤形成的溃疡可向四周及深部扩展。镁被吸入或吸收后,可出现呼吸道刺激症状,同时有恶心、呕吐、寒战、高热,并产生高镁血症,严重时损害肝、肾功能。

治疗:现场即用大量流动清水冲洗,及早彻底清创植皮。已形成皮肤溃疡时,可在局部麻醉下将其表层用刮匙搔刮,湿敷 2~3 d 后再行植皮手术。若侵蚀到深部组织,必须将受累组织全部切除,然后植皮或延期缝合。出现全身中毒症状者,可用 10% 葡萄糖酸钙 20~40 mL 静脉注射,每日 3~4 次。

(五)沥青烧伤

沥青中含有苯、萘、蒽、吡啶、咔唑、酚及苯并芘等毒性物质,230 ℃ 以上呈液态。接触皮肤可造成烧伤;吸入沥青蒸气后可导致上呼吸道炎症或化学性肺炎,甚至发生全身中毒。长时间与沥青烟雾或尘埃接触,可形成急性皮炎或浅度烧伤。液态沥青黏附性强,黏附皮肤后不易去除,加之温度较高,散热慢,往往造成深度烧伤。大面积沥青烧伤者,可出现头痛、耳鸣、乏力、心悸、胸闷症状,严重时可导致昏迷、死亡;常伴有体温升高;血常规有嗜伊红细胞和白细胞增多,类似苯中毒;急性肾衰竭是患者死亡主要原因。

治疗:①创面处理:沥青烧伤后先用冷水冲洗创面以降温,小面积烧伤者,黏附于皮肤上的沥青可不予清除,任其随痂皮一起脱落,或用汽油擦洗;大面积烧伤者选用松节油擦洗,然后再用清水冲洗。视创面深浅采取保守治疗或手术清创植皮。②刺激性皮炎者,注意避免再次接触沥青和日光曝晒,避免应用对光敏感的磺胺、氯丙嗪、异丙嗪等药物。伴有眼结膜炎时用生理盐水冲洗后外涂抗生素眼液和眼膏。③全身中毒症状者,静脉注射硫代硫酸钠、葡萄糖酸钙和大剂量维生素 C,注意维护肝、肾等脏器功能。

(六)溴烧伤

溴为棕色液体,易挥发,溴对皮肤黏膜有强烈刺激性与腐蚀性。气态溴吸入后刺激呼吸道黏膜引起咳嗽、喉头痉挛、呼吸困难。溴与皮肤接触后,Ⅱ度烧伤创面呈棕色,可出现水疱,基底红、痛;Ⅲ度烧伤创面基底灰白、干痂,难以愈合。溴烧伤后应立即脱离现场,吸新鲜空气或氧;创面用大量清水冲洗,再用5%碳酸氢钠湿敷;深度创面可早期切痂植皮,避免创面长期溃烂不愈。

(七)汽油浸泡烧伤

汽油浸泡烧伤常因油罐、油箱漏油,患者吸入大量汽油气体,昏倒后皮肤长时间接触汽油;或工作中手部等部位长时间接触汽油致汽油浸泡烧伤。皮肤受损的机制可能是汽油对皮肤的溶脂作用。烧伤区常见水疱,基底红,疼痛明显,似热力Ⅱ度烧伤。汽油中芳香烃吸入后对中枢神经及造血系统具有毒性作用。

治疗:应立即脱除所有浸渍汽油的衣物,大量清水冲洗,去掉疱皮,输液利尿,使汽油中所含烃类与四乙基铅从尿中排出。

第三节 放射性烧伤

放射性烧伤是指皮肤接受各类型放射源和 β、γ、X 线等一次性大剂量照射或短时间内多次累积剂量照射而引起的急性放射性损伤。当累积剂量达 125～180 Gy 时应注意皮肤损害的发生,其损伤程度与放射线的种类、照射剂量、照射间隔时间、机体和皮肤对放射线的敏感性,以及是否受到紫外线、红外线、碘、硝酸银等物理化学因素刺激有关。平时放射烧伤多见于接受各种放射治疗的患者及少数接触放射线工作未注意防护的医务工作者。

(一)放射性烧伤的特点

(1)皮肤放射性损伤是由电离辐射作用引起的。电离辐射作用主要影响细胞蛋白质、氨基酸、DNA 及 RNA 的结构和功能,使细胞代谢和再生发生障碍,组织细胞退行性变,不能进行正常分裂。还可以使局部小血管壁退化,发生炎症,管腔栓塞变窄,局部组织缺血、营养不良,导致放射性烧伤创面或溃疡不易愈合。

(2)电离辐射可导致细胞染色体的部分或完全断裂,发生染色体(或单体)畸变,诱发正常细胞突变或异常分裂,使放射性烧伤后期癌变发生率提高。

(3)放射性烧伤导致组织变性和坏死是渐进性的,常经历潜伏期后才表现典型的病变。照射局部一般经历早期反应期、假愈期后才进入症状明显期。发生坏死后,多形成溃疡。

(4)可发生全身性放射反应,甚至放射病。

(二)放射性烧伤临床分期

1. 早期反应期(初期)

受照射时局部无不适感,照射后1~2 d内,受照射皮肤出现暂时性红斑、水疱,伴有瘙痒、麻木或灼热感,严重者可出现头痛、倦怠、恶心和呕吐等急性放射病早期反应症状。持续数小时或数天后症状消退,进入假愈期。

2. 假愈期

局部和全身症状消失。此期长短与照射剂量有关,剂量小者一般约为2周,剂量大时可缩短到3~5 d,或直接从早期反应期进入症状明显期。

3. 症状明显期(极期)

红斑、水疱和全身反应症状再次出现并加重。

4. 恢复期

损伤皮肤恢复痊愈;或转为慢性病变(又称晚期反应期),局部形成经久不愈的创口或溃疡。

(三)放射性烧伤创面严重程度分类

1. Ⅰ度-脱毛反应

毛囊、汗腺、皮脂腺等附件受损,表现为暂时性的毛发脱落、皮肤萎缩、少汗。毛发脱落一般从受照射后第2周开始,到第3周末结束。若6个月内未长出毛发,则为永久性毛发脱落。

2. Ⅱ度-红斑反应

表皮和真皮水肿,基底细胞呈多核、多形性及空泡性变化。此度损伤有明显的临床分期。照射后几小时,局部即有瘙痒、疼痛、烧灼感及轻微水肿,并出现界线清楚的充血性红斑,症状于5~7 d消失,而后进入假愈期,持续3周左右。症状明显期持续出现界线清楚的红斑,伴毛发脱落。照射部位愈合后有脱屑、色素沉着、皮肤干燥和毛发脱落。

3. Ⅲ度-水疱反应

早期反应与Ⅱ度相似,但出现早且重。表皮及真皮高度水肿,基底细胞退化、坏死。假愈期一般不超过2周。此后出现持续的红斑,局部肿胀、瘙痒、剧痛,并有严重烧灼感,皮肤感受性降低。数日后红斑处出现水疱,逐渐融合成大水疱,其周围有色素沉着。水疱溃破后形成创面。照射后2周左右可发生脱毛,汗腺及皮脂腺发生变性和萎缩。如伤及指(趾)甲,光泽消失,外形粗糙,并有裂纹。经1~3个月,进入恢复期,部分皮肤创面愈合后留有瘢痕。再生的皮肤菲薄、干燥而缺乏弹性,常呈现色素沉着和毛细血管扩张。如创面继发感染,则不易愈合。

4. Ⅳ度-溃疡反应

表皮、真皮坏死脱落。照射后局部迅速出现烧灼感或麻木感、疼痛、肿胀和早期红斑。假愈期一般不超过2~4 d。进入症状明显期时,再现红斑,很快形成水疱,组织坏死,出现创面或溃疡。溃疡常呈圆形,周界较清楚,溃疡表面污秽,极少或没有肉芽形成,有的可深达骨骼,难以自行愈合。

Ⅲ、Ⅳ度局部皮肤放射性烧伤后,多伴有全身症状,其中包括放射损伤的全身反应(特别是大面积以至全身照射者)和局部烧伤病变引起的全身反应。局部的病变可转为慢性放射性损伤。

(四)放射性烧伤的治疗

(1)尽快脱离放射源,清除放射性沾染;避免再次照射;保护损伤部位,防止外伤和紫外线、红外线、碘、硝酸银等物理化学因素刺激。

(2)浅度烧伤无需特殊治疗。可外用无刺激性的抗感染和促进创面愈合的软膏保护;疼痛剧烈时可在软膏中加入普鲁卡因;有水疱时则抽空疱液,行包扎治疗;避免日光曝晒和摩擦损伤。

(3)放射性溃疡自愈困难,宜手术清创修复。较浅的放射性溃疡可彻底清除病灶,扩创缝合或植皮。大而深的溃疡则需行扩创皮瓣移植,切除范围可扩大到溃疡周围已发生色素变化的皮肤区,以免残留不健康组织而影响愈合;皮瓣移植以肌皮瓣、轴型皮瓣等血供丰富的皮瓣较好,由于射线对血管有损害,吻合血管的游离皮瓣最好在受照射区以外采取。术中术后溃疡组织送病理检查,以排除组织癌变。

(4)局部放射性烧伤伴全身放射病反应,如低热、食欲缺乏、疲乏、贫血,不同程度的白细胞减少甚至免疫功能受抑制,可酌情予以预防感染、加强营养、增强免疫力等相应处理。

第四节 其他特殊原因烧伤

一、热压伤

热压伤是一种热与挤压的复合伤,除皮肤深度烧伤外,常伴深部组织包括肌腱、血管、甚至骨质等损伤;受伤面积不大,但常导致关节等活动功能障碍。致伤原因多为高温热压机或热滚筒机械所致。

热压伤创面多见于上肢,尤手背和指背;烧伤面积不大,伤员全身表现轻,而局部伤情重,创面凹陷,边界清楚,呈蜡白或焦黄,周边组织水肿明显;有时合并骨折、撕脱伤,甚至手指离断;热压可使血管内膜受损而发生栓塞,导致肢体远端组织血循环障碍,甚至坏死。

治疗:多数情况需手术治疗,最大限度恢复肢体功能。①伤后注意预防感染,改善患肢血液循环。②抬高患肢,减轻肿胀。③及早手术清创修复创面,减少因感染等因素导致创面加深。少数浅度烧伤创面,清创后可游离植皮;多数情况下创面深,清创后深部组织暴露,需用皮瓣修复,术中尽量保存伤骨维持外形。带蒂皮瓣断蒂术后1~2个月,可从皮瓣两侧分两次对臃肿皮瓣修薄,以恢复较好的外形;基底较好的可用超薄皮瓣,可免日后行修整手术;术后鼓励患者早期进行功能锻炼。④合并手指离断或需移植游离皮瓣时,血管吻合宜在健康血管部位进行,以免手术失败。对无法修复的手指可截除。

二、瓦斯爆炸烧伤

瓦斯爆炸烧伤,指以沼气(CH_4)为主的多易燃气体爆炸,爆炸时除引起烧伤外,尚可发生多种有毒气体中毒、爆震伤、挤压伤、吸入性损伤和其他合并伤等。

(一)主要致伤因素

1. 高热

矿井内瓦斯爆炸后可产生高热,在流动空气中可达 1 850 ℃,而密闭空气中达 2 650 ℃。热浪流动快,易致伤者暴露部位浅度烧伤;但合并衣服燃烧,可导致大面积深度烧伤。

2. 中毒

瓦斯爆炸时可产生多种有毒气体,主要为 CO、CO_2、NO、NO_2、乙烯、乙烷、沼气和硫化氢等。沼气在高温下可合成乙炔和苯,在氧冲击下可产生 CO_2。临床资料统计显示以 CO_2、NO_2 中毒机会较多。

3. 冲击波

矿井内瓦斯爆炸时可产生 912 kPa 的压力,形成强烈的冲击波,导致头、胸、腹和四肢爆震伤;也可因塌方,导致多部位的创伤和挤压伤。

4. 吸入性损伤

大量有毒气体、热浪和粉尘吸入,可引起吸入性损伤。

(二)临床特点

瓦斯烧伤后伤者精神症状出现早而重,表现先兴奋后转为抑制,常伴低温、白细胞和血小板减少,高 HbCO。以 CO 和 CO_2 中毒、中枢组织缺氧表现为主,甚至出现急性呼吸功能衰竭。并常合并爆震伤、挤压伤。

(三)防治

(1)加强对矿井中瓦斯浓度的监测,完善防护和通风设施,加强对工作人员的安全教育。

(2)一旦发生爆炸,应迅速俯卧,面朝下,双手置胸前,胸部贴地面。因瓦斯较空气轻,高温瓦斯气浪在上方飘过,上述体位可减轻头面、手烧伤、吸入性损伤和冲击波爆震伤。用湿布覆盖暴露部位和口鼻,热浪过后迅速撤离现场。

(3)瓦斯烧伤后首先要进行全身各系统检查,及时发现和处理有毒气体中毒、爆震伤、挤压伤、吸入性损伤和内脏损伤等重要的合并伤。

(4)立即给予 100%氧气吸入,有条件时给予含 5%~7% CO_2 的氧以刺激呼吸中枢,加速 CO 解离,或给予高压氧治疗,使缺氧状态迅速改善。

(5)早期给予高效抗生素,预防感染;给予大剂量维生素 C、ATP、辅酶 A 和细胞色素 C 等促进细胞功能的恢复。

(6)创面处理可参照一般热力烧伤进行,创面沾染的渣粒不必强求去除,以免造成附加损伤,多采用暴露疗法。

三、低热烧伤

低热烧伤是指人体皮肤接触低于 45 ℃热源所形成的烧伤。多在昏迷、醉酒、瘫痪、熟睡、麻醉等情况下,以长时间接触火坑、暖水袋、电热毯等情况下发生。发生烧伤的原因:①持续温热时间过长,使热量逐渐积累深入组织;②局部受压,影响了局部血循环的散热作用。低热烧伤的特点是早期局部有水疱形成,易误诊为Ⅱ度烧伤;但水疱去除后,可发现局部呈苍白坏死,可达皮下或肌肉,呈Ⅲ度烧伤。

治疗:浅度烧伤创面给予保守治疗;深度创面行手术清创,植皮或皮瓣移植,修复创面。

四、凝固汽油烧伤

凝固汽油是一种由萘酸和棕榈合成的稳定而黏稠的燃料，在凝固汽油中加入磷、镁、铝等助燃物质，可制成杀伤力强的凝固汽油弹、火焰喷射器等燃烧武器。其特点是吸附黏着力强、杀伤力大、燃烧时间长、温度高（1 000 ℃～3 000 ℃）。烧伤部位多在头、面、手等暴露部位，创面大而深，中央部位损伤轻，创周可见炎症和肿胀。燃烧时放出的浓雾可致吸入性损伤、CO中毒、磷和镁烧伤。

治疗：①身体着火后用毛毯、大衣等隔绝空气灭火；除去着火衣服，用湿毛巾掩盖口鼻，切勿用手扑打；立即撤离现场。②创面用大量清水冲洗。③凝固汽油中常含铝、苯、磷、镁等有毒物质，因此在大面积烧伤时应注意上述物质的中毒症状，并给予相应的处理。④伴有吸入性损伤，给予适当的处理。

第十一章　皮肤和组织移植

人体皮肤是保持内环境平衡的重要器官,也是一道很好的防护屏障,灼伤皮肤损伤面积大时可引起全身的改变和贫血、低蛋白血症、水肿、感染、脓毒症以及各脏器损伤等并发症,故有人称为烧伤病是有道理的。随着烧伤皮肤的修复,各种并发症如肺部感染、心力衰竭、心肌病以及脓毒症等也相应减轻或治愈,可见烧伤创面的修复对治疗是很重要的。

皮肤由表皮、真皮组成,表皮有角质层、透明层、颗粒细胞层、棘细胞层、基底细胞层5层组成。真皮由弹力层、网状层组成,内含有毛囊、皮脂腺、汗腺以及丰富的血管网,还有丰富的神经末梢位于真皮的表层。皮脂腺开口于毛囊,皮脂腺润滑毛发和皮肤,汗腺调节体温,血管网可保持皮肤的色调,调节体温,司管皮肤的营养。表皮基层的基底细胞是皮肤再生的基础,毛囊、皮脂腺、汗腺均属上皮细胞,在深Ⅱ度烧伤和中厚皮片的供区,因已失去表皮,皮肤的愈合要靠附件的上皮生长扩散封闭创面。

皮肤的厚度:成人皮肤的厚度为 2.5～4 mm,因部位的不同各有差异,背部与臀部皮肤较厚(2～3 mm),大腿内侧皮肤较外侧薄,各为 0.95 mm、1.13 mm;眼睑耳后皮肤较薄,为 0.5 mm,腹股沟与上胸部皮肤也较薄,各为 1.3 mm、1.35 mm;头皮厚度 2.96 mm。虽然头皮不是全身最厚的皮肤,但因其毛囊、皮脂腺多且深,故重复多次取皮也能愈合。烧伤治疗的较大进步,常常与创面的覆盖及皮片移植技术的改进分不开,因此熟悉烧伤皮肤的移植是很重要的。大张中厚皮片的采取方法还可应用于头皮及肢体皮肤大面积撕脱伤以及全手皮肤套脱后皮肤回植的治疗,常可获得满意的效果,应用于象皮腿治疗时将可利用的皮肤制成中厚皮片回植于局部时,也常取得非常满意的效果。

皮肤的血液供应:皮肤的血供比较丰富,有真皮乳头层血管网,真皮网状层血管网,真皮下血管网,皮下血管网,筋膜上血管网,筋膜下血管网,以及肌皮动脉、肌间隔动脉。

皮肤移植分为皮片移植和皮瓣移植两种,后者又可分为带蒂皮瓣(或带血管襻皮瓣)和游离皮瓣两种。

第一节　皮肤移植

移植的皮肤来源有三种:自体、同种异体和异种,异体和异种皮不能长期存活,只在自体皮源不足时用以暂时覆盖创面,为自体皮的移植创造条件,或自体皮片在异体皮片的覆盖保护下生长扩散,起到桥梁保护作用。为了储存和使用方便,临床已开始应用人工皮及培养的自体、异体细胞皮片,有一定的效果。

一、自体皮片移植

(一)按皮片的厚薄分类

1. 刃厚皮片

刃厚皮片包括表皮及少量的真皮,厚度为 0.15～0.25 mm,供皮区愈合后,无瘢痕增生,移植后的皮片易挛缩、耐磨性差、关节功能欠佳。用于非功能部位的大片创面及肉芽组织。在烧伤后期整复治疗中,无中厚皮片供区时,也可用薄片皮密植法覆盖创面,加强功能练习,也可能获得较满意效果。

2. 中厚皮片

中厚皮片包括表皮和真皮的 1/2 或 1/3,其中薄中厚皮片厚度为 0.375～0.45 mm,厚中厚皮片厚度为 0.5～0.6 mm,亦较易存活。由于含有较丰富的弹力纤维,存活后耐磨性好,收缩小,厚中厚皮片效果更好,但有一定色素沉着,可用以治疗新鲜创伤关节功能部皮肤的缺损、烧伤关节部位瘢痕挛缩以及切除瘢痕后创面的覆盖,效果好。薄中厚皮片供区,一般无瘢痕增生出现,厚中厚皮片的供区会有一定瘢痕增生,特别是并发供区感染后。

3. 全厚皮片

全厚皮片包括表皮和真皮的全层,存活后弹性好,色泽及耐磨性均佳,接近正常皮肤,但由于皮片较厚,较中厚皮片难存活,且供皮区不能愈合,故仅用于小范围的植皮,主要用于面、手掌、足底等部位。

4. 真皮下血管网皮片

真皮下血管网皮片包括表皮、真皮的全层以及真皮下血管网,其厚度较全厚皮片厚,因含有真皮下血管网,易建立血循环,术后弹性好,不收缩,色泽正常,耐磨性及柔软性接近正常,适用于面、颈、手掌、足底等皮肤的移植,但有时出现皮片水疱、花斑,是血循环重建障碍所致,影响外观,质地也稍硬。

5. 细胞皮片

细胞皮片是将自体皮片或异体皮片捣碎后进行人工培养,使其表皮细胞生长增生成为片状,用于覆盖创面,真皮创面尚好,肉芽创面欠佳,培养时间一般需 2～3 周。

(二)按皮片大小分类

1. 点状皮片(小片皮)

其大小是 (0.3～1.5) cm×(0.3～1.5) cm。

2. 邮票状皮片

大小与邮票相似,(2～4) cm×(2～4) cm 大小。

3. 条状皮片

其宽度为 0.5～1 cm 的条状,常与同样宽度的异体皮片相间混植。

4. 大张皮片

4 cm×4 cm 以上的皮片。

5. 网状皮片

为了增加皮片的覆盖面积,将薄中厚皮片用制网机压制或滚制成鱼网状,可以扩大皮片面积 1～9 倍,常用的是 1～3 倍。

6. 微粒皮(皮浆皮)

微粒皮(皮浆皮)是将刃厚的自体皮片制成 0.1 mm×0.1 mm 以下的微粒,用于烧伤大面积创面,可以节省皮源,增加覆盖面积,但愈合后挛缩较重,皮肤较薄,易糜烂形成溃疡。

(三)自体皮肤的切取

1. 供皮部位的选择

供皮部位应尽可能选择在与植皮区色泽、质地相似,易被遮盖的部位,应避免在关节功能部位,尽可能地离开感染或有感染威胁的创面以及植皮区,防止交叉感染。在烧伤早期取皮时要考虑到后期整复治疗时需要的供皮条件,以利于后期治疗。在大面积烧伤,常用头皮及大腿前外侧供皮,整形患者常用耳后、上臂内侧、上胸部及腹股沟皮肤。头皮因附件密集、愈合快,可重复6~10次取皮,2次间隔时间4~6 d即可,但每次取皮厚度应控制在刃厚皮片的厚度,术后不影响毛发生长,不出现增生性瘢痕,小儿因头皮薄,取皮时切勿过深而影响毛发生长。

2.供皮区的准备

供皮区应无感染和皮疹,手术前日应清洗、剃毛,勿刮破皮肤,小儿供区清洗即可,术前用75%酒精消毒2次,或用1%碘酊消毒后,再用75%酒精消毒,也可用0.5%碘伏液(碘的水溶液)消毒2次。应用局麻时每100 mL 0.25%~0.5%普鲁卡因中加入1∶1 000肾上腺素3滴,小儿则加1滴,以减少渗血。若用鼓式取皮机取皮,则局部麻醉的针眼勿在供皮区内,以免针孔渗液影响胶纸或胶水黏附。

3.不同厚度皮片的切取方法

(1)刃厚皮片的切取:常用辊轴刀、剃须刀及薄刀片,患者于全麻或局部麻醉成功后,术者右手持刀,调节好辊轴刀两端的厚度调节螺旋,术者左手绷紧供区皮肤一侧,右手使刀平贴于供区皮肤上,助手用手或木板绷紧供区皮肤的另一侧,供区皮肤表面涂上少许水或液状石蜡,使刀易滑动,术者使刀在皮肤上轻轻下压,使刀刃处皮肤略皱起,同时来回拉动刀架向前切割推进,刀与皮肤表面不需留有角度,视取皮片厚薄,调整刀压在皮肤上的力量,即重压时皮片厚,轻压时皮片薄,始终使刀处于切割入皮肤的力量,不是压挤入皮肤,若用力猛使刀压入皮肤时,常使所取皮片偏厚,甚至切入皮下,特别是当刀与皮肤之间有一定角度时,用力大很易使取皮偏厚。此外,刀片锋利时取皮片易偏薄,反之易偏厚,皮肤绷紧过度皮片亦易偏厚,在取皮中透过皮片隐约可见刀片,此厚度正合适,皮片真皮侧为一层薄白色即为理想的刃厚皮片,供区一般无瘢痕增生,但遗有痕迹和色泽改变,10 d左右可愈。利用剃须刀与薄片皮刀取刃厚皮片时的操作与辊轴刀相似,仅皮片的厚度完全要由术者手的力量来控制。

(2)中厚皮片的切取:常用鼓式取皮机切取,其取下的中厚皮片平整,厚薄均匀,用辊轴刀、电动取皮刀、风动取皮刀所取的中厚皮片均是中间厚、边缘薄,整个皮片厚薄也常是不均匀。用鼓式取皮机前要先检查鼓面与刀刃之间的距离是否前后左右均匀一致,厚度调节盘的刻度零位时刀片与鼓面之间是否无缝隙,若无缝隙则刻度盘准确,若有缝隙则刻度盘不准确,在使用中应予以注意,若刀片与鼓面之间无缝隙时刻度盘不在零位而是在其他数字,则应以此数字为零位调节所取中厚皮的厚度,否则所取皮片易偏薄。检查取皮鼓后,再检查所使用刀片是否锋利,方法是轻轻切割一小纱布团,很易切破时则刀片锋利可用。此检查完后,用乙醚或75%酒精涂搽鼓面与供区皮肤,脱去油质和污物。如用局麻,应在供区四周通过皮下、皮内向供皮区注入麻药,不宜在供区内穿刺注药,以防针眼有药液渗出影响取皮时皮片与鼓面的黏着。脱脂完毕后于鼓面上黏附双面胶纸或涂上胶水均可。

双面胶纸黏附法:此方法是取代胶水粘取的方法,方便适用,操作容易,不易脱鼓。先取出无菌灭封的双面胶纸,揭去双面胶纸一侧的蜡纸,将其从鼓面的前端开始平整地贴于鼓面上,注意排出鼓面与胶纸间残存的气泡再撕去另一面蜡纸,不可接触胶纸的胶面,以免影响对供区皮肤的黏附。准备毕,调节刻度盘到需要的厚度,其中要减去胶纸的厚度,即刻度盘的零位应在刀刃和鼓面之间无缝隙时刻度盘上数字,若该数字为"2",此"2"即为零位,以此为起点来调节所需皮片的厚度。准备完毕后,术者左手握紧皮鼓的轴,右手持刀架,应双手同时握持后再从鼓架上取下皮鼓(切不可用单手握鼓取鼓,否则刀架会自然转动而割伤术者手部或腕部皮肤和肌腱),将皮鼓前端压在供区皮肤上 1~2 min,使皮鼓端缘粘起少许皮肤,然后鼓面轻轻向前上转动并紧贴皮肤,刀架随即向下接触皮肤,术者左手持紧皮鼓,右手持刀架轻轻左右拉动,使刀片切入皮肤,当左手慢慢地使鼓面紧贴皮肤向前上转动的同时,右手不断地左右拉动刀架即可取下皮片,助手随时注意皮鼓两侧是否有皮肤粘起,适时下压,或用止血钳介于鼓与两侧皮肤之间,防止切至鼓旁皮下而增加损伤。所取皮片的厚度还与以下因素有关,即刀刃锋利时皮片薄,反之厚;鼓面向前上转动力大时厚,用力轻时薄。因此在取下少许皮片时再次检查皮片的厚度是否合适,若不理想可再次调节刻度盘和改变向前上用力的大小。

胶水粘取法:是过去常规应用的方法,当无双面胶纸时还可用此方法。胶水来源有三,医用胶水,普通补车胎用胶水,自制胶水(2.5%生橡胶苯溶液)。当取皮鼓检查完毕后(方法同前)用乙醚擦洗鼓面和供区皮肤,使油脂脱去(增加胶水黏附力),用止血钳夹一小纱布挑起胶水均匀地涂于鼓的前端缘及整个鼓面,再进行取皮,其操作方法与双面胶纸黏附法完全相同,当鼓的前端与供区皮肤逐渐接触后,鼓面不可移动和提起,以防脱胶而取皮失败。为减少刀架和皮肤接触的阻力(摩擦),切取皮片前可在刀架盖上涂上少量液状石蜡以减少阻力,切勿使油与鼓面接触,以免影响胶水的黏附力。

用鼓式取皮机切取的全鼓皮片大小为 10 cm×20 cm,小儿皮鼓为 8 cm×20 cm,若需取大于此面积的皮片,切取长条形、"L"形、"T"形皮片时,可按图例顺序先取 1 后不剪断皮片再取 2,即可得长条形、"L"形和"T"形皮片。

(3)全厚皮片的切取:取皮前按受区创面的大小画于供区皮肤上(一般选用梭形,以便供区的直接缝合),切开皮肤后,于一端的皮角上缝上一针牵引线并提起,再用利刀将皮肤的全层取下,若带上少许脂肪组织可以剪除。

(4)带真皮下血管网皮片的切取:在供皮部位用亚甲蓝画出所需皮片的大小,沿标出的线切至皮下直至脂肪层,连皮下组织一同取下,细心剪修皮下组织,保留脂肪层 2 mm 左右,以免损伤真皮下血管网,局部麻药切勿加肾上腺素,以免影响皮片的存活。全厚皮片与真皮下血管网皮片切取时应略大于受皮区 0.3~0.5 cm。

(5)头皮皮片的切取:头皮是全身的厚皮肤之一,因毛发密集、皮肤附件多,术后生长快,不出现瘢痕增生,可重复多次切取,一般可取 6 次,多达 10 次以上,但每次取皮厚度要控制在刃厚皮片,否则难于多次采取。特别是小儿因皮肤薄易取至皮下,术后发生斑秃,要特别注意取皮厚度,不可过厚。方法:取皮前一天刮去毛发,清洁局部,75%酒精消毒 2 次,术前用 0.5%碘伏液消毒 2 次,或用 1%碘酊、75%酒精先后消毒,常用局部浸润麻醉使头皮隆起便于采取,麻药为 0.25%普鲁卡因 100 mL 中加入 0.1%肾上腺素 3 滴(小儿加 1 滴),将此普鲁卡因溶液注入帽状腱膜下后,用辊轴刀、薄片皮刀或剃须刀切取刃厚皮片,助手将头皮绷紧,术者右手持刀,左手绷紧头皮的另一侧,刀顺毛发的方向下,轻轻地在切线位上切取,注意刀要随头部的弧度不断调整方向和角度,使刀在切线位与头皮接触,不可成角,否则切取过厚,甚至切至皮下,切取时仍应注意不可用力过猛,要用切割力量,否则亦易取皮过厚过深,术后影响毛发生长,术中局部用 1:2 万肾上腺素溶液止血,术后用凡士林油纱布覆盖,加压包扎,术后 48 h 予以半暴露。术后 4~6 d 可进行二次切取,方法:术前 1 d 用液状石蜡纱布覆盖于头部供皮区,浸软原已覆盖的凡士林油纱布,次日晨揭去原覆盖的凡士林油纱布,小心刮去毛发即可备用。为了防止头皮供区渗血,也可在头部上止血带(气囊或橡皮),止血带下垫 2~3 层纱布,不可过紧,以防压伤皮肤,止血带结最好打在侧面,以防压伤额部皮肤。术后仍用凡士林油纱布覆盖,加压包扎48h后半暴露。

(6)点状皮片的制备(小皮片):此种皮片多用于大面积烧伤创面的治疗,可以扩大植皮面积1~6倍,其存活率比碎皮高,挛缩比碎皮小。先取下刃厚皮,铺于置有一层纱布的胶木板上,真皮面向上,胶木板大小10 cm×10 cm,然后置于压皮机中压制。压皮机刀的规格有3种:1 cm×1 cm,0.75 cm×0.75 cm,0.5 cm×0.5 cm。先压成条状,再旋转90°,压成所需小片状,此机与人工剪皮比较可提高效率100倍。

(7)微粒皮的制备:将取下的刃厚皮片(若为头皮,先洗净残留的毛发)置于小杯中,用利剪剪制成皮粒,或用碎皮机压制亦可。

(8)网状皮片的制备:先用鼓式取皮机取下薄中厚皮片,置于压网机上压制。目前压网机有三种,网状滚刀压制,塑料板上成网压制,网刀板上滚棒压制。现介绍网状滚刀压制法:将取好的自体薄中厚皮片的真皮侧贴于胶木板上铺平,置入压网滚刀下压制即可,可扩大倍数3~4倍。若将自体中厚皮片置塑料板网上压制,可扩大自体皮片1~9倍。

4.供皮区的处理

已切下刃厚皮、薄中厚皮片、厚中厚皮片的供区,经1:2万肾上腺素溶液充分止血后,前两者用凡士林油纱布覆盖,再用多层纱布或脱脂棉垫覆盖加压包扎,48h后予以半暴露,若无条件暴露或在冬季可继续包扎至愈合为止,中间酌情更换敷料,若有感染要及时更换,必要时选用适当抗菌药物于全身和局部。厚中厚皮片的供区应用刃厚头皮皮片覆盖,避免供区溃烂影响愈合,也减少瘢痕增生。

全厚皮片与真皮下血管网皮片切取后的供区,在充分止血后,周边皮下予以少许游离,然后减张缝合数针,再做皮下翻入缝合,皮肤间断缝合,创基较深时宜置放橡皮引流条,若创面太大缝合有困难时,宜酌情予以皮片移植。

(四)自体皮片移植的方法

1.刃厚皮片移植法

刃厚皮片移植主要用于大面积烧伤及非功能部位的创面,一般分为以下2种。

小片刃厚皮片,用压皮机压制备用,大小以0.5 cm×0.5 cm或0.75 cm×0.75 cm为佳,皮片愈小增加面积愈大,间距可在0.1~0.5 cm,当自体皮源不足时是一很好的方法,可用于新鲜创面及肉芽创面,肉芽创面要求清洁新鲜,术中可除去不健康的肉芽组织。术后内层可用网眼纱布覆盖,再加用多层抗菌纱布包扎,视情况术后2~4 d首次更换敷料,若创面清洁,网眼纱布可不更换,仅更换外层敷料。

大片刃厚皮片:用于中小面积烧伤自体皮源比较充裕时,切削痂后创面或肉芽创面经清洁整理(去除不健康的表层肉芽组织),充分止血后,将大张刃厚皮片密植全覆盖于创面,因大刃厚皮片薄,不易铺开,影响覆盖操作及速度,可将大刃厚皮片置生理盐水中漂浮展开,然后载上小铺皮板,再从皮板将刃厚皮片平移于创面上,操作较方便,速度也快。

2.中厚皮片移植法

中厚皮片常用于手背、关节等功能部位,早期手背深Ⅱ度烧伤于切(削)痂后充分止血,立即用薄中厚皮片覆盖,间断缝合,抗生素纱布覆盖,多层纱布包裹加压包扎,手指固定于半握球位,外用石膏固定,术后7~10 d启视,常可获得满意效果,如失去早期手术机会,手背已形成肉芽创面,经过清洁准备,除去表层肉芽组织,过氧化氢清洁,生理盐水冲洗,充分止血后可立即用薄中厚皮片覆盖,缝合包扎固定同前,术后5 d启视创面,亦可获得满意的效果。

3.全厚皮片移植法

常用于面颈、手足掌部位的皮肤缺损,如瘢痕、肿瘤及早期Ⅲ度烧伤,手术切除后的创面充分止血后,立即用全厚皮片覆盖,间断缝合,包堆包扎,如无特殊,术后2周启视创面,更换敷料。

4.真皮下血管网皮片移植法

此种皮片亦多用于面、颈、手掌等部位的瘢痕、肿瘤切除后的创面覆盖,方法同全厚皮片,因皮片较厚,术后包堆压迫的时间要长,一般3周后更换敷料,术中止血要充分,过早启视会影响皮片的生长。

5.自体网状皮片移植法

自体网状皮片的移植,主要用于大中面积烧伤,有一定供皮源的患者,在Ⅲ度烧伤或深Ⅱ度烧伤,早期切除局部损伤皮肤、焦痂,充分止血,立即用自体网状皮片覆盖,周边缝合,抗菌纱布覆盖内层,多层纱布包裹加压包扎,一般可增大自体皮片覆盖面积1~6倍,个别可达9倍,常用的增大倍数1.25~3倍,可节约皮源。若皮片增大倍数大于1:3时,宜用大张开洞的中厚异体皮片覆盖于自体网状皮片外,以减少网眼中的渗出,有利于感染的预防和全身状况稳定。术后3~5 d启视创面。在大片肉芽组织创面,经过较好的清洁准备去除表层肉芽后,也可用自体网状皮片覆盖,用1:2.5倍自体网状皮片为佳,术后2~3 d宜早期启视更换敷料。

6.自体小皮片与异体小皮片混合密植法

此法主要用于大面积烧伤未能早期手术,脱痂后的大片肉芽创面,当自体皮源供皮有困难时,也用于早期切痂植皮失败后的大片创面。优点是节约自体皮源,封闭创面的可靠性好,局部引流充分,用此法治愈的最大面积烧伤患者是总面积大于90%同时Ⅲ度面积>70%,方法是将自体刃厚皮片及新鲜异体皮片均制备成0.5 cm×0.5 cm大小的皮片,或自体刃厚皮片制成0.5 cm×0.5 cm大小皮片,异体皮片制成1 cm×1 cm大小皮片。待大片肉芽组织清洁整理后按自、异体皮片1:(4~6)的比例规则均匀地镶嵌覆盖于创面,密植不留间隙,全覆盖。自体小皮片用压皮机压制,异体小皮片要用手工剪制,创面植皮后内层用网眼纱布覆盖固定,外层用抗菌纱布包裹,多层纱布包扎,术后2~4 d启视创面,更换敷料。

7.大张异体皮片打洞嵌植小片自体皮片法

此法常用于特大面积烧伤创面的处理,是目前治疗烧伤面积最大最有效的方法,具体操作是将大张新鲜中厚异体皮片开洞覆盖于早期切痂后的新鲜创面,术后48 h在其洞中嵌植自体小皮片。本法节约皮源,封闭创面完整,全身情况易于稳定,大张开洞的异体皮片制作,可用压制"U"形皮瓣的洞滚刀压制,亦可用手工尖刀戳成,前者快,洞距规范,后者慢,洞距欠规则,洞大小与洞距均以0.5 cm为宜,在嵌入自体小片皮前需将异体皮上的"U"形皮瓣掀起或剪去,或剪去洞边一小片异体皮,使新鲜创基显露而利于接受自体皮片,外用抗菌纱布覆盖,再用多层纱布包裹加压包扎,术后2~4 d启视创面,更换敷料。此种方法可扩大自体皮片覆盖面积1~6倍,动物实验可达17倍。

8.自体微粒皮移植法

此法于近年来用于大面积烧伤自体皮源不充裕时早期切痂植皮治疗,优点是节约皮源,操作简便,手术时间短。方法:将自体刃厚皮片微皮粒(皮粒<0.1 cm²)均匀地涂抹于开有小洞的大张中厚异体皮片真皮侧,在切痂创面充分止血后,立即用此带有自体微粒皮的大张中厚皮

片覆盖于创面上,覆盖之前要看好位置,不要在创面上移动异体皮片,避免异体皮片移动而擦动自体微粒皮,以致失去皮粒均匀性,影响创面愈合。覆盖完毕后内层用抗菌纱布,外层用多层纱布覆盖,术后2～3 d启视创面,予以暴露或半暴露治疗。此法可增加自体皮覆盖面积6～8倍,愈合后瘢痕增生较多,关节功能有时欠佳。在肉芽面或削痂后真皮创面使用时,易因感染而失败,因此要慎用或少用。在20世纪50年代末60年代初,亦曾使用过单纯自体微粒皮覆盖创面,未外加异体皮覆盖,失败较多。因此使用自体微粒皮宜同时用大张异体皮片覆盖,有利于自体微粒皮的存活。

9. 自体皮浆、异体真皮皮浆混合移植法

主要用于大面积切痂后的创面,将异体真皮亦制成皮浆与自体皮皮浆按比例1∶5均匀混合后涂抹于大张中厚开洞异体皮片真皮侧,再覆盖在创面上,抗菌纱布覆盖内层,外用多层纱布包裹加压包扎,术后2～3 d启视创面,更换敷料,酌情予以半暴露。

10. 大张异体皮嵌植小片自体皮后自体皮片和异体皮片转归

在自体皮片与异体皮片均存活后,术后3～4周开始随着异体皮鳞屑状脱失,自体皮不断扩大逐渐融合而永久性封闭创面。组织学观察见自体皮生长扩散的上皮在异体皮的表皮与真皮间爬行,并逐渐覆盖在异体真皮表面,自体皮相互融合,使异体真皮埋存于自体表皮下,在自体表皮覆盖下的异体真皮逐渐被吸收,术后3～6个月异体真皮逐步消失。另一种情况是异体皮片在自体皮片尚未相互融合时已自溶脱落形成间隙肉芽面,该肉芽面狭小时,自体皮片会逐渐扩散相互融合,若间隙肉芽面大或形成片状,构成二次创面,常需要补植自体皮片多次,创面方可完全愈合。当使用新鲜异体皮片时,创面多数按上述第一种情况愈合,若是低温储存的皮片($-80\ ℃$,$-196\ ℃$)多为第二种情况,由于异体皮片的质量不佳,还会出现植皮全失败或部分失败,故应尽量酌情选用新鲜异体皮片。

11. 微粒皮移植时自体异体皮的转归

应用液氮$-196\ ℃$储存的异体皮片覆盖于自体微粒皮上时,术后48 h开始出现异体皮片全部表皮松脱,水疱形成,真皮出现夹花状红色,随着时间的推进,部分异体皮片坏死脱落露出肉芽创基,较少的自体微粒皮残存;部分表皮脱落的异体真皮再次上皮化,最后异体皮片逐渐自溶脱去,自体微皮粒逐渐生长扩散融合成片封闭创面。若异体皮脱落早,常常外露较多的肉芽创面,需要不断地补植自体皮片3～6次或更多。

当用新鲜异体皮片覆盖于自体微粒皮上时,术后异体皮可不出现水疱与表皮松脱现象,异体皮存活后亦逐渐脱皮而落(术后3周开始),自体微粒皮在其下生长扩散融合成片,有时异体皮部分自溶脱落露出肉芽创基,需补植自体皮片,但比用液氮储存的异体皮片所暴露创面的面积小,补植自体皮次数也少。

无论是用新鲜异体皮片或是用液氮储存的异体皮片覆盖自体微粒皮,若自体微粒皮密集于局部,该部异体皮片与创基接触少,无法建立血液循环,术后很快变成棕色干痂,此区域自体微粒皮易生长且封闭早。但要注意当异体皮片下有血液积存时也会出现异体皮的棕色干痂,在其下的自体微粒皮常因血肿、感染、坏死而露出肉芽创基。

12. 细胞皮片的移植

培养细胞皮片,目前国内使用的有自体表皮细胞及异体表皮细胞培养的细胞皮片,用于供皮区创面有一定的效果,用于真皮创面也有一定的效果,用于切痂后创面及肉芽创面效果较差,可能是由于其抗感染能力差,目前临床尚未推广使用。复层培养细胞皮片,是将培养表皮细胞皮片移植于用猪、牛、人真皮胶原制备的胶原膜上,复合成类似人皮肤的表皮及真皮,移植于创面上,结果与培养表皮细胞皮片抗感染力相似,在临床上尚未推广使用。

13. 影响皮片成活的因素

皮片移植于创基后,皮片的营养最初来自创基的渗液,6～12 h 后创基与皮片内的毛细血管开始生长,有相互长入倾向,术后 24h 受区血管肉芽长入皮片内,术后 48 h 血液循环逐步建立,移植皮片转红色,4～5 d 后血管化明显,术后 1 周皮片血液循环建立良好,含有真皮下血管网的皮片,增加了创基和真皮下血管网吻接的机会,提高了皮片的成活率。为了提高移植皮片的成活率,皮片下不应有血肿,包扎时应有一定压力,使皮片与创基充分密切接触,利于皮片血管、血循环的建立。若为肉芽创面,术前应清洗、清洁准备,必要时湿敷,术中除去表层肉芽,降低局部菌量,减少细菌、毒素对皮片与创基黏附的破坏,从而影响皮片与创基之间毛细血管与血循环的建立,使皮片失活。术后 10 d 纤维愈合明显,皮片愈合较牢,在此过程中成纤维细胞中部分肌成纤维细胞于肉芽创面植皮时增长快,消失慢,约术后 2 个月方明显减少,因此瘢痕明显,皮片收缩。但是在全厚皮片与真皮下血管网皮片移植时,肌成纤维细胞消失快,术后 4 周已不见,皮片收缩少,皮片柔软,弹性佳。

在新鲜创面大片皮片移植时,与创周对位要好,缝合要严密,皮片大小要适当,张力不可过大或过松,张力过大会影响皮片的成活,周边易有瘢痕增生,不利于功能的恢复;过松,则易形成皱褶,甚至粘合不紧,发生皮下积液,影响皮片的成活。

皮片移植术后启视创面的时间,视皮片的厚度与创基条件而定,薄皮片移植于肉芽创面,创面清洁度好,肉芽新鲜,感染不重时,术后 4～5 d 启视创面,此时皮片已有血循环但欠牢固,应注意操作轻柔,勿损伤皮片循环。若创面大、肉芽欠佳时,可在术后 2～3 d 启视创面,以促引流,但此时宜在网眼纱布外层交换敷料,防止皮片移动影响血循环的建立。中厚皮片移植后宜在术后 8～10 d 启视创面,全厚皮片宜在 2～3 周后开包启视创面,过早启视创面,血供不能及时到达皮片真表层时,皮片会出现水疱及真皮表层呈夹花状坏死,影响皮片移植后的质量。

14. 植皮术前、术中、术后注意事项

术前麻醉的选择,可酌情选用局麻、臂丛麻醉、腰麻、硬膜外及全麻等,选臂丛麻醉时不能双侧同时进行,以防发生呼吸意外,呼吸道欠通畅者,可酌情行气管切开,保证呼吸道通畅。手术时间的选择,外伤、电击伤、热压伤的患者,宜争取早期手术,一般小面积烧伤者可在伤后 6～8 h 内手术,大面积烧伤一般宜在休克期后进行,手背深Ⅱ度烧伤切(削)痂时间以伤后 48 h 内最佳,5 d 内可进行;以后则需酌情选择手术时间。术中要充分止血,可使用热生理盐水,1:2万肾上腺素溶液或双极电凝器。若用大张皮片覆盖时,皮片下应无积血,在止血带下覆盖皮片,加压包扎止血后松开止血带,此种方法常在术后发生皮下血肿,引起皮片移植失败,不宜选用。上肢上止血带时尽量用气囊止血带,以免压伤臂丛神经。皮片覆盖完毕用抗菌溶液纱布覆盖,外加多层纱布加压包扎。关节部位用石膏托固定,趾、指端外露,以便观察血循环,手指不宜用湿纱布环绕包扎,以防湿纱布术后收缩,影响血循环。不便于包扎部位,小范围者可包堆包扎。肉芽创面,术前 1～2 d 行清洁湿敷,术中清除不健康肉芽组织,用热生理盐水,1:2万肾上腺素溶液止血,酌情用小片、大片、网状皮片移植,供皮源充裕时可用大片刃厚皮片密植,内层用网眼纱布固定,抗菌纱布覆盖,多层纱布包裹加压包扎,手术后 2～4 d 启视创面。在关节功能部位的肉芽创面经过处理后也可用大张中厚皮片覆盖,周边予以缝合,抗菌纱布覆盖。面部肉芽创面严格清洁处理后也可用大张中厚皮片分区覆盖,周边予以缝合,抗菌纱布覆盖,多层纱布覆盖包裹或包堆包扎。术后受皮区制动,卧床休息2周左右,供区在腿部时要绝对卧床休息,以防损伤。上肢为受皮区时不宜在手部输液或在上臂测量血压,无菌创面术后2~3周启视检查,有菌创面酌情术后2~4 d检查。

二、异体皮片移植

(一)同种异体皮移植术

1. 异体皮的选择

主要从新鲜尸体采取,死者生前应无传染病、皮肤病、恶性肿瘤,死后6 h内采取为佳,在冬季或尸体保存在冰箱者,死后可延长到12~24 h采取。

2. 异体皮的采取和制备

将尸体用肥皂水、自来水清洗干净,剃毛,用手术刀分别将四肢及躯干的皮肤连同皮下组织取下,浸于0.07%苯扎溴铵(新洁尔灭)溶液中15 min后取出,用灭菌生理盐水洗去皮肤上残留的液体,在无菌操作下用鼓式取皮机制成中厚皮片,其厚度0.375 mm为宜。也可将尸体清洁剃毛后用1%碘酊、75%酒精先后消毒,在无菌操作下连同皮下组织取下,再用鼓式取皮机制成中厚皮片备用,死婴常用此方法采取。

用鼓式取皮机制备大张皮片的方法:先调好鼓式取皮机的刻度,使鼓面向上,异体皮表皮侧贴于鼓面,然后助手将皮肤拉紧使其较好地贴于鼓面;术者左手持鼓轴,右手持刀架,视取下皮片的厚度随时调节刻度盘,直到厚度满意为止。若皮下脂肪太厚,可先切取成较厚的皮片,然后再制成所需的0.375 mm的中厚皮片。取完一鼓皮后,不要将皮片剪下,换一个位置再取,这样重复更换位置便可制成一大张中厚皮片。近年来有用电动或风动取皮机在尸体上直接采取,此法只能取成条状中厚皮片,可酌情选用。

3. 异体皮片的储存

4 ℃冰箱储存,可将已制备成的中厚皮片,用灭菌生理盐水清洗后浸入庆大霉素溶液中(10 U/mL)片刻,取出皮片,将皮片真皮面相对,卷成筒状,用油纱布或灭菌生理盐水纱布包裹,置于消毒的皮盒中,皮盒中留有一定空间,皮盒用胶布封口写上采取和储存时间,5 d内皮片活性好,3周内具有一定活力,但存活率低。

-80 ℃冰箱中储存皮片,将制备好的中厚皮片放入抗冻液,在4 ℃冰箱中预冻30 min,然后封存入聚乙烯袋中存入-80 ℃冰箱中备用。抗冻液由10%二甲基亚砜,10%丙二醇、10%聚乙二醇及Kreb's磷酸缓冲液配制而成,使用前将盛有皮片的塑料袋从冰箱中取出立即置于40 ℃恒温流动水浴箱中快速复温(1 min)后备用。

-196 ℃液氮中储存皮片,将制备好的中厚异体皮片按照前述-80 ℃储存的方法将抗冻剂抗冻后的皮片封存于聚乙烯袋中,直接置入-196 ℃液氮中储存即可,使用前复温的方法同前述。采用以上三种方法储存的皮片均具有一定的活力,移植后可以成活,其中皮片质量最佳的是4 ℃储存的皮片,其次是-80 ℃、-196 ℃液氮储存的皮片,后两者移植后常出现水疱及广泛的表皮松脱以及真皮夹花状坏死,抗感染能力差,易出现皮片失活坏死,但三者均可起到覆盖创面和对自体皮片生长扩散的桥梁作用,此外低温储存的皮片(-80 ℃、-196 ℃)在创面留存的时间短,覆盖在小片自体皮上时(嵌植法)要求自体皮间距<5 mm为好,间距过大异体皮过早脱落会出现间隙肉芽创面,影响自体皮生长,或形成片状肉芽创面,影响创面愈合。

其他储存异体皮片的方法：制备好的异体中厚皮片经过冷冻干燥后封存于灭菌塑料袋中，可在室温中保存，也可将异体皮片用0.4%戊二醛溶液浸泡处理，然后冷冻干燥密封而存于灭菌塑料袋备用。此两种方法处理后的皮片均无活性，移植后可贴附于创面，起到暂时封闭创面的作用，还可防止感染，减少创面渗出，但因其具有一定占位性，不利于自体皮片的生长和扩散，其桥梁作用差于具有活性的异体皮片。

（二）异种皮片的选择和制备

常用猪皮，选10～20 kg重无皮肤病的小白猪。大猪也可使用，但其皮肤比较硬，随形性差，不如小猪皮柔软好用。先将小猪在麻醉下反复清洗，剃毛，用2.5%碘酊及75%酒精消毒皮肤，在无菌操作下连同皮下组织取下，用鼓式取皮机制成中厚皮片，将其浸入含有庆大霉素及抗真菌药的溶液中片刻，取出猪皮，真皮面相对，卷成筒状，用油纱布及抗菌纱布包裹，放入消毒皮盒中，于4℃冰箱中储存备用。

猪皮移植后排斥时间早，移植前用地塞米松溶液处理，可减缓其排斥反应，有利于自体皮片生长扩散融合，用于嵌植的自体皮片，其洞距以<0.5 cm为宜。

此外，用冷冻干燥及用放射线处理后的猪皮片，已失去活性，只供覆盖保护创面用，作为一般性生物敷料。

三、皮瓣移植术

（一）皮瓣的类型

皮瓣由皮肤的全层（表皮和真皮）及真皮下血管网组织两部分组成，必要时可包括深筋膜。皮瓣一般分为两种，即带蒂皮瓣和游离皮瓣，前者又分为扁平皮瓣及管状皮瓣，扁平皮瓣用于修复邻近或较远皮肤和软组织缺损，皮瓣长宽比例一般为1:1，不宜超过1.5:1，对含有深筋膜组织的皮瓣，其长宽比例可略>1.5:1，皮瓣内含有知名动脉时则不受此限制，如颞动脉岛状皮瓣用以修复眉毛时，其长宽比例可达7:1。在肢体的横行皮瓣（与肢体长轴成横行），其长宽比例应为(0.5～0.6):1，若超过此比例应考虑行皮瓣延迟术，以求加长皮瓣的长度。

管状皮瓣：主要用于晚期烧伤整形和器官再造，皮管通常双蒂，将双蒂皮瓣两侧卷曲缝成管状，再择期远位移植。由于皮管是双蒂，故其长宽比例可达2:1、3:1，在腹部设计时皮管可利用腹壁浅动脉，以增加皮管的长度。

肌皮瓣：是将皮瓣下的肌肉一并取下，如常用的股薄肌皮瓣、胸大肌皮瓣、腓长肌皮瓣、背阔肌皮瓣等，皮瓣的大小基本与肌肉大小相一致。

（二）皮瓣的血供来源

皮肤血供的来源有二，即直接及间接皮动脉供血。直接皮动脉供血者起自深部动脉干，穿出深筋膜，在皮下组织内走行，沿途分出小支供养皮肤和皮下组织；间接皮动脉供血者，来源于供应肌肉的分支，穿过深筋膜形成皮下血管丛，供应肌肉表面的皮下组织和皮肤组织。此外皮肤还有丰富的血管网，分别为乳头层血管网，真皮网状层血管网，真皮下血管网，筋膜上血管网，筋膜下血管网，普通皮瓣由真皮下血管网及皮下血管网来维持血供。

（三）皮瓣移植手术指征

新鲜创面的皮肤、软组织缺损，并有血管、神经、骨关节外露者，可在就近或远位设计扁平皮瓣覆盖创面，以保护裸露的组织；经久不愈的慢性溃疡如放射性溃疡，不适于皮片移植者，可在溃疡切除后行皮瓣移植，以改善局部软组织条件和血供；骨、关节部位深部瘢痕挛缩，在行骨、关节手术前先切除瘢痕组织行皮瓣移植,改善局部软组织条件,为骨、关节手术做好准备;拇指外伤性缺损、头面部器官缺损,如耳、鼻、指等再造;功能部位挛缩,皮片移植可能再挛缩者,则行皮瓣移植。

(四)皮瓣手术步骤

1. 扁平皮瓣转移术

扁平皮瓣有邻位皮瓣和远位皮瓣两种,邻位皮瓣应设计在容易转移和覆盖创面的位置,皮瓣形成后直接进行转移,供皮区可直接缝合或行中厚皮片移植,如压疮切除后的创面等。皮瓣的设计应严格掌握皮瓣蒂宽和皮瓣长度的比例,还应注意皮瓣血供来源,尤其是在肢体,一般皮瓣蒂不宜设计在远心端,皮瓣的大小和形状应以创面大小为依据,由于皮瓣回缩,缝合时张力过大会影响血循环,皮瓣转移后过紧易致伤口裂开,故皮瓣应大于创面 0.5～0.8 cm,皮瓣长径略大于创面长径。

易位皮瓣最常用的是 Z 字成形术,常用于烧伤瘢痕挛缩的整形,特别是线索状、蹼状瘢痕,其方法是沿索状瘢痕的长径做纵及斜切口,形成两个对称性三角形皮瓣,再易位以增加瘢痕索的长度,使挛缩解除,横切口与长轴之间的夹角以 60°为佳,角度大虽然可增加延长的长度,但不易转移;角度小皮瓣易于转移但增加长度少。

远位皮瓣:在设计时用逆行设计的方法,选用硬质纱布或硬纸片根据创面大小和形状剪成样片,样片应比创面大 0.5 cm,以补偿皮瓣的回缩,然后将样片贴于供皮瓣区,标出皮瓣大小及切口线,沿切口线切至皮下组织直到深筋膜,在深浅筋膜之间钝性分离至蒂部,即成扁平皮瓣,分离时操作要轻柔,尽量减少损伤,不可用手搓揉牵拉,避免引起皮瓣挫伤,保护好真皮下血管网并将其同皮瓣一起分离。皮瓣形成后,立即进行移植。先将皮瓣覆盖于创面,沿皮瓣四周缝合数针固定后再逐层间断缝合,供皮创面的远侧可直接缝合,缝合有困难时予以皮片移植,并使皮片除覆盖供区创面外还可覆盖于皮瓣蒂根部,使蒂部封闭,减少局部感染。

对慢性溃疡和瘢痕组织行皮瓣移植时,受皮区必须切除干净,否则皮瓣不易与受区创面愈合。皮瓣移植后必须有良好的包扎和固定,使皮瓣与供区创面密切接触,以利愈合,但包扎时不宜施加压力,以免影响血液循环。远位皮瓣移植时,供区与受区应固定在舒适及蒂部松弛的位置,防止过度牵拉。

若术后经过顺利,3 周左右可行断蒂。断蒂前暂时阻断皮瓣蒂根部血运供应,以观察血液供应情况,若供血不足,宜暂缓断蒂,断蒂时根据创面大小可适当延长皮蒂,用以封闭创面。

2. 管状皮瓣移植术

管状皮瓣的供区常在胸腹部,如肩胸皮瓣、侧腹皮瓣等,皮管大小需根据供区大小进行设计,一般宽 8～10 cm,如果需要较大的皮瓣移植时,可考虑设计三蒂皮瓣,即皮管的中央两侧各留一蒂,2～3 周后再将中央部蒂切断形成一长皮管,如果在皮管(皮瓣)内包括一支知名动脉如腹部旋髂浅动脉、腹壁浅动脉,其长宽比例可酌情超过 1.5∶1(单蒂)。

皮管的形成,先按扁平皮瓣方法形成双蒂皮瓣,再将皮瓣对边缝合即成皮管。皮管形成之前,如脂肪组织过厚,可以适当修剪,但勿伤及真皮下血管网。缝合时不必分层,以减少皮管内瘢痕组织,先将皮管中央边对边缝合(切开皮肤之前先画好对位线),然后分别向两端进行缝合,供皮区创面宽度不大(腹部在 8 cm 以内,胸部在 6～7 cm),可考虑直接缝合,或在皮肤减张器的减张下缝合,靠近蒂部时,将供区创缘与皮管的残余创缘行荷包缝合。供皮区创面直接缝合有困难时,可行皮片移植,使整个创面封闭,否则易发生感染,影响皮管质量。

皮管形成后，将供皮区及皮管缝合处分别用油纱布覆盖，于皮管和供皮区之间置以棉垫，将其分开。注意皮管的血液供应，如发现皮管严重肿胀或出血，可小心将皮管切口分开少许，如有血流出，应拆除缝线数针，结扎出血点，保持皮管周围清洁干燥，随时更换渗出浸透的敷料，以防感染，为防止皮管内积液、积血，可在皮管根部置放橡皮引流条，引流条固定于皮肤一针，术后48 h如无特殊渗液、渗血时予以拔除。

通常在皮管形成后3周转移，断蒂前数日开始阻断蒂一端的血流，以促进另一端建立更多的血液供应，再酌情转移。行转移时，切断皮管的一端，部分剖开皮管，清除中心部位的瘢痕组织及过多的脂肪组织，在受皮区相应的创面上，将铺平的皮瓣与受区创面做间断缝合固定。将供区与受区固定于最适位置，如上臂皮管做鼻再造时，上肢固定要合适，防止皮瓣过度牵拉、扭曲及撕脱。断蒂时间一般4周左右，过早断蒂可发生血供不良。用以治疗瘢痕挛缩时，断蒂后将皮管远端铺平，然后切除受区剩余瘢痕组织，将皮管瓣与创面间断缝合。

如果受皮区远离皮管不能直接转移时，可先将皮管一端移植于手腕，于腕背侧做一半圆形切口，大小与皮管口径相同，翻开皮瓣，将管断端缝合于创面上，皮管断面2/3应与创基接触，1/3与掀起的皮瓣接触。4～6周后待血循环建立充分，再切断另一蒂，由腕部将皮管带到受区，进行跳跃式移植。

术后注意观察皮管（皮瓣）血液循环，及时更换湿透的敷料，保持皮瓣周围清洁干燥，防止感染，包扎固定要可靠，防止绷带松脱及皮瓣过度牵拉和扭曲，冬季要适当保暖。

3.皮瓣手术注意事项

（1）手术操作要仔细，尽量减少组织损伤，妥善保护皮瓣内血管分支，皮下组织不能切除过多，以免损伤真皮下血管网，严格无菌操作，彻底止血，包扎时勿施加压力，以防影响血运，用局部麻醉时不加肾上腺素。

（2）皮管（皮瓣）长宽比例适当，皮管（皮瓣）较长时，应行延迟手术，以防转移后发生血供障碍坏死。

（3）皮瓣延迟术是指皮瓣设计超过安全比例或需设计超常皮瓣时，以及下肢皮肤血供较差又是横蒂时，则对皮瓣延迟处理，目的是增加皮瓣蒂的供血能力。方法是：①皮瓣按计划设计，在术中，于皮瓣远端留下两桥蒂而不切断，将切开的皮瓣原位缝合，2周后皮瓣蒂部的血供会有一定的代偿，此时再切断桥蒂掀起皮瓣予以转移，如小腿皮瓣常用的延迟术；②双蒂皮瓣（皮管）需要覆盖面积较大，且长宽比例超过2∶1时，在皮瓣（皮管）形成过程中，于皮瓣（皮管）中央两侧各留一桥蒂不切断，皮瓣原位缝合或皮管形成后2～3周，再将桥部切断，如此皮瓣（皮管）不易发生血供障碍，且能使皮瓣（皮管）长宽比例达3∶1以上。

（五）肌瓣、肌皮瓣

1.胸大肌瓣及肌皮瓣

胸大肌瓣应用较多，常用于面颈部软组织缺损及肩部骨关节外露的创面。

设计方法：以胸骨柄中点为圆心，由此至锁骨下缘中点为半径，在胸大肌表面做弧线即为胸肌支血管行径投影，可用多普勒仪探测其血管走行予以证实，以血管为中心来设计皮瓣的大小，肌瓣内侧到胸骨旁，外侧到腋前线，上到锁骨，下近肋骨缘，其长可达30 cm，宽约15 cm，组织量比较大。

切取步骤：先沿血管走行方向切开肌瓣蒂部皮肤，在浅筋膜下向两侧分离3～4 cm，在其外侧缘切开肌肉全层，在胸深筋膜深面分离肌瓣，将此筋膜连同其浅面的胸大肌一并掀起，寻找位于胸大肌深面的血管神经束,然后在血管神经束内外侧 2~3 cm 切开肌肉全层,形成肌血管神经蒂,其远端肌瓣大小按受区大小设计,应略大于受区周边 0.5~1 cm 以补偿收缩,然后将此带血管蒂的肌瓣或肌皮瓣通过隧道或切开皮肤转移至面颈部等受区即可。注意转移过程中勿扭曲血管神经束,穿过隧道时勿挤压而损伤肌皮瓣,如穿越隧道困难较大时,应切开皮肤直接转移比较安全,转移后蒂部皮肤予以缝合,若仅用肌瓣,则可将肌瓣翻转覆盖受区创面,即肌瓣的浅层覆于受区的创面,其深层在上,在深层表面予以皮片移植封闭创面,如此可减少肌瓣蒂部的旋转、扭曲,并可增加其覆盖长度。

2. 股薄肌肌皮瓣

股薄肌起于耻骨弓上半,沿内侧下行,紧贴于股内侧部的皮下,止于胫骨粗隆内下方,使大腿内收、外旋,全长 45~50 cm,有两支主要动脉,起于股动脉,营养该肌,动脉上支距耻骨起点处 12 cm,下支动脉距股骨内上髁 18 cm,上下两支动脉长度为 6~7 cm,以股薄肌中央切断,其上段旋转可盖于股动脉卵圆窗处,向下可覆盖坐骨处,股薄肌宽 6~8 cm。

切取方法:先画出由耻骨结节到股骨内上髁的连线,是该肌前缘表面解剖标志,从此线向后 6~8 cm 是股薄肌后缘的标志,再根据此线画出皮瓣大小,与股薄肌相重叠,然后切开皮瓣直至深筋膜,连股薄肌切取下皮瓣,勿伤及供血的动静脉,注意勿使皮肤与肌瓣分离而影响血供,最好是将皮肤与深筋膜、肌肉在远侧端缝上数针以作固定,避免皮肤与肌瓣分离。

3. 腓肠肌肌皮瓣

腓肠肌位于小腿后侧浅层,其有内外侧两头、分别起于股骨内外侧髁,内侧头常较外侧头起点高,两头向下在腓骨头平面上下 2~3 cm 处合并,向下移行于腱,腱与比目鱼肌相合形成跟腱,止于跟骨结节。腓肠肌全长约 42 cm,内侧头肌腹长 22.9 cm,最宽 5.8 cm,厚度 1.4 cm,下端腱长 19 cm,外侧头肌腹长 22.1 cm,最宽处横径为 4.2 cm,厚度 1 cm,下端腱长 19.9 cm。腓肠肌的营养血管为腓肠内侧动脉,在腓骨头上方 3.4 cm 处,起于腘动脉,多为 1 支,多数在腓骨头上下 1 cm 范围内入肌肉,血管蒂长>3 cm 占 89.3%,常有两条静脉伴行,静脉入肌后合为一条。

腓肠肌外侧头血管为腓肠肌外侧头动脉供养,在腓骨头上方 3.4 cm 处起自腘动脉,多数为 1 支,起点稍低于内侧头动脉,动脉蒂长>3 cm 占 78.2%,静脉与动脉伴行多数为 1 支。

腓长肌功能是使足跖屈,并使小腿屈曲,从解剖和临床所见,切取任何一个头不会影响足跖的屈曲或小腿的屈曲,腓肠肌表面皮肤有较丰富的肌皮血管,故可制成较大的肌皮瓣,外侧头有时阙如,外侧头与股二头肌腱间有恒定的腓总神经,宜注意勿伤及。

腓肠肌肌皮瓣的切取:腓肠肌肌皮瓣与腓肠肌肌瓣的切取大致相同。

如用腓肠肌肌瓣,可考虑从腓肠肌内侧切入皮肤及皮下组织,解剖肌瓣(如内侧头肌瓣),可转移覆盖膝前损伤,肌表面予以中厚皮片移植供区局部可以直接缝合。

如用腓肠肌肌皮瓣,切入皮肤后分离内侧头或外侧头肌瓣时,注意皮肤与皮瓣之间应间断缝合数针防皮肤和皮瓣的分离。

(六)游离皮瓣移植术

用于覆盖肌腱、骨骼、神经外露的创面或足底、面部及器官再造的整形治疗,除具有带蒂皮瓣的优点外,由于皮瓣内含有可供吻合的血管(动静脉),行血管吻合后皮瓣内血供有保证,还可避免皮瓣多次转移手术,从而缩短疗程。其缺点是手术时间长,需要手术人员多,要有一定的设备。可供游离皮瓣的部位,据不完全统计,已有 16 处之多,加上肌皮瓣可达 30 余处,皮瓣大小视动脉供应范围而定,目前最大的轴心皮瓣可达 9 cm×40 cm,取自腹股沟与下腹,用腹壁下浅动静脉作为皮瓣供血的血管。常可供制作皮瓣部位有以下几处。

1. 下腹部皮瓣

该处皮瓣血液供应来源于腹壁浅动脉或旋髂浅动脉,前者是主要来源。皮瓣范围上可平脐,下达腹股沟下 2~3 cm,内界是腹中线,外抵髂前上棘或更远。皮瓣面积小于 20 cm×20 cm 时,坏死机会少,但大于此面积也有成功的病例。

皮瓣的切取:在腹股沟下 2~4 cm 处平行于腹股沟切开 3~9 cm 长的切口,显露大隐静脉、腹壁浅静脉起始端,并注意保护。沿股动脉寻找腹壁浅动脉、旋髂浅动脉,前者在腹股沟韧带下约 1 cm 处,起自股动脉内侧或前内侧;后者起自股动脉外侧,有时两者共起自股动脉。以术中所见血管走向为轴心设计皮瓣,皮瓣应比创面大 2~3 cm,将上述动静脉游离至皮瓣内为止,选择口径大的动脉和两条静脉供吻合用,常用腹壁浅动静脉。切口要深达腱膜,紧贴腱膜侧剥离,勿伤及血管,注意血液循环,待受皮区准备完毕后再切断血管。

2. 足背皮瓣

足背皮瓣血供来源于足背动脉,一般有 1~7 支皮动脉不等,静脉有足背动脉伴行静脉及足背浅静脉,神经为腓浅神经的足背内侧皮神经和足背中间皮神经。足背动脉干的外径为 2~3 mm,长 6.5~8 cm,其发出的动脉分支外径在 0.5 mm 以下,皮瓣的横径以足背动脉为中心向两侧各 5 cm,近侧越过小腿韧带,远侧越过足背动脉最远搏动点 2 cm,足背内侧皮神经可包括在皮瓣内,供神经吻合用。

3. 前臂桡动脉皮瓣

该皮瓣血供来源于桡动脉下段及其发出的多个分支,再由头静脉及其伴行的静脉回流,皮瓣最大范围可达前臂皮肤的 3/4,必要时可连同前壁外侧皮神经、桡神经浅支及掌长肌腱一并切取下,进行综合游离移植。该皮瓣的优点是血管口径大(桡动脉外径 2.3~3.8 mm),皮肤质量佳,血管部位稳定,供皮面积大。缺点是对前臂皮肤功能和形态有一定影响,个别病例前臂功能受影响大,甚至对手部血供有一定影响,在寒区影响较大,偶见手指缺血性坏死,因此选用时宜慎重。

切取方法:先切开皮肤,切断桡动脉及伴行静脉、头静脉,从其深面掀起皮瓣,结扎由桡动脉发出的肌支,形成含上述血管与近端相连的岛状皮瓣,确认皮瓣血供良好时即可断蒂,皮瓣血管不需灌洗。供皮区不能对位缝合时可进行皮片移植。

4. 游离皮瓣血管吻合方法与步骤

(1)在显微镜下进行吻合。先吻合静脉再吻合动脉,用 11-0 的无创血管吻合线缝合。

(2)如皮瓣血管与受区血管管径相当时可行端端吻合,如受区血管大于皮瓣血管时,可将皮瓣血管剪成斜面增加吻合面积,也可在皮瓣血管端带上一小盘供吻接时增加吻合面积,如腹壁浅动脉与旋髂浅动脉共干时,将共干部分修成盘状附于腹壁浅动脉端供吻合用。

(3)术中如皮瓣血管色泽异常,要采用松弛皮瓣血管的方法,用 2% 利多卡因溶液局部注射,热敷,提高室温以及其他解痉挛的措施。

(4)术后出现血循环障碍,有淤血现象时,应及时采取措施,必要时手术探查,再次吻合。

第二节　其他组织移植及羊膜、人工皮的应用

一、大网膜移植

大网膜移植虽使用不多，但有时也是非常有用的方法。用以覆盖洞穿性缺损，如面颊部、腹部等。主要是利用胃网膜左右动、静脉供吻合用。面颊部洞穿性缺损用大网膜修补后可立即于其两侧移植中厚皮片，可取得满意效果。腹部洞穿性缺损用大网膜修补后仅于其外侧植皮即可。

二、羊膜的应用

羊膜主要用于烧伤早期的创面，取健康母体产后 12 h 内的胎盘，将其洗净后去除绒毛膜即为羊膜，用 0.1％苯扎溴铵溶液或 0.5％氯己定（洗必泰）溶液浸 15～30 min 后，用等渗盐水洗净，置于抗生素溶液中，在 4 ℃冰箱中储存备用。

三、人工皮及生物膜

国产的人工皮列举以下几种。Ⅱ号人工皮，其外层是聚氨酯膜，内层是用猪皮胶原制作的绒毛；204 人工皮外层亦系聚氨酯膜，内层是牛胶原仿制的绒毛；41 型及 T41 型人工皮外层是硅胶膜，内层是聚乙酰胺仿制的绒毛。三者的透气性近似，但不具有活性，只能贴附于创面，可以暂时封闭创面，减少渗出，有利于感染的控制和内环境的稳定。此三者均有不同程度的占位性，故对自体皮片生长扩散的桥梁作用，不如异体皮好，可以在中等面积烧伤中选用。国外产的人工皮，生物膜比较多，性质大致相近，其中 Bio Brane 使用较多，有一定效果，即贴附于创面后可减少渗出，有利于感染的控制，其占位性稍少。其组成是外层为硅胶膜，中间是胶原，内层是尼龙网，随形性尚可，用于供皮区后，与异体皮相比其占位性轻。

第三节　头皮撕脱伤与象皮腿的外科治疗

一、头皮撕脱伤

常见于工作中，如纺织厂、机床工作间等，由于长发缠绕于传动皮带或齿轮而引起头皮撕脱，撕脱的部位常见于帽状腱膜和骨膜之间，因此层比较疏松，易于撕开，偶见把骨膜撕下少许，在撕脱头皮时，血管常被抽出、撕碎，头皮严重挫伤，无法再行血管吻接移植，如将已撕脱的头皮原位缝合，不吻接血管，则头皮坏死，不能成活，系因头皮太厚，难于建立血运之故。若将此撕脱的头皮制成中厚皮片再原位移植，常可获得成活，制备成中厚皮片的方法，见前述异体皮的制备方法。移植时间以伤后 6 h 内最佳，如撕脱的头皮置于低温下伤后 24～48 h 还可制成中厚皮片再移植。

二、全手皮肤撕脱伤与大片皮肤撕伤

此伤也常见于工厂事故和车祸,皮肤撕脱的部位常在皮下深浅筋膜之间,如将带有皮下组织的皮肤原位缝合或剪去皮下组织后再原位缝合,也常因皮肤太厚难于存活,术后皮肤坏死,手术失败。但若将撕脱的皮肤制成中厚皮片再原位缝合可获得 90% 以上皮片成活。

1. 全手皮肤撕脱

将已撕脱手套状皮肤,在手掌、背交界线将皮肤切开,形成手掌和手背两片皮肤,然后将手掌皮肤制成次全厚皮片,将手背皮肤制成中厚皮片,制备的方法与大片中厚异体皮制备法相同。将已制备好的手掌和手背皮肤分别覆盖于手掌和手背,如创基好常获得满意的效果,如撕脱后手部有肌腱和骨关节外露时,要考虑用皮瓣修复。

2. 大片皮肤撕伤

如一上肢或一下肢大部皮肤撕脱时,可将撕脱的皮肤制备成大张中厚皮片(薄中厚),创基经过修整处理后再原位缝合,常可获得满意的效果,但皮肤已有严重挫伤者,应酌情去除挫伤部分,换植从其他部位采取的薄中厚皮片。

手术时间仍以伤后 6 h 内最佳,若皮肤撕脱后置于低温处可在 12~24 h 使用,撕脱皮肤制备成中厚皮片的方法见前述异体皮采取法。

3. 象皮腿的外科治疗

象皮腿在经过病因治疗后(丝虫病、慢性感染),如腿部皮肤仍然肿大,且皮肤尚无瘤性变,质地尚好时,可考虑将患肢皮肤同皮下组织一同切下,直至深筋膜,保留大的静脉干,再将此皮肤制备成大张中厚皮片原位缝合,可获得满意效果,不仅肢体形态恢复,且慢性感染再发的情况也相应控制,有的患者随访 20 年,效果一直很满意。制备成大张中厚皮片的方法见前述异体皮采取法,若患部皮肤已变硬且有瘤性变时,不宜回植使用,考虑从其他健康部位取薄中厚皮片覆盖切除后的创面。术前后宜选用适当的抗菌药物。

参 考 文 献

[1] 陈孝平,汪建平.外科学[M].8版.北京:人民卫生出版社,2013.

[2] 张其利,张守庆,王泉相.实用神经外科诊疗指南[M].北京:中医古籍出版社,2009.

[3] 王文福,刘栋,纪德峰,等.实用神经外科疾病学[M].青岛:中国海洋大学出版社,2009.

[4] 王曙红,李庆印.胸心外科分册[M].长沙:湖南科学技术出版社,2008.

[5] 李辉.临床胸外科急症学[M].北京:人民军医出版社,2006.

[6] 孙树椿,孙之镐.临床骨伤科学[M].北京:人民卫生出版社,2006.

[7] 盛志勇.整形与烧伤外科手术学[M].2版.北京:人民军医出版社,2004.

[8] 刘成,史伟峰,孙前进,何浩明.泌尿系统疾病的检验诊断与临床[M].上海交通大学出版社,2017.

[9] 王林辉.泌尿外科住院医师手册[M].上海:上海科学技术出版社,2016.

[10] 李一兵,庄俊汉,李明.肛肠外科诊疗常规[M].武汉:湖北科学技术出版社,2010.

[11] 张书信,赵宝明,张燕生.肛肠外科并发症防范与处理[M].北京:人民军医出版社,2012.

[12] 周幸来.外科疾病临证药对[M].北京:人民军医出版社,2014.

[13] 葛坚,赵家良.眼科学[M].2版.北京:人民卫生出版社,2010.

[14] 马涛.五官科学[M].西安:第四军医大学出版社,2006.

[15] 刘家琦,李凤鸣.实用眼科学[M].2版.北京:人民卫生出版社,2006.